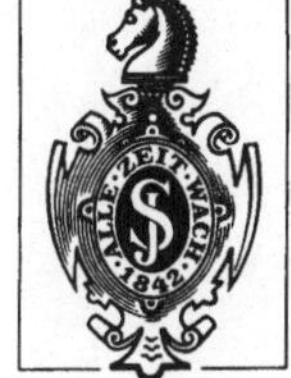

Henning Bartels

Urosonographische Differentialdiagnose

Mit einem Geleitwort von
W. Vahlensieck

Mit 394 Abbildungen in 742 Einzeldarstellungen

Springer-Verlag
Berlin Heidelberg New York
London Paris Tokyo

Dr. HENNING BARTELS
Evangelisches Krankenhaus
Urologische Klinik
An der Lutter 24, D-3400 Göttingen

ISBN-13: 978-3-642-82837-9   e-ISBN-13: 978-3-642-82836-2
DOI: 10.1007/978-3-642-82836-2

CIP-Kurztitelaufnahme der Deutschen Bibliothek
Bartels, Henning: Urosonographische Differentialdiagnose / Henning Bartels.
Mit e. Geleitw. von W. Vahlensieck. –
Berlin ; Heidelberg ; New York ; London ; Paris ; Tokyo : Springer, 1986

Gesamtherstellung: Konrad Triltsch, Graphischer Betrieb, Würzburg
2122/3130-543210

Geleitwort

Mit seinem Leitfaden für die praktische Anwendung der Uro-Sonographie hat Dr. Bartels 1981 ein Werk herausgebracht, das heute als Meilenstein anzusehen ist, der Vielen den Weg zu dieser Untersuchungsmethode gewiesen hat und der eine große Hilfe bei der Einarbeitung war und ist.

Im jetzt vorgelegten Buch finden die Weiterentwicklungen der Methodik und 5-jährige weitere Erfahrungen des Autors ihren Niederschlag. Das spiegelt sich zunächst einmal in den instruktiven Vorbemerkungen zum Raumbedarf, zur Untersuchungsliege, zum Untersuchungsgerät, zur Einstellung von Untersucher, Assistenz und Patient wie schließlich zur Archivierung wieder.

In den folgenden Kapiteln werden eindrucksvoll die diagnostischen und differentialdiagnostischen Möglichkeiten und Grenzen im Bereich des Urogenitaltraktes dargestellt. Besonderes Anliegen des Autors ist es, auch die Normvarianten zu zeigen, damit man sie in die differentialdiagnostischen Überlegungen einbeziehen kann. Bestechend die hervorragenden Abbildungen, bei denen der Autor bewußt auf zu viele und damit störende Hinweise verzichtet hat, jedoch durch die Eindeutigkeit der Bilder und die ausführlichen Legenden ohne Zweifel zu einem Übungseffekt im Sehen und Deuten von Ultraschallschnittbildern verhilft. Zu unterstreichen ist die vom Autor immer wieder betonte Notwendigkeit, daß der Untersucher im Interesse einer optimalen Deutung der Befunde nicht nur mit dem Untersuchungsgerät besonders vertraut sein muß, sondern auch die Anamnese, Symptomatik und die übrigen Untersuchungsbefunde genau kennen und in seine differentialdiagnostischen Überlegungen einbeziehen muß. Ferner ist dem Postulat nach Vereinheitlichung von Untersuchungsbedingungen, Untersuchungsablauf und Dokumentation voll zuzustimmen. Sehr berechtigt auch die Hinweise auf die geringe Belastung des Patienten, die fehlende Strahlenbelastung, die relativ niedrigen Kosten und die Möglichkeit, oftmals auf aufwendigere Untersuchungen wie Urogramm, retrogrades Pyelogramm, CT, Kernspintomographie und Angiographie zu verzichten.

Bei den Kapiteln über die Nierenuntersuchung unterscheidet der Autor klar zwischen normaler Darstellung und Normvarianten des Reflexbandes sowie des Parenchymsaums. Es ist faszinierend, inwieweit die Sonographie bei der Diagnostik, Therapie und Verlaufskontrolle von Harnstauung, Harnsteinleiden und Entzündungen effektiv ist und inwieweit Artefakte und physiologische Altersveränderungen abgrenzbar sind.

Bei der Sonographie der Harnblase werden transabdominale und transurethrale Methodik dargestellt, wobei die Möglichkeiten zur Untersuchung des Harnblaseninhaltes (inkl. Restharn) sowie der Harnblasenwand (inkl. Karzinom) im Vordergrund stehen und sehr kritisch diskutiert werden.

Als zukunftsträchtig wird vom Autor zweifellos zu Recht die Sonographie des Penisschaftes und der Harnröhre angesehen, wobei er jedoch darauf hinweist, daß die Methode im Moment noch keinen Ersatz für die Urethrographie oder Urethroskopie darstellt.

Im Kapitel „Darstellung und Differenzierung prostatosonographischer Befunde" werden die differentialdiagnostischen Schwierigkeiten bei der Abgrenzung von Entzündungen, BPH und Karzinom der Prostata deutlich gemacht, doch ist nicht zu übersehen, daß die sonographische Untersuchung in vielen Fällen, neben den anderen Untersuchungsparametern, wichtige Hinweise zu geben vermag. Besonders bedeutsam sind die Ausführungen zur Möglichkeit der nicht invasiven Darstellung der Samenblasen, die für die primäre Diagnose wie für Verlaufskontrollen wesentliche Bedeutung haben kann.

Völlig zu Recht weist der Autor auch auf die großen Vorteile der Sonographie bei der Exploration der Skrotalinhalte hin und bringt eindrucksvolle Beispiele für die Feststellung von Hydrozelen, Epididymitis, Epididymoorchitis sowie Hodentumoren, einschließlich Verlaufskontrollen bei retroperitonealer Metastasierung.

Besonders zu beachten ist schließlich das Kapitel über die sonographischen intrauterinen Befunde bzw. im Säuglings- und Kindesalter, wobei besonders auf die Früherkennung von Anomalien Wert gelegt wird, mit dem Ziel der Frühbehandlung und entsprechender Verbesserung der Prognose.

Die Zitierung weiterführender Literatur und das sorgfältig zusammengestellte Sachverzeichnis runden dieses Buch ab, das zweifellos einen weiteren Meilenstein bei der Bearbeitung dieser Thematik darstellt und dem man uneingeschränkt eine sehr positive Resonanz prophezeien kann.

Bonn, im August 1986   W. Vahlensieck

Vorwort

Die große interdisziplinäre Resonanz der „Urosonographie" als Leitfaden für die praktische Anwendung hat den Bedarf eines solchen Buches aufgezeigt und der Urosonographie zusätzlich einen weiteren Anwenderkreis und keineswegs nur von Urologen erschlossen. Der Leitfaden, der die Absicht hatte, Mögliches und Grenzen praxisbezogen aufzuzeigen, hat somit seinen Zweck erfüllt.

Inzwischen wurde der Sonographie gelegentlich zunehmende Bedeutungslosigkeit vorausgesagt in Anbetracht ganz neuer, technisch hochwertiger Verfahren – wie CT, DSA und MR. Genau das Gegenteil ist eingetreten: Die Sonographie und ganz besonders die Urosonographie haben sich weiterentwickelt und an Bedeutung gewonnen. Als Gründe können einmal die bekannten Vorteile, nämlich die patientenfreundliche, durch den Arzt unmittelbare Anwendung nach der körperlichen Untersuchung in jeder Praxis und Klinik, die Unabhängigkeit von der Organfunktion, die fehlende Strahlenbelastung für Patient und Umwelt und die dadurch beliebige Wiederholbarkeit als Verlaufskontrollen genannt werden; zum anderen aber wurde die Gerätetechnik weiter verbessert und speziell für die Urosonographie die Untersuchungstechnik differenzierter und variabler; es sind neue Applikationsformen – nämlich transrektal, transvesikal und intraoperativ hinzugekommen; es sind der Urosonographie neuerlich Indikationen erschlossen worden und zudem hat die Erfahrung in der Interpretation der Echoformationen, die aus dem Körperinneren zurückkommen, erheblich zugenommen.

Hier will das vorliegende Buch vermitteln: Es soll versucht werden, den normalen gegenüber dem pathologischen Befund abzugrenzen; also, Normvariationen von vielleicht frühen pathologischen Befunden zu differenzieren und eindeutige urosonographische Befunde so sicher festzulegen, daß sich weitere Untersuchungsverfahren wirklich erübrigen.

In Zeiten technisch ausufernder Möglichkeiten muß der Wert eines Verfahrens neben der praktikablen Anwendung in der Breite an der Sicherheit seiner Aussage gemessen werden, damit nicht zusätzliche Untersuchungsnotwendigkeiten induziert werden. Die indifferente Aussage, daß sich alle Verfahren „höchst sinnvoll" ergänzen und deswegen wertvoll seien, mag für ganz wenige seltene Krankheitsbilder in Betracht kommen; für den Alltag aber, für den Patienten und die Kosten kann das nicht gelten. Bei Ausschöpfung aller urosonographischer Möglichkeiten wird es nur ausnahmsweise nötig sein, daß ein Ultraschallbefund der Nieren, des Pararenalraumes, der Prostata und der Blase eine CT- oder MR-Untersuchung für die Diagnosestellung unerläßlich macht. Dies ist ein hoher Anspruch, der aber ohne jede Sicherheitseinschränkung erreichbar erscheint.

Die Kenntnis der urosonographischen Möglichkeiten und der bis jetzt bekannten differentialdiagnostischen Kriterien sind dazu unbedingte Voraussetzung.

Möge das vorliegende Buch dieser hohen Aufgabe dienen können.

Auch dieses Buch wäre nicht ohne vielseitige Hilfe und Anregungen von Kollegen und Mitarbeitern möglich gewesen. Allen möchte ich dafür herzlich danken. Namentlich nennen möchte ich Frau B. Müller und Herrn U. Kowalczyk, dem ein Großteil der fotographischen Arbeit oblag. Frau M. Gründler vom Springer-Verlag gebührt besonderer Dank für unermüdlichen Einsatz, stetes Verständnis und Entgegenkommen, das auch Herr W. Bergstedt dankenswerterweise gezeigt hat.

Zu ganz besonderem Dank aber bin ich meiner Frau und meinen Kindern, Christian, Irina, Ingmar und Antonia verpflichtet, die nolens volens oft und lange auf ihren Mann und Vater warten mußten.

Göttingen, im August 1986   Henning Bartels

Inhaltsverzeichnis

Die wichtigsten *Abkürzungen,* die immer wieder im Text und in
den Legenden verwendet werden:

AML	Angiomyolipom
DD	Differentialdiagnose
HTST	Harntransportstörung
MCU	Miktionscystourethrogramm
NB	Nierenbecken
NBKS	Nierenbeckenkelchsystem
NPT	Nierentransplantat
NS	Nephrosonogramm
NV	Nierenversagen
PS	Parenchymsaum
SBS	Suprapubische Blasensonographie
SPS	Suprapubische Prostatasonographie
TBS	Transurethrale Blasensonographie
TPS	Transrectale Prostatasonographie
UGT	Urogenitaltrakt
US	Urosonogramm oder sinngemäß Ultraschall
ZRB	Zentrales Reflexband der Niere

Einleitung

In weniger als 10 Jahren hat sich die Urosonographie, ausgehend von einzelnen Zentren bis weit in die Praxen niedergelassener Ärzte, besonders Urologen, Radiologen, Internisten und jetzt auch Pädiatern und Allgemeinärzten, ausgebreitet. Die ursprüngliche Skepsis oder auch „wohlwollende Kenntnisnahme" hat der Überzeugung Platz gemacht, mit der Urosonographie über eine Methode zu verfügen, die in der Praxis oder unmittelbar am Krankenbett eine Diagnose sichern oder aber das weitere diagnostische Konzept bestimmen kann.

In der Breite der Anwendungsmöglichkeiten und der Anwender liegt u. a. ein ganz besonderer Wert der Urosonographie.

Viele neue – oft bildtechnisch spektakuläre – Verfahren, wie z. B. CT, DSA oder MR, begrenzen von vornherein den Anwenderbereich auf einzelne Zentren. Der einzelne Arzt, besonders in der Praxis, staunt über die technischen Möglichkeiten und bemüht sich um eine richtige Indikationsfindung, um auch seine Patienten am Fortschritt teilhaben zu lassen. Er selbst aber bleibt außerhalb und mag sich gelegentlich nur als Zulieferer zur modernen apparativen Diagnostik fühlen. Das widerstrebt nicht selten eigenem ärztlichen Denken und Wollen.

Anders dagegen die Urosonographie. Hier kann der Arzt selbst, mit Kenntnis des Patienten und seiner Vorgeschichte besser als im Zentrum, ein höchst modernes Verfahren unmittelbar seinen Patienten zunutze kommen lassen. Findet er z. B. bei einer Hämaturie mit Hilfe der Sonographie einen Stein oder einen Tumor als Ursache, steht die Diagnose im ersten Untersuchungsgang fest. Kann er dagegen, neben einem unauffälligen klinischen und laborchemischen Befund, ein ebenfalls unauffälliges Urosonogramm nachweisen, sind z. B. Schmerzen im Rücken oder Beckenbereich nicht auf die Urogenitalorgane zu beziehen.

Die breite Anwendung und verbesserte Detailtechnik kann aber auch Unklarheiten in vermehrtem Umfang aufkommen lassen: Was ist noch normal, wie breit ist die Normvariation, was ist pathologisch? Welche Struktur entspricht einem Tumor, welche einem postentzündlichen Zustand? Wie sicher ist die definitive Diagnose „Nierenzyste" – wenn doch flaue (artefizielle?) Echos erkennbar sind? Kann ein klinisch mögliches Hämatom nicht eine solide Raumforderung maskieren? Braucht man nicht doch eine CT-Untersuchung? Oder soll man bei jedem Verdacht nicht gleich tomographieren, um das „Beste" für den Patienten zu tun und um gleichzeitige Kosten für Urosonographie und Urogramm zu sparen?

Verwirrt eine sonographische Veränderung oder Pseudoveränderung nicht eher und induziert geradezu erst zusätzliche Anschlußuntersuchungen?

All diese Fragen sind natürlich abhängig vom Zutrauen zur eigenen Untersuchungstechnik und zum Interpretationsvermögen. Es ist sicher bequemer, die letzte Verantwortung einer „höherwertigen" Maschine in einem Zentrum zu überlassen, was aber ebenfalls nicht primärer ärztlicher Denkungsweise entspricht. Für diese Zweifel und Fragen will die vorliegende urosonographische Differentialdiagnose eine Hilfe sein, aus der Erfahrung von zig-tausenden Untersuchungen mit jeweils klinischer Verlaufsbeobachtung.

Natürlich kann das Buch nur einen Ausschnitt aus dem großen Spektrum urogenitaler Erkrankungen enthalten, wobei zudem das weibliche Genitale in den Bereich der Gynäkologie fällt.

Für jede Deutung eines Ultraschallbildes – und das gilt für alle Bereiche – sind die Kenntnis der Anamnese, des klinischen Befundes und der Fragestellung überhaupt unerläßlich notwendig. In Vorträgen (Dias) und Publikationen sieht man häufig Bilder, mit denen selbst der Erfahrene ohne Interpretation des Untersu-

chers, der eben die Vorbefunde kennt, überhaupt nichts anfangen kann, zumal wenn auch die Untersuchungsbedingungen nicht bekannt sind. Z. B. sind Entzündungen sonographisch nur schwer zu deuten, wenn sie nicht zu patho-morphologischen Veränderungen geführt haben. An sich müßte die Entzündung wegen der flüssigkeitsreichen Schwellung (Hyperämie) ein flaues oder gar sehr flaues Strukturmuster erwarten lassen, was nicht regelmäßig der Fall ist. Wegen der vielen Grenzflächen in schnell proliferierendem Tumorgewebe müßte man eher dichtes Strukturmuster erwarten. Eher das Gegenteil ist der Fall: Der gut differenzierte Tumor hat ein viel dichteres Echomuster (z. B. Angiomyolipom), als der schnell wuchernde Tumor, dessen geringere Echodichte geradezu pathognomonisch sein kann. Auch das unterschiedliche Muster von Hämatomen kann erhebliche differentialdiagnostische Schwierigkeiten machen.

Man hat also zusätzliche Kriterien zu Hilfe zu nehmen, um unter gleichzeitiger Berücksichtigung aller Umstände, die der untersuchende Arzt als conditio sine qua non kennen muß, zur Diagnose zu kommen.

Einerseits soll deswegen versucht werden, Gesetzmäßigkeiten für den normalen und für den pathologischen Befund herauszustellen. Andererseits aber können differentialdiagnostische Erwägungen nie vollständig und nie absolut sicher sein. Sie können aber aus der Erfahrung der Untersuchungen und der Beobachtungsverläufe – immer ganz eng an die Klinik und alle übrigen Untersuchungsverfahren angelehnt – eine gerade auch für den Einzelfall höchst wertvolle Hilfe darstellen. So möchte dieses Buch verstanden werden.

Für das volle Verständnis der differentialdiagnostischen Aspekte der folgenden Abbildungen müssen urosonographische Grundkenntnisse vorausgesetzt werden. Hinweise innerhalb der Bilder mit Pfeilen, Buchstaben und Punkten werden bewußt knapp gehalten, damit der Gesamteindruck des Bildes – so wie ihn der Untersucher auf seinem Monitor hat –

erhalten bleibt. Dafür jedoch erfolgt in den Legenden eine ausführliche Interpretation der jeweils wichtigen Aspekte. Dieses Konzept strebt einen Übungseffekt im Einsehen von Ultraschallschnittbildern an. Die Legenden beziehen sich regelmäßig auf den jedem Kapitel vorangestellten zusammenhängenden Text.

An einem der Ränder vieler Bilder oder seitlich am Sektor sind cm-Markierungen erkennbar, die Hinweise auf die realen Größenverhältnisse erlauben.

KAPITEL 1

Allgemeine Vorbemerkungen zur urosonographischen Untersuchungstechnik

Um die urosonographischen Möglichkeiten gut nutzen zu können, sind bestimmte Voraussetzungen unerläßlich.

1.1 Raum

Für die Urosonographie sollte ein größerer, unbedingt abdunkelbarer Raum mit Toilette zur Verfügung stehen. Dieser Raum sollte innerhalb des urologisch-diagnostischen Bereiches gelegen sein, d. h. in unmittelbarer Nähe von Röntgen- und Endoskopieräumen, um einerseits das gleiche Gerät in jedem Bedarfsfall (Nephrostomierungen, transurethrale Blasensonographie usw.) zur Verfügung zu haben und andererseits den Patienten ohne Umwege evtl. weiteren Untersuchungen zuführen zu können.

1.2 Untersuchungsliege

Diese sollte stabil, rollbar und von allen Seiten zugänglich sein. Gut bewährt hat sich ein aufklappbares Mittelstück, durch das in Bauchlage die Lendenlordose des zu untersuchenden Patienten ausgeglichen werden kann. Dadurch wird das Schallfenster zwischen den letzten Rippen und dem dorsalen Beckenkamm wesentlich größer. Die Liege sollte breit genug sein, um eine bequeme, stabile Seitenlage des Patienten für die transrektale Prostatasonographie zu ermöglichen.

1.3 Das Untersuchungsgerät

Die Vielzahl der Ultraschallscanner ist unübersehbar geworden. Compoundgeräte werden nur noch vereinzelt verwendet. Fast alle Real-Time-Geräte sind inzwischen für Sektor- und Linear-Scanning geeignet oder aber zumindest für Sektor- bzw. Linearschallköpfe nachrüstbar. Sog. curved-Sonden stellen eine Zwischenform dar mit dem möglichen Vorteil gleichbleibender Auflösung in den verschiedenen Tiefen.

Für die allgemeine urologische Ultraschalldiagnostik hat sich der Sektorscanner bewährt, weil die meisten Bereiche des urologischen Interesses im optimalen Öffnungsbereich des Sektors liegen oder mit Hilfe von Vorlaufstrecken (z. B. Proxon) gebracht werden können.

Lediglich für die Kinderurologie und die Exploration von Transplantatnieren im Verlauf erscheint subjektiv das fokusierte Parallel-Scan-Verfahren dem Sektorscan überlegen.

Ebenso vielfältig wie die Scannertypen ist das Zubehör für die ultraschallgezielte Punktion. Es reicht von einfachen, aufsteckbaren sog. Punktionshilfen, bis zu teuren zusätzlichen perforierten Schallköpfen. Nach unterschiedlich langer Einarbeitungszeit erscheinen uns alle verfügbaren Möglichkeiten geeignet – wenn man die inzwischen im Schallbild immer gut sichtbaren Punktionskanülen verwendet.

Mit dem Ziel einer verbesserten Auflösung sind die verwendeten Ultraschallfrequenzen höher geworden. Sie liegen für den abdominalen, den suprapubischen und den retroperitonealen Bereich zwischen 3,5 und 5 MHz. Die transrektale Sonde löst mit 5 bis 6 MHz, die transurethrale mit 6 MHz am besten auf.

Für die skrotale Sonographie und ebenso für die Ultraschalluntersuchung von Säuglingen und Kleinkindern hat sich eine Vorlaufstrecke, z. B. aus Proxon, bewährt. Diese macht noch höhere Frequenzen mit entsprechend höherer Energieeinbringung überflüssig.

Sog. small-part-Schallköpfe mit verschiedenen Frequenzen werden für spezielle Indikationen verwendet; so z. B. zur Darstellung des Harnleiterverlaufes bis zur Blase hin oder für die intraoperative Steinsuche – auch von Choledochussteinen usw.. Der Anwender kann aus einer großen Palette von Ultraschallsonden wählen.

Es ist ausgeschlossen, aus der unübersehbar gewordenen Zahl von Scannertypen und Arten für den nachfragenden Arzt oder Klinik eine spezielle Empfehlung zu geben. Zu viele verschiedene Gesichtspunkte sind für jeden einzelnen Arzt und jede Abteilung und je nach Art des Krankengutes zu berücksichtigen. Die großen Variationsmöglichkeiten der Geräte, das z. T. höchst wertvolle Zubehör und die schnelle Anpassungsfähigkeit der Industrie ermöglichen aber mit fast allen Anlagen der höheren Klasse nach oft allerdings langer und mühseliger Einarbeitungszeit eine gute urosonographische Information einschl. der Punktionsverfahren.

1.4 Der Untersucher

Der urosonographische Untersucher sollte optimalerweise die Anamnese und den Patienten kennen, d. h., auch die vorangegangene körperliche Untersuchung selbst durchgeführt haben. Nur so ist es möglich, mit Kenntnis der urologischen Zusammenhänge eine gezielte Fragestellung für die Urosonographie zu formulieren und ggf. zu beantworten. Hinzu kommt, daß die eigene urosonographische Untersuchung gute Gelegenheit bietet, anamnestisch gezielt zu fragen, um so evtl. wichtige zusätzliche Hinweise zu erhalten, die der Patient vergessen hat oder für unwichtig hält. Dazu darf der Zeitfaktor keine Rolle spielen.

Für den Einzelfall kann so die Untersuchungsdauer sicher länger sein als im Durchschnitt von der DEGUM veranschlagt, nämlich 15 Minuten pro Organ plus 5 Minuten für jedes weitere Organ plus 15 Minuten für jeden ultraschallgezielten Eingriff, d. h. Punktionen, Nephrostomien, transrektale und transurethrale Untersuchungen usw.

Es ist selbstverständlich, daß sich der untersuchende Arzt in der Technik und mit den diagnostischen Möglichkeiten seiner Ultraschallausrüstung genau auskennt und insbesondere die Grenzen des Verfahrens und seine Interpretationsfähigkeit genau beachtet. Eine „Überinterpretation" kann ebenso schwerwiegend und folgenreich sein, wie eine Ignorierung bestimmter Befunde. Im Zweifel sind Wiederholungsuntersuchungen oder Verweisung an eine Referenzstelle angezeigt.

Auch die Aussage, daß die Urosonographie zu der gestellten Frage keine klärenden Hinweise geben kann, schmälert den Wert des Verfahrens keineswegs und ist wesentlich besser, als eine urosonographische Fehldiagnose.

1.5 Assistenz

Für die Organisation im Ultraschall-Labor, für die Hilfe des Patienten vor, während und nach der Untersuchung sowie zur Assistenz des Arztes bei Eingriffen ist eine eingearbeitete Hilfsperson unerläßlich. Ihr obliegt auch die wichtige Gerätepflege, die Archivierung und die Materialbeschaffung.

1.6 Der Patient

Für eine bestmögliche urosonographische Information sind nicht zuletzt auch Umstände, die den Patienten betreffen, von ausschlaggebender Bedeutung. So können leichte Adipositas und gute Hydratation eher günstige, dagegen starke Behaarung und sehr straffer Muskeltonus eher schlechte Voraussetzungen sein.

Die urosonographische Untersuchung sollte, wenn irgend möglich, in Bauchlage auf der Wölbung der Liege beginnen, mit der Paralumbalregion als höchstem Punkt. So ist die Exploration der Nieren und des Pararenalbereiches zwischen den Rippen und dem Darmbeinkamm am besten möglich, je nach Erfordernis in unterschiedlicher Atemlage. Jede Niere wird zunächst längs, von medial (beginnend bei den Querfortsätzen der Lendenwirbelkörper) langsam nach lateral, danach koronar und schließlich transversal, von kranial nach kaudal, kontinuierlich durchgemustert. Bei unvollständiger Information oder zusätzlicher Fragestellung wird man nicht selten in Rückenlage, von ventral her, untersuchen, ebenso natürlich zur Untersuchung der supra- und infrapubischen Region. Der Untersuchungsablauf der transurethralen, transrektalen und skrotalen Sonographie ist zu Anfang der jeweiligen Kapitel erläutert.

1.7 Die Archivierung

Fast alle Geräte ermöglichen eine Viererbildschaltung, d. h., es können routinemäßig 4 Schnittbilder jeweils mit Beschriftung auf einem Polaroidfilm festgehalten werden.

Man wird versuchen, einen pathologischen Befund im Bild so herauszustellen, daß er auch in Beziehung zur Niere erkennbar wird. Das ist aber keineswegs immer möglich, so daß eine ausschließliche Befundung eines Bildes – wie etwa eines Röntgenbildes – undenkbar ist. Wenn nephrosonographisch kein pathologischer Befund erhoben wird, sollte ein Viererbild von jeder Niere jeweils einen Längs- und Querschnitt, am besten aus der Hilusregion, enthalten, zur Dokumentation und zum späteren Vergleich dieses Normalbefundes.

Die Bilder sollten für eine eventuelle Reproduzierbarkeit die wichtigsten technischen Daten, wie Frequenz, Nahbereich und Tiefenausgleich enthalten.

Die Röntgenbilddokumentation ist zum gegenwärtigen Zeitpunkt qualitativ kaum besser als das Polaroidbild; sie hat jedoch den Nachteil der Entwicklung und der dadurch nicht unmittelbar möglichen Kontrolle eines einwandfreien Bildes. Zukünftig wird ein sog. Trockenprinter eine besonders preiswerte und auch qualitativ gute Dokumentationsmöglichkeit sein.

Unabhängig von der Bilddokumentation wird ein schriftlicher Befundbericht auf Vordrucken oder frei verfaßt, aus dem der Untersuchungsablauf und die beobachteten Kriterien des normalen oder pathologischen Befundes hervorgehen. Auf die Bilddokumentation wird dabei jeweils hingewiesen werden.

Insgesamt sollten die Untersuchungsbedingungen, der Untersuchungsablauf und die Dokumentation möglichst einheitlich und damit vergleichbar gehalten werden.

KAPITEL 2

Das normale und das veränderte zentrale Reflexband (ZRB) der Niere unter differentialdiagnostischen Aspekten

2.1 Allgemeines

Unter dem Begriff „zentrales Reflexband" der Niere versteht man die längsgestreckte dichte Echoformation im Zentrum der ovalen Figur des Nierenlängsschnittbildes. Die neutrale, unverfängliche Bezeichnung ZRB, die schon GOLDBERG (1968) zu Beginn der Sonographieära prägte, ist sinnvoll für die Vielfalt der Strukturen, die in diesem unverkennbaren Echokomplex repräsentiert sind: Je nach Schnittebene nämlich Teile des Nierenbeckenkelchsystems, der Arterien, der Venen, der Lymphknoten und Lymphgefäße, der Nerven und schließlich unterschiedliche Mengen von Fett- und Bindegewebe. Dem operativ ausgebildeten Urologen ist diese unterschiedlich tiefe Kavität an der medialen Kontur der Niere als Hilus-Sinus-Bereich durchaus als anatomisches Substrat geläufig und zwar in vielfältiger Variation. Entsprechend vielfältig stellt sich die Sonomorphologie dieser Region dar. Auffälligkeiten an und in diesem bandförmigen Komplex sind häufigste Ursache für weitere Fragestellungen und somit oft der Grund für Nachfolgeuntersuchungen mit anderen Verfahren. Auch deswegen ist die Abgrenzung von Kriterien für Normvarianten in dieser Region gegenüber sonographisch wirklich unklaren Befunden besonders wichtig.

Bei genauer Betrachtung des ZRB korrelieren Feinstrukturen fast immer mit anatomischen Substraten; so kann man z. B. oft an einem sehr dichten, pulsierenden Echo das Lumen einer oder der Nierenarterie oder bei einem Valsalva-Versuch, ganz in der Nähe, das Lumen der Nierenvene ausmachen.

2.2 Markpyramiden, Papillen und Kolumnen

Vielfältig kann die Begrenzung des Bandes am Übergang zum Parenchymsaum sein. Zwischen die Markpyramiden, die auf die Kelchteller eher konvex münden, zwängen sich – oft ganz unterschiedlich tief – die Kolumnen oder, synonym, die Bertinischen Säulen mehr keilförmig hinein. Die Unterscheidung kann einfach sein: Kolumnen müssen naturgemäß das gleiche Echostrukturmuster wie das Parenchym haben, während sich normale Markpyramiden immer echoärmer als das Parenchym darstellen. Kolumnen können jedoch konfluieren, können sehr tief von dorsal und ventral das ZRB imprimieren. Gelegentlich können konfluierende oder hypertrophierte Bertinische Säulen – wenn man anfangs damit konfrontiert ist – frühe hypernephroide Karzinome oder auch Hohlsystemprozesse vortäuschen, zumal das Urogramm meist keine vergleichbare Veränderung zeigt. Aber schon ein normales Urogramm wäre gegenüber einem Urothelprozeß des Nierenbeckens ein wichtiges differentialdiagnostisches Kriterium. An der Grenze der Markpyramiden zur Rinde können ganz typische Echos erscheinen, die den Arcuatagefäßen zuzuordnen sind. Markpyramiden wie Kolumnen können bei stark angeschoppten, z. B. abflußbehinderten Nieren besonders gut dargestellt sein.

Wird das ZRB senkrecht von einer Parenchymbrücke geteilt, entspricht dies im lateralen Längsschnitt einem dichotomen Hohlsystem und bei Fortsetzung auch in den medialen Längsschnitt hinein einer Doppelanlage. Die Übergänge sind fließend und eine definitive sonographische Klärung, dichotom oder Doppelanlage, ist nicht möglich.

Pathologische Veränderungen sind besonders im Zusammenhang mit der Anamnese und den übrigen Befunden sonographisch dokumentierbar. Papillennekrosen, z. B. bei langfristigem Diabetes mellitus, zeigen eine auffällige Separation mit dem Phänomen des Eintritts- und Austrittsechos. Verkalkte Papillen – ohne

röntgenologischen Steinnachweis und ohne Harnsäurediathese – findet man bei langfristigem Analgetikaabusus häufig (BRAUN 1983). Wenn diese Papillenveränderungen auch nicht obligat sind, sollte man dennoch bei entsprechender Fragestellung gezielt danach suchen, weil ein derartiger Befund leicht übersehen wird. Markzysten sind als Einzelbefunde ohne Krankheitswert. Typisch dagegen sind sehr zahlreiche Markzysten in allen Kelchebenen mit pathognomonisch sehr schmalem Parenchymsaum für die seltene urämische Markzystenniere, entsprechend einer Erwachsenenform der Nephronophthise. Kelchdivertikel können im Urogramm leicht erkannt werden, im Urosonogramm liegen sie oft außerhalb der Kelchschnittebenen und können deswegen trotz ihrer typischen peripheren Lokalisation leicht übersehen oder als Parenchymzysten fehlinterpretiert werden.

2.3 Aussparungen innerhalb des ZRB

Die ursächliche Klärung der verschiedenartigen Aussparungen kann schwierig sein. Zu den auffälligsten Befunden gehören die sogenannte Fibrolipomatose des Nierenhilus (Hiluslipomatose, HL) und die, meist lymphogenen, Hiluszysten – beides Veränderungen in großer Vielfältigkeit.

Der geringste Grad der Hiluslipomatose (HL) wird durch lokalisierte, einzelne, z. T. geringgradig konfluierende, taschenartige Aussparungen, sogenannte pouches, repräsentiert. Diese geringe Form wird gehäuft bei Pyknikern mit Neigung zur Harnsäurediathese gefunden. Zahlreiche dieser „Taschen", über das ganze zentrale Band verteilt, aber strikt darauf begrenzt, können als Hiluslipomatose II° bezeichnet werden. Fallen die einzelnen Septen zwischen den Aussparungen weg, wirkt das ZRB als polyzyklisch begrenzte bizarre Figur mit echodichtem Saum und flauem Zentrum (HL, III°). Das stärkste Ausmaß der Hiluslipomatose stellt sich schließlich als fast völlige Aushöhlung des inneren Anteils des ZRB dar mit nur noch schmalem, geglättetem Randsaum am Übergang zum immer unverändert bleibenden Parenchymmantel.

Die Ursache für die Veränderung des Hilusfettes, das ja in unterschiedlichem Ausmaß immer hier lokalisiert ist, kann nicht erklärt, sondern es kann darüber nur spekuliert werden. Die ausgeprägte, so auffällige Sonoluzenz des intrasinusalen Fettes unter bestimmten Umständen kann ihren Grund in stark verminderter Dichte, wohl nur zufolge veränderter Biochemie, dieses Fettes haben, zumal sich normales Fett ja eher hyperechogen darstellt. Die HL hat keinen sicheren Krankheitswert; sie läßt das Parenchym und damit die Nierenfunktion ebenso wie die Abflußverhältnisse immer unbeeinträchtigt. Obwohl keine konstante Beziehung zum Körpergewicht besteht, sieht man die ausgeprägteren Formen III° und IV° häufiger bei rapiden Gewichtsverlusten zufolge stark konsumierender Erkrankungen. Andererseits wird ein Zusammenhang mit generalisierten Gefäßveränderungen (YEH 1977; SCHÖN 1985) diskutiert. Im Urogramm können elongierte Kelche mit Spreizeffekten das radiologische Korrelat solcher intrasinusalen Veränderungen darstellen. Unverkennbar und meist eindeutig ist der tomographische Fettnachweis möglich.

Sicher häufiger und in manchen Fällen als Hiluslipomatose fehlinterpretiert, sind zystische, intrahiläre und intrasinusale Aussparungen, die im Nephrosonogramm ein ebenfalls ganz charakteristisches Bild ergeben: Kleinere, rundliche Aussparungen mit glatter Kontur und typischen Eintritts- und Austrittsechos sind leicht als indifferente liquide Hohlräume auszumachen und mögen para- oder peripelvinen Zystchen entsprechen. Auffälliger sind größere – oft, wenn auch unterschiedlich ausgeprägt, bilateral nachweisbare – unregelmäßig konturierte echofreie, in späteren Stadien sich kegelartig bis zylindrisch, weit in die Peripherie vorschiebende, multiple, lymphogene Zysten mit wasserklarem Inhalt. Diese sonomorphologisch immer höchst eindrucksvolle Veränderung mag man als polyzystische Anomalie des renalen Sinus bezeichnen. Im Schrifttum findet man nur wenig darüber (VELA-NAVARETTE et al. 1982; POTT 1982; DANA 1983). Trotz in fortgeschrittenen Stadien verschmälertem Parenchymsaum sind keine Fälle von Nierenfunktionseinschränkungen oder Abflußbehinderungen bekannt. Urographisch entsprechen die Bilder denen der Hiluslipomatose mit Elongation und Spreizeffekt der Kelchhälse. Allerdings können die Kelchteller konvex aufgeworfen sein (Stethoskopfigur, VELA-NAVARETTE 1982). Der Inhalt dieser septierten Hohlräume ist – im Gegensatz zur Bernsteinfarbe der Nierenzysten – wasserklar, aber biochemisch sonst etwa gleich. Histologisch entspricht die Zystenwand monströs ektasierten, perikalikalen Lymphgefäßen ′ mit flachkubischem Epithel. Mit dem sehr seltenen lokalisierten zystischen Lymphangiom der Niere (BETTENDORF 1983) dürfte die beschriebene Veränderung jedoch nicht verwechselt werden können.

Auch wenn der Krankheitswert dieser sonographisch so auffälligen Anomalie nicht erkennbar ist, muß man ihr differentialdiagnostisch große Bedeutung, weniger gegenüber der Hiluslipomatose, als vielmehr besonders gegenüber Kelch- und Hohlsystemektasien und Urothelprozessen aller Art beimessen.

2.4 Hohlraumprozesse

Einen Schwachpunkt urosonographischer Diagnostik stellen „weiche" intraluminäre Veränderungen des Nierenbeckenkelchsystems dar. Während alle Steine, also auch die röntgennegativen, schon von geringer Größe an gut erkennbar sind, ist eine alleinige sonographische Klärung weichen Inhaltes des Hohlsystems kaum je möglich. Neben Urothelkarzinomen können hierfür Blutkoagel, Hämatome und Hämangiome in höchst variabler Form in Betracht kommen.

Sonographisch kann man innerhalb des ZRB unregelmäßig begrenzte, einzelne oder mehrere Aussparungen, meist lokalisiert, sehen, die auch atypischen kleinen Zysten oder atypischen hiluslipomatotischen Veränderungen entsprechen können. Das jedoch im Gegensatz dazu nur unilaterale Vorkommen, die Anamnese und die unregelmäßige, mottenfraßähnliche Konturierung der verdrängend wirkenden Aussparung muß auch an den im Vergleich seltenen Urotheltumor denken lassen. Die kurzfristige sonographische Reproduzierbarkeit, die bei Gerinnseln und Hämatomen nicht konstant ist, das Urogramm, die Urinzytologie und evtl. das retrograde (Luft-) Pyelogramm können einen Verdacht jedoch fast immer klären. Durch starke Förderung der Diurese mit dem Ziel, das NBKS weit zu stellen oder gar durch artefiziell kurzfristige Aufballonierung, kann dagegen eine sonographische Darstellbarkeit ermöglicht werden, wie z. B. im Falle einer echten Kontrastmittelallergie. Dabei würde man gfls. eine Mobilität eines Gerinnsels nachweisen können. Dieses Vorgehen wird jedoch für den Einzelfall vorbehalten bleiben. Schließlich stellt die ultraschallgezielte Punktion mit nachfolgender perkutaner Kalikopyeloskopie eine invasive Möglichkeit der Diagnosestellung für den Einzelfall dar.

2.5 Die Distension und Ektasie des ZRB

Für den Nachweis eines liquiden Inhaltes kann die Eigenschaft der Ultraschallwellen, nämlich die einer unterschiedlichen Reflektion abhängig von der Dichte, höchst zweckmäßig genutzt werden. Schon kleine Flüssigkeitsmengen im Hohlsystem – etwa ab 5 ml – bewirken eine sonographisch nachweisbare Distension des kapillären Spaltes. Diese findet man häufig unmittelbar nach Kontrastmittelinfusionen oder auch, ebenso physiologisch, bei Einzelnieren, wenn die gesamte Diurese über *ein* Hohlsystem erfolgt. Als physiologisch, nämlich zufolge hormonal bedingter Hypotonie, muß ebenfalls die Ektasie – besonders der rechten Seite – in der zweiten Schwangerschaftshälfte, etwa ab der 23. Woche, angesehen werden. Es gibt keine sonographische Unterscheidungsmöglichkeit, ob eine derartige Ektasie noch physiologisch oder schon pathologisch ist. Dafür ist die klinische Symptomatik ein wichtiger Anhaltspunkt. Es wird nur in Ausnahmefällen nötig sein, eine Entlastung, z. B. durch ein double-J, zu schaffen.

Die bisher beschriebenen Distensionen dürfen nicht als relevante Abflußbehinderungen fehlgedeutet werden.

Kurz nach Schlingen- oder spontanen Steinabgängen kann man ebenfalls, je nach Ausmaß der vorangegangenen Ektasie des NBKS, noch Restektasien sonographisch nachweisen.

Die urodynamische Relevanz einer Harnleiterabgangsenge – einerlei wodurch bedingt – kann leichter als mit dem invasiven Whitacker-Test, durch Provokation der Diurese mit Hilfe von Furosemid (BAUER 1984) geprüft werden. Das sog. Diuretikabelastungsnephrosonogramm hat sich bei unsicherer Operationsindikation dann bewährt, wenn es eindeutig ist und die subjektiven Beschwerden provozierbar sind. Bei normalen Abflußverhältnissen ist 5 Minuten nach Gabe von z. B. 20 mg Furosemid das größte Ausmaß der Distension erreicht mit nachfolgend schneller Normalisierung. Bei einer Obstruktion ist das Maximum des Spreizeffektes erst wesentlich später, etwa 15 Minuten nach Injektion, erreicht, um erst wesentlich später auf den Ausgangsbefund zurückzukehren.

Pathologische Weitstellungen und Ektasien kann man regelmäßig, ausnahmslos bei echten Abflußbehinderungen im Nierenbecken oder subpelvin und im Harnleiterverlauf, durch Obturation oder Kompression bedingt, nachweisen. Bei akuten Stauungen ist die Niere insgesamt oft größer als die Gegenseite (angeschoppt) und die Distanzierung der dorsalen von der ventralen Wand des Hohlsystems mit dem dazwischen liegenden Flüssigkeitskissen eindeutig. Bei koronarer (s. dort) – seltener auch bei dorsaler – Applikation können Kelche und Nierenbecken in eine Ebene gebracht werden; sonst erfolgt die Darstellung der Nierenbeckenebene im medialen und die der Kelchebene im lateralen Längsschnitt. Der Querschnitt in der Nierenbeckenebene kann oft die mittlere Kelchetage gleichzeitig erfassen.

Das Ausmaß der sonographisch nachgewiesenen Ektasie sagt nichts über die Druckverhältnisse im Hohlsystem aus. Gelegentlich findet man bei heftigsten kolikartigen Schmerzen im Urogramm bei Kontrastmittelparenchymanschoppung erst nach 15 bis 20 Stunden die Formierung eines ektasierten Hohlsystems. Dem kann im unmittelbaren Nephrosonogramm eine deutliche, aber keineswegs ausgeprägte Ektasie der urographisch lange „stummen" Niere entsprechen. Sonographisch monströse Ektasien findet man erwartungsgemäß bei langsam zunehmenden Erweiterungen des Hohlsystems, z. B. bei Harnleiterabgangsstenosen oder langsamer Kompression der Abflußwege von außen. Dies ist durch die Elastizität des Hohlsystems bedingt. Zufolge der Windkesselfunktion des Nierenbeckens muß sich dabei die Stauung zunächst gar nicht auf die Kelchebene fortleiten, so daß der Parenchymsaum in solchen Fällen keine Zeichen der Druckatrophie erkennen lassen muß. Andererseits kann eine mögliche Parenchymreduktion auch ischämisch bedingt sein bei Gefäßkompression, verursacht durch erhöhten Binnendruck im ektasierten Hohlsystem.

Für den Untersucher ist aber das sorgfältige Sonoskopieren bei solch starken Erweiterungen des Hohlsystems wichtig, weil in den Kelchen (besonders in der unteren Etage) gar nicht selten zusätzlich ein Stein liegt oder eine sonstige Pathologie gefunden wird.

In idealer Weise kann eine exakte urosonographische Verlaufskontrolle, z. B. nach plastischen Operationen, ganz besonders auch im Kindesalter, durchgeführt werden. Auch die schmerzlose Zunahme einer Stauung bei Kompression durch z. B. retroperitoneale Tumormassen bei gynäkologischen Tumoren oder Obturation des Harnleiters selbst, kann makaber genau verfolgt werden. Wird dann z. B. durch ein double-J interveniert, ist dessen Plazierung sowohl im Hohlsystem wie auch in der Blase nachweisbar.

Gelegentlich ist die Differentialdiagnose einer Nierenbeckenektasie gegenüber einer sogenannten zentralen Zyste, die an sich selten ist, zu stellen: Solche Zysten sind meist in allen Ebenen rund, die Ektasie mehr längs-oval im Längsschnitt und quer-oval im Querschnitt verlaufend. Zysten schließen nach allen Seiten ab, wohingegen sich eine Nierenbeckenektasie erkennbar auf die Kelche, besonders im Querbild, fortsetzen kann und ebenso in den subpelvinen Harnleiter hinein. Zysten können das ZRB verdrängen, scheinbar oder wirklich imprimieren, wohingegen die Ektasie das Band aufspreizt. Die Ektasie ist immer solitär. Zysten findet man nicht selten auch noch an anderer Stelle der Nieren lokalisiert. Schließlich haben Zysten im Gegensatz zur Ektasie selten eine Anamnese (s. Tabelle).

Eine Verwechslung mit der Hiluslipomatose oder der polyzystischen Nierensinus-Anomalie wird kaum je möglich sein.

Im Zweifel wird die ultraschallgezielte Punktion Klärung bringen. Der

Tabelle 1. Differentialdiagnose

	„Zentrale Zyste"	Nierenbeckenektasie
1. Anamnese	Selten	Häufig
2. Form	Rund	Längs-oval Quer-oval
3. ZRB	Imprimierung Verdrängung	Spreizung
4. Fortleitung	Nie	In die Kelchregion, in den subpelvinen Harnleiter
5. Zahl	Andere Zysten zusätzlich möglich	Meist nur einzeln
6. Protuberation der Kontur	Häufiger	Nur bei stark extra- renalem Nierenbecken
7. Bei Punktion	Kreatinin etwa gleich dem Serumwert	Kreatinin etwa zehnmal höher als im Serum

Kreatininwert im Urin des Nierenbeckens ist etwa um den Faktor 10 höher als im eiweißfreien Plasmafiltrat des Zysteninhaltes.

Die Darstellung im Koronarscan: Eine sehr gute Möglichkeit, die bei vielen Fragestellungen, besonders aber bei der Ektasie genutzt werden sollte, stellt der Koronarschnitt dar. Das ist die schrägseitliche Applikation des Schallkopfes, die ebenso rechts wie links möglich ist. Das ZRB projiziert sich dabei mehr oder weniger in den ventralen Bereich der ovalen Nierenfigur. Man sieht oft die sich keilförmig zwischen die Kelche schiebenden Kolumnen noch besser und hat zudem häufig in einem Schnitt einen Überblick über das ganze Hohlsystem, wenn eine Stauung vorliegt. Gar nicht selten gelingt es auch gut, den subpelvinen Harnleiter mit in die gleiche Schnittebene zu bringen. Allerdings setzt diese Möglichkeit zumindest eine leichte Ektasie des subpelvinen Harnleiteranteils voraus. Die Bilder solcher Koronarschnitte sind besonders bezüglich des Hohlsystems dem Urogramm ähnlich und mögen so die Interpretation erleichtern. Die koronare Applikation sollte an sich zu jeder Urosonoskopie gehören; ob man Bilder anfertigt, wird von der Fragestellung abhängig sein.

2.6 Steine im Hohlsystem

Die Eigenschaft der Ultraschallwellen, nämlich die unterschiedliche Reflektion bzw. Absorption an Grenzflächen von Geweben bzw. Strukturen unterschiedlicher Dichte, kommt auch der urosonographischen Steindiagnostik zugute. Für diese Indikationen, nämlich Steinausschluß oder

Nachweis, Steinlokalisation, Ausmaß der Obturation und Verlaufskontrollen vor und nach ESWL, Operationen oder Nephrolitholapaxie, ist die Urosonographie im Alltag unverzichtbar geworden. Dies gilt für röntgenpositive, ebenso wie für röntgennegative Konkremente. Die Urosonographie kann viele Urogramme, retrograde Pyelogramme und – wenn auch viel weniger – Röntgenleeraufnahmen überflüssig machen, und zwar ganz abhängig von der Erfahrung und vom Wert, den eine Klinik oder ein Untersucher in der Praxis der Urosonographie beimißt.

Es ist sonographisch möglich, einen Stein recht genau zu orten, nämlich in welcher Kelchetage und in welcher Kelchgruppe, d. h. dorsal oder ventral, er gelegen ist. Regelmäßig sind Steine auch im Harnleiterabgang, z. B. als Infundibulumsteine oder im subpelvinen Harnleiteranteil, besonders wenn er gestaut ist, direkt nachzuweisen. Dies gelingt besonders gut bei koronarer Applikationstechnik. Entgegen anderer Berichte sind m. E. Steine im weiteren Harnleiterverlauf nicht regelmäßig erkennbar, dennoch sollte der Versuch einer Lokalisation mit Schallkopfapplikation von ventral stets erfolgen.

Die sonographischen Steinkriterien sind – obwohl im nicht gestauten Hohlsystem schwächer als z. B. in der Flüssigkeit einer Gallenblase – dennoch unverkennbar. Eine im Längs- wie im Querbild scheibenförmige, sehr dichte, scharf begrenzte Echoformation, in verschiedenen Applikationen stets an der gleichen Stelle, mit dem scharf begrenzten, unverwech-

selbaren Auslöschungsphänomen, auch Schlagschatten genannt, sind beweisend für einen Stein. Bei entsprechender Anamnese wird man durch genaue Sonoskopie auch etwas unsichere Steinzeichen identifizieren können. Die externe Sonographie kann wohl angenähert die Größe festlegen, technisch bedingt jedoch nichts über die Form des Konkrementes aussagen. Manchmal können Steinhinweise in mehreren Kelchetagen – vielleicht auch wenig peripher von ihnen – eine Markschwammniere vermuten lassen. Differentialdiagnostisch muß dieser Befund z. B. gegenüber Papillennekrosen u. a. Pathologien durch Anamnese, Klinik und gfls. Urogramm abgegrenzt werden. Ähnliche Echoformationen wie Steine können auch kalzifizierte Gewebsnekrosen, wie z. B. nach Niereninfarkten oder kalzifizierte kleinere Hämatome – auch nach nicht mehr eruierbaren und mutmaßlich inadäquaten Traumen – verursachen. Sowohl Infarkte wie Hämatome des Parenchyms liegen aber außerhalb des ZRB und verursachen in der Regel keine Abflußbehinderungen. Weiterhin kommt Luft z. B. durch gasbildende Bakterien, oder nach eröffnetem Hohlsystem, oder auch bei Harnleiterdarmanastomosen als supravesicale Harnableitung differentialdiagnostisch in Betracht. Die Anamnese und der Verlauf nach der Behandlung werden jedoch nur selten weitere diagnostische Maßnahmen erforderlich machen.

Wenn ein Stein im Nephrosonogramm gefunden ist, sei es durch direkten Nachweis oder indirekt durch sichtbare Stauung, wird man stets noch an weitere Steine, auch im kontralateralen Hohlsystem, denken.

2.7 Nephrosonographische Indikationen im Rahmen der neuen Steinbehandlungsmethoden

Auch im Zusammenhang mit den neuen Steinbehandlungsmöglichkeiten spielt die Sonographie eine bedeutende Rolle. Die Nierenzugehörigkeit eines röntgenologisch diagnostizierten Steines kann unmittelbar vor einer ESWL-Behandlung noch einmal sonographisch gesichert werden.

Unmittelbar nach der Behandlung kann das Ausmaß eines möglichen Hämatoms und schließlich im Verlauf der nach und nach erfolgende Steinschuttabgang – erkennbar an der Größenabnahme des ursprünglichen Steines – objektiv verfolgt werden. Ebenfalls ist natürlich eine auffällige Stauung des Hohlsystems durch größere Steinmengen im Harnleiterverlauf, entsprechend dem röntgenologischen Terminus der „Steinstraße" beurteilbar. Die Indikation zur Intervention, wie z. B. Entlastung durch perkutane Nephrostomierung, wird man im Verlauf neben der Klinik sehr wohl auch vom urosonographischen Befund abhängig machen. Auch eine unvollständige Desintegration des Steines läßt sich im Verlauf durch unveränderte Steinlage und Größe nachweisen. Durch diese Möglichkeit lassen sich Röntgenkontrollen ebenfalls auf ein Mindestmaß reduzieren.

Die schon lange bei abflußbehinderten Hohlsystemen durchgeführte ultraschallgezielte perkutane Punktion und antegrade Pyelographie hat im Verlauf eine weitere moderne Steinbehandlungsmöglichkeit erschlossen und auf den Weg gebracht, nämlich die Nephrolitholapaxie. Wegen der Schwierigkeit, möglichst einen dorsalen unteren Kelch optimal zu punktieren, ist es fast nie möglich, ganz auf die Röntgendurchleuchtung zu verzichten – auch für die Lagekontrollen im Verlauf der Operation. Dennoch kann durch die artefizielle retrograde leichte Aufballonierung des Hohlsystems für die Installierung des erforderlichen Nephrostomiekanals die Röntgenstrahlendosis ganz erheblich reduziert werden, und zwar mit zunehmender Erfahrung mit dieser Methode um so mehr. Diese Möglichkeit kommt dem Patienten zugute und wegen der Summation der Strahlendosis im Laufe der Zeit besonders den weitgehend ungeschützten Händen des Operateurs.

Unabhängig davon ist natürlich vor, während und nach der Nephrolitholapaxie die sonographische Steinlokalisation in der o. a. Weise eine ebenfalls wichtige Hilfe, auch wegen der schnellen und unkomplizierten Durchführbarkeit.

Zum gegenwärtigen Zeitpunkt kann noch nicht sicher beurteilt werden, ob eine endorenale US-Sonde zur Steinlokalisation während der Litholapaxie für die Suche nach Reststeinen, etwa dem transurethralen Blasen-Scanning vergleichbar, klinische Bedeutung bekommen wird.

Bei der Ureterorenoskopie mit eventueller transureteraler Steinentfernung wird nicht selten durch Spülwasser das Hohlsystem stark aufballoniert bis hin zur Fornixruptur (s. dort). Andererseits kann durch die mechanische Ureterschleimhautirritation eine erhebliche Abflußbehinderung eintreten mit kolikartiger Symptomatik. Der sonographische Nachweis dieser Veränderungen, auch im NBKS und die Normalisierung im Verlauf, oder aber die Plazierung eines double-J zur Vermeidung dieser Komplikationen sind auch in diesem Teilbereich der Steinbehandlung eine wichtige Domäne der Urosonographie geworden.

Durch die modernen o. a. Steinbehandlungsmaßnahmen ist die einst so wertvolle intraoperative Steinsuche mit einer hochfrequenten, etwa 7 MHz small-part-Sonde, die sich leicht in die Operationswunde einführen läßt, zahlenmäßig in den Hintergrund getreten. Für Einzelfälle sollte man sich diese wichtige Möglichkeit jedoch erhalten, weil sie große Vorteile gegenüber den verschiedenen, meist umständlichen Röntgenverfahren hat. Lediglich die intraoperative Pyelokalikoskopie wird man vor der sonographischen Steinsuche durchführen. Bei der intraoperativen Steinsuche sind differentialdiagnostisch verkalkte Papillennekrosen, kalzifizierte Gefäßwände und besonders Luft im vorher ja meistens eröffneten Hohlsystem in Betracht zu ziehen. Wenn der Reststein mit der small-part-Sonde, die nicht größer als ein schmales Taschenmesser ist, geortet ist, kann die Entfernung nach gezielter Touchierung mit einer feinen Kanüle über eine gezielte, kleine Nephrotomie außerhalb eines Gefäßes leichter und besonders parenchymschonend erfolgen. Bei Fehlen einer solchen small-part-Sonde wegen der seltenen Indikation, kann für Einzelfälle die steril umhüllte, transrektale Sonde durchaus ein hilfreicher Ersatz sein.

Unabhängig von der Steinbehandlung sollte man bei jedem Steinnachweis in der Niere „fachübergreifend" mit einem hochfrequenten Schallkopf oder mit dem 5 MHz Schallkopf und entsprechendem Vorlauf die Schilddrüsenregion explorieren. Gar nicht so selten wird man dadurch den Hyperparathyreoidismus, statistisch häufigere Ursache der Steinbildung, eher und unkomplizierter als mit anderen Methoden nachweisen können.

2.8 Gefäßverläufe im Hilusgebiet

Im Längsscan sind die Querschnitte der großen Nierengefäße oft zu lokalisieren. Den Arterien entspricht ein deutlich pulsierendes kräftiges Echo, an das angrenzend ein Lumen erkennbar wird. Meist ventro-kaudal davon findet man die Nierenvene, oder auch zwei, als leicht abgeplattete Aussparungen, die sich beim Valsalva-Versuch auffüllen können.

An der Grenze der Markpyramiden zur Rinde stellen ebenfalls pulsierende, scharf begrenzte Echos arterielle Anschnitte, und zwar der A. arcuata, dar. Im Querscan können manchmal die Gefäßeintritte in den

Hilus beobachtet werden; die Arterie zeigt sich als dünner, echoarmer, gestreckter Kanal, der sichtbar pulsiert und nur daran zu erkennen ist. Die Vene, naturgemäß breiter, kann geschlängelt sein und, fortgeleitet von der Arterie, ebenfalls pulsieren. Die Vene liegt etwas kaudaler, also nicht in der gleichen Ebene wie die Arterie. Sichere Hinweiszeichen für diese großlumigen Gefäße sind erkennbare Gefäßabgänge. Abzugrenzen wäre im Falle der Vene lediglich ein leicht distendiertes Nierenbecken.

Der Gefäßnachweis ist mehr sonomorphologisch als klinisch bedeutsam. Dafür ist die Information zu grob und keineswegs regelmäßig möglich. Urologisch-operativ gfls. wichtige aberrierende oder Polgefäße können nie sicher ausgeschlossen und wohl nur selten sicher nachgewiesen werden.

Fast immer dagegen kann man von ventral die Vena cava leicht identifizieren. Wie regelmäßig und sicher ein Tumorthrombus sonographisch intravasal nachgewiesen oder ausgeschlossen werden kann, wird von der Erfahrung des Untersuchers abhängen. Die Darstellung der Vena cava gehört jedoch regelmäßig zur urosonographischen Untersuchung, nicht nur für den Fall eines möglichen Tumors.

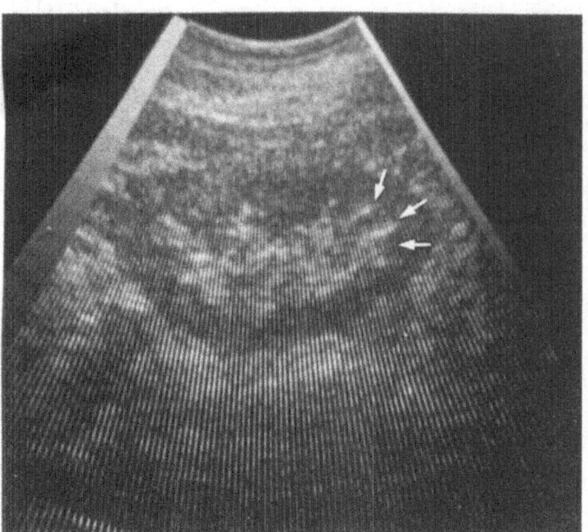

Abb. 1. Das zentrale Band zeigt eine die dorsale Begrenzung keilförmig imprimierende Kolumne, kaudal davon drei angeschnittene Markpyramiden (*Pfeile*). Selbst unter ungünstigen Bedingungen sieht man das gleiche Strukturmuster des Parenchymsaumes für die Kolumne und die geringere Echodichte der Markpyramiden

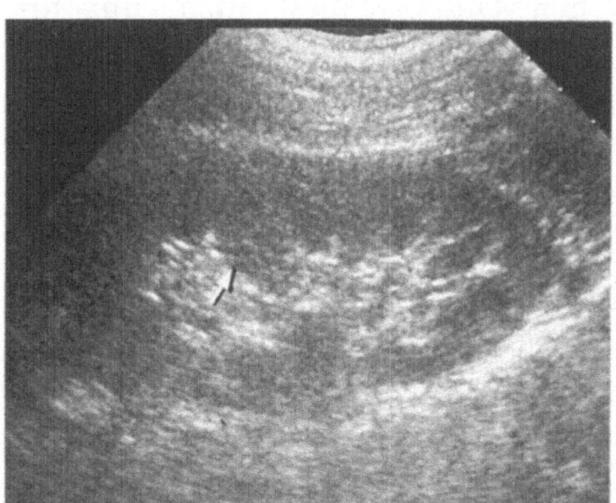

a

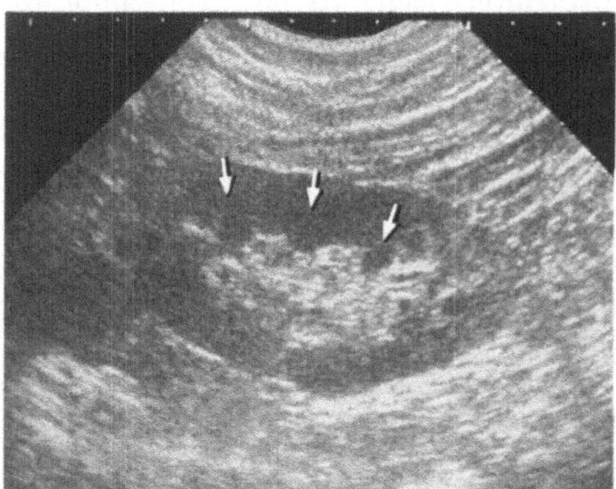

b

Abb. 2. a Ähnlicher Befund. In der gleichen Schnittebene eine imprimierende Kolumne (*Pfeil*), kaudal davon mehrere Markpyramiden. **b** Nicht immer lassen sich Markpyramiden (*Pfeile*) in allen Kelchetagen in eine Schnittebene bringen

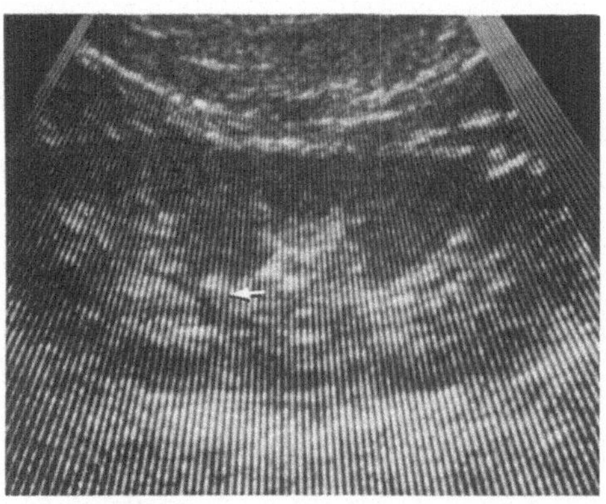

Abb. 3. Zwei unabhängig voneinander hypertrophierte Kolumnen mit eher etwas dichterer Echostruktur als der Parenchymsaum. Der feine Kanal (*Pfeil*) ventral der kranialen Pyramide ist als Vene wegen des Gefäßabganges anzusehen

Abb. 4. Dieses Schnittbild zeigt die Vielfältigkeit der Kolumnen. Diese ragt tief in das ZRB hinein. Kaudal davon, an der Grenze zum Parenchymsaum, zwei Markpyramiden (*Pfeile*). Der Unterschied im Echostrukturmuster ist eindeutig

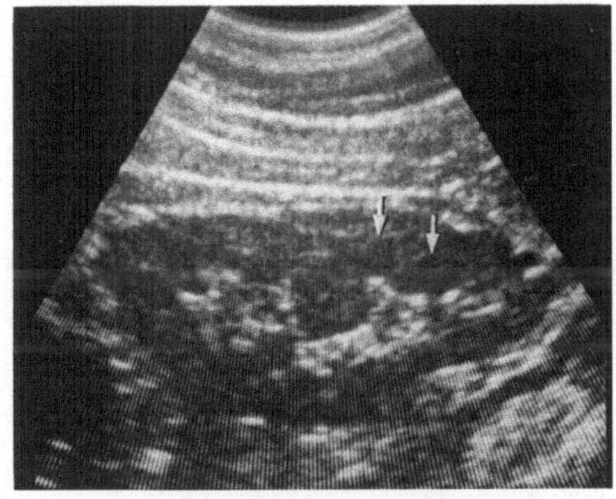

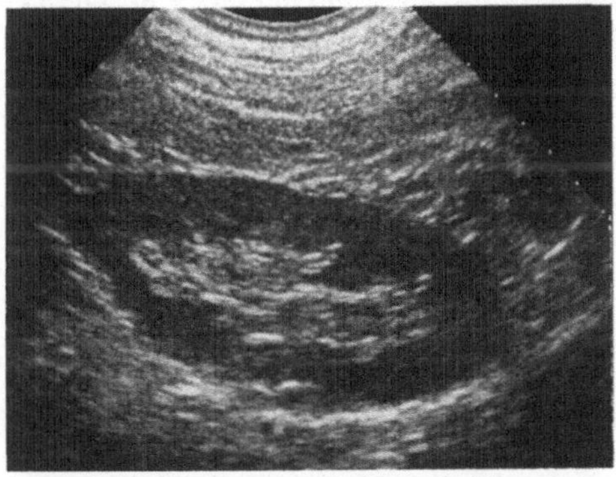

Abb. 5. Bei dieser Kolumne ist der kontinuierliche Übergang vom Parenchym in das ZRB besonders gut erkennbar

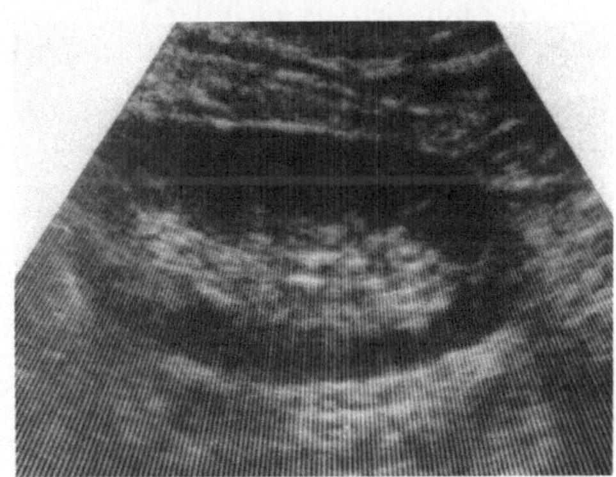

Abb. 6. Die regelmäßige Anordnung Pyramide neben Kolumne ist ein eher seltener Befund

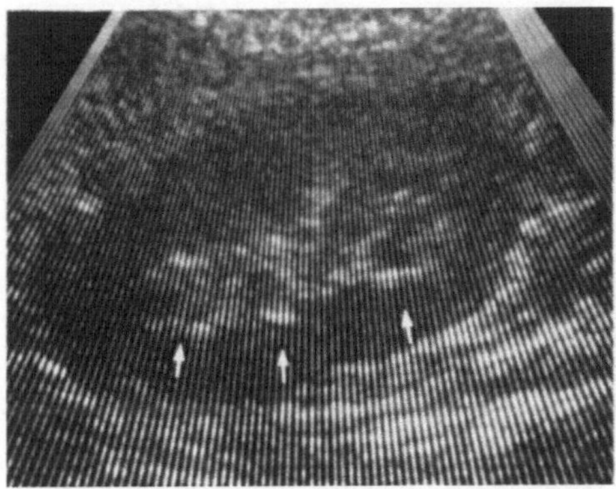

Abb. 7. Applikation von ventral, rechte Einzelniere. Beachte die stärker ausgebildeten Markpyramiden und die intensiven Echos am Übergang zur Rinde (*Pfeile*); diese entsprechen Anschnitten der A. arcuata

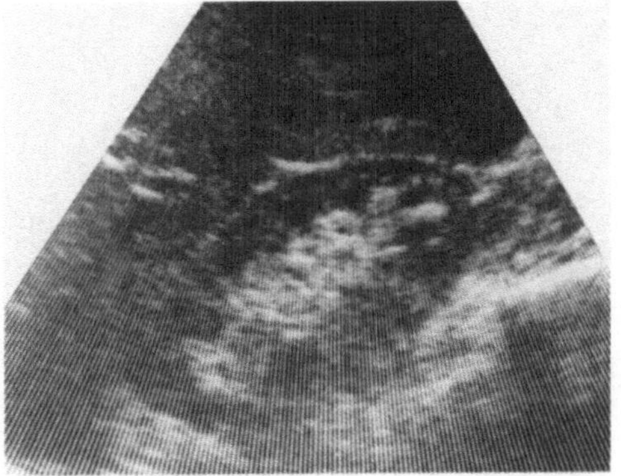

Abb. 8. Die zahlreichen Markpyramiden im kaudalen Anteil des zentralen Bandes dieser von ventral dargestellten Niere mit teilweisen Arcuataechos zeigen, wie schmal die Rindenregion in diesem Anschnitt ist

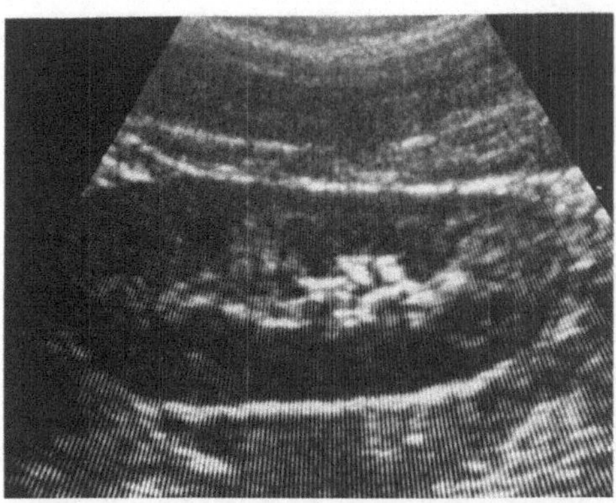
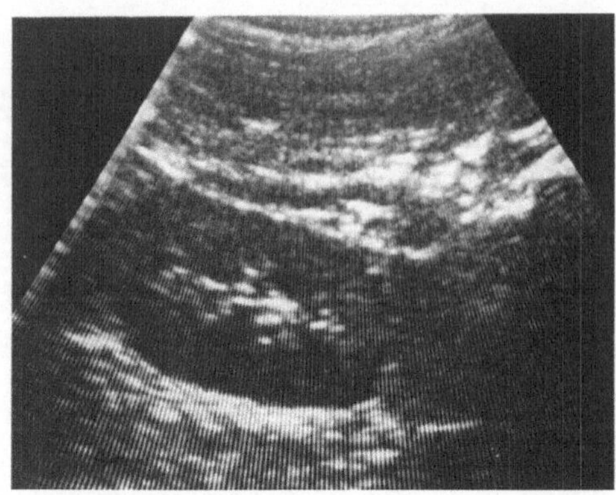

a   b

Abb. 9 a, b. Markpyramiden können sowohl im Längs- wie im Querbild, sowohl im Bereich der dorsalen als auch der ventralen Grenze Mark/ZRB darstellbar sein. Die geringe Echodichte ist ein zuverlässiges Zeichen

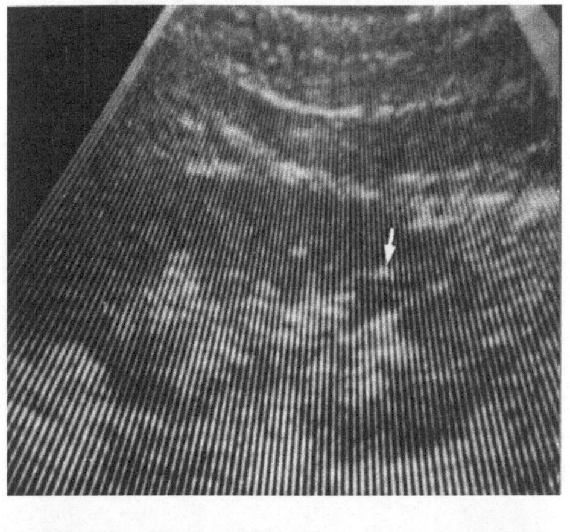

Abb. 10. Gut erkennbare Arcuataechos (*Pfeil*), die ebenfalls sichere Zeichen der Markpyramiden sind

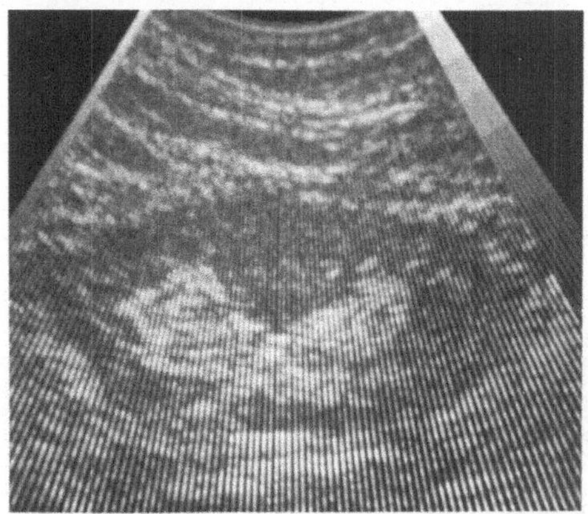
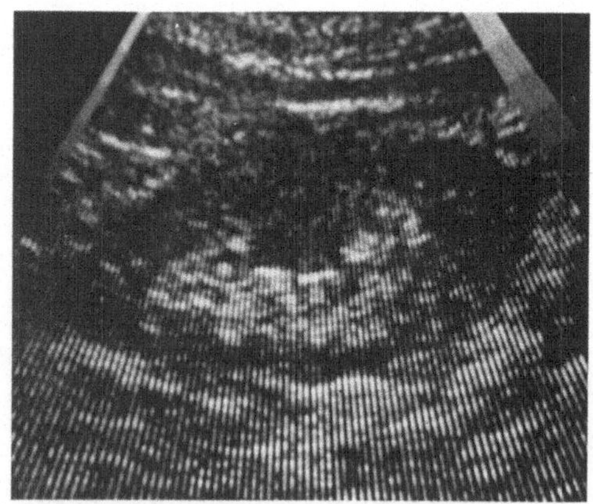

a   b

Abb. 11 a, b. Kolumnenverschmelzung. Das gleiche Strukturmuster wie der umgebende Parenchymsaum, auch bei verschiedener Verstärkung, ist das wichtigste differential-diagnostische Zeichen gegenüber anderen Prozessen, insbesondere gegenüber frühen soliden Raumforderungen

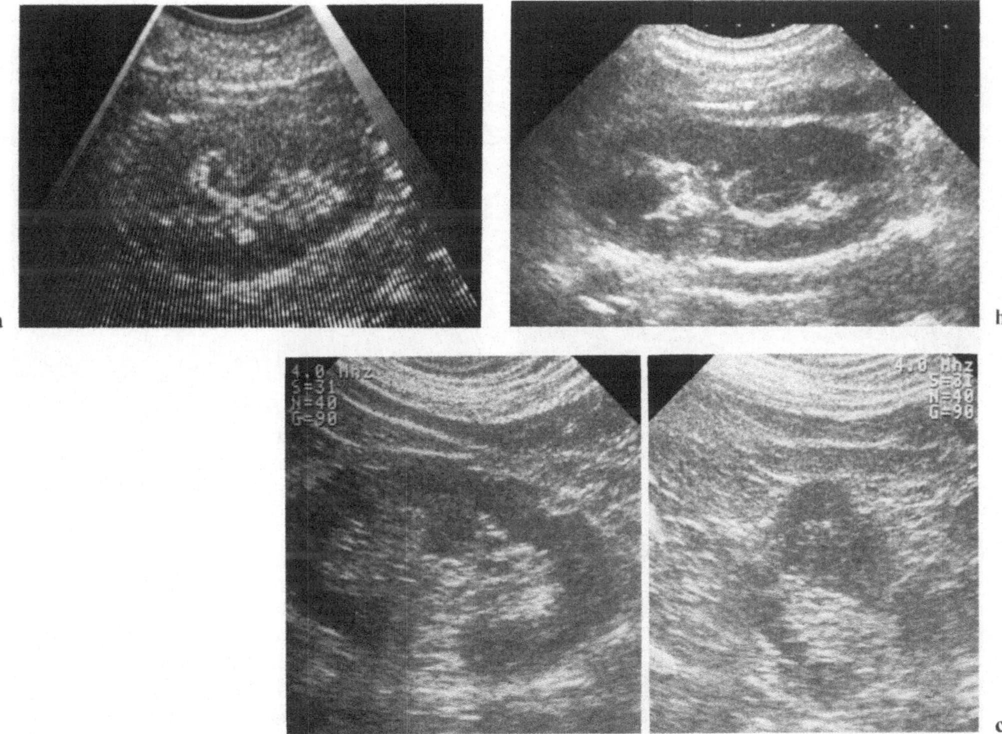

Abb. 12 a–c. Die Form verschmolzener Kolumnen muß nicht keilförmig, sondern kann auch konvex sein. Im Querschnitt kann eine solche Kolumne wie eine Raumforderung wirken, wenn er genau durch die Kolumne gelegt wird (**c**, *re.*)

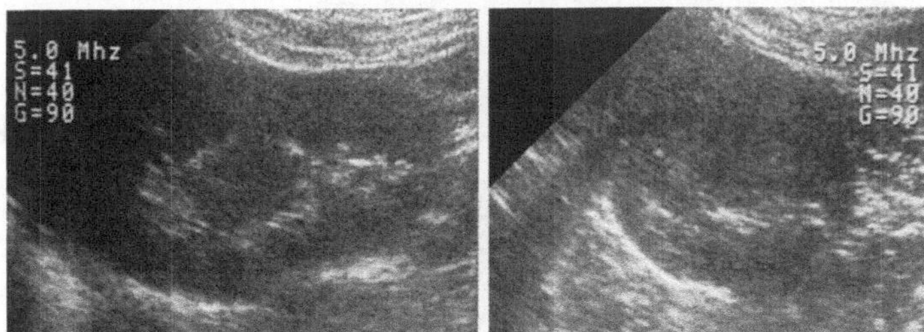

Abb. 13. Konfluierende Kolumnen. Differentialdiagnostisch sind solche Veränderungen von groben Aussparungen des zentralen Bandes nicht zu unterscheiden. Dennoch spricht das gleiche Strukturmuster wie der Parenchymsaum gegen einen pathologischen Prozeß. Hier erfolgte eine Aspirationszytologie, die normale Tubulusepithelien nachwies

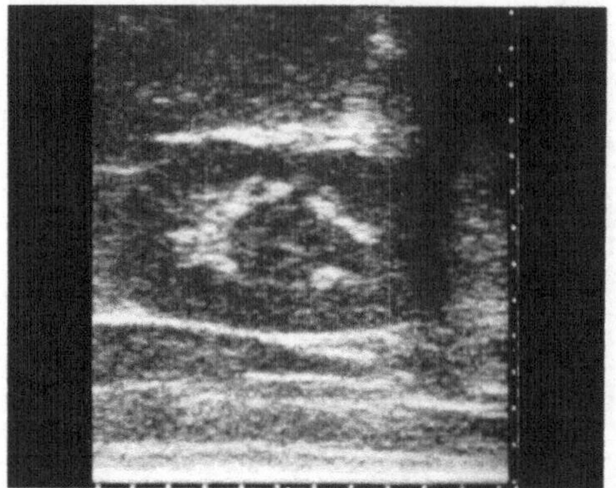
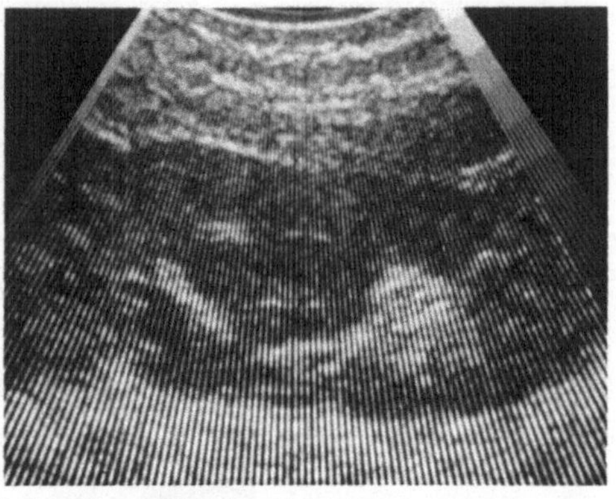

a   b

Abb. 14a, b. Konfluierende Kolumnen. Ähnlicher Befund wie Abb. 13, untersucht mit Linear- und Sektorscanner. Beachte wiederum das exakt gleiche Strukturmuster der scheinbaren Aussparung mit dem Parenchym unter verschiedenen Untersuchungsbedingungen

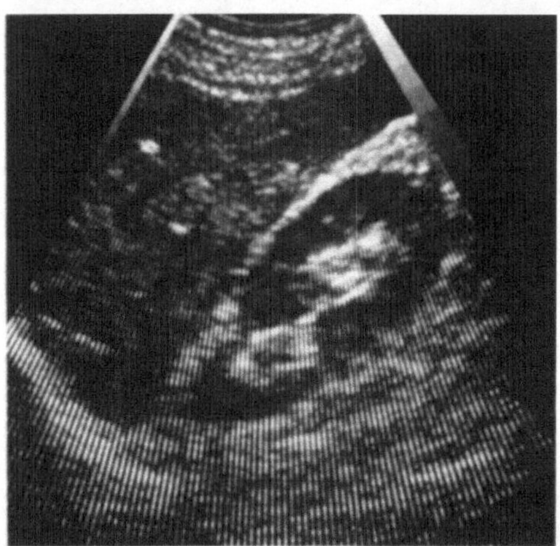

a

Abb. 15. a Ventrale Darstellung einer rechten Niere: Ventral und dorsal wird das ZRB von zwei sich gegenüberliegenden, konfluierenden Kolumnen sanduhrförmig imprimiert. Wie auch bei den übrigen Patienten der Abb. 11–14 gibt es kein entsprechendes Korrelat im Urogramm. **b** Die Applikationsebene – insbesondere bei Untersuchungen von ventral – kann eine Dichotomie vortäuschen. Hier handelt es sich um den gleichen Patienten mit halbschräger (*li.*) und senkrechter (*re.*) Schallkopfapplikation

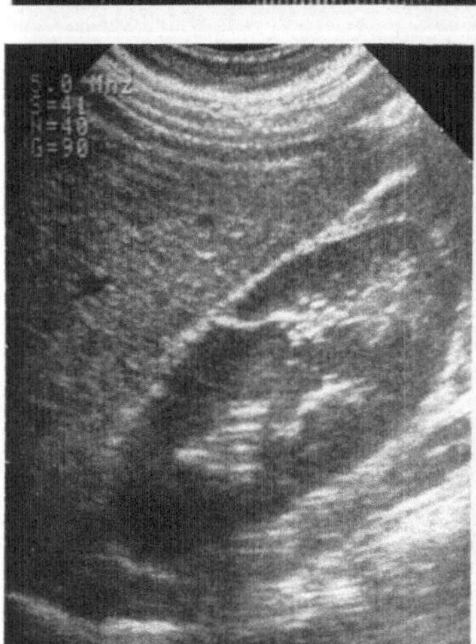
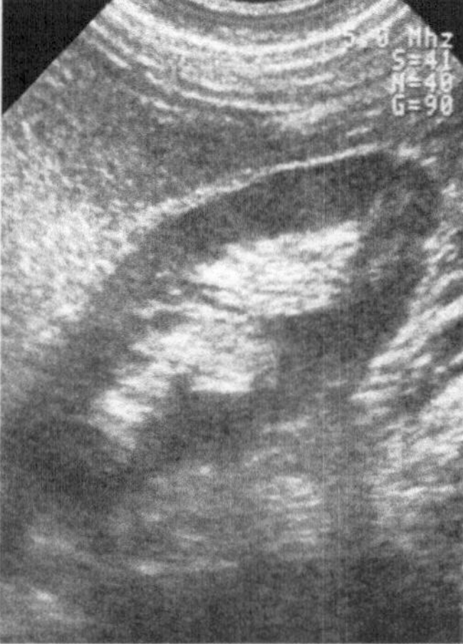

b

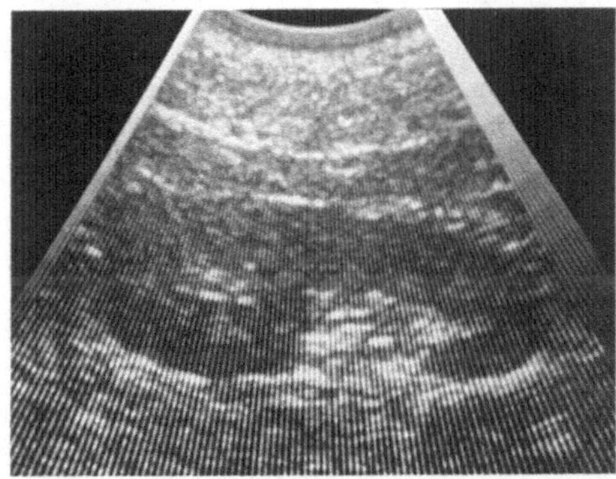

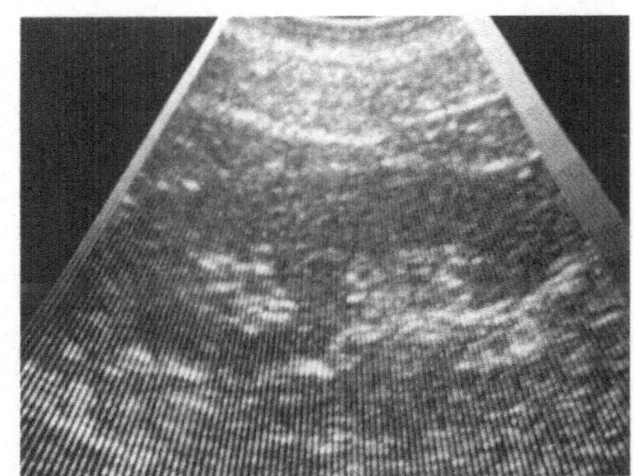

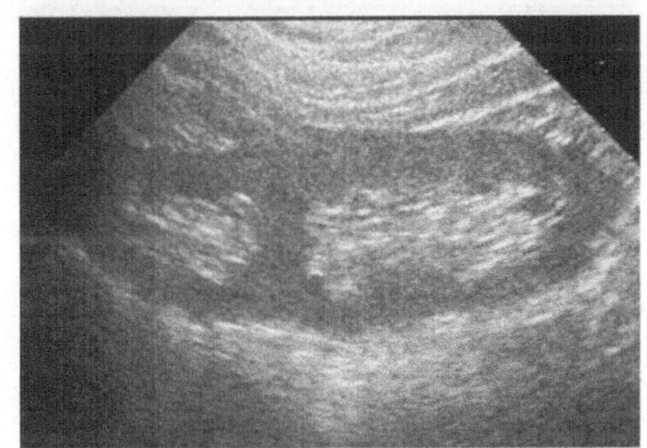

Abb. 16a–c. Die senkrechte Parenchymbrücke durch das ZRB entspricht einem dichotomen Hohlsystem, wenn sie nur im lateralen Längsscan (**a**) nachgewiesen wird. Bei Nachweis auch im medialen Längsscan (**b** u. **c**) kann es sich um eine Doppelanlage handeln. Übergänge sind fließend

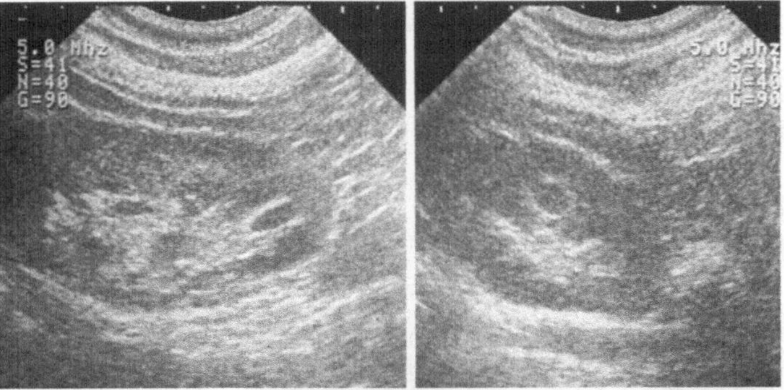

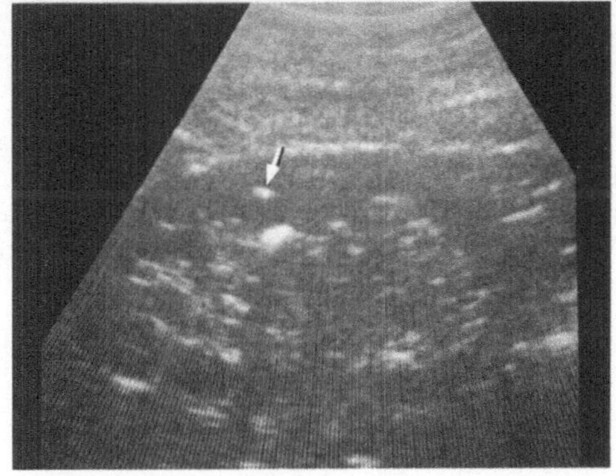

Abb. 17a, b. Separationen von Markpyramiden können bei entsprechender Anamnese (z. B. langfristiger Diabetes mellitus) Papillennekrosen entsprechen. Kalzifizierte Papillennekrosen sind nicht sicher von peripher gelegenen Steinbildungen zu unterscheiden (**b**). Bei entsprechender Anamnese (hier langfristiger Analgetikaabusus) und bei so eindeutiger Lokalisation, nämlich direkt an der Papillenspitze (s. Arcuata-Echo (*Pfeil*) an der Papillenbasis) kann eine verkalkte Papillennekrose angenommen werden. Daneben eine frühe ähnliche Veränderung

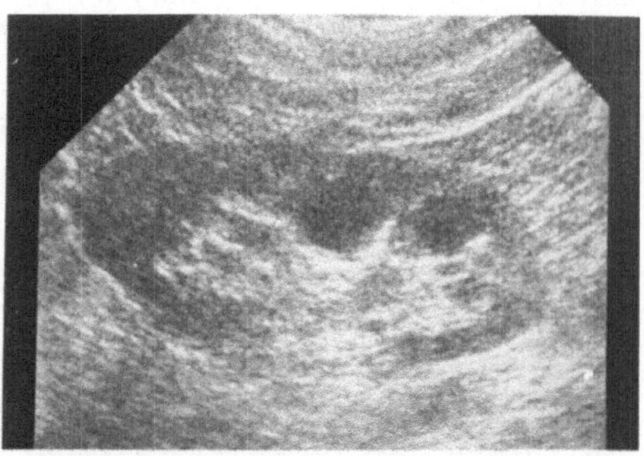

Abb. 18. Die Aussparungen am kaudo-dorsalen Rand des zentralen Reflexbandes sind zwei solitäre Markzysten, die an der Form und dem Echopluseffekt unverkennbar sind. Zufallsbefund

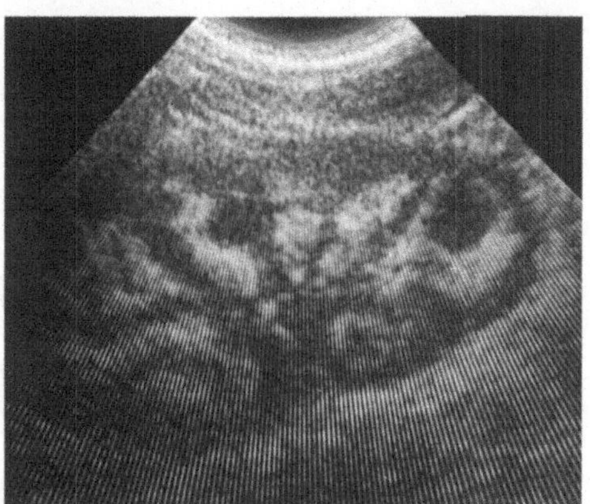

a

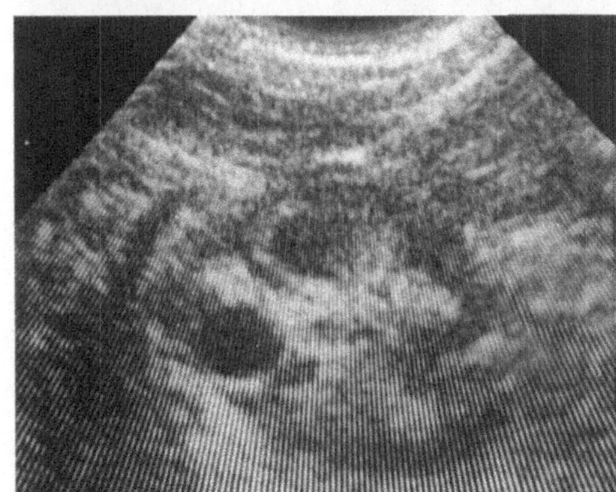

b

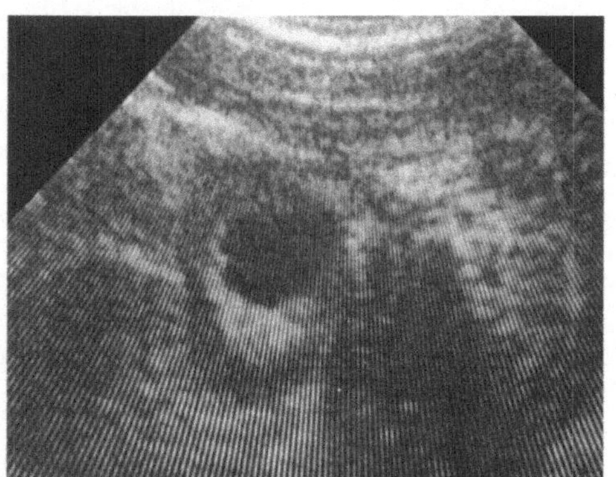

c

Abb. 19. a Längsschnitt. **b** Querschnitt, etwa Nierenmitte. **c** Querschnitt unterer Pol. In fast allen Kelchetagen sind Markzysten nachzuweisen. Beachte das breite, septierte zentrale Band und besonders den schmalen Parenchymsaum. *Diagnose:* Urämische Markzystenniere, entsprechend einer Erwachsenen-Form der Nephronophthise

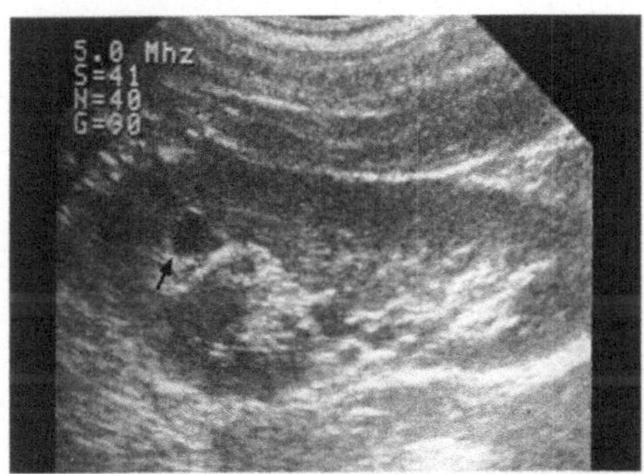 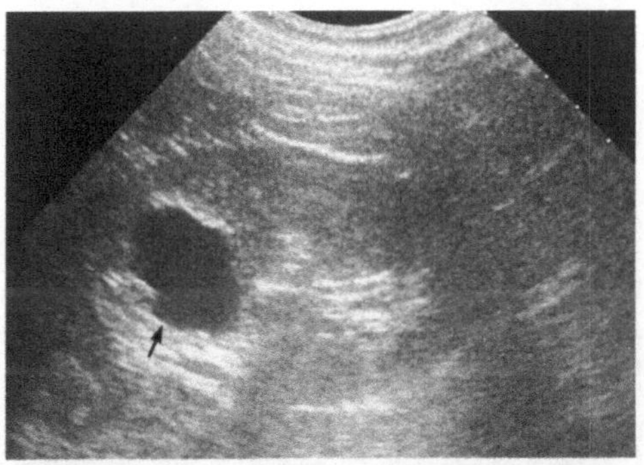

a b

Abb. 20 a, b. Kelchdivertikel (*Pfeile*) sind im Urogramm besser als im NS zu identifizieren, weil ihre Schnittebene außerhalb der des NBKS liegt. Sie werden jedoch wahrscheinlich, wenn die Veränderung solitär und peripher im Parenchymsaumbereich gelegen ist mit oft atypischer, abgeplattet wirkender Begrenzung (**b**)

Abb. 21. Hiluslipomatose. Mehrere kleinere, z. T. konfluierende Aussparungen im Quer- wie Längsschnitt. Häufig bei Patienten mit Neigung zur Harnsäurediathese. Hiluslipomatose Grad I

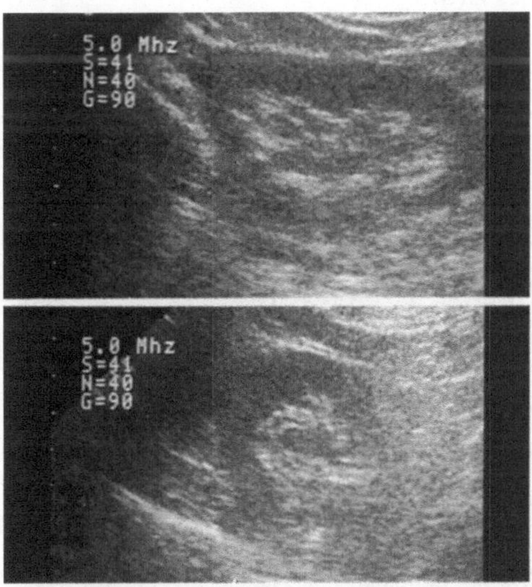

Abb. 22. Hiluslipomatose II°: Größere, das gesamte ZRB einnehmende Aussparungen („pouches"); beachte den normalen Parenchymsaum, wie auch bei den anderen Graden der Hiluslipomatose

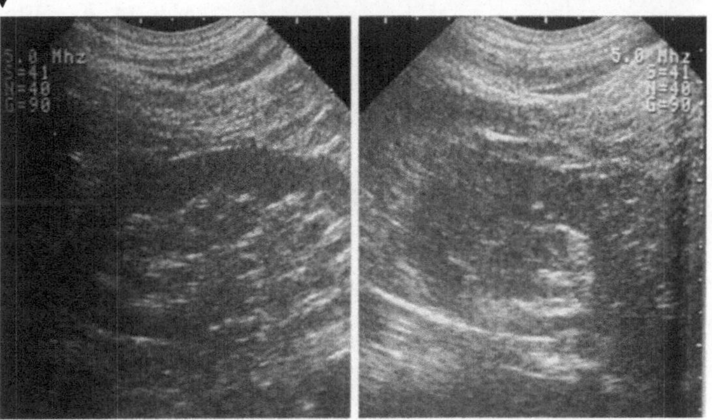

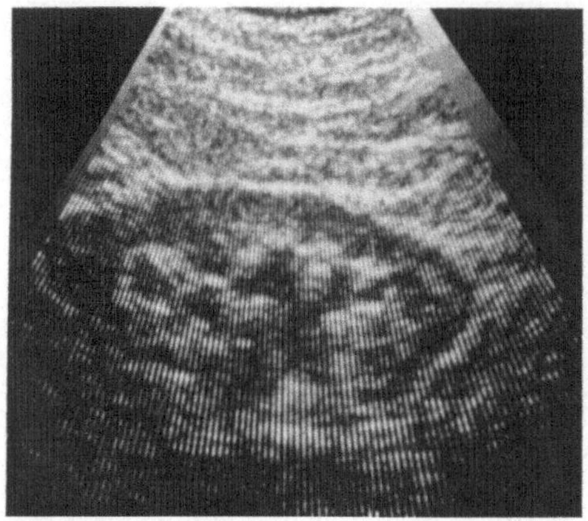
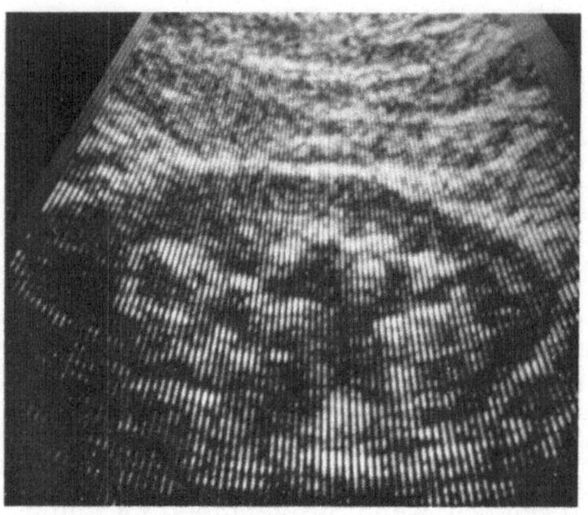

a

b

Abb. 23 a, b. Hiluslipomatose III°: Die Septen zwischen den einzelnen Taschen sind weggefallen. Es entsteht eine typische, polyzyklisch begrenzte, bizarre Figur innerhalb des ZRB

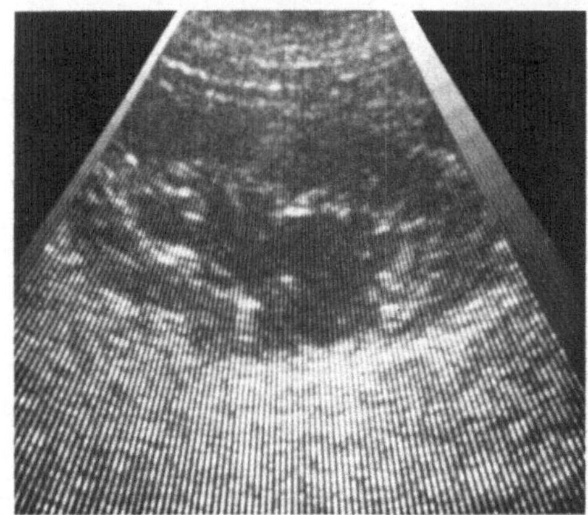
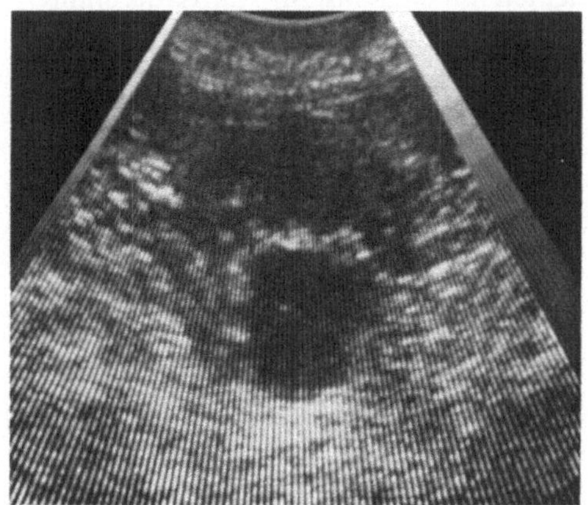

a

b

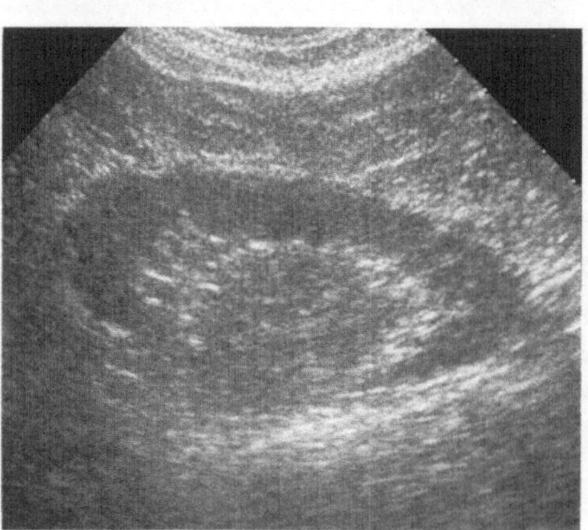

c

Abb. 24. a Hiluslipomatose IV°: Das ZRB wirkt im Zentrum wie ausgehöhlt, mit nur noch geringem Randsaum. Diese Form findet man häufiger im Zusammenhang mit schneller Gewichtsabnahme, z. B. bei stark konsumierenden Erkrankungen. Die Hiluslipomatose ist von geringem Krankheitswert, hat keine Beziehung zur Adipositas und beeinträchtigt die Nierenfunktion nicht. **b** Querschnitt. **c** Dieser Befund soll die Variationsbreite der Hiluslipomatose aufzeigen. Es ist eine ähnliche Form wie **a**. Das sonoluzenter gewordene Fett drängt die übrigen Strukturen der Hilusregion ganz an die Peripherie

Abb. 25. Peripelvine bzw. perikalikale Zystchen. Erkennbar an der glatten, regelmäßigen Konturierung und den zystentypischen Eintritts- und Austrittsechos (*Pfeile*)

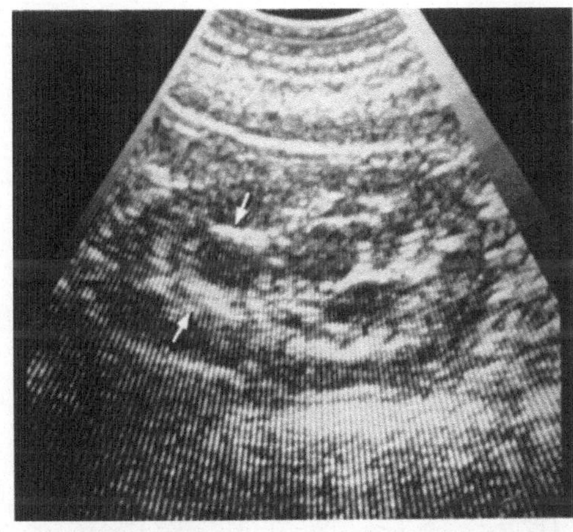

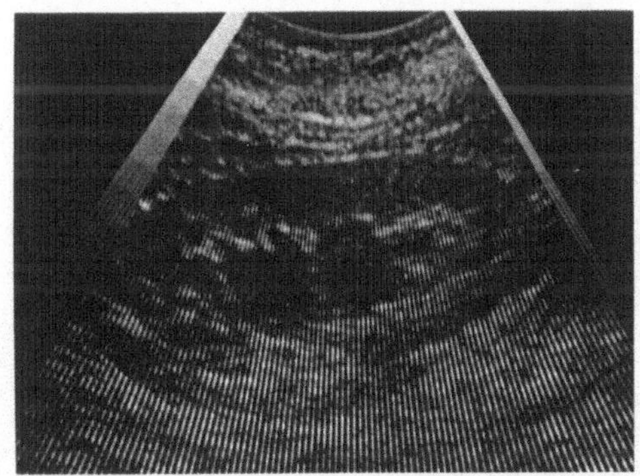

a

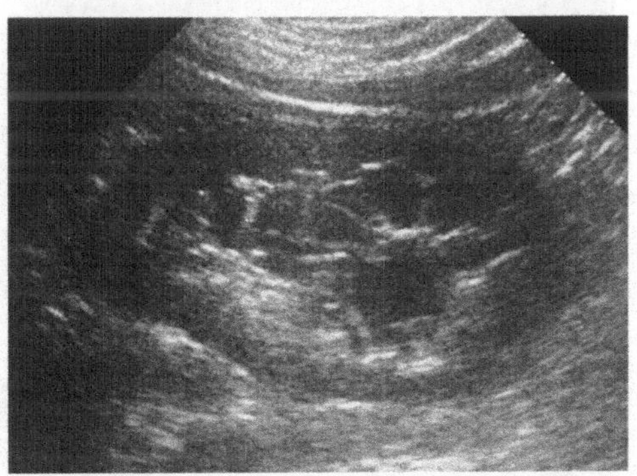

b

Abb. 26 a, b. Lymphogene, intrahiläre Zysten in kleinerer und größerer Zahl. Zarte Begrenzung ist typisch. Beweisend für die lymphogene Genese dieser zystischen Aussparungen ist ihr wasserklarer Inhalt

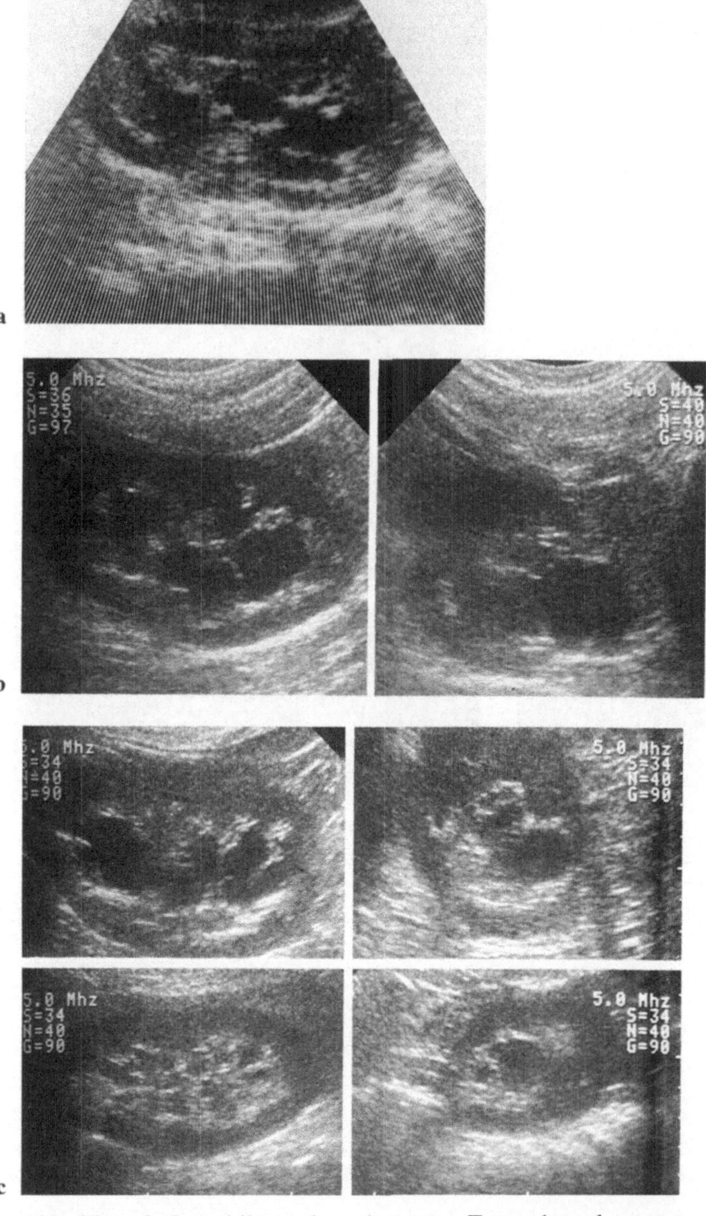

Abb. 27. a, b Intrahiläres lymphogenes Zystenkonglomerat, stärkeres Ausmaß als in Abb. 26. Die Zystchen konfluieren nicht. Keine Beeinträchtigung des Parenchymsaums. **c** Polyzystische Anomalie des Nierensinus. Meist sind beide Nieren betroffen (*oben:* linke Niere, längs und quer, *unten:* rechte Niere, längs und quer), aber in unterschiedlicher Ausprägung

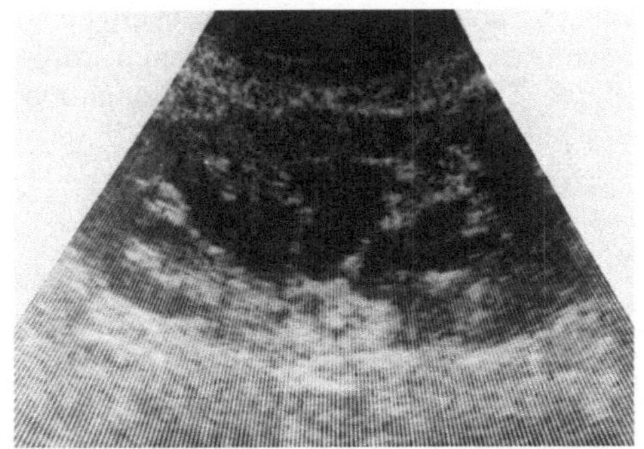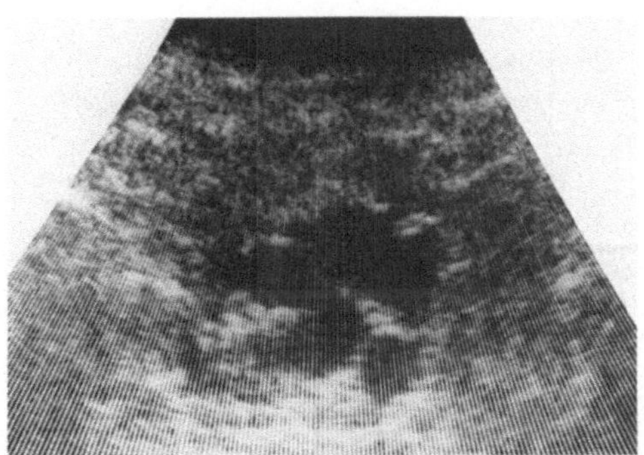

Abb. 28 a, b. Polyzystische Anomalie des sinus renalis. Nicht konfluierende, zylindrische, zart septierte Zysten im Längs- und Querbild, häufiger – wenn auch unterschiedlich ausgeprägt – bilateral. Auch hier keine Beeinträchtigung des Parenchymsaums bei normaler Nierenfunktion

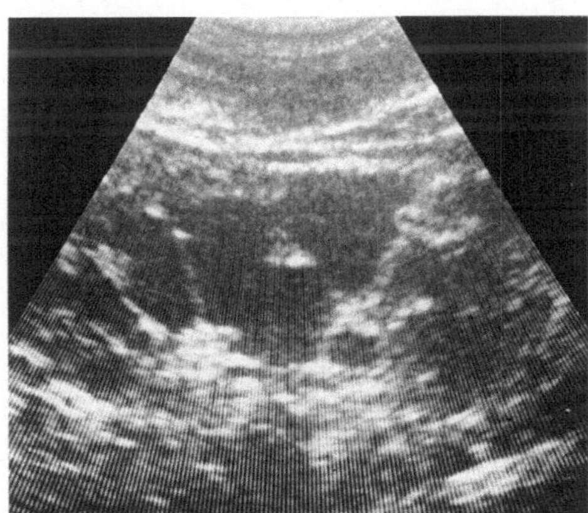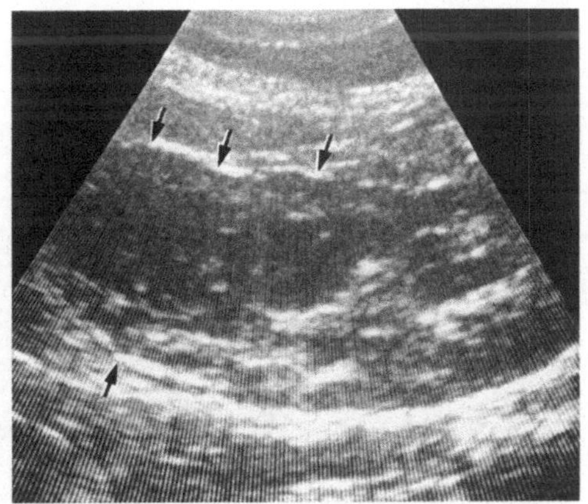

Abb. 29 a, b. Größeres Ausmaß dieser zart septierten, lymphogenen Zysten, hier scheinbar übergreifend auf das Parenchym (**a**). Anläßlich einer Steinoperation wurden zahlreiche dieser mit wasserklarer Flüssigkeit gefüllten Zystchen abgetragen, andere wegen der Tiefe im Sinus lediglich gestichelt. Man sieht jetzt den erhaltenen Parenchymsaum (*Pfeile*) besser. Die lymphogenen Zysten des Sinus-Hilus-Bereiches protuberieren die Nierenkontur nicht, im Gegensatz zu Zystennieren oder multiplen Zysten in Nieren

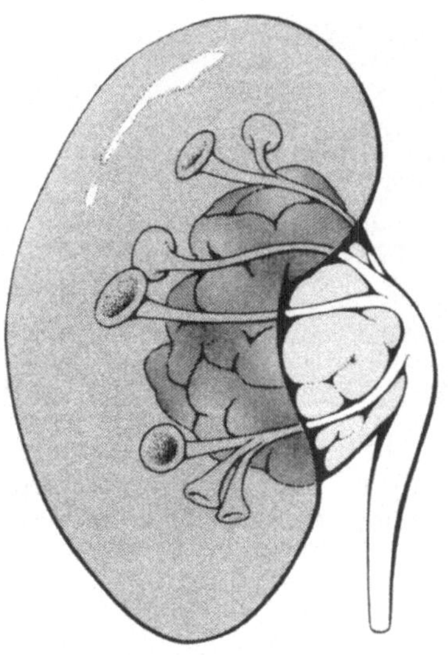

Abb. 30. Schema des Nierenbeckenkelchsystems bei massiven lymphogenen intrahilären Zystenkonglomeraten: Elongation der Kelchhälse, Spreizeffekte

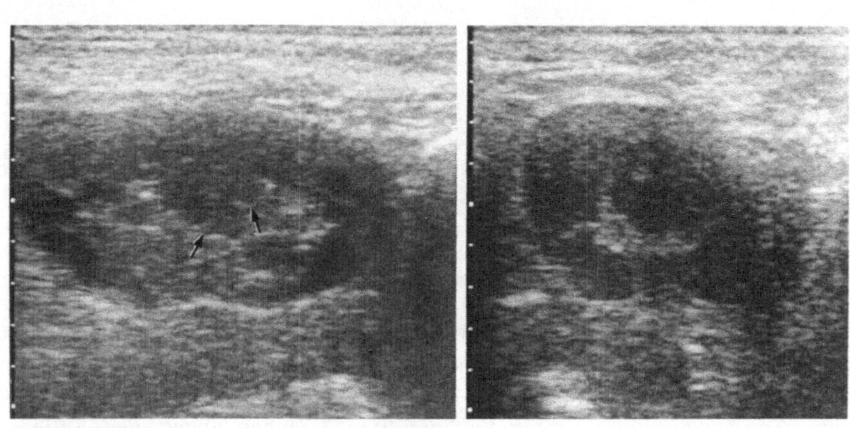

a

b

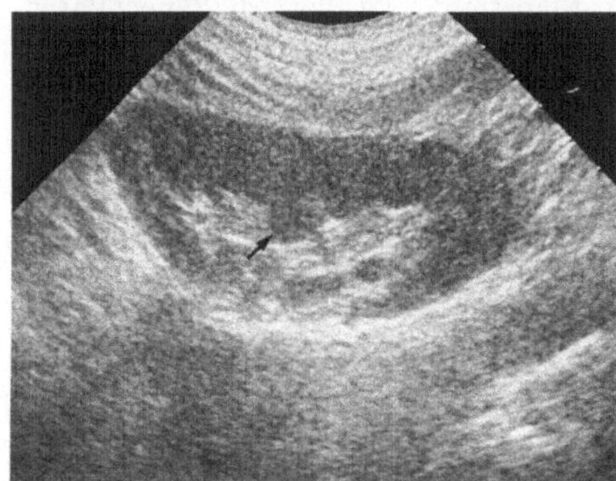

c

Abb. 31. a, b Urothelkarzinom an der dorsalen Nierenbeckenwand, T_1 G_1. Nur die unregelmäßige Konturierung, die flauere Echogenität und die deutliche Impression im Querbild lassen diesen Befund von einer Kolumne unterscheiden. **c** Gleicher Fall wie **a**, jedoch nach der Operation mit Resektion des tumortragenden Anteils des Nierenbeckens. Man erkennt, daß zusätzlich eine Kolumne vorliegt, die jetzt auch eindeutig als solche neben den Markpyramiden zu identifizieren ist. Beachte auch die unterschiedliche Nierenform. **a, b** Linear-Scan; **c** Sektor-Scan

Abb. 32. Urothelkarzinom des Nierenbek-
kens, übergreifend auf den unteren
Kelch. Man erkennt die unregelmäßigen
Aussparungen, jedoch gibt es keine spezifischen Kriterien, die für ein Urothelkarzinom sprechen könnten. Weiche Hohlraumprozesse sind Schwachpunkte urosonographischer Diagnostik

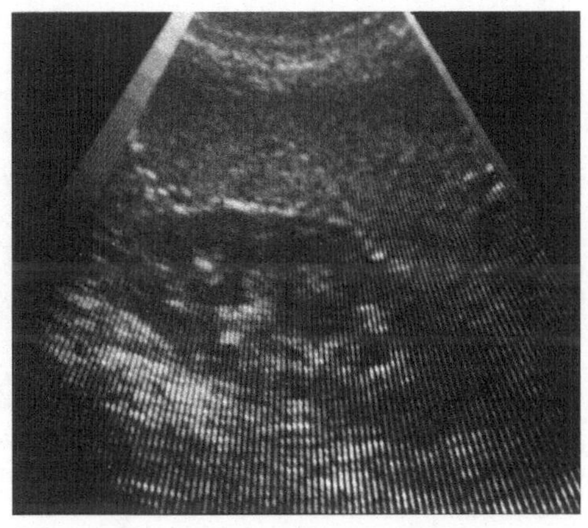

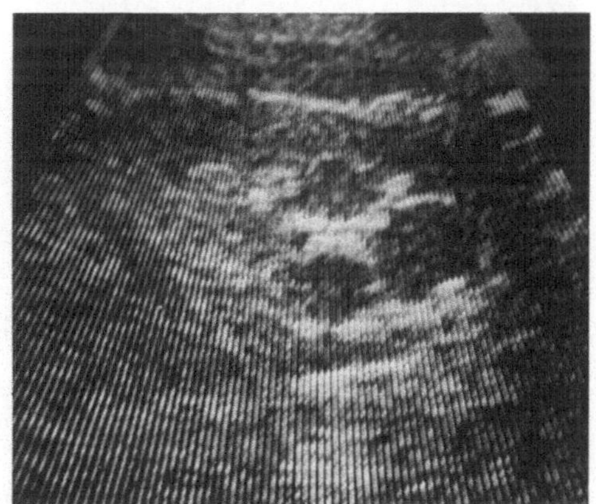

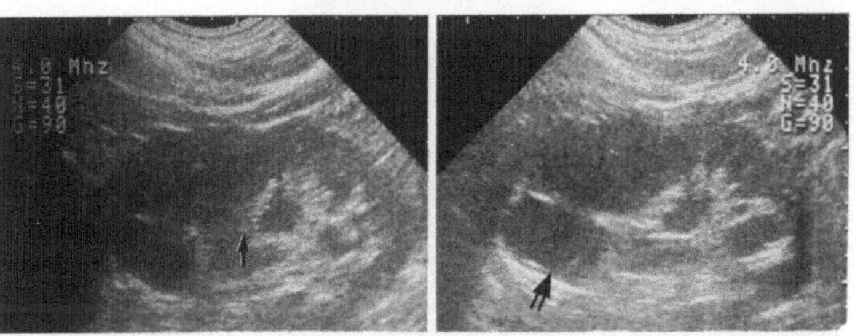

Abb. 33. a Fortgeschrittenes Urothelkarzinom des Nierenbeckens und der unteren
Kelchregion. Nur die Begrenzung auf den kaudalen Anteil des ZRB ist auffällig, ansonsten könnte es sich hier auch um ein peripelvines Zystenkonglomerat handeln. Keine
spezifischen Veränderungen, die auf ein Urothelkarzinom hinweisen könnten. **b** Unkla-
re Abbrüche (*Pfeil*) des ZRB mit hypoechogenen Destruktionen (*Doppelpfeil*) des Parenchymsaumes, evtl. auch Hydrokalizes entsprechend, sind sonomorphologische Kriterien für ein ausgedehntes Urothel-Ca der NBKS

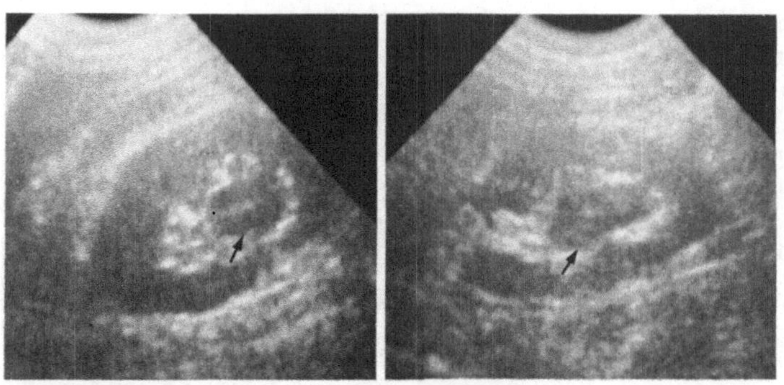

a   b

Abb. 34. Darstellung von ventral (**a**) und von dorsal (**b**): Die auf den kaudalen Teil des ZRB unregelmäßig begrenzte Aufspreizung (*Pfeil*) spricht für einen pathologischen Hohlraumprozeß. Differentialdiagnostisch käme auch eine Einblutung oder eine Tamponade mit Koageln in Betracht. Für die Diagnose des Urothelkarzinoms sind neben der Anamnese und der Sonographie weitere Maßnahmen unerläßlich [Urogramm, Urinzytologie, retrograde (Luft-) Pyelographie]

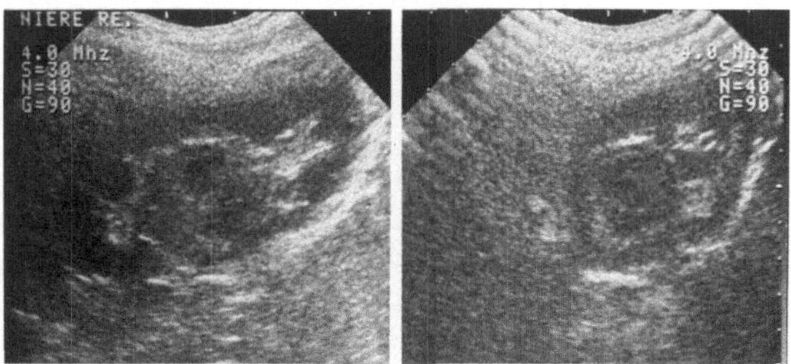

Abb. 35. Auch hypernephroide Karzinome können sich zunächst auf das Mittelgeschoß der Niere ohne erkennbare Protuberanz beschränken und Hohlraumprozesse vortäuschen. Eine genaue Abgrenzbarkeit ist nicht möglich. Hier handelt es sich um ein hypernephroides Karzinom, das sich in unmittelbarer Nähe des Nierensinus entwickelt hat. Diagnosesicherung durch Aspirationszytologie

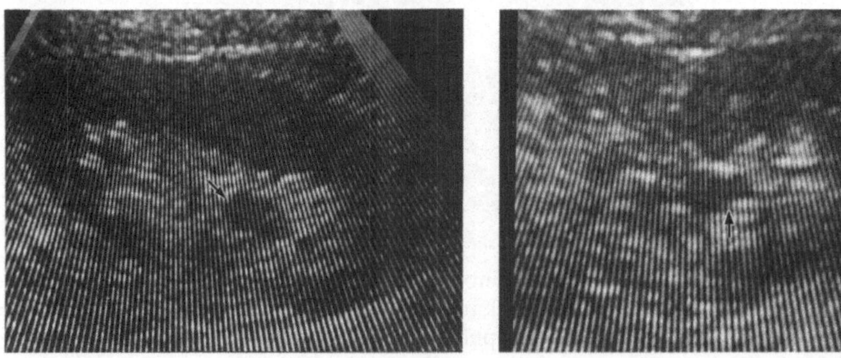

a   b

Abb. 36 a, b. Rechte Einzelniere. Physiologische Weitstellung (*Pfeile*) des Nierenbeckens im Längs- und Querbild. Grund: Die gesamte Diurese erfolgt über eine Niere und ein Hohlsystem

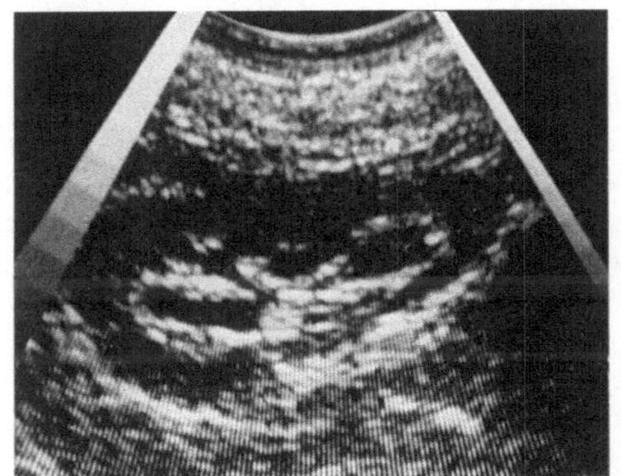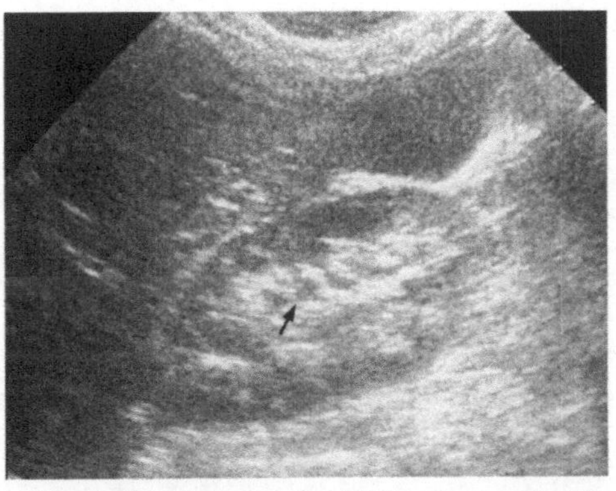

Abb. 37. a Stärkere, aber doch noch physiologische Distension des ZRB als Ausdruck eines diuretischen Effektes, unmittelbar nach einer Kontrastmittelinfusion. Keine Abflußbehinderung. **b** Dagegen kann eine minimale Distension (*Pfeil*) zusammen mit der klinischen Symptomatik (z. B. Koliken) schon einer Abflußbehinderung entsprechen. Beachte auch die gefüllte Gallenblase ventral des unteren Nierenpols

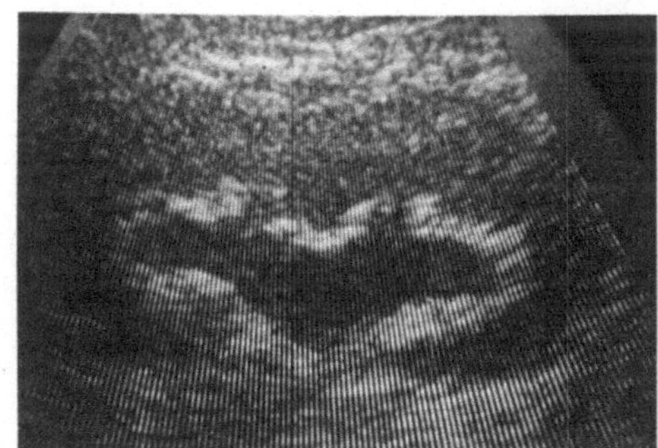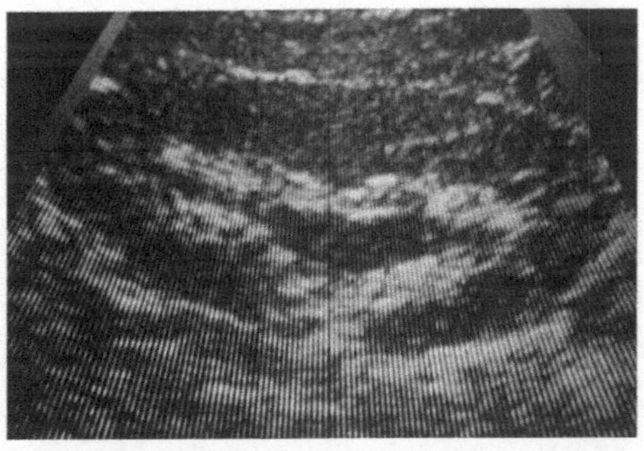

Abb. 38. a Starke, akute Distension des zentralen Bandes bei heftigen Kolikschmerzen. **b** Restektasie etwa zwei Stunden nach spontanem Steinabgang (gleicher Patient)

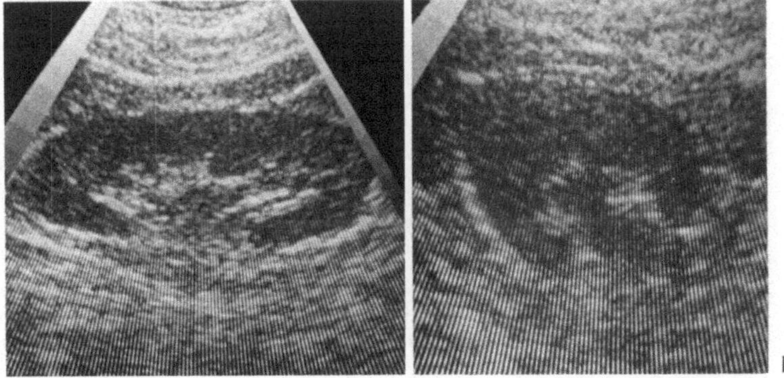

Abb. 39 a, b. Restektasie zwei Stunden nach spontanem Abgang einer Schlinge, am besten im Querbild **(b)** beurteilbar

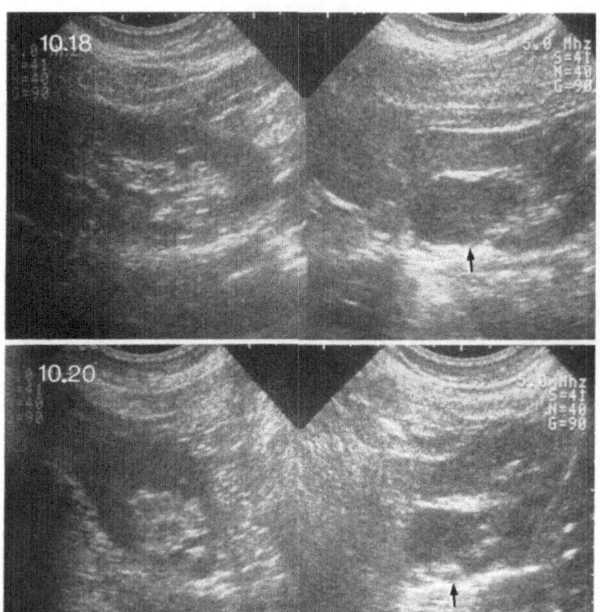

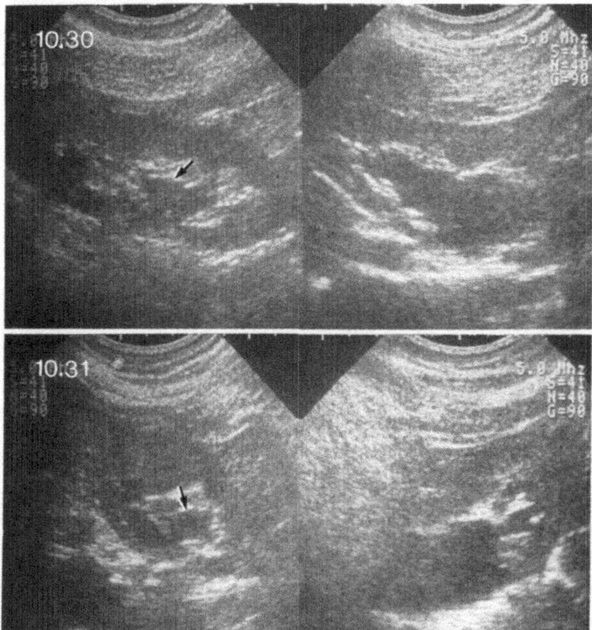

Abb. 40 a–d. Sequenzfolge von Bildern eines sog. Diuretika-Belastungs-Sonogramm (s. auch Text):
a Nach zweistündiger Trockenperiode wurde die erste Bildfolge angefertigt (10.18 Uhr bis 10.20 Uhr). Die linke Niere zeigt nur eine minimale Distension im Längs- u. Querscan. Das rechte NBKS dagegen ist längs und quer (*Pfeil*) erheblich aufballoniert.

b Ca. 5 min post injectionem von 20 mg Furosemid. Deutliche Distension auch der linken Niere im Quer- und Längsschnitt (*Pfeil*); jedoch sehr starke Auffüllung des Hohlsystems der rechten Niere, ebenfalls im Längs- u. Querscan.

c Ca. 40 min post injectionem: Links schon erkennbar geringere Distension, besonders im Querschnitt (*Pfeil*); rechts dagegen fast gleiche Aufspreizung wie in den Schnitten nach 5 Minuten; im Querschnitt ist ein ektasierter Kelch (mittlere Etage) weit distendiert mitdargestellt.

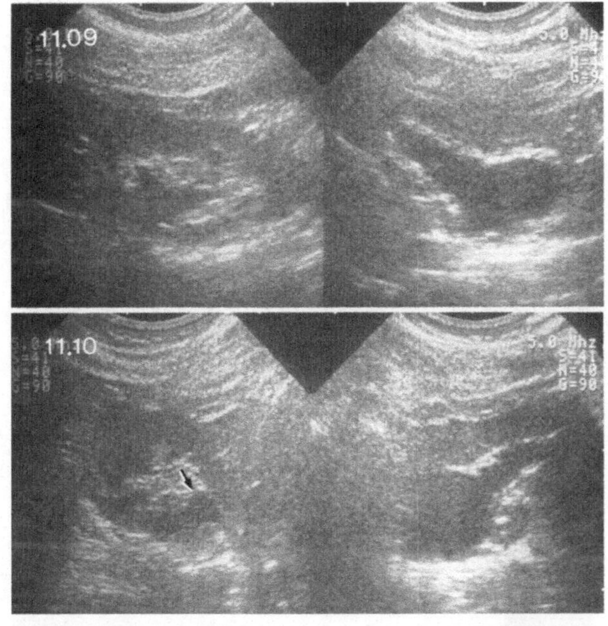

d Ca. 80 min post injectionem: Die linke Niere zeigt einen etwa gleichen Zustand wie vor der Lasix-Injektion; rechts dagegen ist die Füllung des NBKS (*Pfeil*) immer noch erheblich stärker als vor der Injektion (vgl. besonders die Querschnitte von **a** und **d**). Eine grobe Quantifizierung der Füllungsmenge im ektasierten Nierenbecken ist durch die jeweilige Planimetrie möglich, entspricht aber dennoch lediglich einer sehr groben Schätzung. Die Schmerzsymptomatik eines derart behinderten Abflusses aus dem NBKS läßt sich durch Gabe eines Diuretikums und reichlicher Flüssigkeitszufuhr fast regelmäßig provozieren, wobei sich die Schmerzen nicht selten in den Oberbauch projizieren und eine Magen- oder Gallenblasenerkrankung vortäuschen können. Das positive Diuretika-Belastungs-Sonogramm kann eine Operationsindikation zur Resektion des engen pyeloureteralen Segmentes darstellen

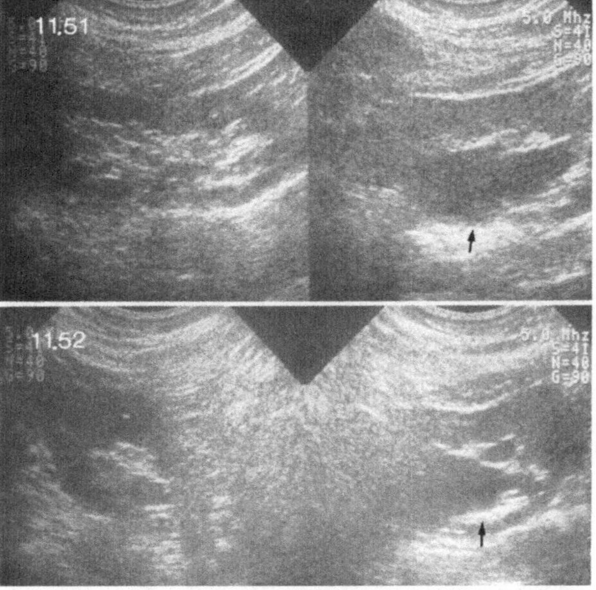

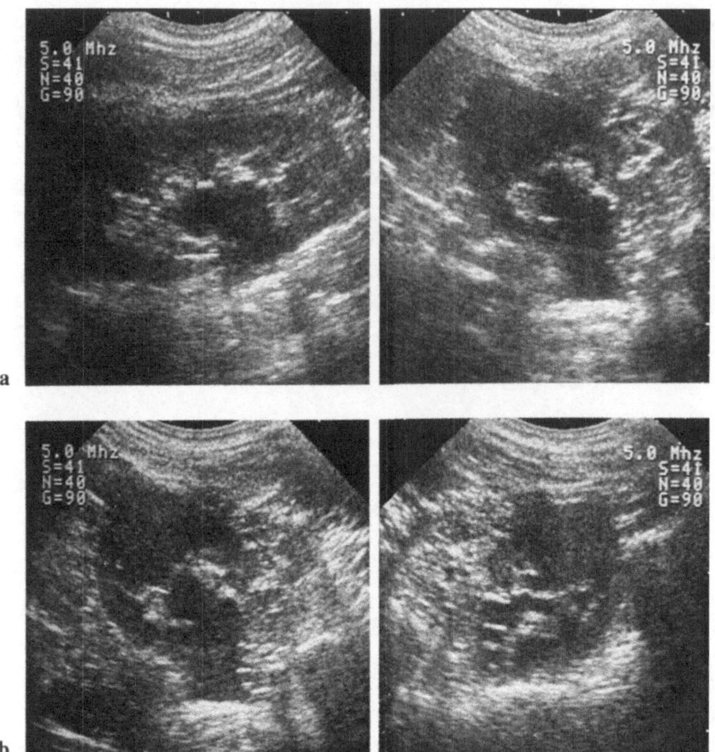

Abb. 41 a, b. Zufallsbefund: Das Nierenbecken der linken Niere (**a**) zeigt eine asymptomatische starke Ektasie im Längs- (*li.*) und Querbild (*re.*). In **b** ist das Querbild der linken Niere dem der rechten gegenübergestellt. Auch das rechte Nierenbecken zeigt eine leichte, aber noch physiologisch zu nennende Hypotonie. In diesem Fall besteht nur eine relative Indikation zur plastischen Korrektur der linksseitigen Abgangsenge. Dagegen ist der Befund in Abb. 40 a–d von urodynamischer Relevanz

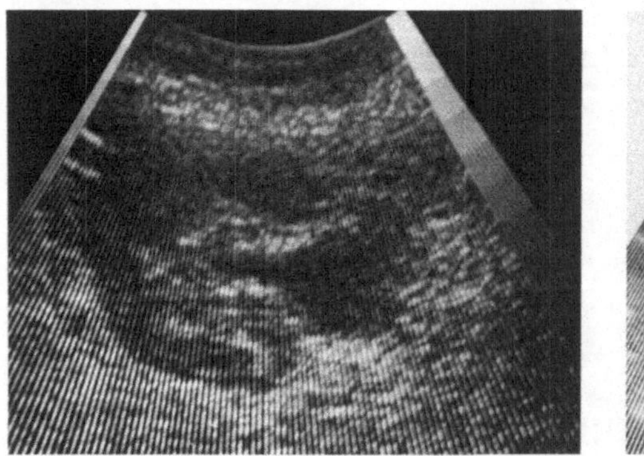
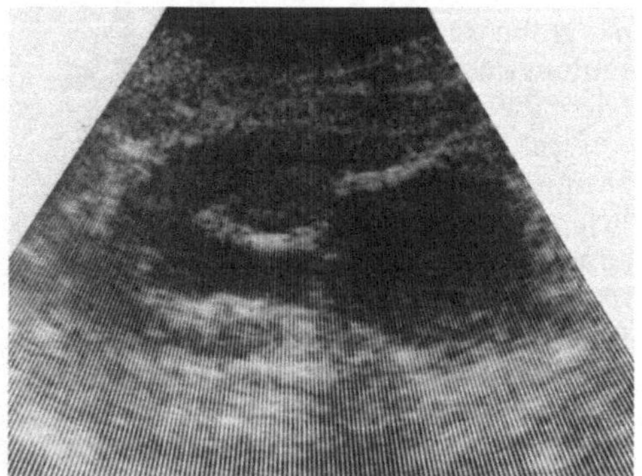

Abb. 42 a, b. Querschnitte. **a** Gegenüberstellung eines stark extrarenal erweiterten Nierenbeckens mit zufolge der Windkesselfunktion sehr geringer Fortleitung auf die mittlere Kelchetage. **b** Starke Stauung des ebenfalls extrarenalen Nierenbeckens mit jedoch erheblicher Fortleitung auf den Kelch

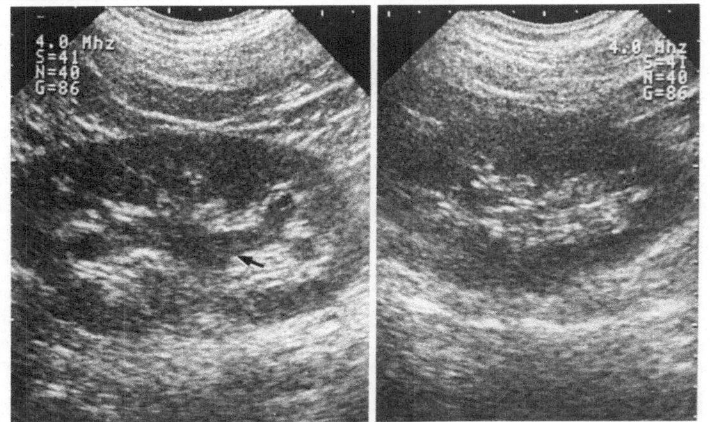

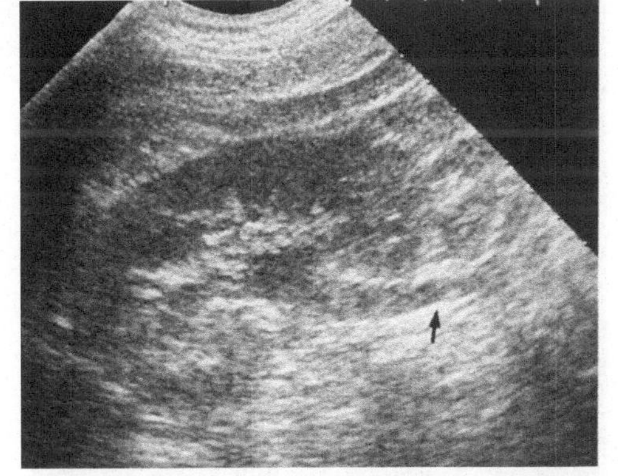

Abb. 43. a Gegenüberstellung einer akut gestauten linken Niere im Vergleich zur normalen rechten (**b**): Die gestaute Niere ist größer, in einer Ebene lassen sich alle Kelchetagen ebenso wie das Nierenbekken (*Pfeil*) gestaut darstellen. In einem Koronarschnitt (s. dort) kann auch der subpelvine ektasierte Harnleiter (*Pfeil*) erkannt werden (**c**)

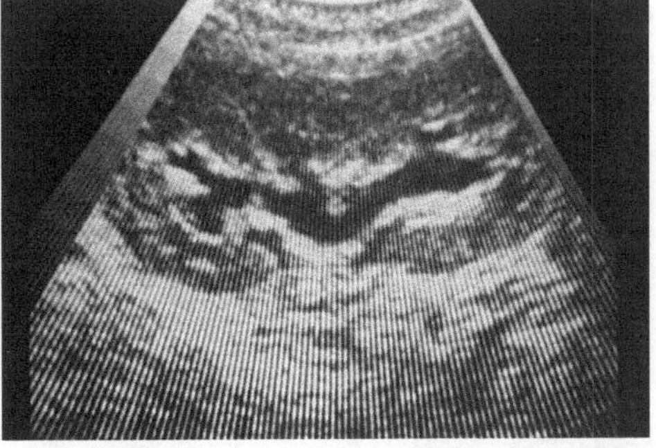

Abb. 44. Auch die dorsale Applikation ermöglicht manchmal die Darstellung des gesamten Hohlsystems, wenn alle Kelche in einer Ebene liegen

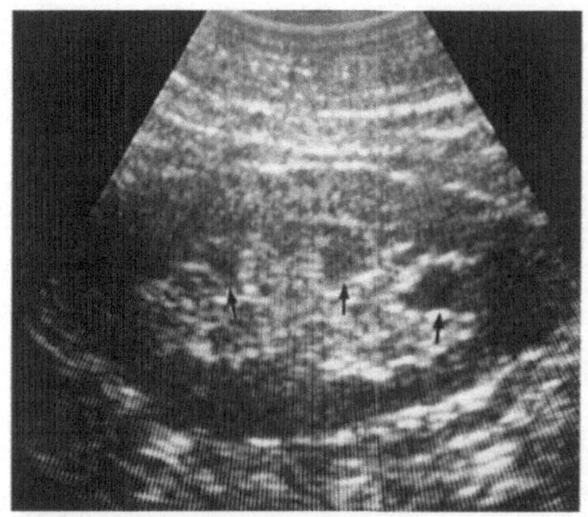

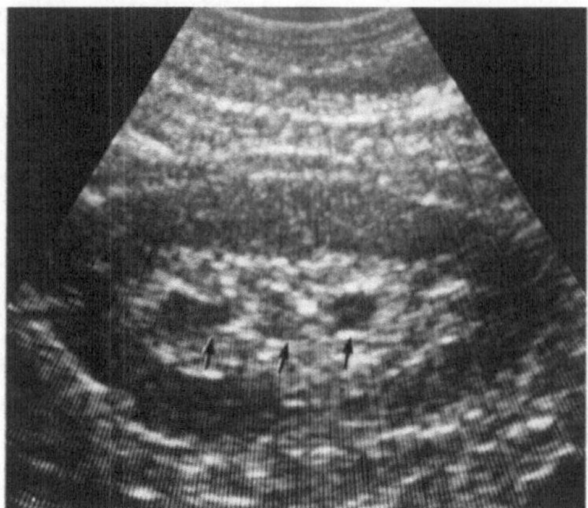

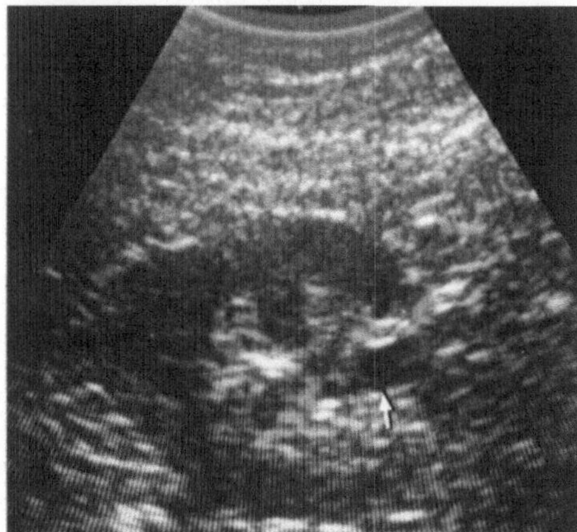

Abb. 45. a–d Röntgenologisch stumme linke Niere bei heftigen Kolikschmerzen. Der laterale Längsschnitt (**a**) zeigt die aufgeweiteten Markpyramiden in einer stark „angeschoppten" Niere. Geringfügig weiter medial zeigt der Längsschnitt (**b**) die ektasierten Kelche, die auch im Querbild (**c**) zusammen mit dem wenig distendierten Nierenbecken (*Pfeil*) erkennbar sind. **d** Etwa gleicher Befund wie **a** und **b**. Große Variation auch bei ektasierten Kelchen, die oft an der Grenze des ZRB liegen. Die Mitbeteiligung des Nierenbeckens kann am besten im Querschnitt beurteilt werden (*Pfeil*)

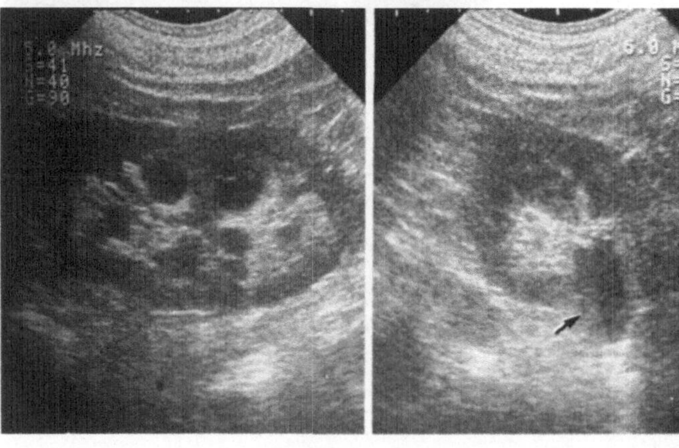

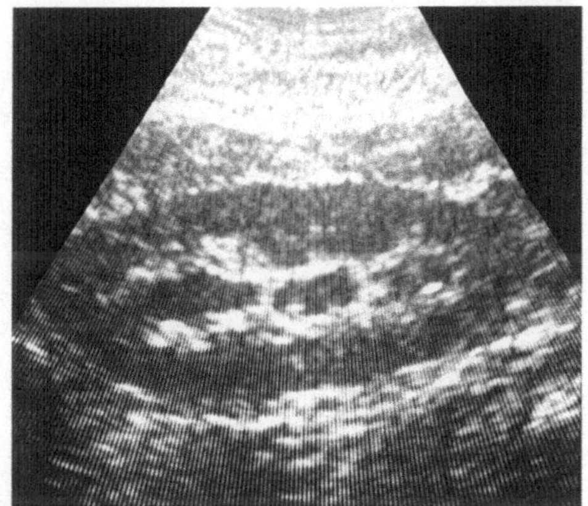
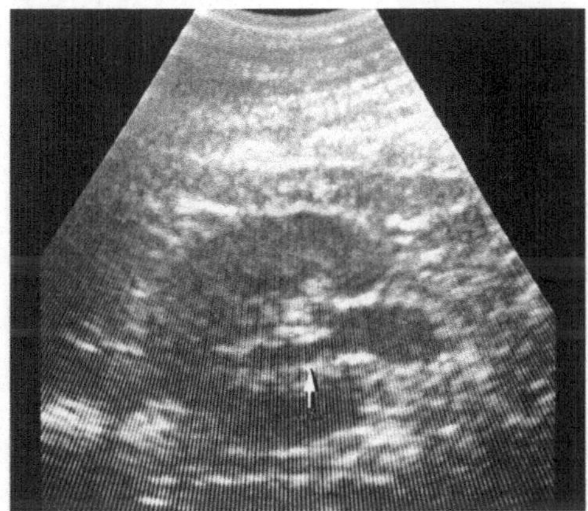

a   b

Abb. 46a, b. Ebenfalls röntgenologisch stumme Niere mit heftiger linksseitiger Schmerzsymptomatik. Nur mäßige Distension der Kelche (Längsschnitt, **a**) und ebenfalls nicht sehr ausgeprägte Distension des Nierenbeckens mit Fortleitung in die mittlere Kelchetage (*Pfeil*) (Querbild, **b**). Das Ausmaß der sonographischen Distension des Hohlsystems korreliert in keiner Weise mit den Innendruckverhältnissen

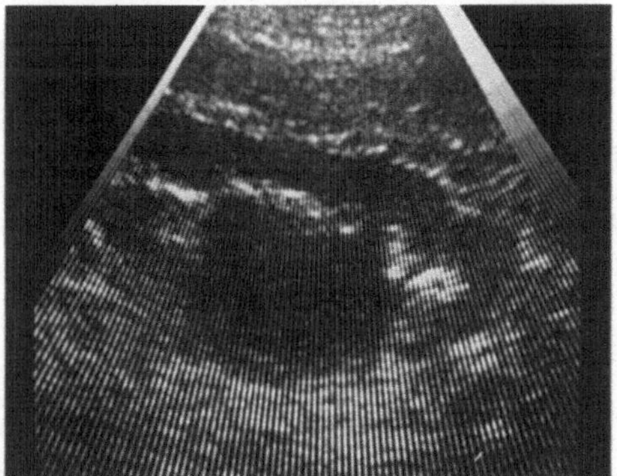
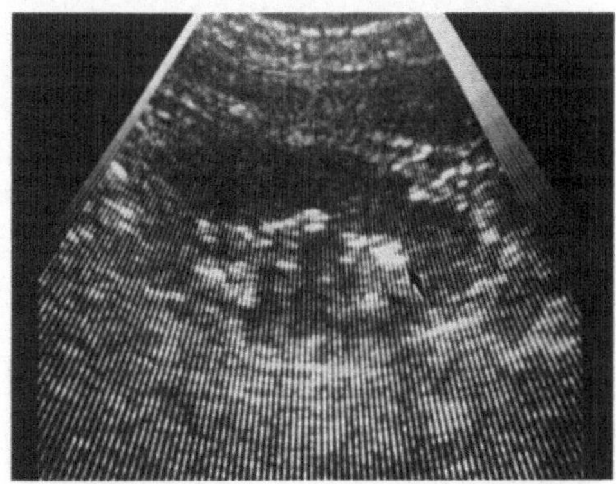

a   b

Abb. 47. a Massive Aufballonierung des Nierenbeckens in einem ganz medialen Längsschnitt. **b** Keine Hydronephrose wegen des normalen Parenchymsaums. In einem sehr viel lateraler liegenden Längsschnitt ist die Ektasie innerhalb des ZRB nur angedeutet. In der unteren Kelchgruppe Nachweis eines kleinen Konkrementes (*Pfeil*), wie so häufig bei langfristiger Abflußbehinderung aus dem Nierenbecken

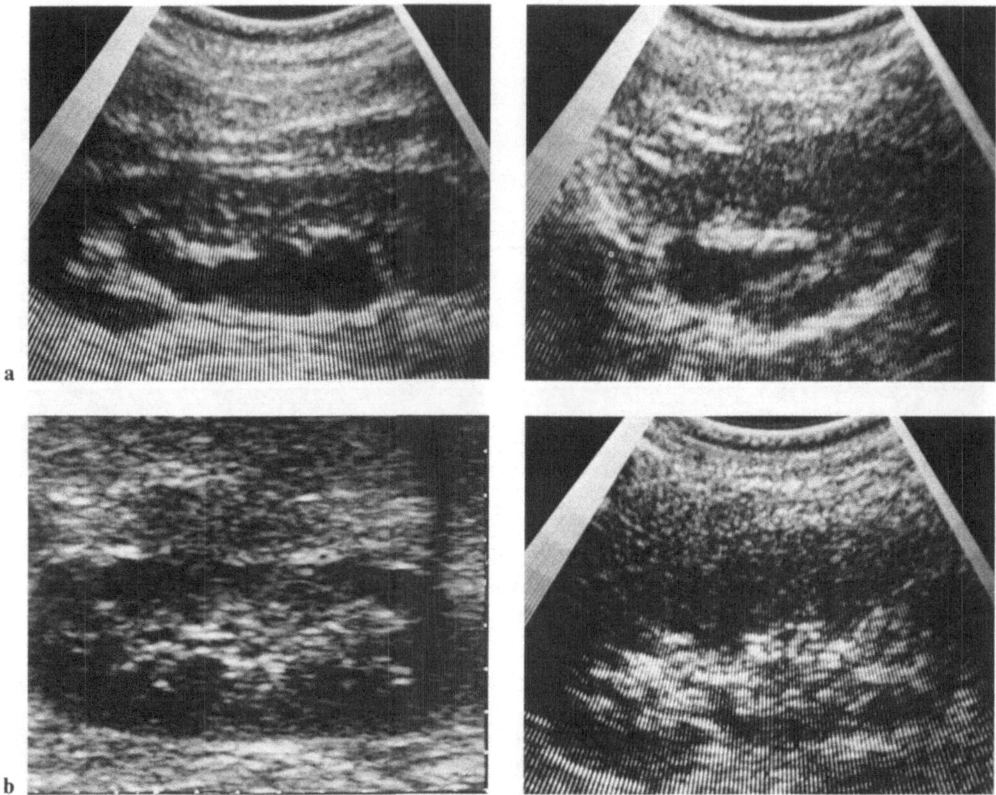

Abb. 48a, b. Verlaufskontrolle im Zustand nach Harnleiterabgangsplastik (Anderson-Hynes), 30jährige Frau. **a** Zustand der linken Niere am Entlassungstag. Noch erhebliche Restdilatation im Längs- und Querbild. **b** 2 Jahre später völlige Normalisierung des zentralen Bandes (*li.*). Die kontralaterale Niere zum Vergleich zeigt den breiteren Parenchymsaum (*re.*)

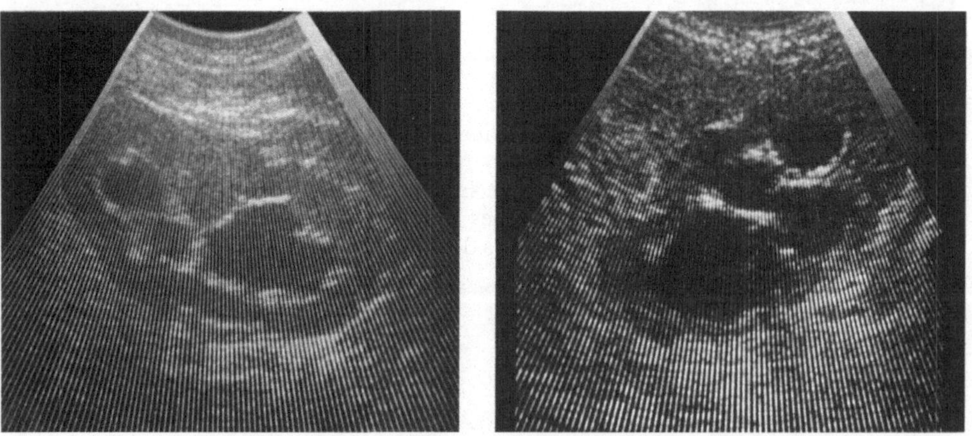

Abb. 49a, b. Verlaufskontrolle einer zunehmenden asymptomatischen Stauung. 70jähriger Patient. Fortgeschrittenes Prostatakarzinom. Im lateralen Längsscan (**a**) alle Kelchetagen erheblich distendiert, aber noch ausreichender Parenchymsaum. **b** 30 Tage später Applikation von ventral, stark zunehmende Ektasie mit jetzt deutlich schmalerem Parenchymsaum. Keine subjektive Symptomatik!

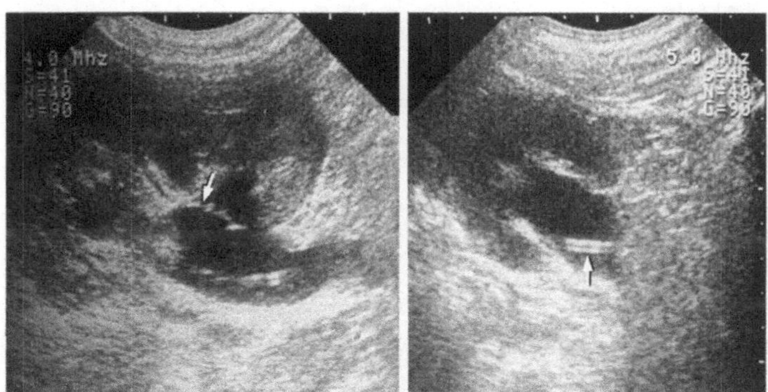

Abb. 50 a, b. Das Einlegen einer ureteralen Schiene (double-J) zur Entlastung kann sonographisch gut kontrolliert werden. Die Doppelkontur des stents (*Pfeile*) beweist die Lage im Nierenbecken (längs und quer)

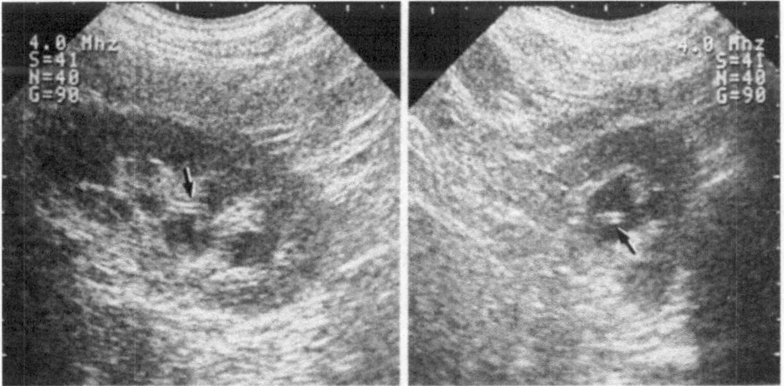

Abb. 51. Völlige Entlastung einer Harnstauungsniere durch das double-J. Beachte die Doppelkontur des J (*Pfeile*)

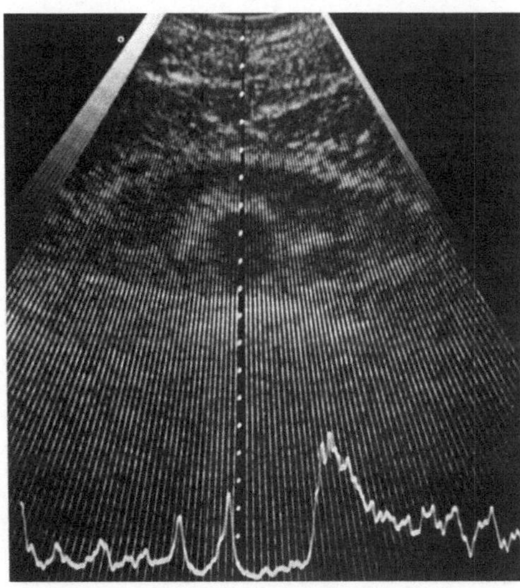

Abb. 52. Die Differentialdiagnose „zentrale Zyste" gegenüber ektasiertem Hohlsystem. Die Zyste erfüllt die Zystenkriterien: Allseits glatte Kontur, runde Form, Echopluseffekt. Keine Spikes auf der A-Linie

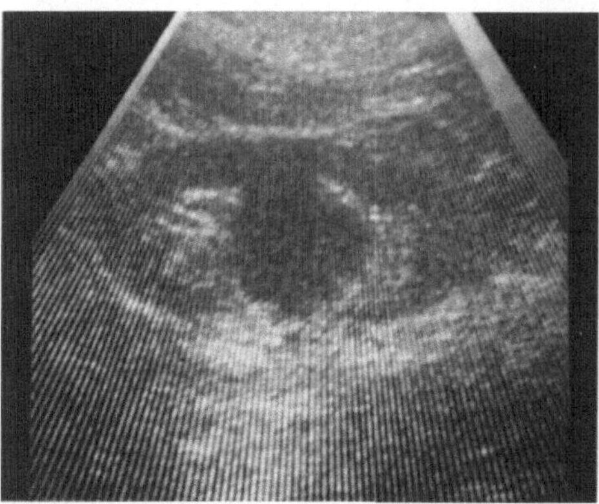

Abb. 53. Nicht immer ist die allseitige Begrenzung darstellbar. Hier käme ggf. zur Sicherung die Punktion in Betracht

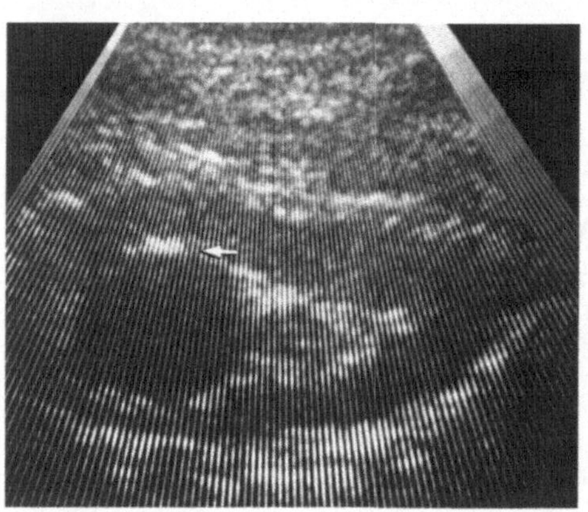

a

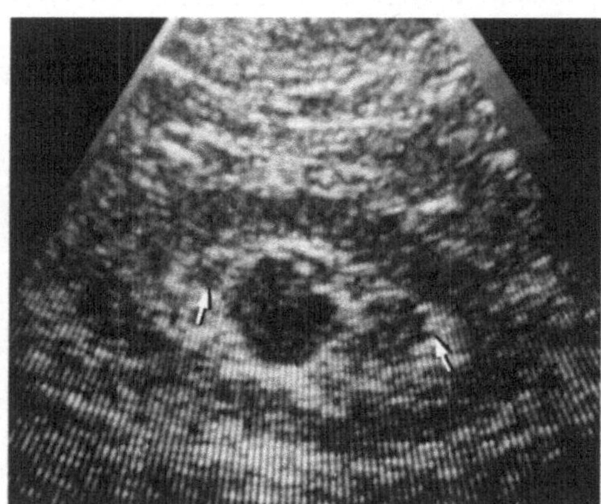

b

Abb. 54. a Asymmetrisch liegende, zystisch wirkende Raumforderung. Echopluseffekt nicht eindeutig, jedoch typisches Eintrittsecho (*Pfeil*). Bei solchen Veränderungen ist die Punktion zur Diagnosesicherung obligat. **b** Ebenfalls zentrale rundliche Aussparung, jedoch zusätzliche Aussparungen kranial und kaudal (*Pfeile*) davon. Dieser Schnitt durch die Kelchebenen repräsentiert gestaute Kelche. Eine Verwechslung mit einer zentralen Zyste ist bei Kenntnis der Schnittebene nicht möglich

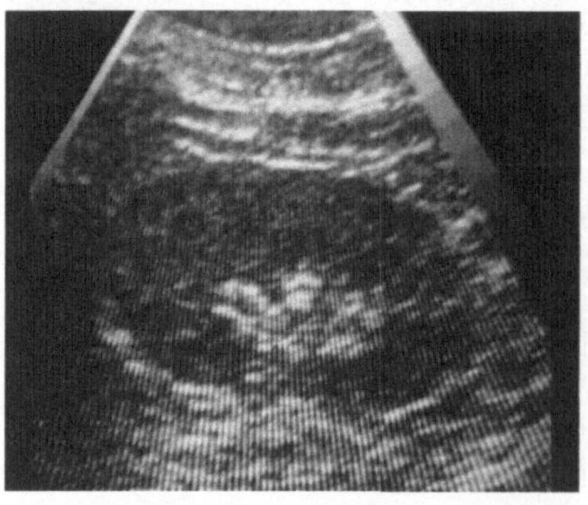

Abb. 55. Der Koronarschnitt von schräg dorsolateral her. Das ZRB projiziert sich mehr zur ventralen Begrenzung. Man sieht Markpyramiden, Kolumen und einen sehr breiten, dorsalen Parenchymsaum

Abb. 56. Bei ausgeprägter Abflußbehinderung kann, wenn Kelche und Nierenbecken in der gleichen Ebene gelegen
sind, das gesamte gestaute Hohlsystem
zur Darstellung gebracht werden

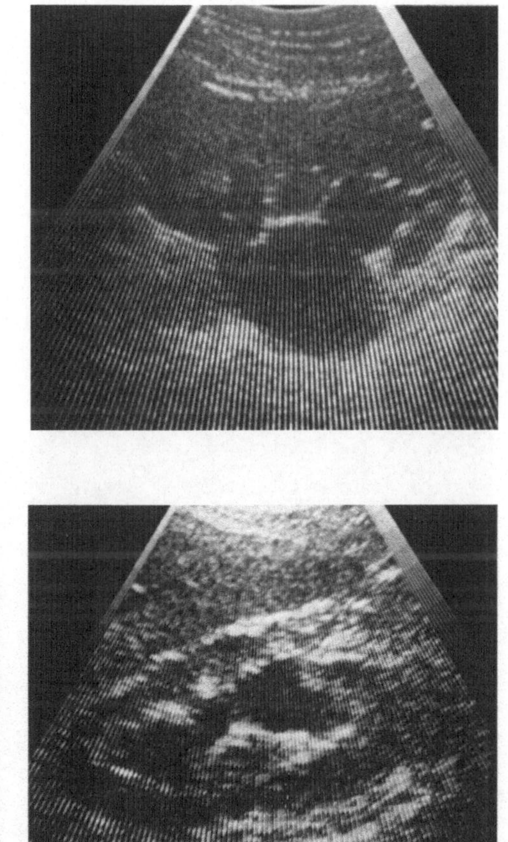

Abb. 57. a Koronarschnittdarstellung der gestauten Kelche, der Kelchabgänge vom
ebenfalls gestauten Nierenbecken, angedeutet der Harnleiter (*Pfeil*). **b** Der gleiche Patient unter den gleichen Bedingungen bei Applikation des Schallkopfes von ventral

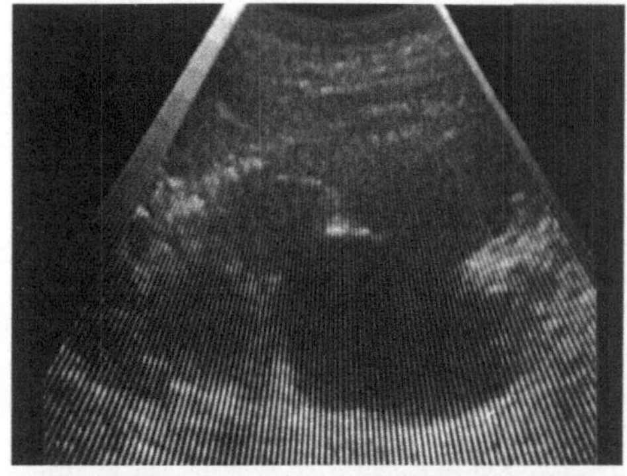

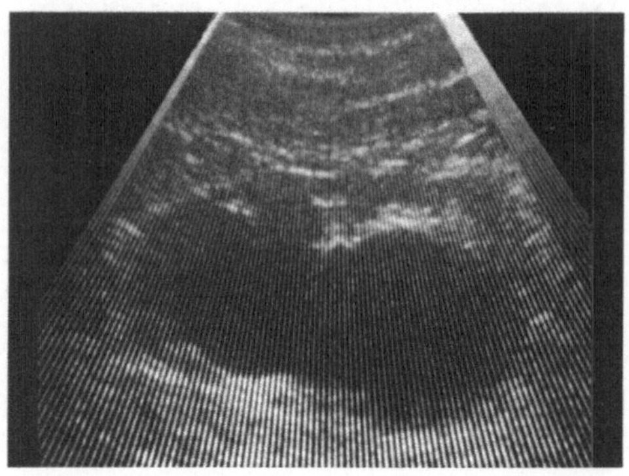

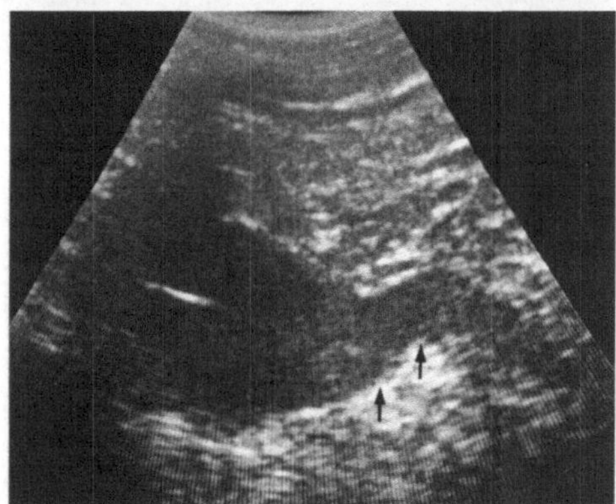

Abb. 58. a Koronarschnitt durch ein ebenfalls stark gestautes Hohlsystem. **b** Der gleiche Patient, unter den gleichen Bedingungen bei Applikation des Schallkopfes von dorsal. **c** Häufig kann auch der Harnleiterabgang und der gestaute Harnleiter zur Darstellung gebracht werden, jedoch nur regelmäßig, wenn dieser ebenfalls ektatisch ist

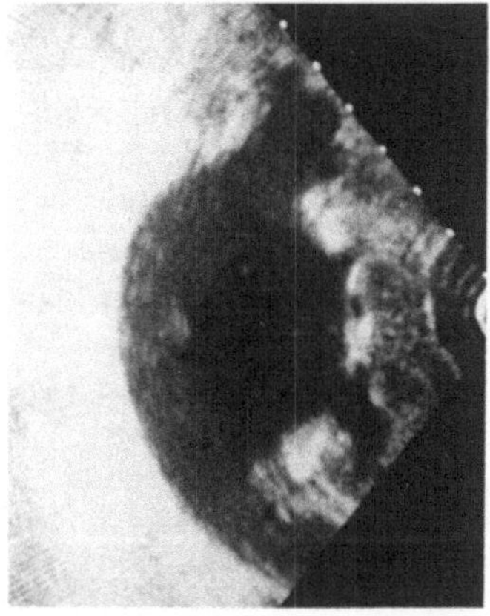

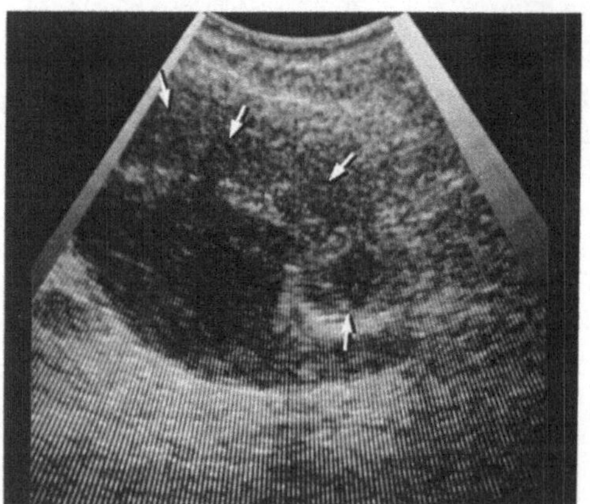

Abb. 59 a, b. Im Extremfall kann der Koronarschnitt der vom Urogramm her bekannten Figur des Nierenbeckenkelchsystems ähnlich sein. Sonographisch ist dieser Befund jedoch pathologisch und entspricht immer einem stark gestauten Nierenbeckenkelchsystem. In **b** können ektatische Kelche nur angedeutet (*Pfeile*) nachgewiesen werden in dieser Schnittebene; umso besser dafür der pyeloureterale Übergang u. der subpelvine Harnleiter

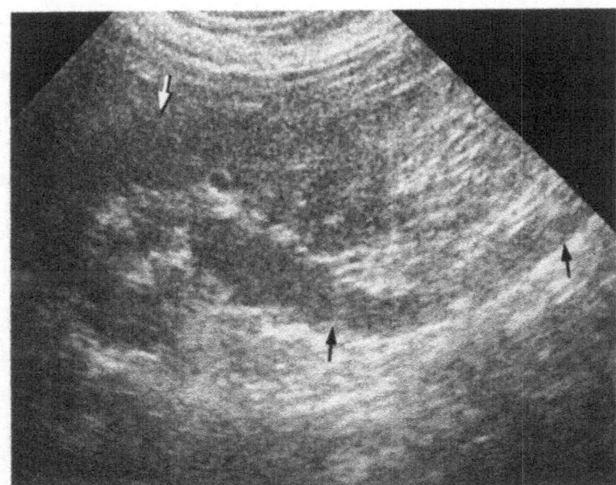
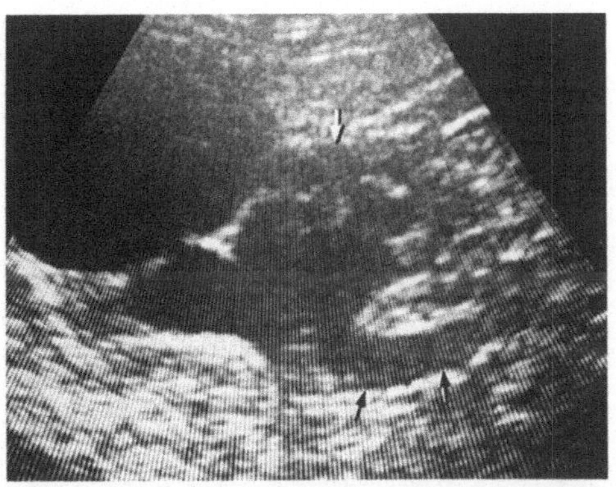

a

b

Abb. 60a, b. Bei günstiger Einstellung kann immer versucht werden, den Hydroureter (*schwarze Pfeile*) soweit wie möglich nach kaudal hin darzustellen. Beachte: Der breite Parenchymsaum (**a,** *Pfeil*) spricht für eine erst kurzfristige Stauung, im Gegensatz zum weitgehend aufgebrauchten Parenchymsaum (**b,** *Pfeil*) als Zeichen schon langfristiger Stauung. Zudem findet sich im oberen Polbereich der Niere eine sehr große zystisch wirkende Raumforderung

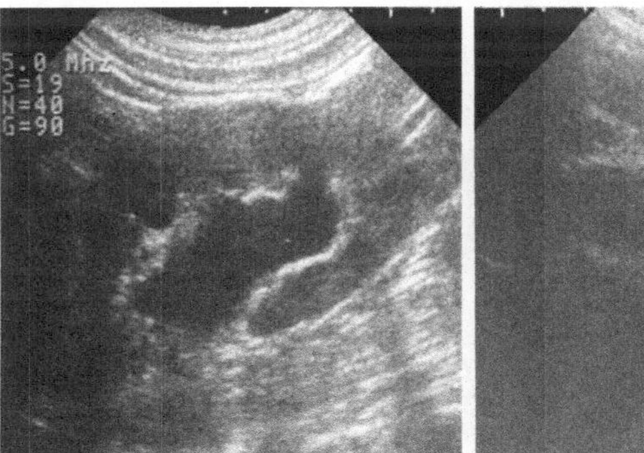

Abb. 61. Ganz gelegentlich gelingt es, bei ektasiertem NBKS auch den gestauten Harnleiter weit – hier bis zum Durchtritt in die Blase (*re., Pfeile*) – nach kaudal hin zu verfolgen

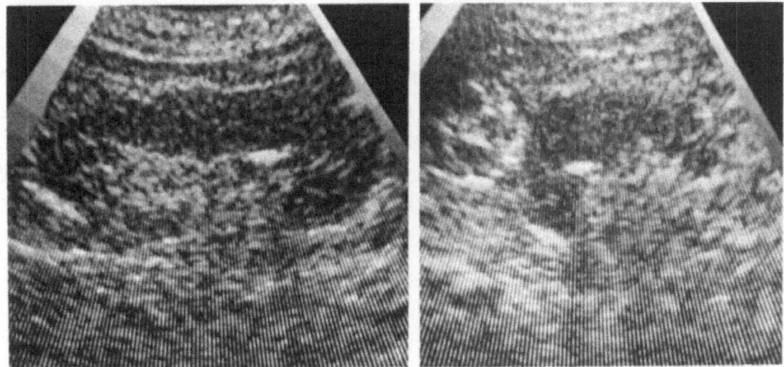

Abb. 62. Das Steinecho ist auch im Gewebe, also nicht nur in Flüssigkeit unverkennbar: Intensiv, scharf begrenzt mit Auslöschungsphänomen. Dies gilt für röntgenpositive wie negative Steine. Die Lokalisation ist gut möglich

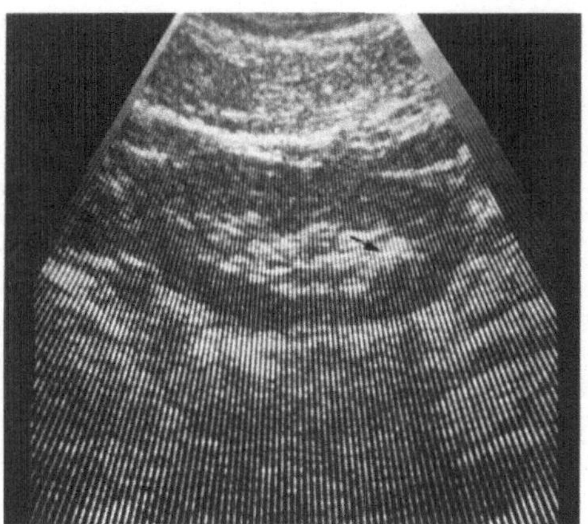

Abb. 63. Stein in einem mehr ventralen Kelch der unteren Etage. Hier ist das Auslöschungsphänomen zunächst auffälliger als der Steinreflex. Bei entsprechender Fragestellung sind solche Veränderungen unübersehbar

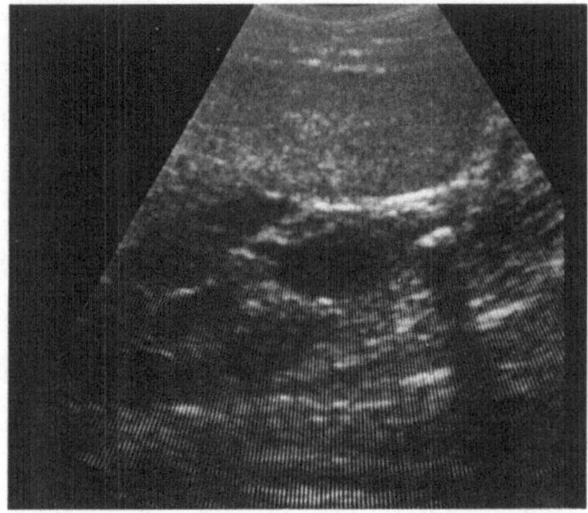

Abb. 64. Lokalisation. Bei dieser Schnittführung, nämlich Querschnitt von ventral, kann man den Stein im Infundibulum lokalisieren. Er bewirkt Abflußbehinderung aus dem Nierenbecken und den Kelchen

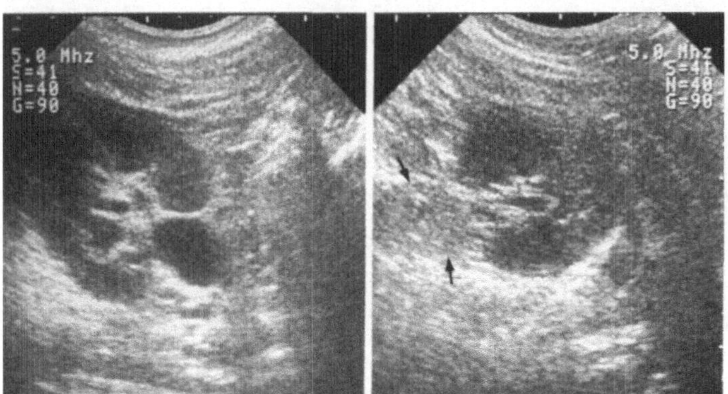

Abb. 65. Querschnittsbild. Die linke Niere (*li.*) zeigt als indirektes Steinzeichen ein erweitertes Nierenbecken mit angedeuteten Kelchektasien. Die Niere wirkt größer zufolge Anschoppung gegenüber der normalen rechten Niere (*re.*) mit einem Gefäßanschnitt. Hiluslipomatose im Stielbereich (*li., Pfeil*). Vergleiche die schlechtere Impedanz der normalen rechten, gegenüber der angeschoppten linken Niere

Abb. 68. Die sog. Regenschirmform eines Steines ist eher selten. Dieser verursacht einen massiven Hydrokalix, jedoch nur in der Längsschnittebene (*li.*) und nicht im Querschnitt (*re.*) erkennbar

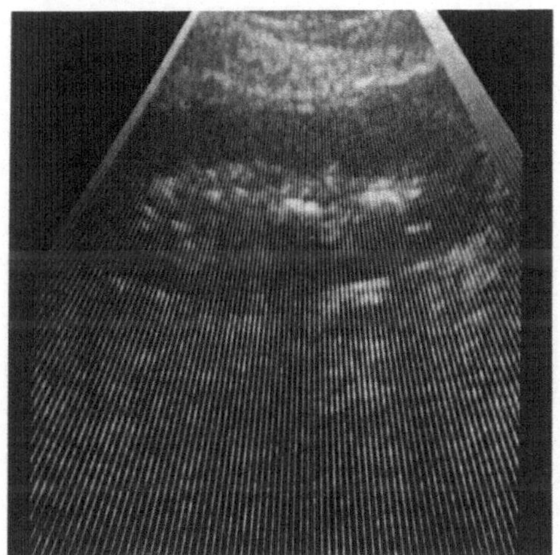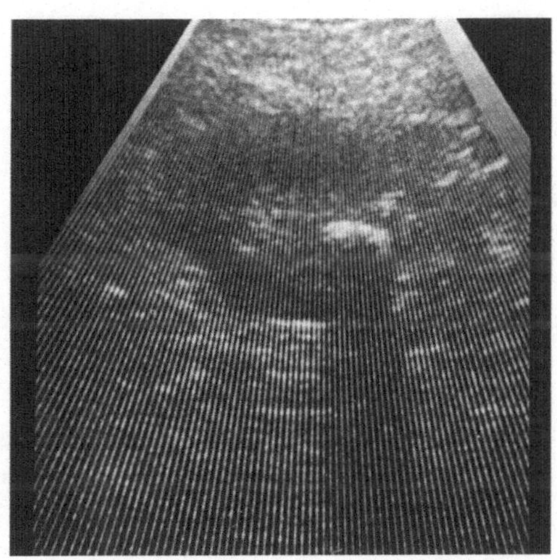

Abb. 66. Im Längsbild (**a**) zwei Steine in zwei Kelchgruppen ohne erkennbare Stauung. Im Querbild (**b**) kann naturgemäß jeweils nur der Stein der eingestellten Kelchebene dargestellt werden. Kein Hinweis für eine steinbedingte Stauung. Die Art des Steinechos läßt keine Rückschlüsse auf die Form des Konkrementes zu

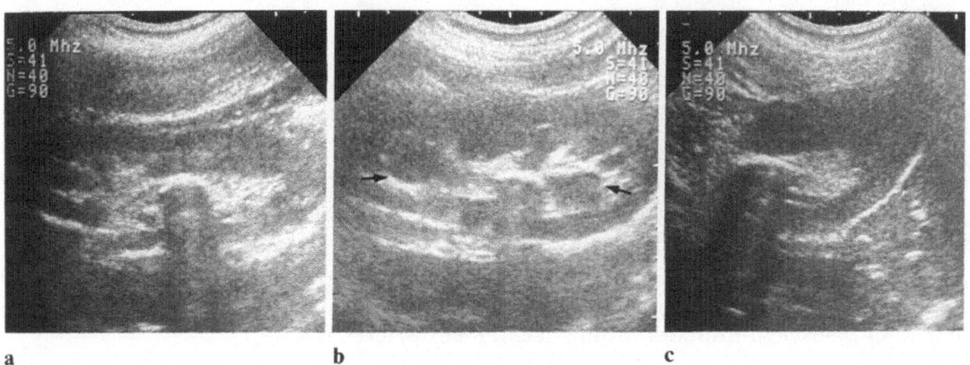

Abb. 67. Dieser Nierenbeckenstein (**a**) behindert nur den Abfluß aus dem oberen und unteren Kelch (**b**, *Pfeile*). Das Nierenbecken dagegen ist nicht gestaut, am besten im Querschnitt (**c**) erkennbar

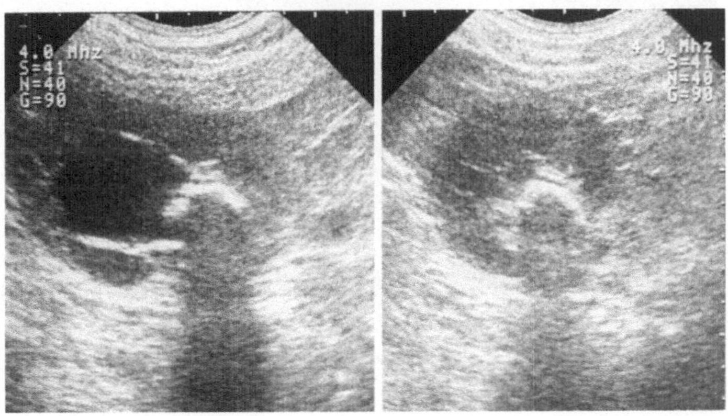

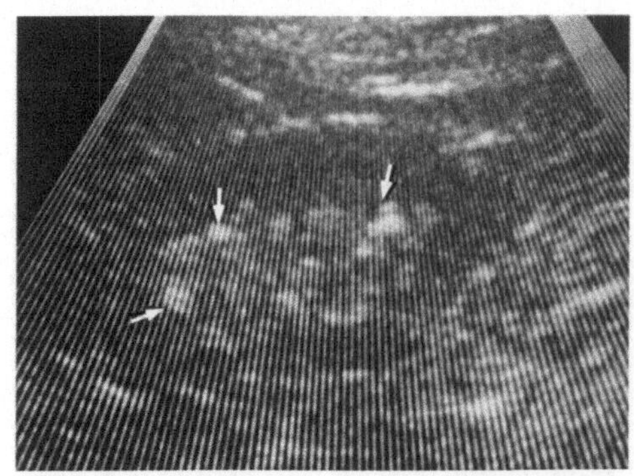
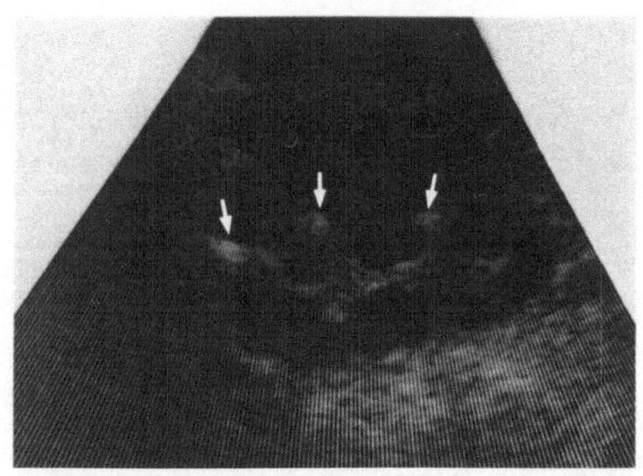

Abb. 69a, b. Mehrere Steine (*Pfeile*) in verschiedenen Kelchetagen in der gleichen Ebene können auf eine Markschwammniere hinweisen. Differentialdiagnostisch sind, zunächst anamnestisch, Papillennekrosen (s. dort) abzugrenzen

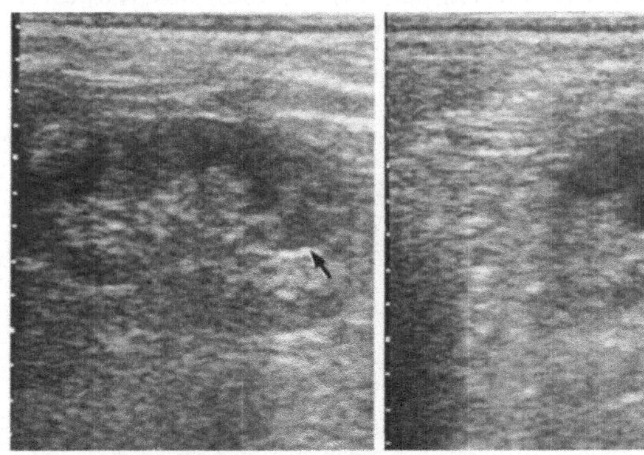

Abb. 70a, b. Das scharfe, bandförmige Echo im kaudalen Anteil des ZRB kann ein flaues Steinecho vortäuschen: Im Querbild läßt sich die Ursache, nämlich Echopluseffekt einer zystischen Raumforderung, leicht identifizieren (*Pfeile*)

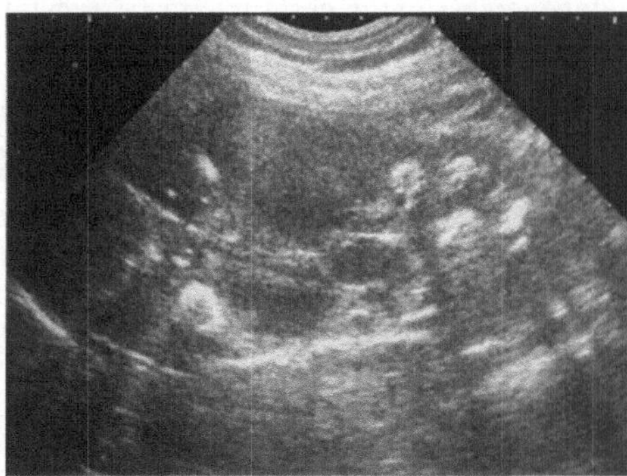

Abb. 71. 30jährige Patientin mit kompensatorisch hypertrophierter Einzelniere (17 cm lang, s. Markierung am oberen Bildrand). Fast völlig aufgehobene Nierenbinnenstruktur. Zahllose kleinere und größere Steinechos in dieser Schnittebene können einer Nephrokalzinose, die hier vorliegt, entsprechen

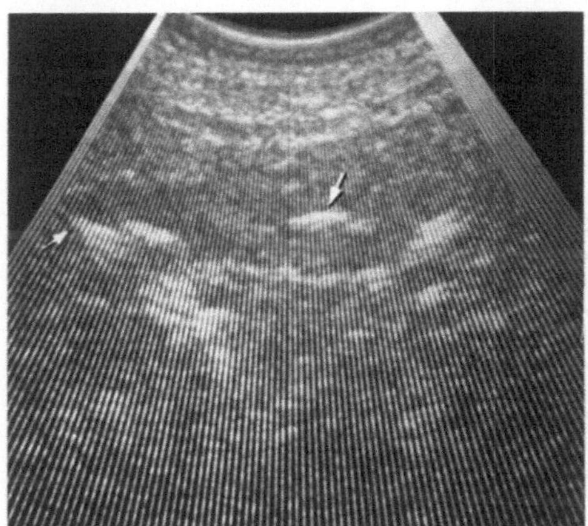 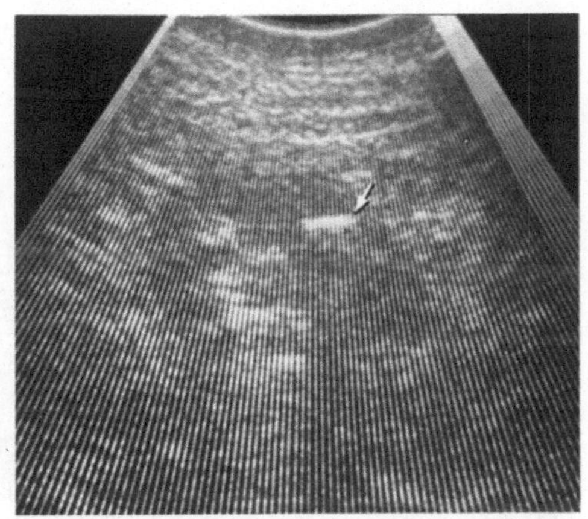

Abb. 72a, b. Luft im Hohlsystem der Niere. Die sehr flaue Darstellung der Niere läßt dennoch zahlreiche, scheibenförmige, intensive Echos (*Pfeile*), im Querscan auch mit Auslöschung, nachweisen. Es handelt sich jedoch um einen Zustand nach Coffey-Operation, wobei vom Dickdarm Luft in das Hohlsystem aufsteigen kann. Ähnliche Veränderungen findet man durch gasbildende Bakterien im Hohlsystem, insbesondere bei stark geschwächten diabetischen Patienten

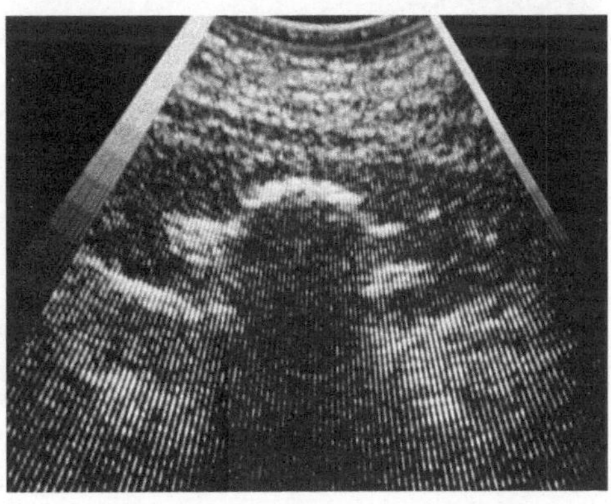

Abb. 73. „Regenschirmphänomen", jedoch dorsal des zentralen Bandes, d. h. außerhalb des Hohlsystems. Differentialdiagnostisch kommen kalzifizierte Gewebsnekrosen, z. B. nach massiven Einblutungen oder nach einem Niereninfarkt oder atypisch, auch nach einer Abszedierung in Betracht

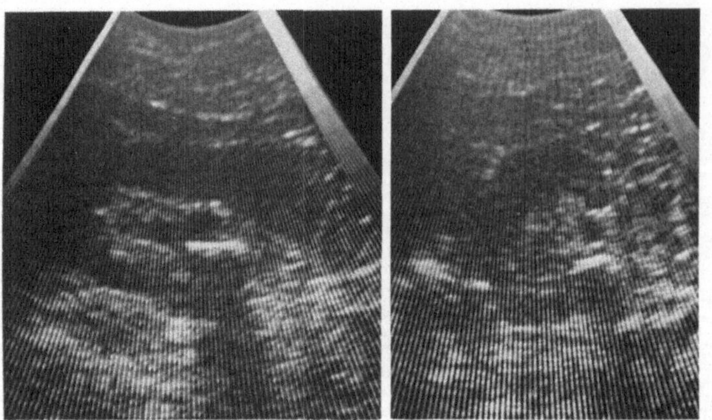

Abb. 74a, b. Ein „echtes" Steinecho muß an gleicher Stelle, jeweils im Längs- und Querbild nachzuweisen sein. Hier liegt eine leichte Abflußbehinderung vor

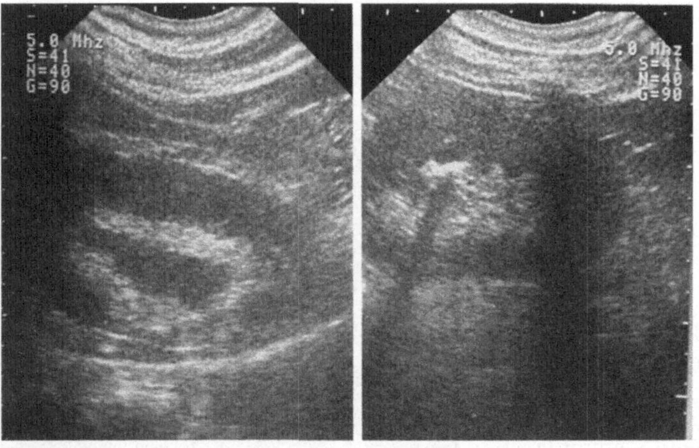

Abb. 75. Bei Nachweis eines indirekten Steinzeichens, nämlich Ektasie des zentralen Bandes, sollte immer an weitere Steine, auch in der kontralateralen Niere, gedacht werden. Die Nierenbeckenektasie ist durch einen Harnleiterstein verursacht; zudem findet man einen ebenfalls recht großen Stein in der oberen Etage in einem weiter lateral gelegten Schnitt der gleichen Niere

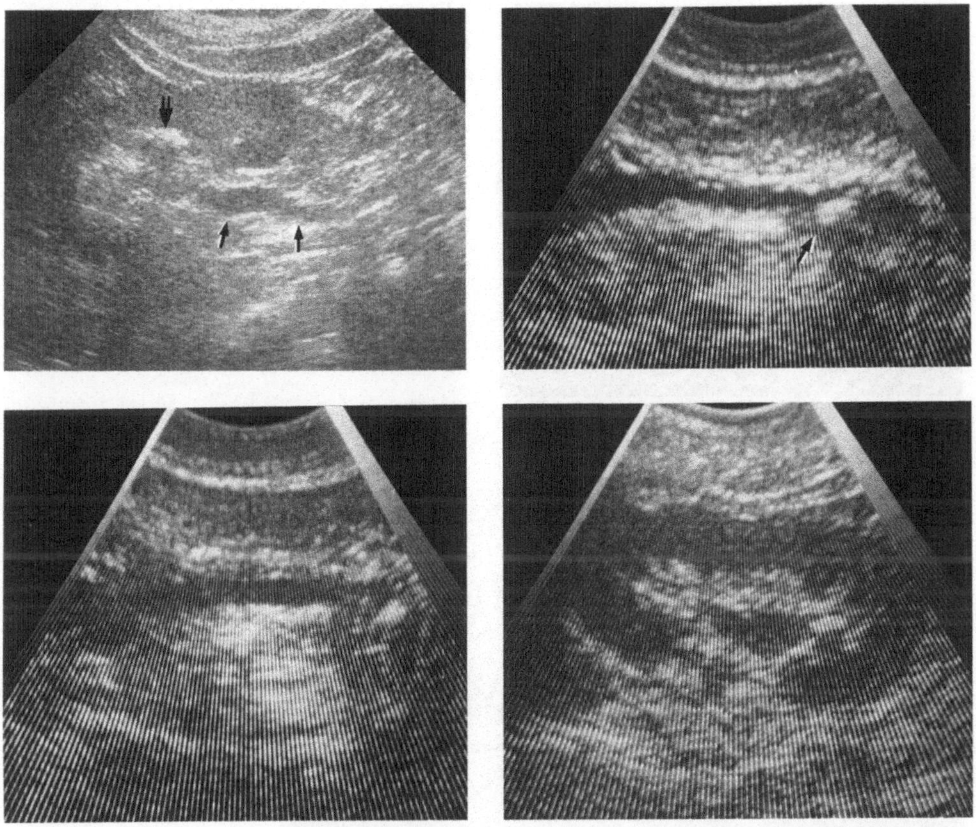

Abb. 76a–d. Im Koronarschnitt ist der subpelvine Harnleiter ektasiert verfolgbar (*Pfeile*). Die Abflußbehinderung stammt aber nicht von dem zusätzlichen Stein (*Doppelpfeil*), der im Mittelgeschoß der Niere gelegen ist (**a**). In manchen Fällen kann eine Steinlokalisation im Hydroureter möglich sein (**b**, *Pfeil*). Der Versuch sollte immer gemacht werden. (**c**). **d** Akute Stauung des Nierenbeckens. Dafür typisch ist der sehr dichte Echowall; zusätzlich zum abflußbehindernden, nicht lokalisierbaren Stein findet sich kaudal im Nierenbecken ein nachweisbarer Stein

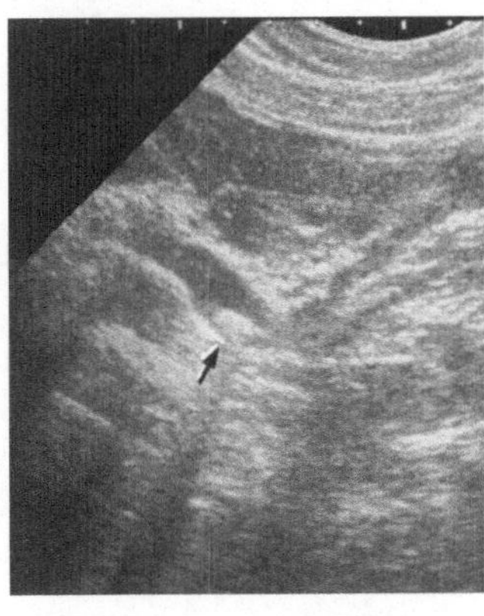

Abb. 77. Prävesikaler Harnleiterstein (*Pfeil*) in einem Hydro-Ureter gelegen. Trotz reichlicher Überlagerungen (ventrale Applikation) sind solche Befunde möglich

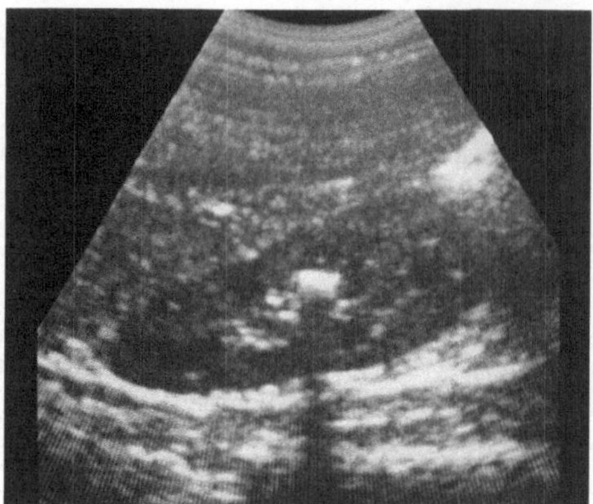

Abb. 78. Bei jedem peripher gelegenen, nicht abflußbehindernden „Stein" muß bei gegebener Anamnese an eine Papillennekrose gedacht werden, insbesondere wenn das intensive Echo an der Papillenspitze gelegen ist. Die sonst normalen Markpyramiden und die Größe des Steinechos sprechen hier für einen Stein

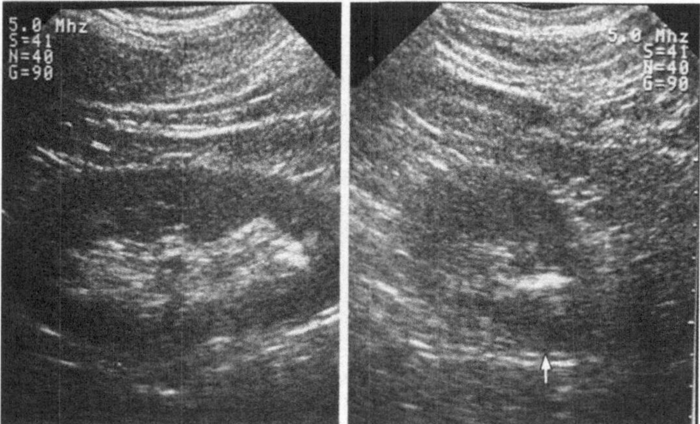

Abb. 79. Zustand am Abend nach ESWL-Behandlung eines Steines in der unteren Kelchetage. Noch kein Grießabgang, jedoch Makrohämaturie. Das desintegrierte Steinmaterial liegt noch im unteren Kelch. Im Querbild findet sich eine diskrete, hypoechogene Vorwölbung (*Pfeil*) nach ventral als mögliches Zeichen eines kleinen, lokalen Hämatoms

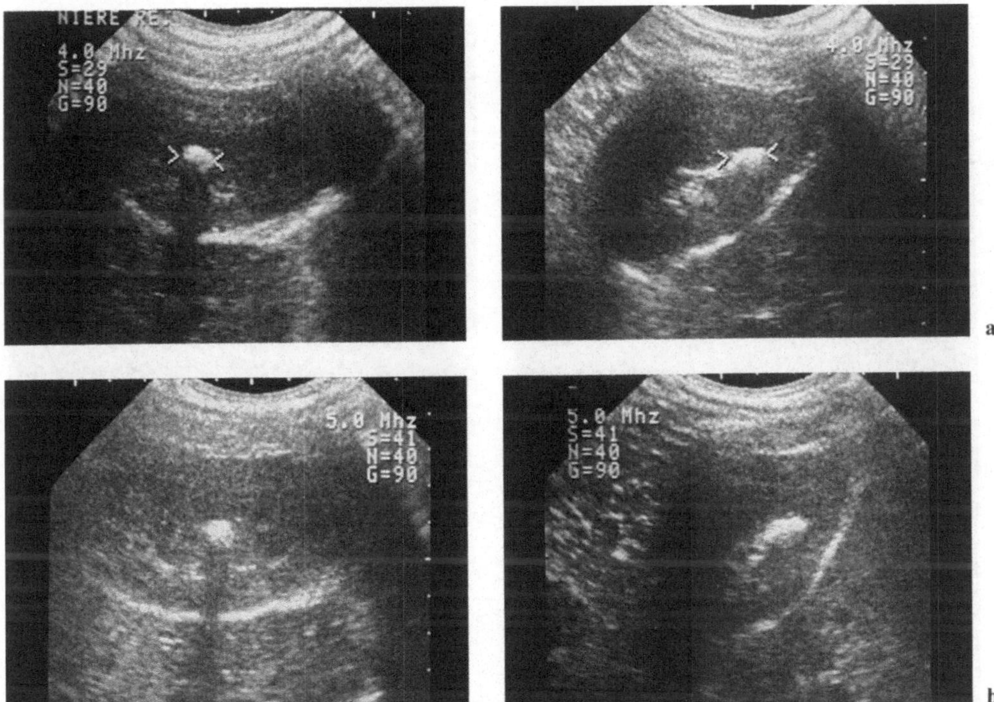

Abb. 80. a Stein in der rechten Niere ganz lateral im Mittelgeschoß gelegen, unmittelbar nach ESWL-Behandlung. **b** 5 Tage später ist der Stein nur geringfügig verändert, offenbar nicht völlig desintegriert, an gleicher Stelle nachzuweisen (s. Text)

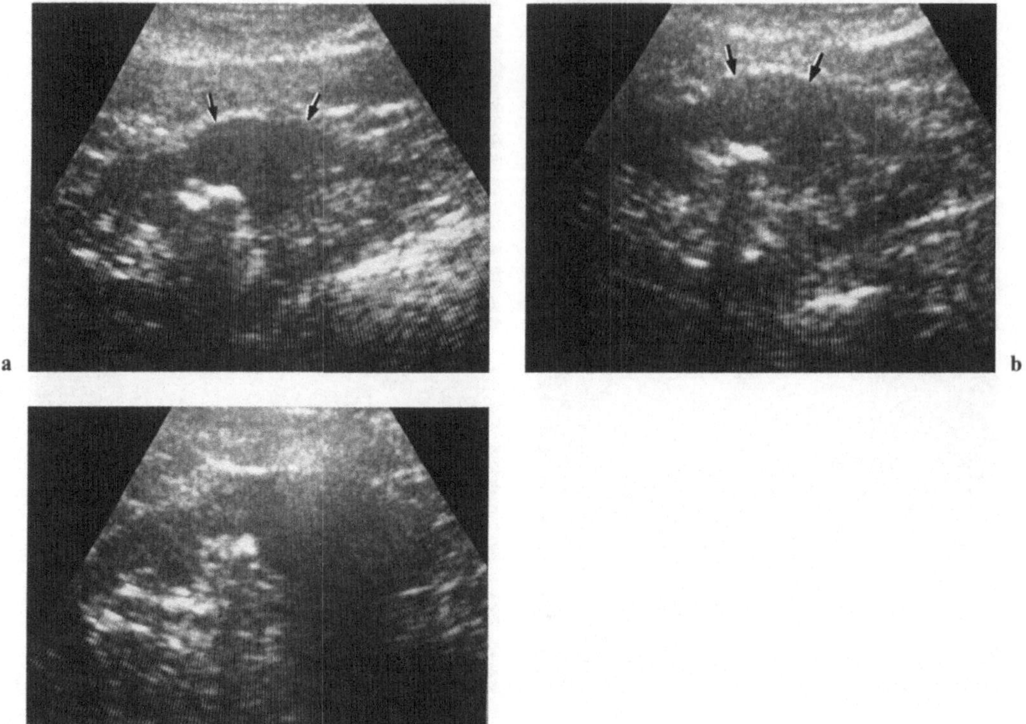

Abb. 81. a Desintegrierter Stein im Mittelgeschoß der Niere am Abend nach der ESWL-Behandlung. **b** 2 Tage später: Beide Steinanteile sind deutlich kleiner geworden, entsprechend einem reichlichen zwischenzeitlichen Grießabgang. **c** 6 Tage später sind nur noch Restfragmente des ehemals recht großen Steines nachzuweisen. Nicht nur bei unkomplizierten Verläufen ist die sonographische Kontrollmöglichkeit nach den modernen Steinbehandlungsmaßnahmen (s. Text) hilfreich. Der dorsale Buckel (*Pfeile*) in **a** und **b** entspricht am ehesten einem sich im Verlauf zurückbildenden (**c**) Hämatom

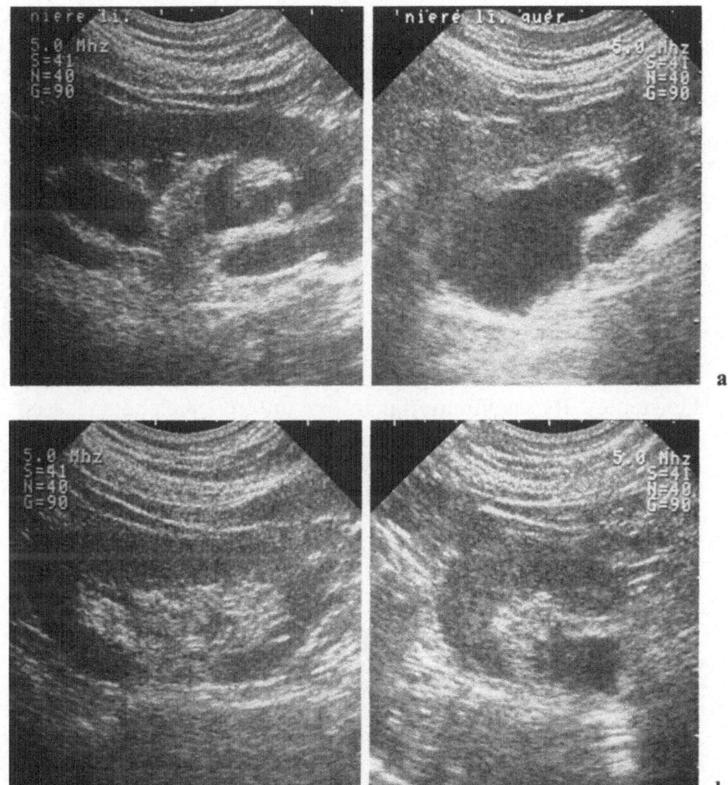

Abb. 82a, b. Eher atypischer, aber möglicher Verlauf nach ESWL: 3 Tage nach der Behandlung noch sehr starke Ektasie des gesamten Hohlsystems (**a**). Nach „Säuberung der Steinstraße" ist schon einen Tag später das Hohlsystem fast normotonisiert (**b**). Das Nierenbecken im Querscan rechts ist bildtechnisch nach lateral gelegen

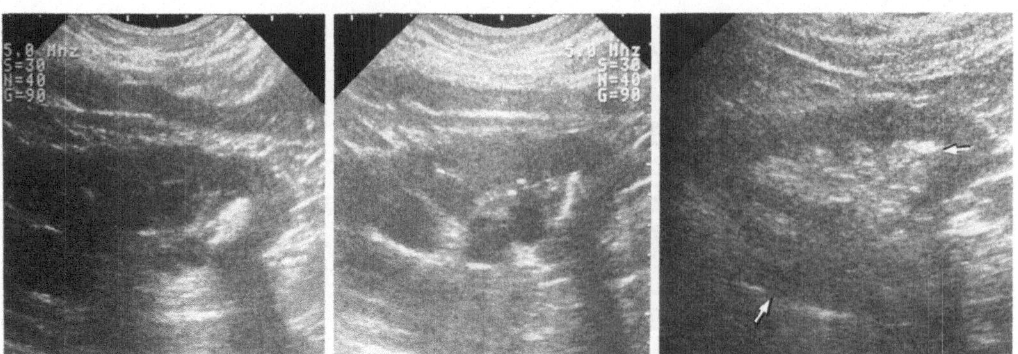

a   b

Abb. 83 a, b. Massive Ektasie aller Kelche 4 Wochen (!) nach ESWL eines Nierenbek-
kensteines. Reststeinmaterial in der unteren Kelchetage. Erst 3 Monate später (**b**) hat
sich die Ektasie zurückgebildet. Reststeinmaterial (*Pfeil*), wenn auch etwas weniger,
weiterhin in der unteren Kelchetage. Die unscharfe ventrale Kontur (*Pfeil*) muß kontrolliert werden zur Frage eines sich organisierenden und somit evtl. komprimierenden
Hämatoms

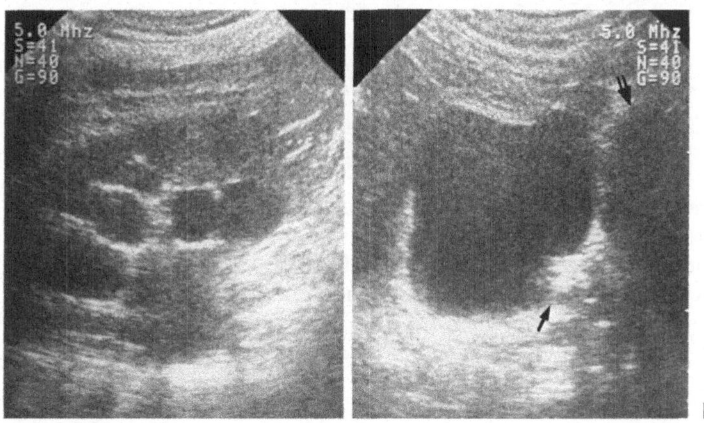

a   b

Abb. 84 a, b. Postrenale „Anurie" 2 Tage nach ESWL. Stark gestautes Nierenbeckenkelchsystem (**a**) und Harnverhaltung zufolge von Steintrümmern (*Pfeil*) unmittelbar im
Blasenauslaßbereich (**b**), erkennbar im medianen Längsschnitt der Blase mit der rechts
davon gelegenen Symphyse (*Doppelpfeil*)

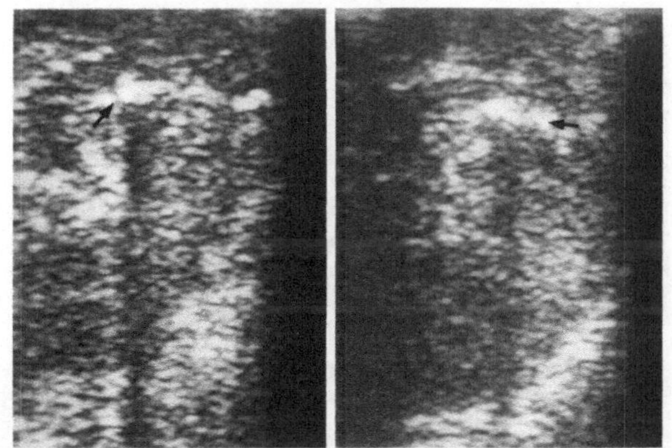

Abb. 85 a, b. Intraoperative Steinortung (*Pfeile*). Diese gelingt mit einer 7 MHz small part Sonde regelmäßig gut und ermöglicht eine gezielte, parenchymschonende Nephrotomie zur Steinentfernung. Die Notwendigkeit derartiger Steinsuche ist in letzter Zeit auf Einzelfälle beschränkt. Die Steinzeichen entsprechen denen im externen Nephrosonogramm

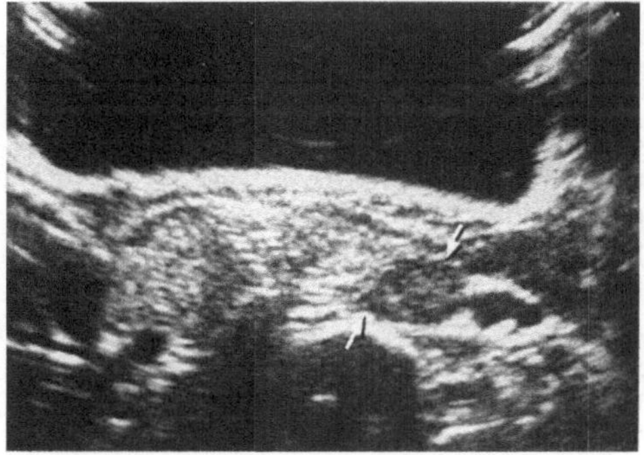

Abb. 86. Schilddrüsenregion. Bei jeder Nephrolithiasis sollte die Suche nach einem Hyperparathyreoidismus mit einer Exploration dieser Region begonnen werden, auch wenn solche Befunde eines Nebenschilddrüsen-Adenoms links (*Pfeile*) eher die Ausnahme sind. Beachte die großen Halsgefäße daneben – im Querschnitt getroffen

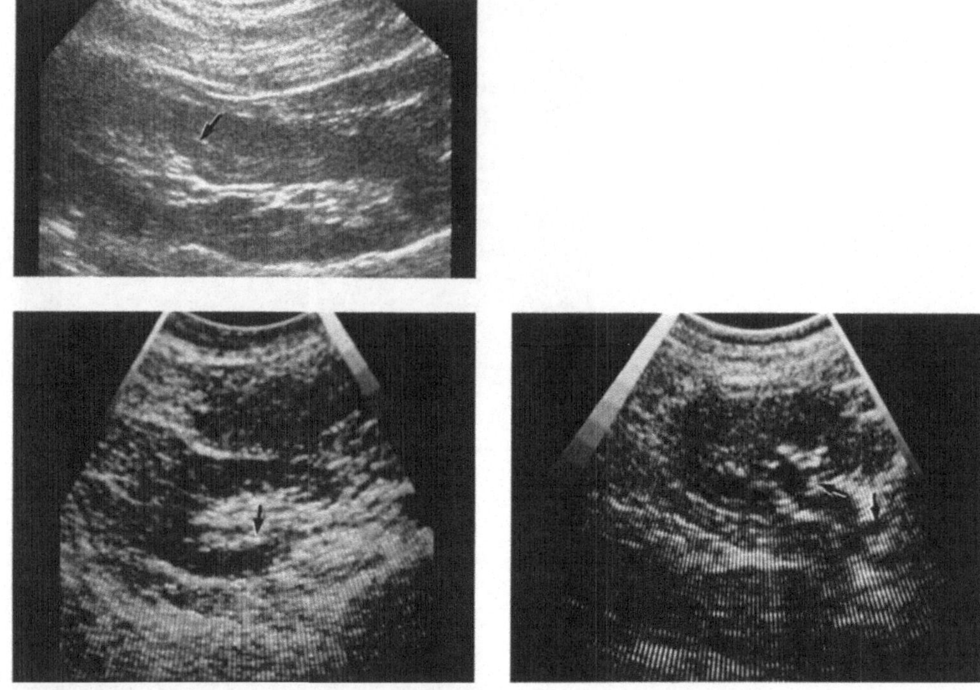

Abb. 87a–c. Im Längsbild (**a**) ist der Arterienquerschnitt (*Pfeil*) öfter an einem pulsierenden scharfen Echo mit einem kleineren Lumen erkennbar. Im Querbild (**b**) kann gelegentlich als sehr feiner Kanal (*Pfeil*) der Eintritt der Arterie in den Hilus beobachtet werden. Sicheres Zeichen ist der Nachweis von Gefäßabgängen. Die Nierenvene liegt etwas kaudal und ventral (**c**), also in einer anderen Ebene als die Arterie, pulsiert aber fast regelmäßig, fortgeleitet von der Arterie, und kann sich beim Valsalva-Versuch merkbar auffüllen. Auch bei der Vene sind Gefäßabgänge (**c**, *Pfeil*) sichere Zeichen im Unterschied etwa zu einer geringen Distension des kapillären Nierenbeckenspaltes

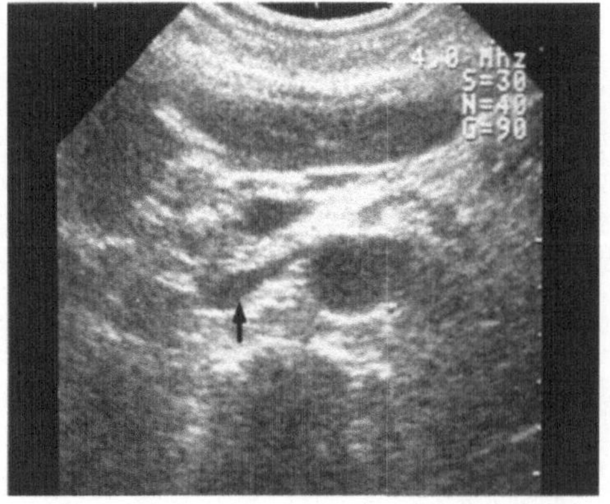

Abb. 88. Querschnitt von ventral durch die Aorta in Höhe der rechten Nierenarterie. Im Zustand nach transperitonealer Tumornephrektomie rechts, 6 Monate zuvor, stellt sich der distale Stumpfanteil (*Pfeil*) leicht kolbig aufgetrieben dar. Keine sichere Obliteration des Stumpfes?

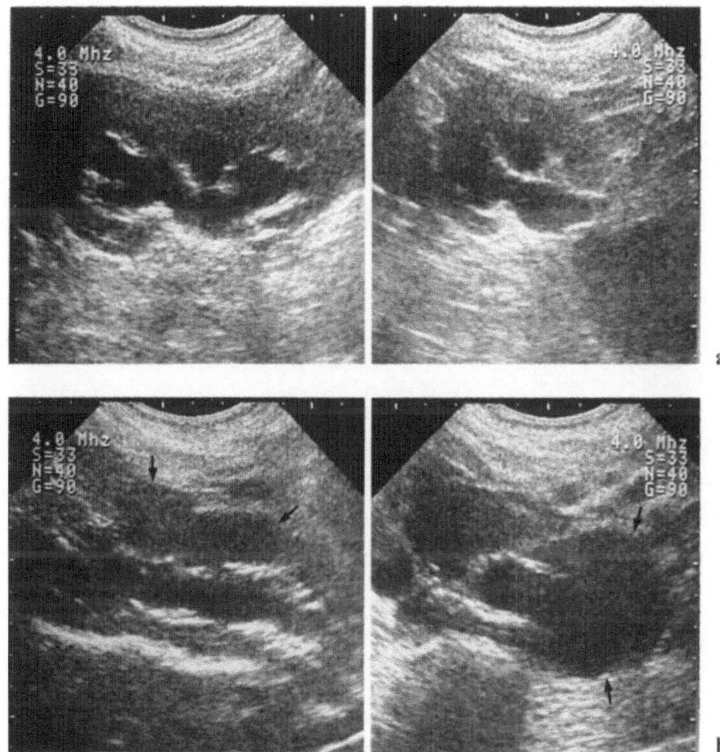

Abb. 89 a, b. Als Ursache einer asymptomatischen – besonders li.-seitigen – Harnstauungsniere (**a** *li.* im Längs- und *re.* im Querschnitt) kann auch ein – wie hier monströses – Aortenaneurysma (**b** *li.* im paramedianen Längs- und *re.* im Querschnitt) in Betracht kommen. Das Gefäßlumen kann nicht immer sicher von den thrombotischen Massen des Aneurysmas abgegrenzt werden

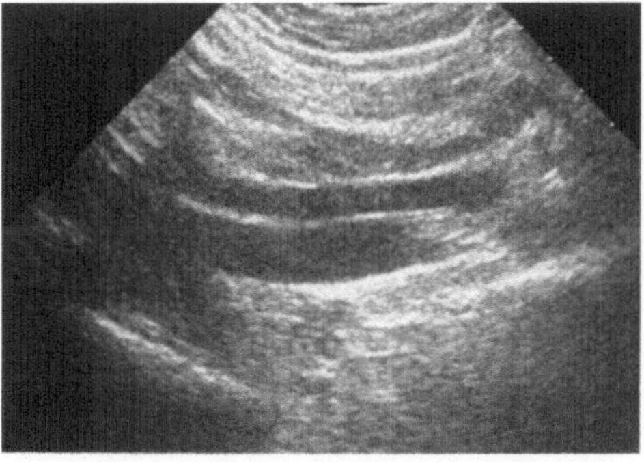

Abb. 90. Die großen Iliacalgefäße im kleinen Becken dagegen verlaufen gestreckt und liegen partiell übereinander. Sie sind deswegen meist gut und über einen längeren Verlauf darstellbar

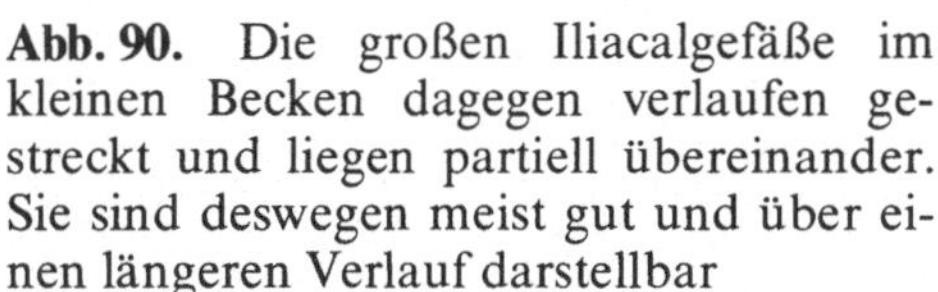

KAPITEL 3

Der Parenchymsaum und seine Veränderungen – ohne lokalisierte Raumforderungen

3.1 Allgemeines

Im Regelfall umgibt ein unterschiedlich breiter Parenchymsaum das ebenso unterschiedlich breite ZRB. Dadurch entsteht unverkennbar die ovale Form des Nierenlängsschnittes und die runde Form des Querschnittes. Die Impedanz des Parenchyms gegenüber der Umgebung hängt im wesentlichen von der allgemeinen Hydratation, der der Niere und so auch von der Funktion ab. Eine z. B. durch Entzündung oder Abflußbehinderung stark „angeschoppte" Niere zeigt eine wesentlich bessere Abgrenzung, als eine Niere bei Exsikkose, nach längerem Dürsten oder bei stärkerer Niereninsuffizienz.

3.2 Der „Parenchym-Pyelon-Index"

Bei normaler Nierengröße stellt die Breite des Parenchymsaumes aus urologischer Sicht kaum einen Parameter für die Nierenfunktion dar. Der internistischerseits gebrauchte Begriff des PPI = Parenchym-Pyelon-Index im Verhältnis 2 : 1 hat lediglich bei der Fragestellung nach stärkerer

Anschoppung differentialdiagnostische Bedeutung: Einseitig, z. B. bei Abflußbehinderung im Nierenbecken oder Harnleiter – obwohl die Distension des ZRB das dafür verläßlichere Kriterium darstellt –, oder auch bei der Nierenvenenthrombose, wenn der Blutzufluß gleich, der Abfluß aber behindert ist. Beidseitig kann der PPJ bei akuten nephrologischen Erkrankungen, wie z. B. der akuten Glomerulonephritis oder beim Goodpasture-Syndrom erhöht sein, ist es aber keineswegs obligat. Im internistischen Krankengut schwankt der PPJ recht erheblich zwischen 1,6 cm (HUST 1983) und 2 cm (LUTZ 1984) zu 1 cm.

3.3 Asymmetrie und Unregelmäßigkeiten des Parenchymsaumes

Ein stark verbreiterter, dorsaler Saum auf Kosten eines dann sehr schmalen oder scheinbar fehlenden ventralen Saumes entspricht immer einer Rotationsdystopie der Niere um die Längsachse; das Hohlsystem ist dabei nach ventral und nicht – wie im Normalfall – nach medial gerichtet.

Narben, z. B. nach großkalibrigen Nephrostomien sind oft als Echoverdichtung nachzuweisen; ähnlich einer groben Narbe kann Fettgewebe aussehen, das z. B. nach Ausschälung einer Nierencyste in die entstandene Kavität hineingelegt wird; Fettgewebe, das auch auf eine Resektionsfläche oder in einen Resektionskeil nach Polamputationen eingelegt wird, kann bei entsprechender Anamnese keine differentialdiagnostischen Probleme aufwerfen.

3.4 Das Strukturmuster des Parenchymsaumes

3.4.1 Artefakte

Höchst variabel und stark abhängig von der Geräteeinstellung, aber auch von der Nierenhydratation kann sich das Echostrukturmuster des Parenchyms darstellen. Abgesehen vom Hydrierungszustand des Patienten vermögen wir dem Strukturmuster – wenn es gleichmäßig und homogen ist – keine differentialdiagnostische Bedeutung beizumessen, wie es internistischerseits z. B. beim Leberstrukturmuster geläufig ist.

3.4.2 Altersveränderungen und entzündliche Parenchymreaktionen

Bei sehr alten Patienten, deren Glomerulumfiltrat häufig an der unteren Normgrenze liegt, findet man regelmäßig eher kleinere Nieren mit schmalem, dicht strukturiertem Par-

enchymsaum bei oft breitem ZRB, u. a. als Zeichen vermehrter intrahilärer und intrasinusaler Fibrosierung. Man spricht in diesem Zusammenhang geradezu von „Altersnieren".

Kleine Nieren mit weitgehend erhaltenen Proportionen entsprechen entweder primär hypoplastischen Nieren mit hypoplastischer Gefäßversorgung oder aber vaskulären Schrumpfnieren, die ebenfalls, noch bei hoher Funktionseinschränkung, ihre sonomorphologische Architektur behalten. Im Gegensatz dazu stehen entzündliche Schrumpfnieren, und zwar sowohl interstitieller wie glomerulärer Genese.

Nach WILL (1983) stellt internistischerseits die fokale Parenchymrarefizierung das Hauptcharakteristikum der chronischen Pyelonephritis dar. Als weiteres Kriterium kommt eine Volumenabnahme des Organs bis auf etwa 80 ml (normalerweise 130 ml) hinzu, sowie eine zunehmende Unregelmäßigkeit der Organkonturierung.

Im Gegensatz dazu bleibt die Kontur bei der chronischen Glomerulonephritis, abgesehen von den terminalen Stadien, glatt. Bei der chronischen Glomerulonephritis sind zudem beide Nieren von den sonomorphologischen Veränderungen (Größenreduktion, Verschmälerung des zunehmend echodichteren Parenchymsaumes) gleich betroffen, während beide Nieren bei der chronischen Pyelonephritis geradezu typischerweise erhebliche Seitendifferenzen aufweisen.

Terminal chronisch-entzündlich veränderte Nieren können im Extremfall nur ganz flau und ohne sichere Impedanz zur Umgebung dargestellt werden, weil ihnen alles „nierentypische" fehlt; man spricht von sog. Nierenruinen.

Besser sind sog. Gichtnieren, auch im Insuffizienzstadium, darzustellen, schon durch die Konstitution solcher Patienten bedingt. Nephrosonographisch pathognomonisch ist eine Trias in dieser etwas kleineren Niere, als der Norm entsprechend: Gut erkennbare Unregelmäßigkeit der Kontur, deutliche Zeichen der Hiluslipomatose und Zeichen der (Harnsäure)-Steinbildung.

3.4.3. Zystisch wirkende Parenchymdestruktion

3.4.3.1 Lokalisierte Veränderungen

Unverkennbar sind lokalisierte Parenchymdestruktionen, z. B. durch selektive entzündliche Kelchamputationen (Tbc) oder durch tiefe, narbige Einziehungen zu Lasten des Parenchyms oder durch zystische Degeneration. Derartig lokalisierte, zystische Degeneration kann nicht mit Zystennieren verwechselt werden, weil deren Zysten regelmäßig, oft sehr weit, die Nierenkontur überschreiten und im fortgeschrittenen Stadium das gesamte Nierenfeld – meist auch beiderseits – einnehmen, öfter auch vergesellschaftet mit zusätzlichen zystischen Veränderungen der Leber und des Pankreas. Es gilt allerdings, von diesen erblichen zysti-

schen Parenchymdegenerationen im sonographischen Bild multiple Nierenzysten abzugrenzen. Diese Zysten können – allerdings selten beiderseits gleich – so zahlreich und so groß, wie bei Zystennieren sein; es gelingt jedoch meist, noch etwas reguläres Nierenparenchym auszumachen, was die normale oder nur wenig eingeschränkte Nierenfunktion erklärt. Außerdem geben das Alter, die fehlende Anamnese und oft starke Seitenunterschiede wichtige differentialdiagnostische Hinweise.

Zysten sind ebenfalls von Hydro- oder Pyokalizes dadurch abzugrenzen, daß letztere sich lokalisiert in die Nierenform einpassen. Solche Hydrokalizes können ohne klinisch relevante Entzündung, allein durch Druckatrophie, einen Nierenteil oder die ganze Niere destruieren.

3.4.3.2 Generalisierte Veränderungen

Auch Pyonephrosen können lange latent bleiben. Man ist gelegentlich über die Symptomenlosigkeit dieser sonographisch so sicher und einfach darzustellenden, schwerst veränderten „pyonephrotischen Säcke", mit oder ohne Steininhalt, verwundert. Nur selten wird zur Sicherung der Diagnose „Pyonephrose" noch die Punktion mit Eiteraspiration erforderlich sein. Zusätzliche radiologische Untersuchungsverfahren lassen keine weiteren therapeutisch wichtigen Informationen erwarten.

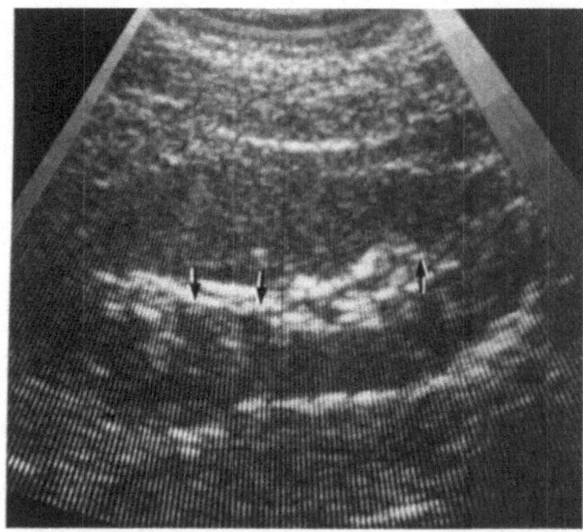
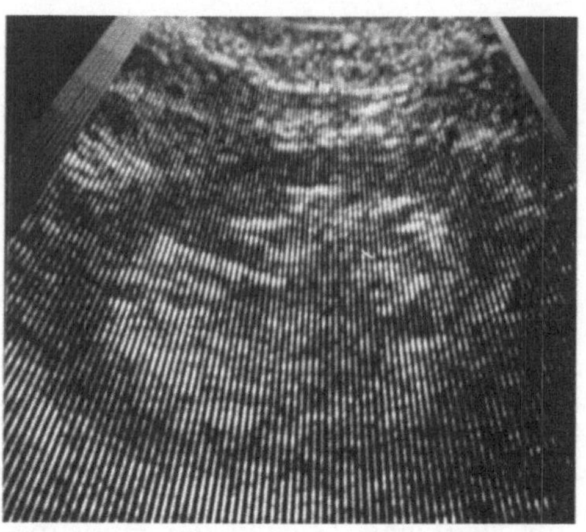

Abb. 1 a, b. Die Breite des Parenchymsaumes kann nicht als Hinweis für die Nierenfunktion gewertet werden. **a** Eine normale Niere mit sehr breitem Parenchym und recht schmalem zentralen Band. Erkennbare Markpyramiden an der dorsalen und Ventralgrenze des ZRB (*Pfeile*). **b** Rechte Niere von ventral bei einem 80jährigen Patienten mit uneingeschränkter Nierenfunktion; im Gegensatz zu **a** fällt der sehr schmale Parenchymsaum bei für ältere Patienten typischem breiten zentralen Band auf. Die Hydratation des Patienten in **a** ist jedoch wesentlich besser als die des Patienten in **b**

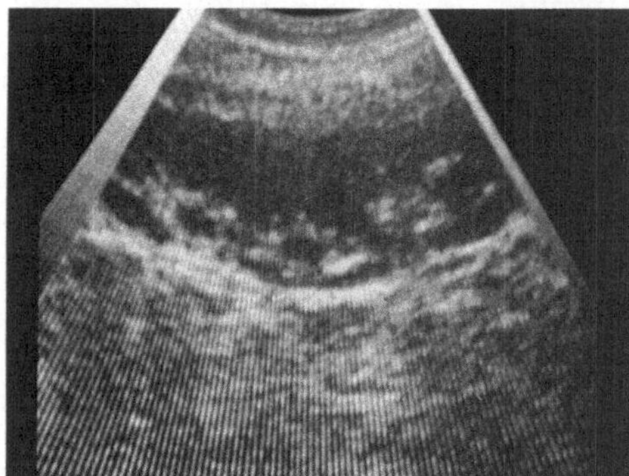
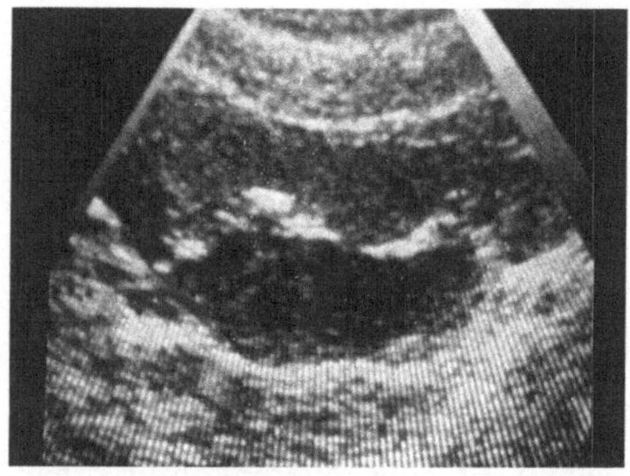

Abb. 2 a, b. Regelmäßig einen sehr breiten dorsalen PS (Parenchymsaum) findet man bei rotationsdystoper Niere in Längsachse. **a** zeigt die Kelchebene einer solchen Niere ganz in die ventrale Begrenzung projiziert. **b** zeigt ein nur scheinbar ektasiertes aber weit extrarenales Nierenbecken, das ganz nach ventral gerichtet ist

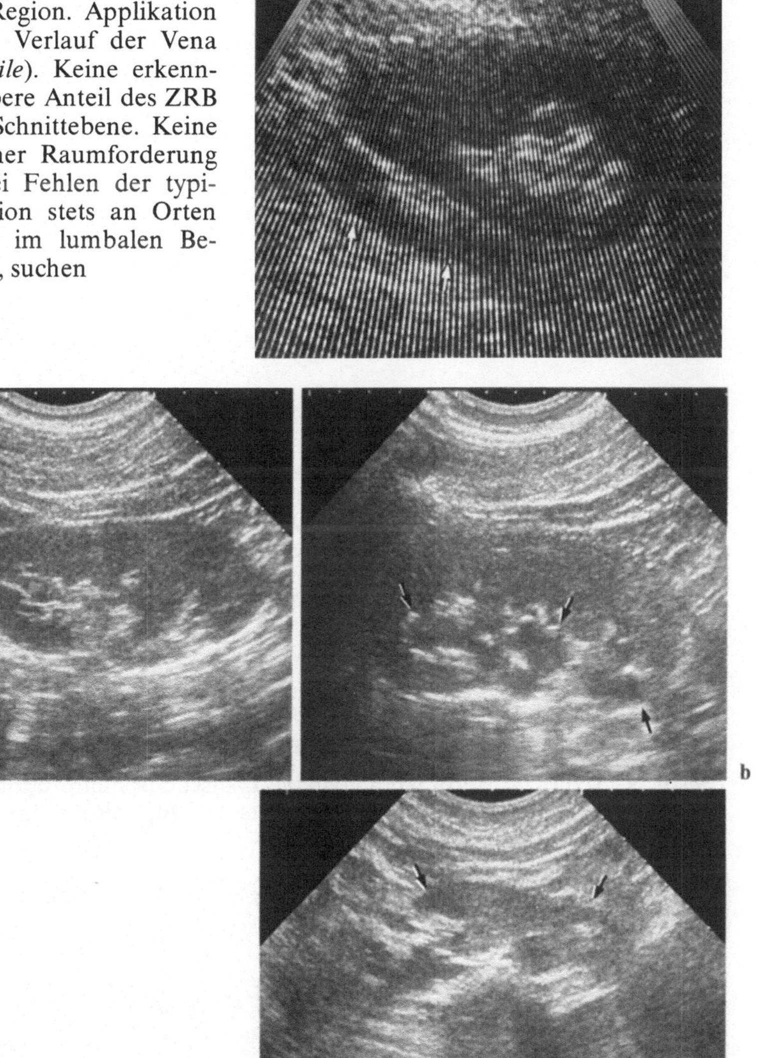

Abb. 3. Diese rechte Niere liegt dystop in der suprapubischen Region. Applikation längs von ventral im Verlauf der Vena iliaca communis (*Pfeile*). Keine erkennbare Rotation. Der obere Anteil des ZRB liegt nicht in dieser Schnittebene. Keine Verwechslung mit einer Raumforderung möglich. Beachte: Bei Fehlen der typischen Nierenlokalisation stets an Orten möglicher Dystopien, im lumbalen Bereich sowie im Becken, suchen

Abb. 4. Dorsale Längsschnitte, **a** rechts paralumbal, **b** links paralumbal. An Hufeisennieren wird man immer denken müssen, wenn die maximale Länge im Längsschnitt beider Nieren jeweils nur mit nach caudal Konvergierender Längsachse des Applikators dargestellt werden kann. Typisch ist weiterhin die Projektion des ZRB ganz in die ventrale Begrenzung der Nierenfigur, mit teilweise ektasiert wirkenden Kelchen (**b,** *Pfeile*) zufolge der häufigen Rotationsdystopie. Oft sind beide Nieren von erheblich unterschiedlicher Größe, wie auch in diesem Beispiel. **c** Querschnitt bei Applikation von ventral. Beweisend für eine kaudale Verschmelzung ist die Darstellbarkeit einer Parenchymbrücke (*Pfeile*) in Rückenlage im Querschnitt – etwa in Nabelhöhe – ventral der großen Gefäße

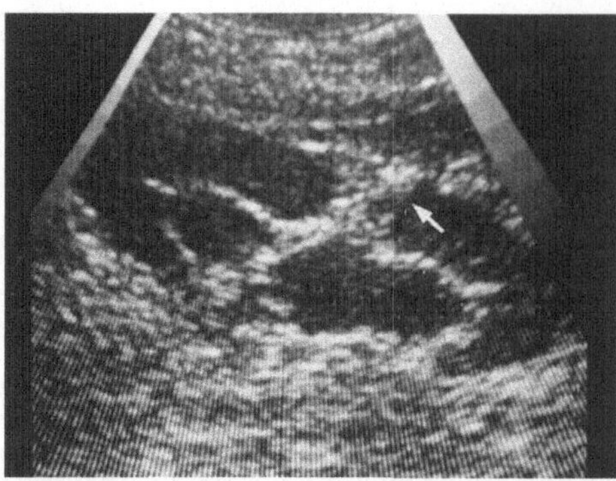

Abb. 5. Parenchymnarbe (*Pfeil*) zufolge einer längerfristigen Nephrostomierung einer durch Harnleiterabgangsstenose stark abflußbehinderten rechten Niere. Resthypotonie des Restnierenbeckens 3 Monate nach Anderson-Hynes-Operation

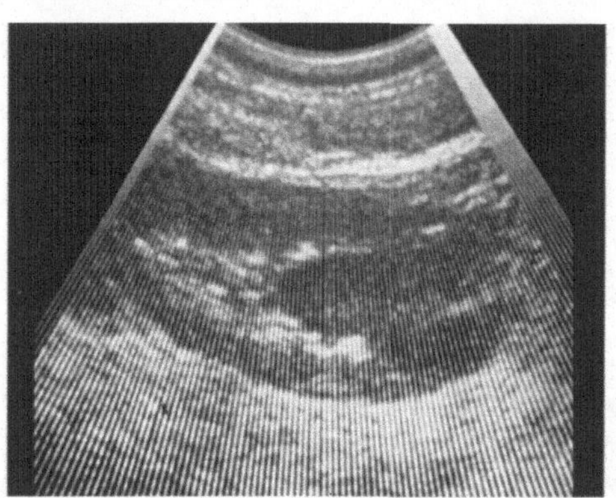
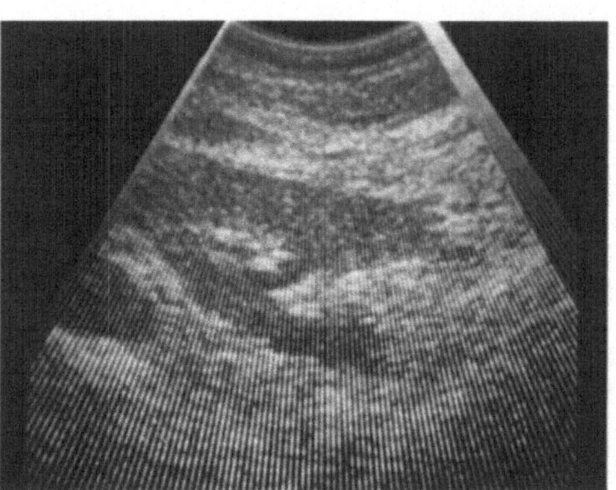

a b

Abb. 6. a Atypische, intraparenchymale zystische Raumforderung mit Verdrängung des Hohlsystems. **b** Zustand nach Zystenausschälung mit Einlage von Fett in die Exkavation

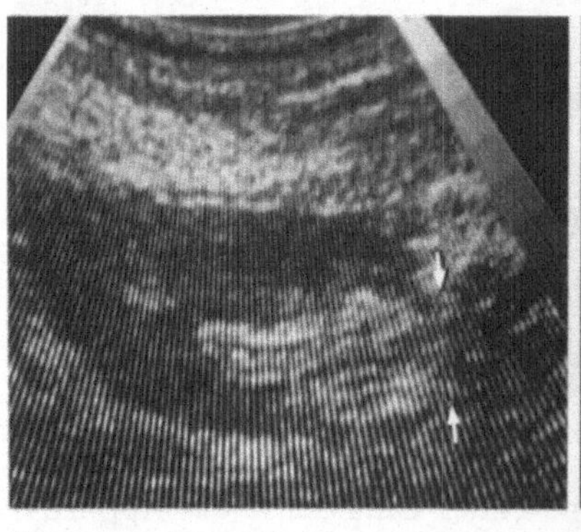
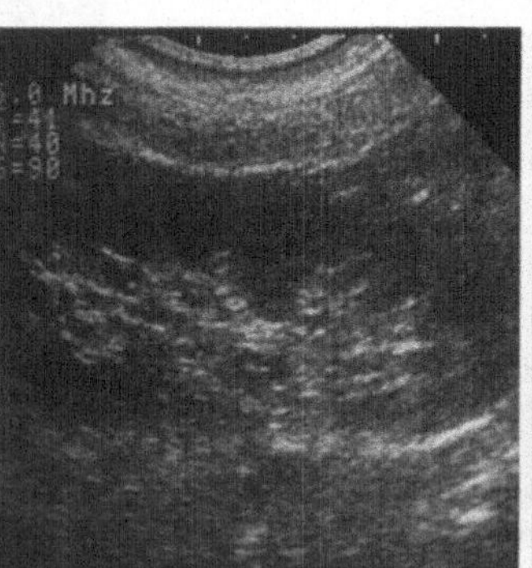
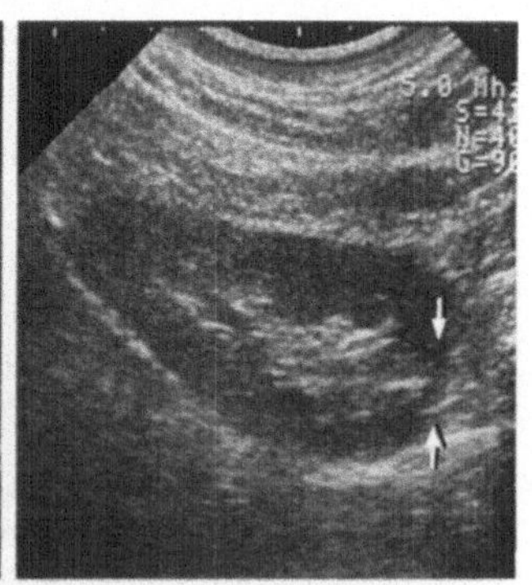

a b

Abb. 7. a Zustand nach unterer Polresektion einer rechten Niere. Das ZRB reicht bis an die Resektionsfläche (*Pfeile*) heran. Beginnende Narbenbildung im herangelegten Fett. **b** Konsolidierter Zustand 6 Wochen nach operativer Abtragung eines unteren Pols einer rechten Niere nach spezifischer Kelchhalsamputation. Vergleiche die kleinere rechte Niere (*re.*) gegen die normalgroße linke Niere (*Mitte*). Das ZRB rechts reicht bis an die Resektionsfläche (*Pfeile*) am unteren Pol heran, im Gegensatz zur normalen Distanz ZRB/Parenchymgrenze im oberen Pol

Abb. 8. Änderung des Parenchymstrukturmusters im Bereich des unteren Pols. Die rundliche Formation (*Doppelpfeil*) und das bei senkrechtem Auftreffen der Schallwellen typische Eintritts- und Austrittsecho entsprechen den Kriterien einer Zyste. Beachte das kleine Konkrement (*Pfeil*) in der unteren Kelchetage mit dem zarten Auslöschungsphänomen

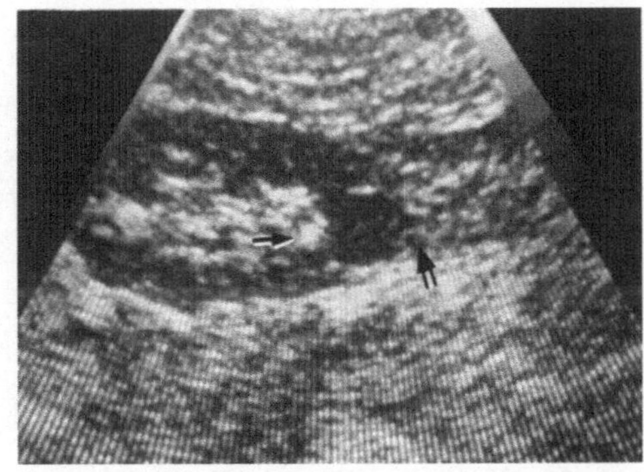

Zu Abb. 9–11. Nieren sehr alter Patienten sind regelmäßig kleiner als der Norm entsprechend, zeigen eine schlechtere Impedanz, eine vermehrte Strukturierung des Parenchymsaumes zufolge relativer Exsikkose und meist auch einen schmaleren Parenchymsaum zugunsten eines breiteren ZRB durch verstärkte, intrahiläre, intrasinusale Lipofibromatose

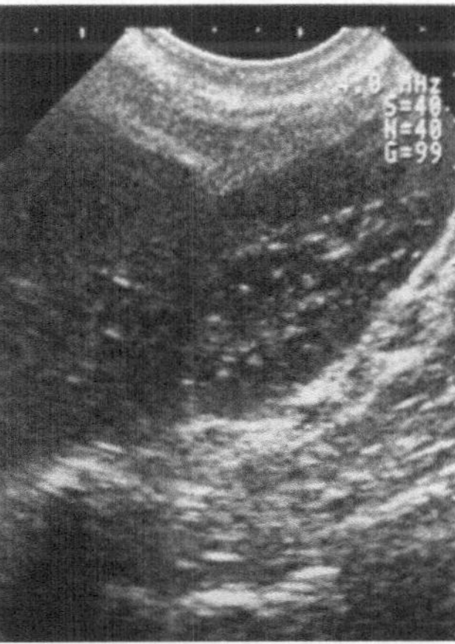

Abb. 9. Rechte Niere einer 85jährigen Patientin mit sehr dichtem Strukturmuster. Beachte die Angleichung der Strukturdichte Leber- und Nierenparenchym

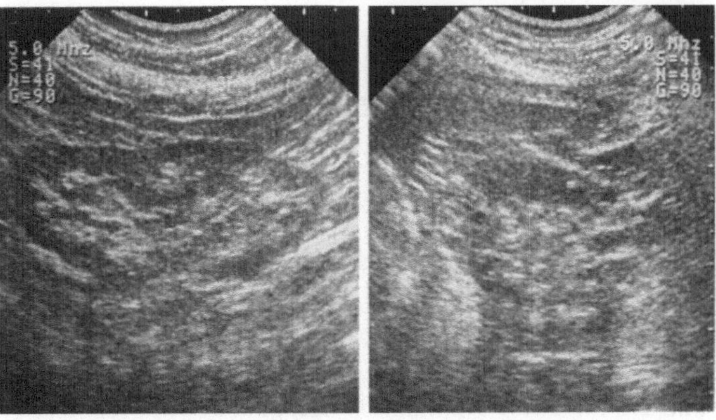

Abb. 10. Rechte Niere einer 90jährigen Patientin mit etwas unregelmäßiger Konturierung und sehr schmalem Parenchymsaum. Normale Retentionswerte i.S.

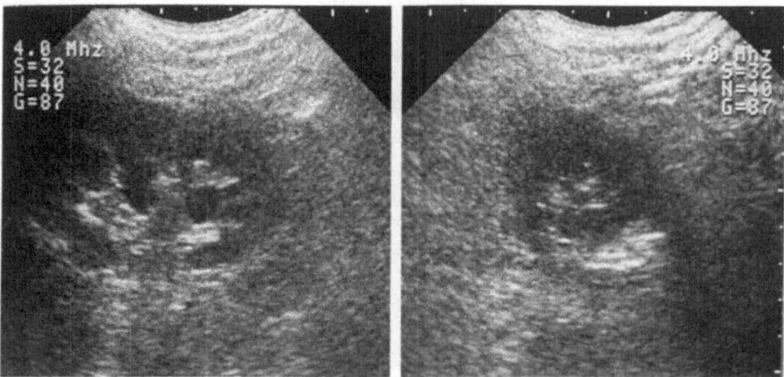

Abb. 11. 92jähriger Patient. Der schmale Parenchymsaum dieser kleinen Niere fällt besonders im Querbild deutlicher auf; zudem im Längsbild mehrere intrahiläre Zystchen. Die Niere sieht sonst aber „jünger" aus, was auch dem guten Zustand des vitalen Patienten entspricht

Zu Abb. 12–22. Primär hypoplastische kleine Nieren und ebenso vaskulär bedingte Schrumpfnieren behalten ihre sonomorphologische Architektur im Gegensatz zu Nieren, die durch chronische Entzündungen geschrumpft sind

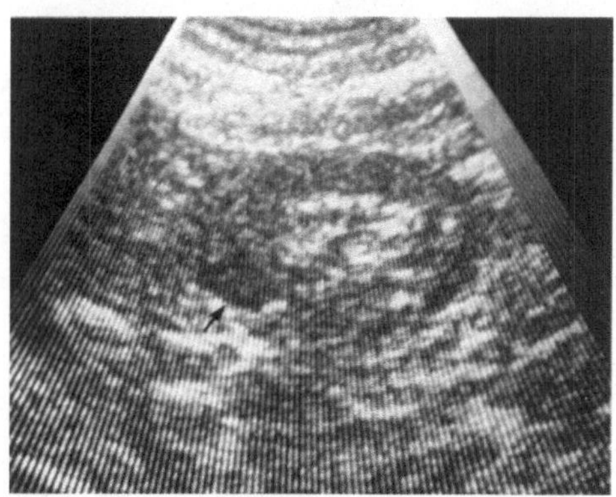

Abb. 12. Primär hypoplastische Niere eines 70jährigen Patienten: Glatte Konturierung, normale Relation zwischen zentralem Band und Parenchymsaum. Kleine, intraparenchymale Zyste (*Pfeil*) am oberen Pol, nach ventral hin gelegen. Schlechte Impedanz

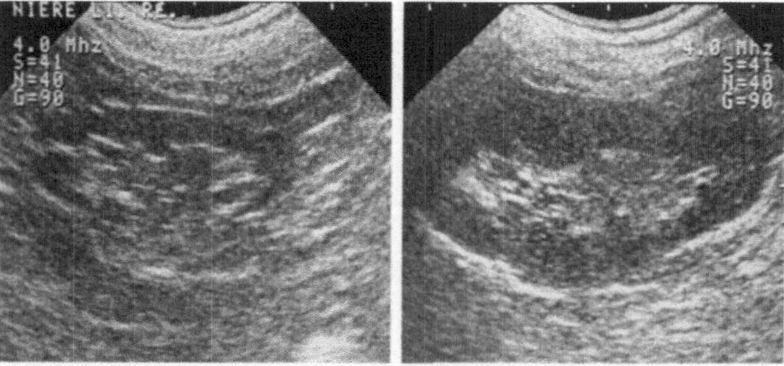

Abb. 13. Kleine linke Niere im Vergleich zur normalen rechten Niere eines 60jährigen Patienten mit renovasographisch nachgewiesenem Verschluß der linken Nierenarterie. Auch hier glatte Kontur, regelrechte Proportion zwischen zentralem Band und Parenchym. Leichte Hiluslipomatose in beiden ZRB. *Re.,* die normale rechte Niere

Abb. 14. Kleine Niere eines 60jährigen Patienten mit einem Kreatinin von 8,6 mg%; dadurch die flaue Darstellbarkeit mit schlechter Impedanz, jedoch glatte Konturierung; ausreichend breiter Parenchymsaum bei breitem ZRB. Die Niereninsuffizienz ist nephrosklerotischer Genese

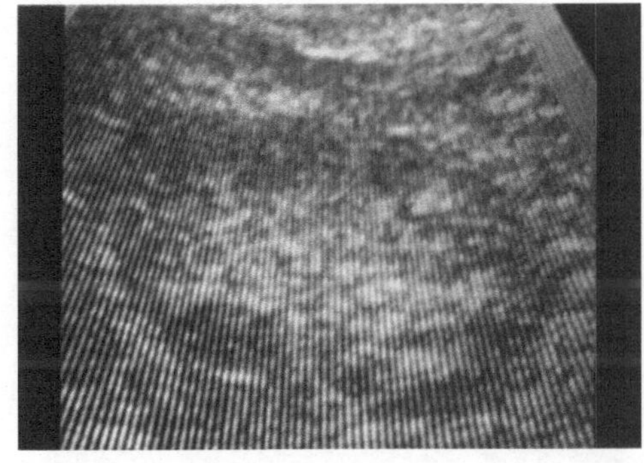

Abb. 15. a Rechte Niere, **b, c** zwei Schnitte durch die linke Niere des gleichen Patienten. Oft kleiner als der Norm entsprechend sind Nieren bei einer sog. Gichtnephropathie. Fast pathognomonisch ist eine nachweisbare Trias: Erkennbare unregelmäßige Konturierung (*weiße Pfeile*), unterschiedlich stark ausgeprägte Zeichen der Hiluslipomatose (*schwarze Pfeile*) sowie der Harnsäurediathese (*Doppelpfeil*). Keine Einschränkung der Nierenfunktion

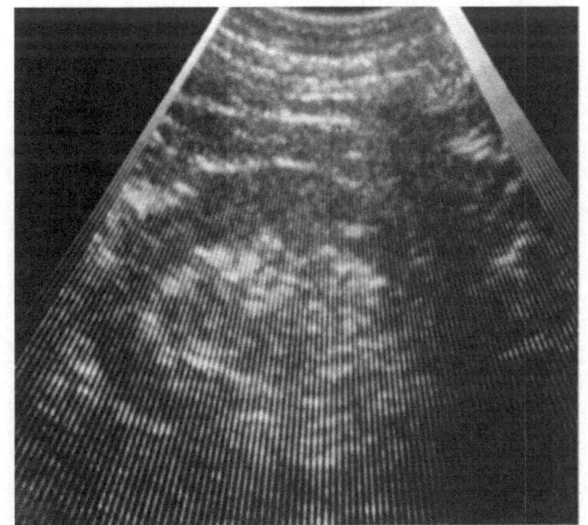

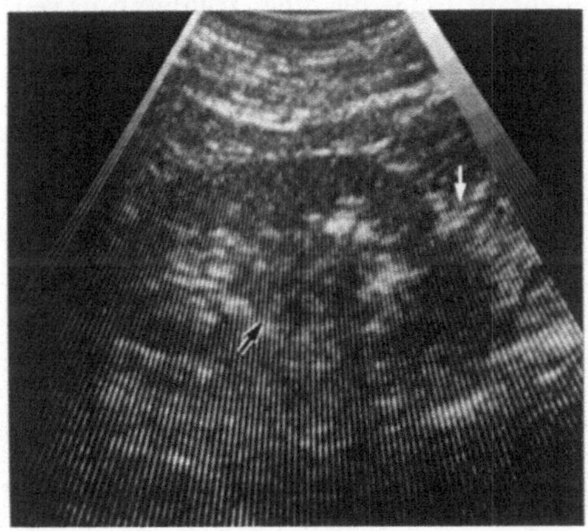

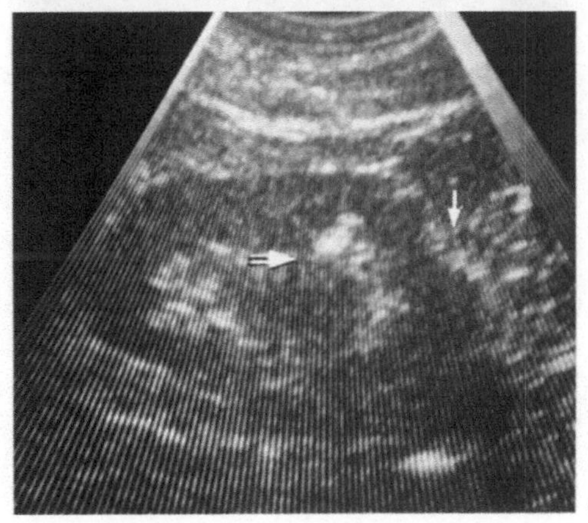

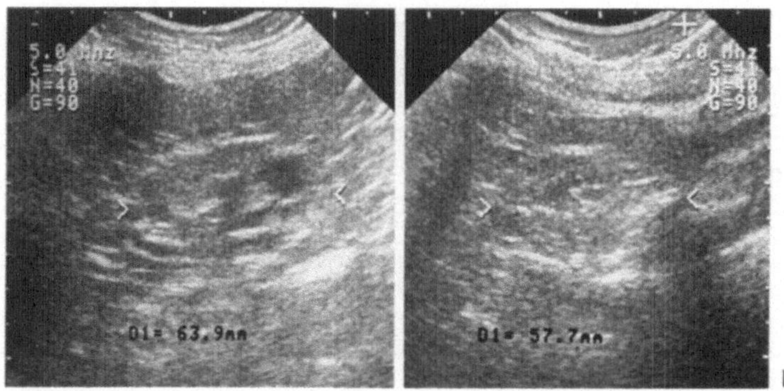

Abb. 16a, b. Im Gegensatz zur primären Nierenhypoplasie und den Schrumpfnieren vaskulärer Genese ist bei den Schrumpfnieren entzündlicher (glomerulärer- und interstitieller) Genese die sonomorphologische Nierenarchitektur weitgehend aufgehoben. Die rechte Niere (**a**) kann nur von ventral „erahnt" werden. Das typische ZRB und ebenso der Parenchymsaum fehlen. Die linke Niere (**b**) ist von dorsal zwischen der 11. und 12. Rippe angedeutet. Dorsal scheint der Parenchymsaum fraglich erhalten. Sog. Nierenruinen bei hochgradiger Niereninsuffizienz infolge chronischer Glomerulonephritis. Serum-Kreatinin 6 mg%, bislang noch nicht dialysepflichtig

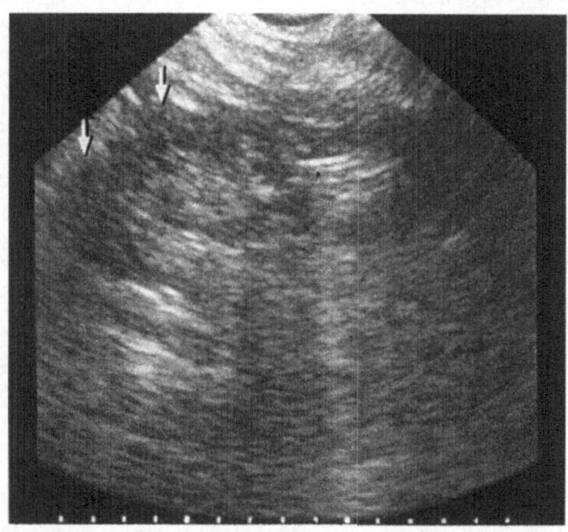

Abb. 17. Linke Niere bei langjährigem Phenacetinabusus, ebenfalls schlechte Impedanz zufolge der Niereninsuffizienz. Nur stellenweise erkennbarer Parenchymsaum (*Pfeile*). Die rechte Niere der Patientin ist besser, entwickelt jedoch im Nierenbecken ein Urothelkarzinom (evtl. ebenfalls Folge des Phenacetinabusus seit 20 Jahren, s. Abb. 31, Kap. 2)

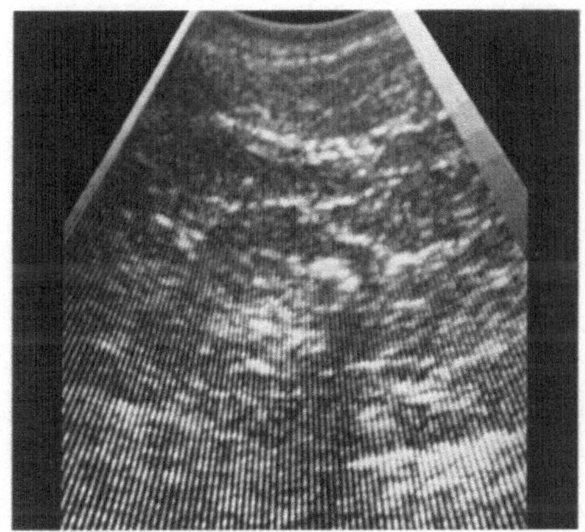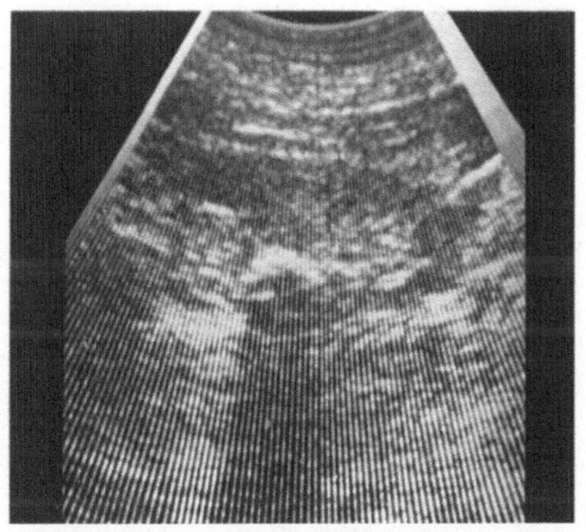

a

b

Abb. 18a, b. Pyelonephritische Schrumpfnieren infolge interstitieller Nephritis. Die kleine rechte Niere ist von ventral dargestellt (**a**). Unregelmäßige Kontur zufolge narbiger Einziehung. Ein Stein in der unteren Kelchetage. Die linke Niere von dorsal (**b**). Fast aufgehobenes Parenchym ventral im oberen Polbereich. Der dorsale Parenchymsaum ist sonographisch erhalten. Konkrement im Nierenbecken. Kreatinin 2,0 mg%

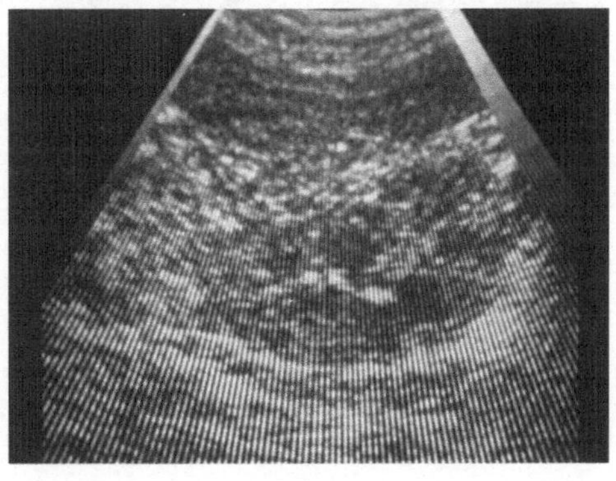

Abb. 19. 22jährige Patientin. Kleine rechte Niere nur von ventral darstellbar. Völlige Aufhebung des Strukturmusters. Neben zystischen Aussparungen ungeregelte Narbenbildung. Nierenbiopsie: Interstitielle Nephritis, vereinbar mit einer familiären Nephronophthise, die anamnestisch in Betracht kommt. Serumkreatinin 5,0 mg%

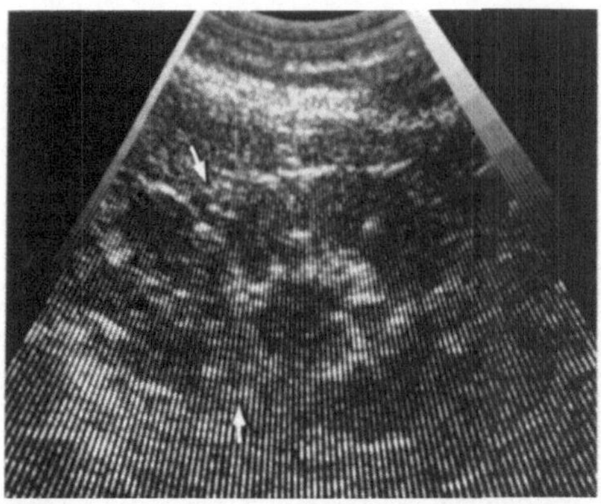 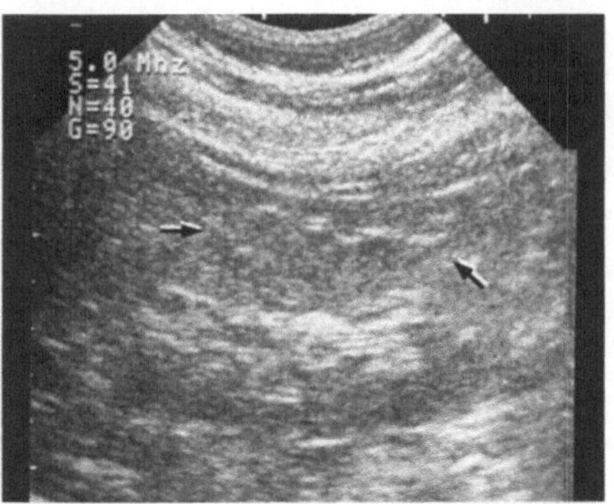

Abb. 20. Schwere pyelonephritische Schädigung einer rechten Restniere bei 50jähriger Patientin. Tief eingezogene Narben mit fast narbiger Amputation (*Pfeile*) des oberen Pols. Entzündliche Hypotonie des Nierenbeckens. Serumkreatinin 1,4 mg%

Abb. 21. Linke Restniere einer 60jährigen Patientin. Kreatinin i.S. 8,7 mg%, scheinbar geordnete Strukturierung. Beachte die kleinen, weit peripher gelegenen, dorsalen Markpyramiden mit typischen Echos der Arcuatagefäße als Zeichen überwiegender Rarefizierung der Nierenrinde (*Pfeile*)

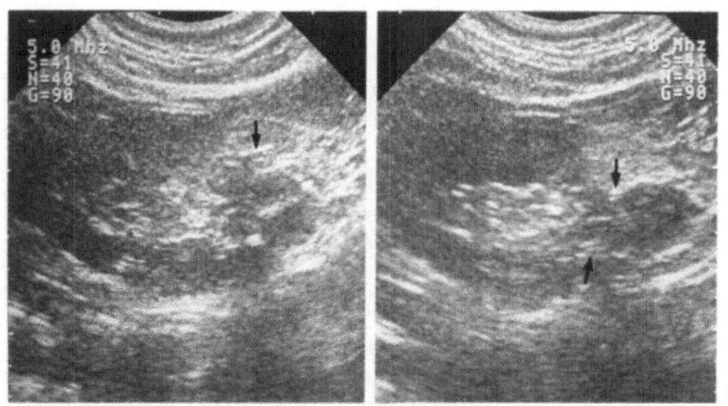

Abb. 22. Linke Restniere mit lokalisierter Destruktion des Parenchyms (*Pfeil*) im unteren Polbereich (**a**); im etwas lateraleren Schnitt (**b**) amputiert Narbengewebe (*Pfeil*) geradezu den unteren Pol. Die fokal lokalisierte Destruktion kann als Kriterium der schweren chronischen Pyelonephritis gelten

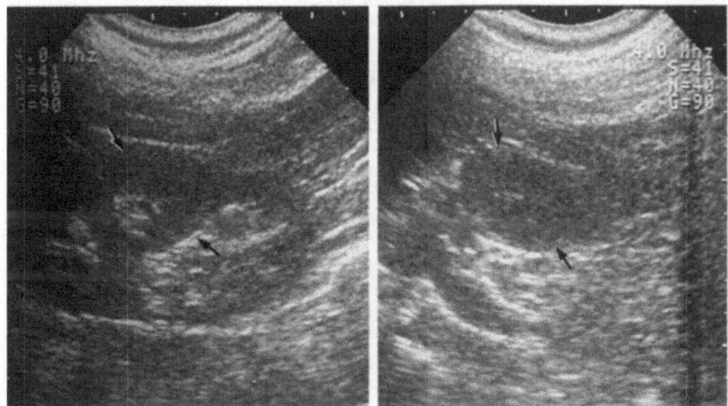

c

Abb. 22 c. Weiteres Beispiel schwerer fokaler Destruktion bei chronischer Pyelonephritis. Die Separation (*Pfeile*) entspricht einem überschießenden Regenerationsversuch umgeben von Narbengewebe. Mit einer soliden Raumforderung kann dieser Befund wegen der typischen kapselartigen Abgrenzung nicht verwechselt werden

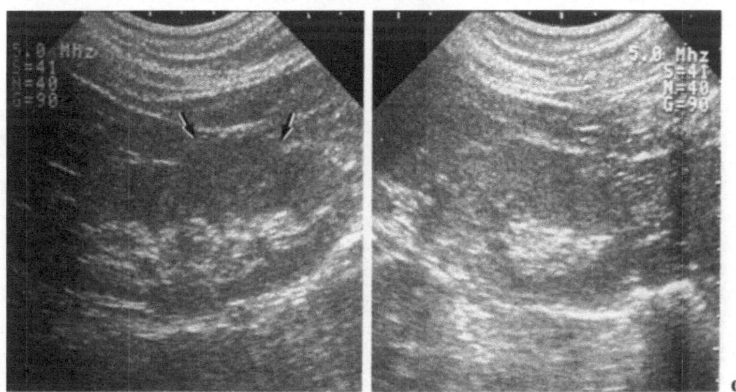

d

Abb. 22 d. Ähnlicher Befund wie in **c.** Überschießender regenerativer Umbauprozeß (*Pfeile*) bei einer 50jährigen Patientin in dieser sonst nicht kompensatorisch hypertrophierten linken Restniere. Seit 20 Jahren rezidivierende pyelonephritische Schübe. Primär besteht eine neurogene Blasenentleerungsstörung. Selbstkatheterung seit 10 Jahren

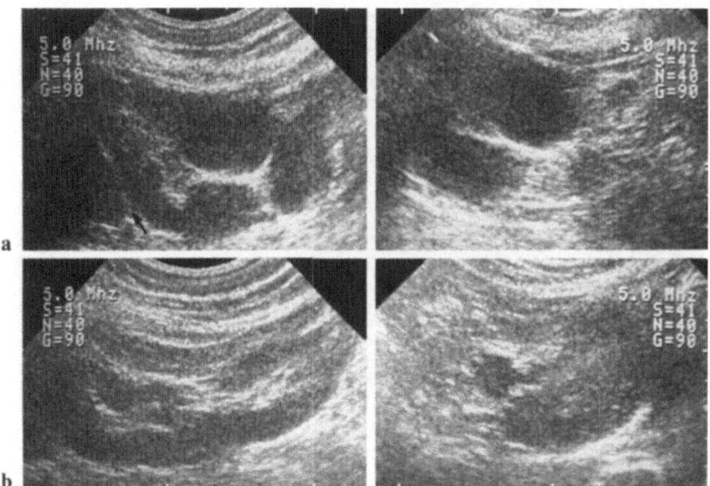

Abb. 23. a Lokalisierte zystische Parenchymdegeneration. Bei erhaltenem kranialen Drittel sind das Mittel- und Untergeschoß dieser Niere grob destruiert, rechts der Querscan. Der obere Nierenpol liegt dem unteren Milzpol (*Pfeil*) auf. **b** Rechte Niere, bei der die Hypotonie des NBKS auffällt

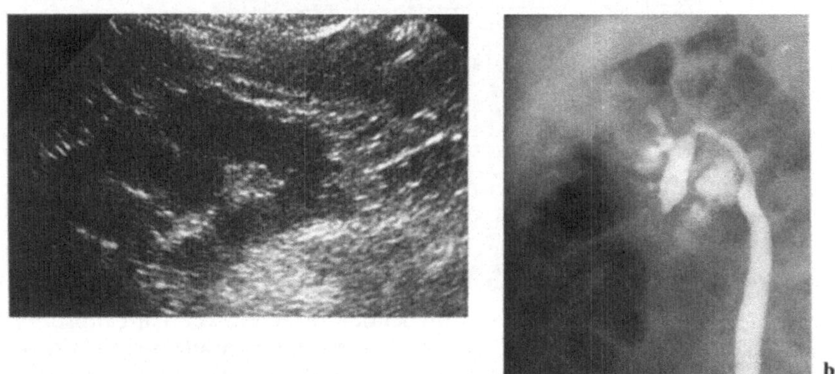

Abb. 24. a Spezifisch-entzündliche Amputation der oberen und mittleren Klechetage der re. Niere unter Erhaltung des kaudalen Nierenanteils. Die Hydro- oder Pyo-Kalizes ragen bis an die Kapsel heran. **b** Das US-Bild korreliert völlig mit dem ebenfalls für eine schwere spezifische Entzündung typischen Röntgenbild

Abb. 26a, b. Im Gegensatz zu Hydrokalizes reichen zystische Degenerationen wie hier bei rezessiv erblichen Zystennieren immer über die Nierenkontur hinaus. Das „Schweizer-Käse-"Muster der Zystennieren ist unverkennbar. Von Zystennieren aber sind multiple Nierenzysten (**b**) abzugrenzen. Die Anamnese und das Alter sind für die Differentialdiagnose ebenso wichtig, wie der im letzteren Falle oft noch mögliche Nachweis intakten Nierenparenchyms wie hier im dorsalen Saum (*Pfeile*)

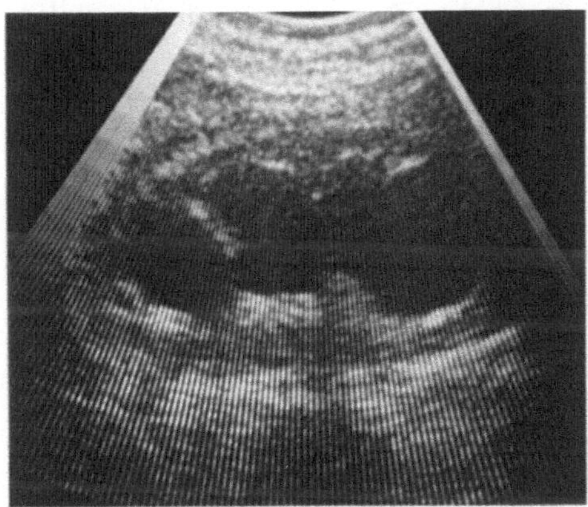 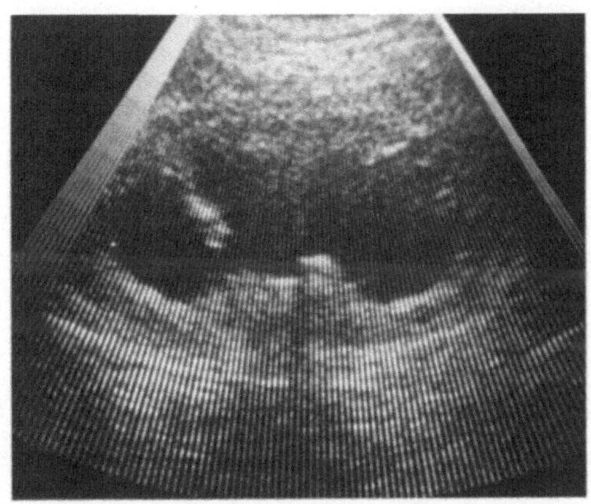

Abb. 25a, b. Bei langfristiger, schwerer chronischer Perinephritis und zusätzlicher Obstruktion im Hohlsystem kann durch diese äußere und innere Kompression evtl. zusammen mit einer Ischämie eine weitgehende Parenchymzerstörung hervorgerufen werden wegen der Unnachgiebigkeit der entzündlich veränderten Nierenkapsel. Diese normalgroße Niere zeigt riesige ektatische Kelche bei fast aufgehobenem Parenchymsaum, „Perinephritis constrictiva"

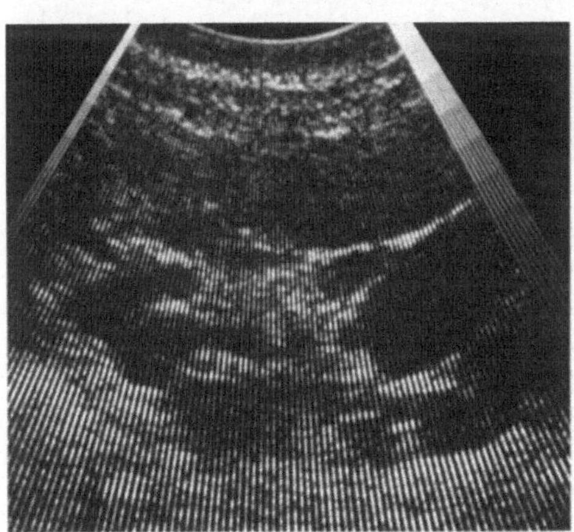 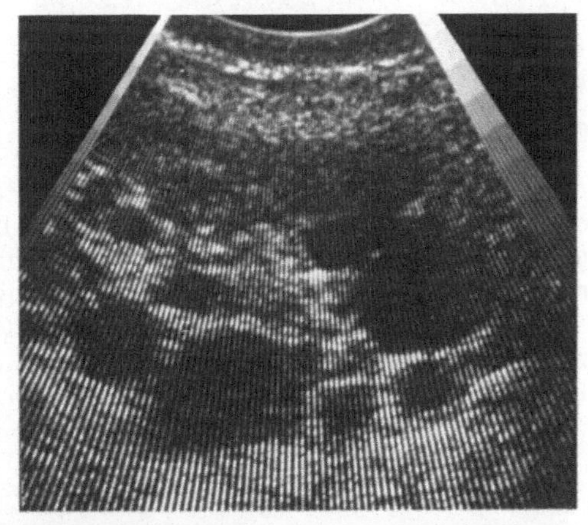

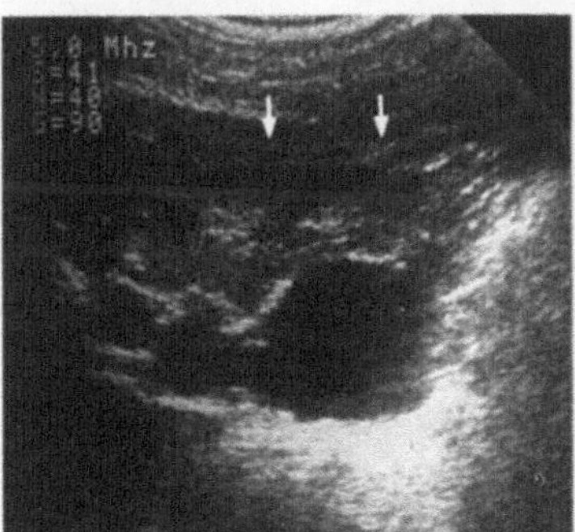 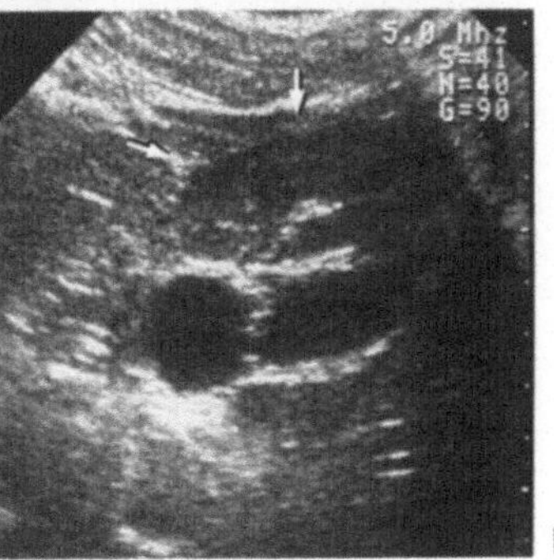

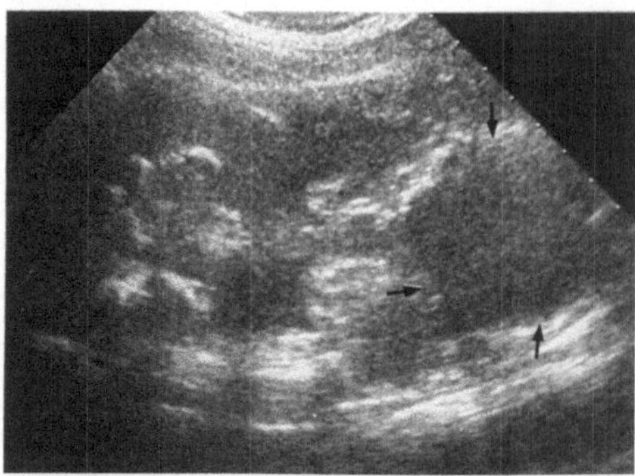

Abb. 27. Mit Zystennieren oder multiplen Nierenzysten (Abb. 26) dürfen knollig vergrößerte Organe nicht verwechselt werden, deren Aussparungen flau strukturiert und unregelmäßig konturiert sind. Es kann sich hierbei um eine xanthogranulomatöse Pyelonephritis handeln mit einer auffallenden Raumforderung im unteren Polbereich, die hier einem Abszeß (*Pfeile*) entspricht (s. Text.)

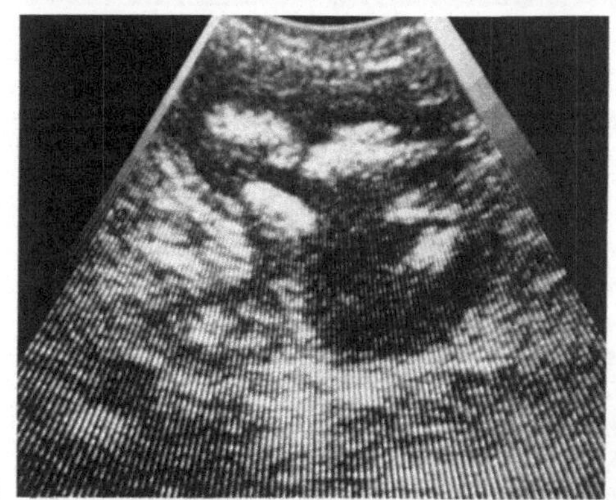

a

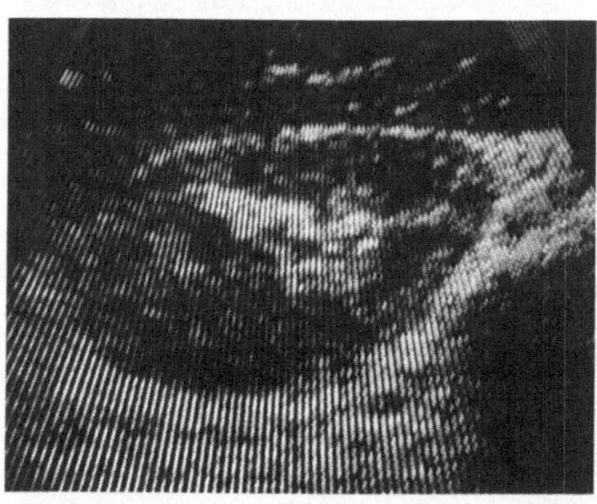

b

Abb. 28. a Rechte Niere einer 72jährigen Frau im Längsschnitt. Den schwersten Grad einer entzündlichen Nierenzerstörung stellt die Pyonephrose dar. Diese kann lange latent bleiben, gefährdet jedoch lebensbedrohlich beim Eintreten einer Urosepsis. Diese meist flüssigkeitshaltigen Sacknieren, oft mit Steinen, sind sonographisch immer gut darstellbar. Die sonomorphologische Architektur ist völlig aufgehoben; jeder Zweifel wird durch ultraschallgezielte Punktion mit Aspiration von Eiter beseitigt (**b**), auch in Differentialdiagnose zur soliden Raumforderung

KAPITEL 4

Urosonographische Differentialdiagnose der Raumforderungen der Niere

4.1 Allgemeines

Die Differentialdiagnose der Raumforderungen der Niere – insbesondere die Unterscheidung zwischen liquiden und soliden Prozessen – gehört zu den frühesten Indikationen der Nephrosonographie überhaupt. Für diese Fragestellung war die Ultraschalldiagnostik schon seit frühester Zeit ihrer medizinischen Anwendung, etwa Anfang der sechziger Jahre, hilfreich. Die inzwischen wesentlich verbesserte Technik hat die diagnostische Sicherheit erhöht – aber durch Aufdeckung vieler, röntgenologisch nicht immer erkennbarer, Details die Differentialdiagnostik keineswegs vereinfacht. Der etwas saloppe Vergleich, daß nämlich die normale Röntgenuntersuchung den Baum als Stamm darstellt, die Sonographie aber den Inhalt erkennen kann, trifft in gewisser Weise für die o. a. Differentialdiagnose zu.

4.2 Zysten

Die Nephrosonographie (NS) läßt vielmehr zystische Raumforderungen erkennen, als nach dem „normalen" Urogramm je vermutbar wären. Die Anzahl der Patienten mit Zysten reicht fast an den Prozentbereich heran, der von den Pathologen mit etwa 50 % angegeben wird. Das Urogramm hat bislang davon nur einen Bruchteil nachweisen lassen. Für die NS sind einfache solitäre Zysten klar definiert: Zarte, glatte Begrenzung einer echofreien, häufig runden Zone mit „scheinbarer", weil technisch bedingter, Echoverstärkung an der Rückseite – genannt Echopluseffekt. Das durch die Zyste gelegte A-Bild bleibt ebenfalls echofrei, d. h. keine spikes auf der Null-Linie mit hochamplitudigen Echos an der Rückseite. Die Zysten können solitär oder multipel, uni- oder bilateral sein, sie können intraparenchymal oder intrahilär (s. dort) liegen, oder die Nierenkontur protuberieren und/oder das ZRB imprimieren. Sie sind zwar meist rund, jedoch wird ihre Form von der Kompression durch das umliegende Gewebe festgelegt und hängt natürlich auch von der Einfallsebene der Schallwellen ab. Manche Zysten, die kelch- oder schüsselartig in die Niere „eingelassen" sind, zeigen eine entsprechende Wandverdickung, wenn die Schallebene innerhalb der „Einfassung" liegt. Solche Befunde dürfen nicht mit im Zentrum zerfallenen Tumoren oder gar Zystenwand-Karzinomen verwechselt werden.

Zur Frage der Indikation zur Punktion von Zysten:

Eine klare Indikation zur Leerpunktion besteht bei großen, verdrängend wirkenden Zysten, wenn sie Beschwerden machen. Wenn auch selten können solche Zysten spontan oder durch Bagatelltraumen und ebenso natürlich bei Kontusionen zerreißen und heftige, auch kolikartige Schmerzen verursachen. Diese sind mit der Irritation des Retroperitonaeums als peritoneales Blatt durch den plötzlichen Flüssigkeitseinbruch zu erklären. Die auch schnelle Druckentlastung einer Nierenzyste dagegen, z. B. durch schnelle Absaugung, verursacht keinen Schmerz. In seltenen Fällen können Blutgefäße der Zystenwand einreißen und schwerste retroperitoneale Einblutungen mit den Zeichen des akuten Blutverlustes verursachen.

Trotz reichlicher Mitteilungen über erreichte Zystenwandobliterationen nach Leerpunktion und Instillation zahlloser „Verödungsmittel" gibt es bislang keine sichere therapeutische Zystenobliteration, die bei Kenntnis des chirurgischen situs solcher großen Zysten auch nur schwer vorstellbar ist. Gewarnt werden sollte vor der Injektion von Eigenblut. Dadurch können Veränderungen entstehen, die später niemals mehr von Tumoren abzugrenzen sind und dann nicht selten aufwendige diagnostische Verfahren erfordern können bis hin zur operativen Freilegung. Bekanntlich gehören Hämatome – auch nach jahrzehntelanger Latenz und dann meist ohne erinnerliche Anamnese – zu den wenigen wirklichen differentialdiagnostischen Problemen gegenüber der soliden Raumforderung der Niere.

Lumboskopische oder perkutane endo-zystische Maßnahmen zur Abtragung von Zysten wurden vereinzelt beschrieben (SOMMERKAMP, EIKENBERG 1984), eine Bewertung ist jedoch noch nicht möglich.

Sehr große Zysten, besonders bei jungen und Patienten ohne Operationsrisiko, sollten lege artis operativ ausgeschält bzw. abgetragen werden; sonst würde man nur Zysten operieren, die echte Beschwerden machen, was durch Verschwinden der Symptomatik nach vorheriger Probe-Leerpunktion geprüft werden kann. Bei älteren, besonders Risikopatienten mit Schmerzen verursachenden Zysten kann man jedoch auch die wiederholte symptomatische Punktion rechtfertigen. Dabei muß allerdings in Kauf genommen werden, daß Zysten, je häufiger sie punktiert werden, um so schneller wieder nachlaufen können.

Weiterhin besteht eine Indikation zur Punktion dann, wenn nicht alle o. a. Zystenkriterien erfüllt sind, besonders auch, wenn eine mutmaßliche Zyste bei Kontrollen merkbar schnell an Größe zunimmt. Manchmal sind Artefakte, z. B. Reverberationen, nicht sicher von einer echten flauen Strukturierung zu unterscheiden.

Der Krankheitswert von Zysten ist als sehr gering zu veranschlagen –

aber sie müssen wirklich als Zysten definitiv identifiziert sein. Dies kann im Einzelfall nur die Punktion und nicht die Sonographie allein, die Urographie, die CT-Untersuchung oder die Angiographie. Die Indikation zur Punktion sollte in jedem Zweifelsfall großzügig gestellt werden, weil sie unkompliziert ist und so schnell Sicherheit gibt.

Höchst widersprüchlich sind die Literaturangaben hinsichtlich eines intrazystischen Karzinoms. Wir übersehen 1200 eigene Zystenpunktionen im Laufe von 15 Jahren und haben dabei 8 präoperativ zytologisch gesicherte Karzinome gefunden, unabhängig natürlich von teilweise zystisch veränderten Tumoren. Letztere stellen gar keine Indikation zur Punktion, sondern zur unmittelbaren Operation dar. Das Alter der 8 Patienten mit echten, intrazystischen Karzinomen lag zwischen 26 und 81 Jahren. Dazu eine Kasuistik:

Bei einem jetzt 67jährigen Patienten war mit 52 Jahren statt einer geplanten Zystenabtragung wegen eines intraoperativ gefundenen intrazystischen Karzinoms die Nephrektomie erfolgt. 1983 wurde wegen eines zytologisch per punktionem gesicherten Karzinoms in einer Zyste im unteren Polbereich der rechten Restniere dieser untere Pol reseziert; gleichzeitig wurden zwei weitere blande Zysten abgetragen. 1986 sind in der Zweidrittelrestniere 3 neue Zysten sonographisch nachweisbar, von denen eine ein unregelmäßiges Innenstrukturmuster aufweist. Die weitere Diagnostik steht aus.

Der zytologische Befund ist sicherlich der wichtigste Parameter bei der Diagnostik des intrazystischen Karzinoms. In allen Fällen waren jedoch auch die LDH-Werte auf über 80 mU/ml erhöht. Die Triglyzerid- und Cholesterin-Werte erwiesen sich als uncharakteristisch. Kreatinin sollte jeweils mitbestimmt werden, um zu unterscheiden, ob nicht versehentlich Urin aus dem Hohlsystem aspiriert wurde. Der Kreatinin-Wert im Urin liegt etwa zehnmal höher, als der von Zysteninhalt, der etwa dem Serum-Kreatinin entspricht. Unabhängig von der Zytologie und den biochemischen Werten muß die operative Freilegung bei der Aspiration von Blut empfohlen werden, sofern es sich nicht sicher um eine artefizielle Blutung handelt.

Die Punktionstechnik ist inzwischen standardisiert; sie erfolgt ultraschallgezielt und geführt mit erkennbarer Nadel im Punktionskanal und der Spitze in der Kavität. Die theoretischen Komplikationsmöglichkeiten – wie Blutung, Infektion, Perforation u. a. – sind zahlreich; reale Komplikationen aber, die eine Behandlung erfordern würden, sind bei korrekter Punktion unbekannt bei jedoch nicht sicher auszuschließender Dunkelziffer.

4.3 Solide Raumforderungen

4.3.1 Malignome, allgemein

Solide Tumoren sind in vielen Fällen schon ab einer Größe von 1 bis 1,5 cm leicht – ähnlich wie Zysten – zu erkennen. Sie sind meist solitär, unilateral und ohne lokale Prädilektion. Ihre Form ist ganz unterschiedlich und nur abhängig von der Wachstumsrichtung; diese kann mehr verdrängend und destruierend in die übrige Niere hinein erfolgen, wobei die ovale Nierenfigur erhalten bleibt; häufiger aber sind unregelmäßige Protuberation der Nierenkontur und ungeregeltes Wachstum in jede Richtung. Gelegentlich wächst der Tumor so peripher, daß seine Zugehörigkeit zur Niere zweifelhaft erscheinen kann. Manchmal kann eine Pseudokapsel des Tumors – wie im Kernspintomogramm – ausgemacht werden, andere Tumoren scheinen sich kontinuierlich aus dem Parenchym heraus zu entwickeln.

Sonomorphologisch hängt eine Begrenzungsmöglichkeit in der Niere vom Tumorstrukturmuster ab. Die Echodichte kann routinemäßig noch nicht befriedigend gemessen werden; so erfolgt die Festlegung des Tumorstrukturmusters, echoärmer, echoreicher oder gleich in bezug auf das Parenchym, subjektiv und recht grob. Weiterhin spielen äußere Faktoren und auch der körperliche Zustand des Patienten – wie Gewicht, Hydratation u. a. – für das subjektive Empfinden der Echodichte im Tumor eine Rolle. Erfahrungsgemäß sind mehr gefäßreiche Tumoren echodichter wegen der größeren Zahl der Grenzflächen. Homogene und schnell wachsende – also zellreiche Tumoren – haben weniger echorelevante Grenzflächen und erscheinen deswegen echoflauer. Am häufigsten jedoch sind sowohl echoreiche wie echoarme Anteile – in größeren Tumoren fast regelmäßig – nachzuweisen.

Prinzipiell können Sarkome, Metastasen, Lymphome u. a. Neubildun-

gen die gleichen Veränderungen wie ein hypernephroides Karzinom machen, jedoch spielen sie zahlenmäßig nur eine sehr geringe Rolle. Sehr viel schwieriger kann dagegen die Differentialdiagnose gegenüber einer xanthogranulomatösen Pyelonephritis sein (s. dort). Für die Diagnosestellung ist die separate Echostruktur des Tumors – abgesehen vom Angiomyolipom (AML) – ein Kriterium von nur selten ausschlaggebender Bedeutung. Einen wichtigen Parameter aber stellt die Inhomogenität im Tumorstrukturmuster dar, das abschnittsweise innerhalb der Gesamttumormasse und so von Schnittebene zu Schnittebene wechselt. Insofern ist die Tumorstruktur mit dem bunten histologischen Bild des hypernephroiden Karzinoms vergleichbar. Sonst aber gibt es – abgesehen vom AML – keine praktisch verwertbare Korrelation zwischen Tumorart, Wachstumsgeschwindigkeit oder Histologie und dem Echoverhalten des Tumorschnittbildes. Die Sonomorphologie, ja nicht einmal die Größe des Tumors, kann keine prognostischen Hinweise geben. Es sei denn, es würden sich im Bereich des Gefäßkreuzes größere Lymphknotenkonglomerate oder aber Metastasen in der Leber bei der gleichen Untersuchung nachweisen lassen.

4.3.2 Das Angiomyolipom

Das AML, das systemisch bei vielen Patienten, bis zu 80 %, in verschiedenen Organen bei Bourneville-Pringelscher Erkrankung gefunden wird, ist auch in der Niere ein nicht so seltener gutartiger Tumor. Er ist aber der einzige Tumor, der sich in Form und Strukturmuster sonomorphologisch so charakteristisch darstellt, daß die Differentialdiagnose nicht schwierig ist: Die oft runde, glatt konturierte Form und die, wie geschichtet aussehende, überaus dichte Echostruktur sind auf Anhieb unverkennbar; sie können auf das Parenchym beschränkt bleiben, aber ebenso protuberieren und das ZRB imprimieren. Sie sind meist asymptomatisch und werden per Zufall im NS entdeckt; die noch kleineren Tumoren haben fast niemals ein Korrelat im Urogramm. Die Wachstumsgeschwindigkeit kann nicht vorausbestimmt werden, jedoch sind recht große Prozesse bis zu 14 cm im Durchmesser beschrieben worden (PIRSCHEL 1984). Bei typischem sonographischen Befund kann der spezielle CT-Nachweis von Fett die Diagnose noch weiter absichern. Alle übrigen diagnostischen Maßnahmen lassen keine zusätzlichen Informationen erwarten.

Histologisch handelt es sich um eine Fett-, Muskel- und Gefäßwucherung ohne Malignitätskriterien. Der Tumor wird den Harmatomen zugeordnet. Sonographisch muß differentialdiagnostisch an verkalkte Abszesse, Gewebsnekrosen, Hämatome und in eine Zystenkavität hineingelegtes Fett gedacht werden, ebenso an Lipome, Fibrolipome und evtl. an ein Liposarkom. Die Entartung des AML zum Sarkom – je nach Gewebsart – erscheint zumindestens theoretisch möglich; real dagegen kann die Gefahr der spontanen Tumorruptur

(MAJDANDZIC 1984) mit massiven retroperitonealen Blutungen sein. Man wird deswegen bei jüngeren Patienten, insbesondere bei größeren Tumoren die Enukleation (gleich Tumorektomie) mit Schnellschnittuntersuchung oder die Nierenteilresektion durchführen; dagegen wird man kleinere Tumoren lediglich sonographisch in regelmäßigen Abständen kontrollieren.

4.3.3 Zentrale Tumoren

Die meisten parenchymatösen Nierentumoren protuberieren frühzeitig die Nierenkontur. Eher seltener wachsen sie verdrängend ausschließlich gegen das ZRB vor und sind dann auf Anhieb nicht immer sofort als solche zu erkennen. Erwartungsgemäß machen derartige Tumoren durch frühzeitigen Einbruch ins Hohl- und/oder Gefäßsystem auch frühzeitig Symptome. Andererseits muß bei einer Hämaturie bei Beurteilung des ZRB auch immer an einen intraluminären Urothelprozeß gedacht werden (s. dort). Bei entsprechender Anamnese kann eine nichtzystische, oft solitäre, unregelmäßige, reproduzierbare Aussparung innerhalb des ZRB einen wichtigen Hinweis auf einen Urothelprozeß des NBKS geben; jedoch führen das Urogramm und evtl. das retrograde (Luft)-Pyelogramm schneller zur Diagnose.

4.3.4 Zufällig entdeckte Tumoren

„Tumor auf den ersten Blick". In einer eindrucksvollen, noch viel zu we-

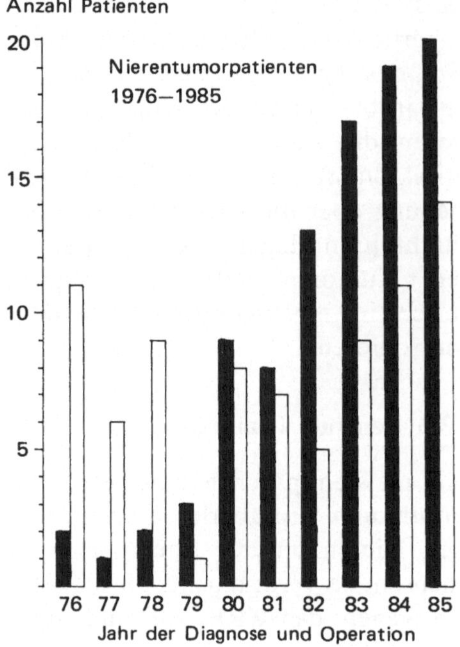

Diagramm 1. Im Säulendiagramm sind Patienten mit der Diagnose „Nierentumor" *mit* Symptomen (*weiße Säulen*) denen *ohne* Symptomen (*schwarze Säulen*) gegenübergestellt. Die Wende zugunsten der asymptomatischen Patienten tritt 1979 ein, zusammenfallend mit einer starken Ausbreitung der Urosonographie im Einzugsbereich der eigenen Klinik. Starker Anstieg der Tumorpatienten insgesamt (1985: bis 15. 10.)

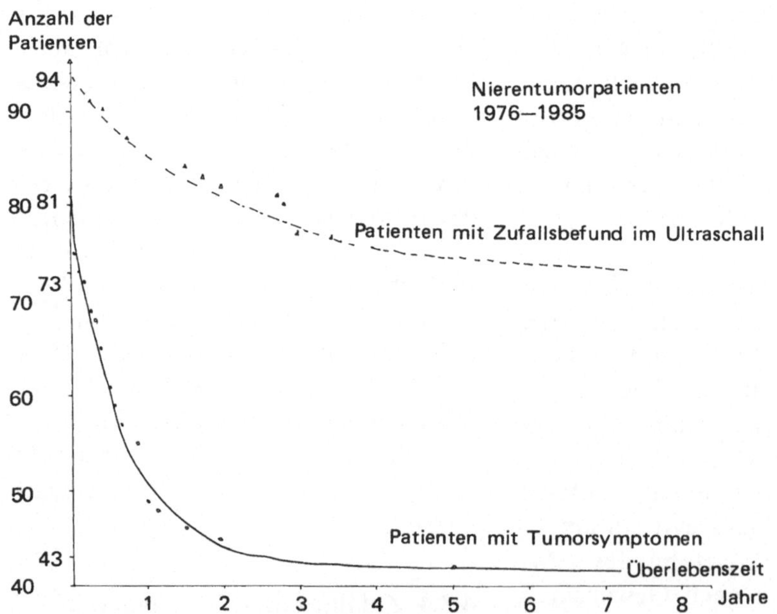

Diagramm 2. Überlebensraten der Patienten *mit* Symptomen gegenüber denjenigen *ohne* Symptome: Nach 2 Jahren leben von 81 Patienten mit Symptomen noch 43; von 94 Patienten ohne Symptome leben 2 Jahre nach Diagnosestellung noch 82

nig bekannten Weise hat die Urosonographie die Prognose von Patienten mit Nierentumoren spektakulär verbessert. Der Grund dafür ist das häufige zufällige Auffinden von noch gänzlich asymptomatischen Nierentumoren, zu einem Zeitpunkt also, zu dem die Tumornephrektomie noch eine kurative Maßnahme sein kann. Solche Patienten werden aus ganz anderer Indikation von Urologen, Internisten, Radiologen und Allgemeinärzten urosonographiert, wobei sozusagen als „Nebenbefund" die renale Pathologie auffällt. Sonographisch typisch für diese zufällig diagnostizierten Tumoren ist die weitgehende Unversehrtheit des ZRB. Die fehlende oder geringe Infiltration des ZRB erklärt die Symptomlosigkeit dieser durchaus oft großen, aber lediglich über das Parenchym hinauswachsenden Tumoren. Inzwischen überwiegt in manchen Kliniken die Anzahl der Nierentumorpatienten ohne Symptome diejenige mit der klassischen Hämaturie und anderen Symptomen bei weitem. Die frühzeitig operierten Patienten lassen eine viel bessere langfristige Prognose erwarten, wie am Krankengut der eigenen Klinik in Diagramm 1 u. 2 dokumentiert ist. Für die Früherkennung von Nierentumoren hat die Urosonographie höchste Bedeutung; sie kann hier als echte Screening-Methode ohne vergleichbare Alternative angesehen und verwendet werden, zumal in manchen Fällen kein pathologischer urographischer Befund erhoben werden kann. Dem Urogramm entgehen alle noch kleineren Tumoren, die an der Ventral- oder Dorsalfläche des Nie-

renparenchyms noch ohne Beziehung zum Hohlsystem wachsen.

4.3.5 Grobdestruierende fortgeschrittene Tumoren

Man ist gelegentlich erstaunt, wie groß und fortgeschritten Nierentumoren sein können, ehe sie allgemeine und auch lokale Symptome verursachen. Sonographisch erkennt man solche, die ganze Niere zerstörende oder sehr weit über sie hinaus in die Umgebung wachsenden Tumoren sofort. Das Strukturmuster solcher Prozesse zeigt den fast pathognomonischen Wechsel aller Echoschattierungen, unterschiedlich in den verschiedenen Schnittebenen. Es gelingt nicht immer, die genauen Tumorgrenzen allein sonographisch festzulegen und auch nicht, noch kleine, weniger als 1,5 bis 2 cm, lokale Lymphknotenmetastasen als solche sicher nachzuweisen oder gar sicher auszuschließen.

Spektakulär kann der Nachweis von Tumorthromben in einer weitgestellten Vena renalis oder in der Vena cava inferior sein (SCHWERK 1983). Es werden solche Tumorthromben bis in den rechten Vorhof reichend und dort endosonoskopisch transösophagal bestätigt, beschrieben. Der sonographische Tumorthrombennachweis erscheint sicherer als der durch die Kavographie, bei der der sog. Einstromeffekt aus der Vena renalis manchmal eine nicht ganz eindeutige Beurteilung zuläßt.

Intraoperativ lassen sich aber sowohl die Grenzen des Tumors, die lokale Metastasierung und auch eventuelle Tumoranteile in der Vena cava fast immer exakt festlegen.

Da Patient, Operateur und Anästhesist bei Nierentumoroperationen immer auf eine Ausdehnung der Operation – je nach intraoperativem Befund – vorbereitet sein sollten, stellt sich die Frage, welche zusätzlichen präoperativen diagnostischen Maßnahmen neben der Urosonographie noch erforderlich sind. Bei kleineren Tumoren werden in der Regel – außer dem Urogramm – gar keine bildgebenden Zusatzuntersuchungen nötig sein, bei größeren kommt sicher – wenn auch nicht obligat – häufiger eine CT-Untersuchung in Betracht mit der Frage der kontinuierlichen Infiltration des Tumors ins Pankreas, in die Leber oder einer Involvierung von Darmanteilen, auch wenn ein solches Wachstum per continuitatem eher selten ist. Die Renovasographie, die Kavographie als DSA über die Fußrückenvene und die Kernspintomographie werden nur selten zusätzliche unverzichtbare Informationen geben können.

4.4 Sonographischer Metastasennachweis

Die Urosonographie kann fast immer eine Infiltration von Nierentumoren in die Nachbarorgane – nämlich dann, wenn diese sonographisch unauffällig sind – ausschließen. Ebenso kann vielfach eine Infiltration nachgewiesen werden, jedoch ist besonders bei sehr großen Tumoren für die Fragestellung, wie weit der Tumor in-

filtrierend in diese Nachbarorgane hineinwächst, die CT-Untersuchung objektiver und exakter. Der Nachweis von Lebermetastasen stellt eine Domäne der Sonographie dar, jedoch ist ihr sicherer Ausschluß schwieriger und abhängig von der Metastasengröße. Nur selten allerdings wird sich eine entscheidende Konsequenz aus dem eventuell möglichen Nachweis von kleinen Metastasen in der Leber für das operationstechnische Konzept oder die primäre Behandlungsstrategie überhaupt ergeben.

Wichtiger dagegen ist die sonographische Möglichkeit anzusehen, Metastasen in der Verlaufskontrolle operierter Tumorpatienten nachzuweisen. Hier stellt die solitäre Lokalmetastase im Stielbereich der entfernten Niere oder die Lymphknotenkonglomeratmetastase im kontralateralen Stielbereich oder auch die solitäre Lebermetastase in manchen Fällen eine höchst dankbare Operationsindikation dar.

Differentialdiagnostisch muß besonders im Bereich des linken Leberlappens herangezogener Darm gegenüber einer randnahen Lebermetastase abgegrenzt werden. Sonoskopischer Nachweis von Peristaltik ist beweisend – sonst können kurzfristige Wiederholungsuntersuchungen unter veränderten Bedingungen (Nüchtern-Untersuchung, nach Darmentleerung usw.) häufig schnell die Klärung bringen.

4.5 Schwierige Differentialdiagnose in Einzelfällen

Bei hoher Lage, besonders der rechten Niere, kann es manchmal notwendig werden, einen Zwischenrippenraum als Schallfenster zu benutzen. Dabei kommt für die Darstellung der Niere die Sektorscantechnik mit dem sich erst tiefer öffnenden Sektor zugute. Wenn die Niere bei nur schmaler Rückendecke recht oberflächlich liegt, kann, durch überlagernde Rippen bedingt, der Eindruck von Raumforderungen im unteren oder oberen Polbereich entstehen. Andere Schnitt- und Lagerungstechnik sowie Beobachtung bei – wenn möglich – tiefen Atemexkursionen können während der Untersuchung die Konturen der Pole oftmals dennoch eindeutig beurteilen lassen. Dies darf nicht mit einem sektorscantypischen Auszieheffekt einer gewölbten Fläche, wie z. B. der dorsalen Nierenoberfläche, verwechselt werden. Dieser Effekt kann ebenfalls nur während der Untersuchung als solcher geklärt werden; bei Betrachtung ausschließlich eines Bildes kann die „Veränderung" Anlaß zu allerlei Spekulationen, insbesondere der einer soliden dorso-kaudalen Raumforderung, geben. Im Zweifelsfall empfiehlt sich die Wiederholung der Untersuchung, auch gfls. mit einem Linearscanner. Auf die im Einzelfall schwierige Differentialdiagnose bei hypertrophierten und konfluierenden Bertinischen Säulen sei auch an dieser Stelle noch einmal hingewiesen (s. dort).

Ohne Anamnese und klinischen Befund können nicht mehr ganz frische Hämatome, Nierenkarbunkel und Abszesse ebenso wie stattgehabte Einblutungen in Zysten sonographisch überhaupt nicht von soliden Raumforderungen abgrenzbar sein. Bei den Hämatomen handelt es sich nicht um abgegrenzte Separationen von Blut, sondern um diffuse Einblutungen in das Parenchym mit nachfolgenden Veränderungen.

Neben wirklich adäquaten Traumen – meist mit erinnerlicher Makrohaematurie –, können konstitutionelle Blutungsneigungen – auch frühere – Medikation mit Antikoagulantien als Ursache für solche Einblutungen ins Nierenparenchym in Betracht kommen. Hier bietet sich die Aspirationszytologie an, die gezielt in den fraglichen Bereich geführt wird. Wenn der Zytologe „nichts" findet oder nur ausgelaugte Erythrozyten, bleibt jedoch ein Rest von Unklarheit, weil die Zytologie nur den punktierten Bereich repräsentieren kann; Verlaufskontrollen sind deswegen wichtig.

Trotz Ausnutzung aller diagnostischer Möglichkeiten können solche früheren Einblutungen immer noch eine Indikation für eine probatorische Freilegung sein, bei der man dann unterschiedlich veränderte Gerinnsel als einziges makroskopisches Substrat findet. Das gleiche gilt für traumatische Einblutungen oder iatrogene Eigenblutinjektionen in Zysten.

Nierenkarbunkel und Abszesse haben keine sicheren sonomorphologischen Merkmale, genausowenig wie in anderen bildgebenden Verfahren. Hier kann aber oft die Anamnese und die Klinik hinweisend sein; beweisend ist in jedem Fall die Aspiration von Eiter mit nachfolgender bakteriologischer – auch Tbc-spezifischer – Untersuchung. Die operative Intervention wird in der Regel unmittelbar erforderlich sein.

Ebenfalls nicht immer sicher von Neoplasmen abzugrenzen sind bestimmte Formen der xanthogranulomatösen Pyelonephritis. Es handelt sich um eine chronische Entzündung mit akuten Exazerbationen und einem langsamen Ersatz des Parenchyms durch Granulome, bindegewebige Narben und auch Abszesse. Fokal makroskopisch gelbliche Herde können histologisch aus fettbeladenen Makrophagen mit Schaumzellen bestehen und sollen pathognomonisch sein (WILL). Die Niere wirkt groß und knollig und läßt so mit allen bildgebenden Verfahren primär neoplastische Veränderungen nie sicher ausschließen. Die Klinik des Krankheitsbildes mit allen Zeichen einer schweren Entzündung kann an diese Form der Pyelonephritis denken lassen. Wird eine Operation dennoch erforderlich, wird man nach Exploration des Organs auf den Schnellschnitt mit Nachweis fettbeladener Makrophagen mit Schaumzellen vor einer eventuellen Organerhaltung nicht verzichten können.

Schließlich gibt es Einzelfälle, bei denen eindeutige sonographisch tumorverdächtige Veränderungen letztlich auch nicht durch die operative Exploration geklärt werden können. Hierbei handelt es sich meistens um sehr seltene anatomische Varianten, die keinesfalls die Entfernung der Niere rechtfertigen würden und oft erst – wenn überhaupt – post mortem pathologisch-anatomisch geklärt werden können.

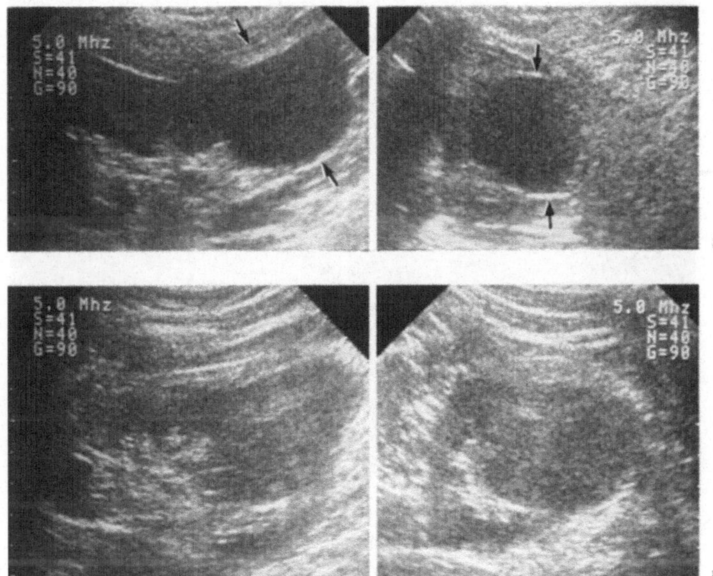

Abb. 1a, b. Zystische Raumforderung im unteren Polbereich der linken Niere. Die Zystenkriterien sind erfüllt. Die Raumforderung liegt hauptsächlich intraparenchymal, protuberiert im Längsscan auch deutlich nach dorso-kaudal und imprimiert ebenfalls das ZRB, wie im Querschnitt (**a** rechts erkennbar). Beachte das typische Eintritts- und Austrittsecho (*Pfeile*). Darunter (**b**) ein ähnlich lokalisierter, jedoch eindeutig solider Prozeß zum Vergleich

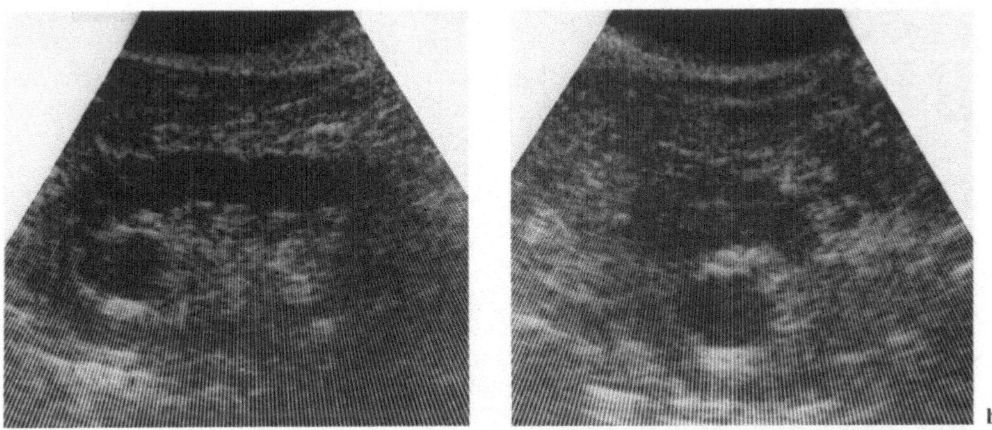

Abb. 2a, b. Zystische Raumforderung im kranialen Anteil des zentralen Reflexbandes. Die Zystenkriterien sind erfüllt. Beachte zusätzlich die auffallenden Eintritts- und Austrittsechos

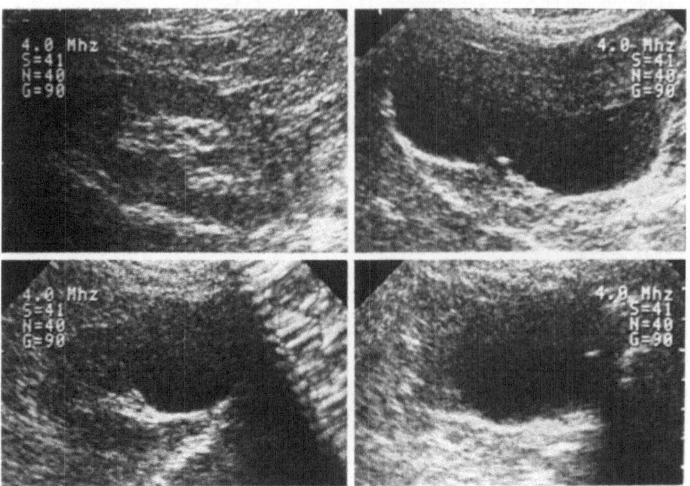

Abb. 3. Die rechte Niere zeigt im medialen Längsschnitt zunächst keine auffällige Pathologie (*oben li.*). Im lateralen Längsbild (*oben re.*) erkennt man zwei, nicht sicher voneinander getrennte, große zystische Raumforderungen, die entsprechend nach lateral entwickelt sind. In den Querbildern zeigt sich, daß die kranialere Zyste (*li.*) nur wenig Parenchym, die kaudale (*re.*) dagegen reichlich Parenchym ersetzt. Nur durch die Sonoskopie des Untersuchers sind die Interpretationen solcher Bilder möglich

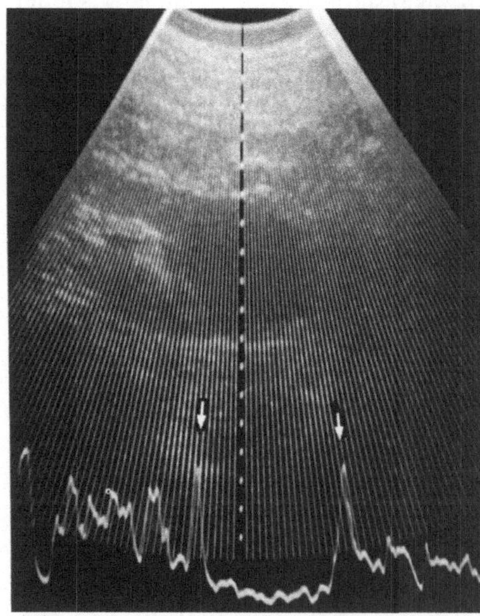

Abb. 4. Durch eine zystische Raumforderung, die einen Teil des unteren Pols einnimmt und das zentrale Band imprimiert, wird eine A-Linie gelegt. Man erkennt das Eintrittsecho (*Pfeil*), die Null-Linie durch den Zystenverlauf und das hohe Austrittsecho (*Pfeil*). Dieses Kriterium kann im Einzelfall auch heute noch wertvoll sein

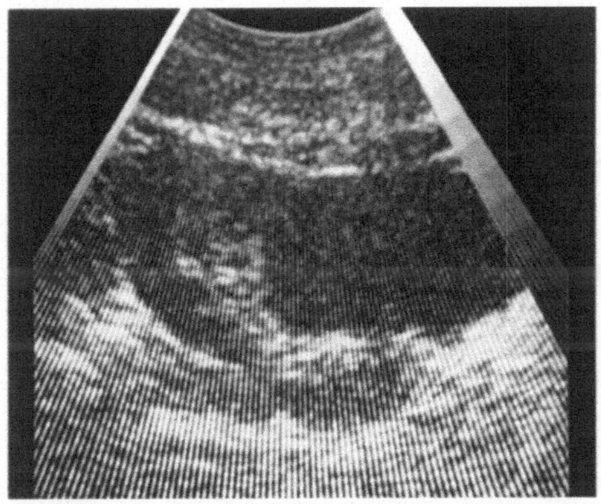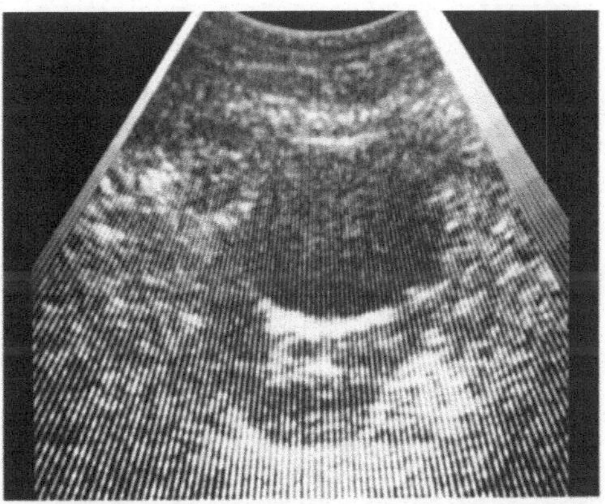

Abb. 5 a, b. Die Formen der Zysten können unterschiedlich sein; der eigene Turgor und die Kompression durch das umliegende Gewebe definieren letztlich die Form. Diese große, im Längsscan mehr rechteckige zystische Raumforderung zerriß unter heftigen kolikartigen Schmerzen etwa 6 Monate nach dieser Untersuchung

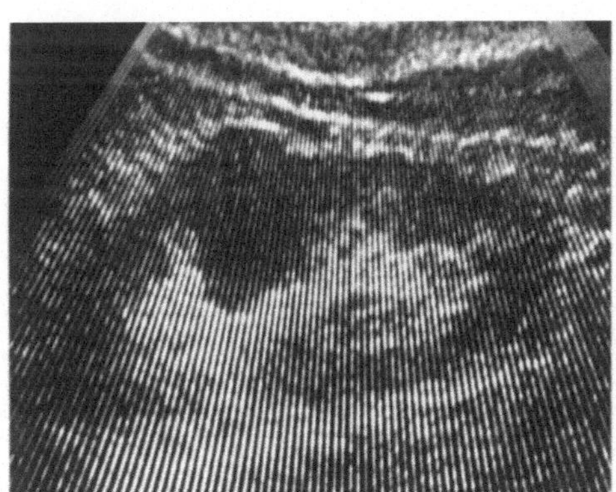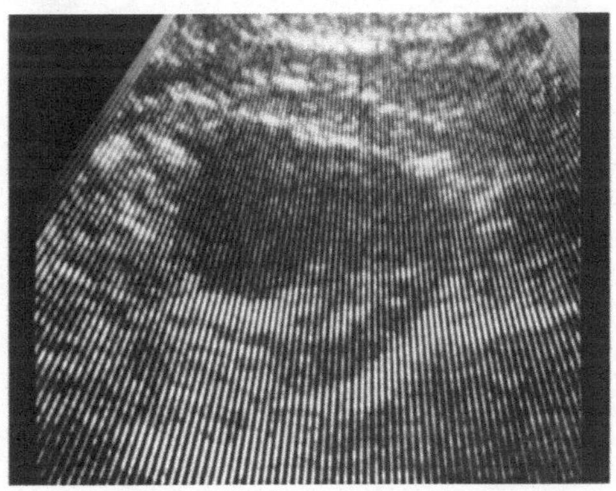

Abb. 6 a, b. Diese Raumforderung protuberiert die Kontur und imprimiert das ZRB. Neben dem fehlenden Echostrukturmuster ist die Protuberation der Kontur die Differentialdiagnose gegenüber konfluierenden Bertinischen Säulen

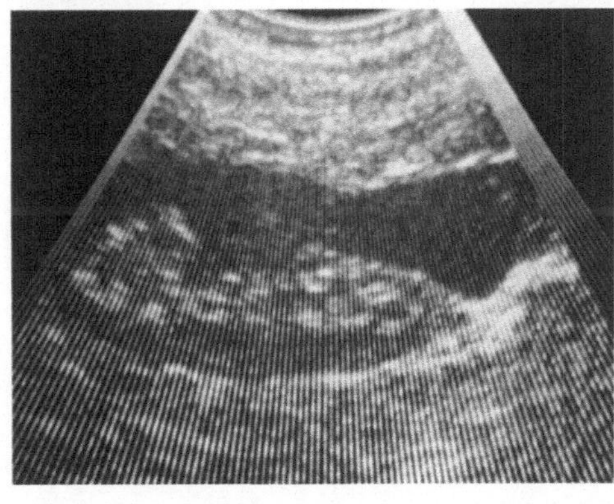

Abb. 7. Diese seltene Form weist dennoch die wesentlichen Zystenkriterien auf und ist als solche erkennbar

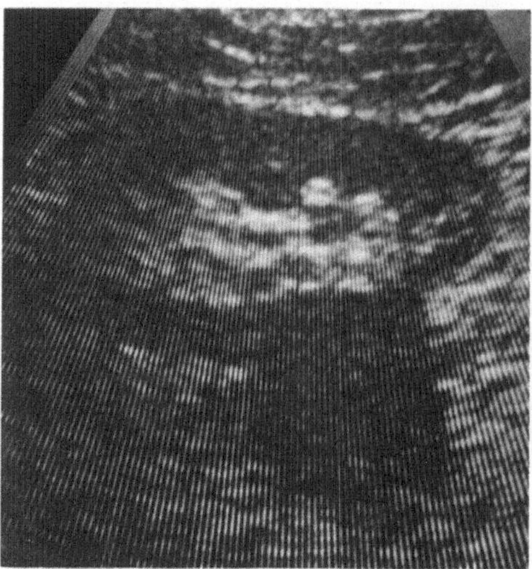

Abb. 8. Zystische Raumforderung nach ventral hin entwickelt. Die Form wird durch die Umgebung vorgegeben. Zysten an der ventralen Nierenkontur sind häufiger kastenartig oder rechteckig. Der fast völlig fehlende Echopluseffekt ist durch die in dieser Tiefe weitgehend verbrauchte Schallenergie bedingt

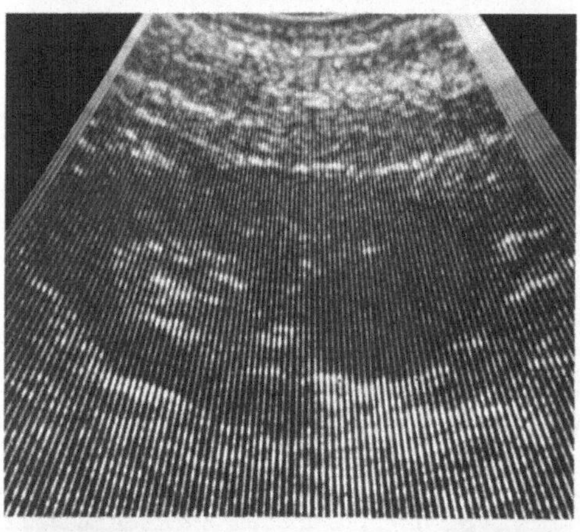

Abb. 9. Der Echopluseffekt dieser runden zystischen Raumforderung überlagert den ventralen Parenchymsaum dieser Niere so, daß dessen Beurteilung nicht möglich ist

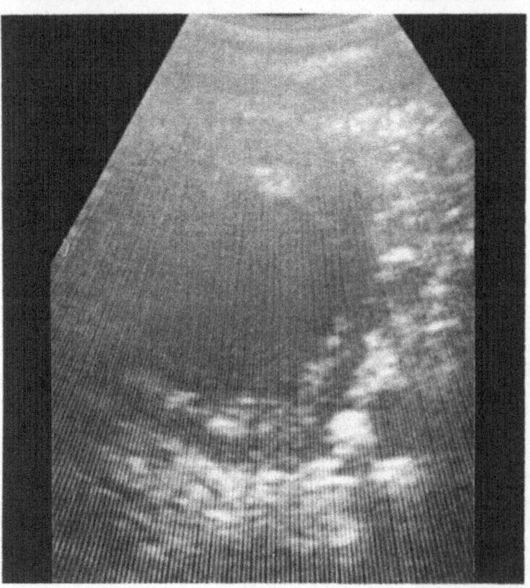

Abb. 10. Querschnitt durch eine kelchartig, aus der Niere herauswachsenden zystischen Raumforderung. Durch die „Einfassung" der Basis ist die atypische Begrenzung der sonst zarten Zystenwand bedingt. Dieses Bild darf nicht mit einem im Zentrum zerfallenden Tumor verwechselt werden

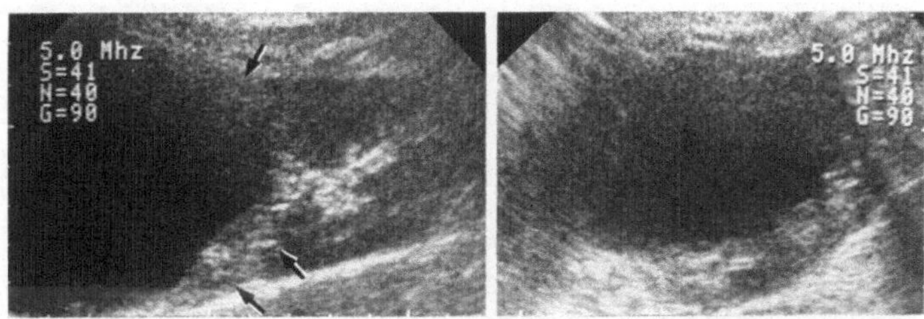

Abb. 11. Das Querbild (*re.*) zeigt einen ähnlichen Befund wie Abb. 10. Das Längsbild zeigt die Einfassung (*Pfeile*) der oberen Polzyste und macht die Querschnittsbilder durch diese Region verständlich

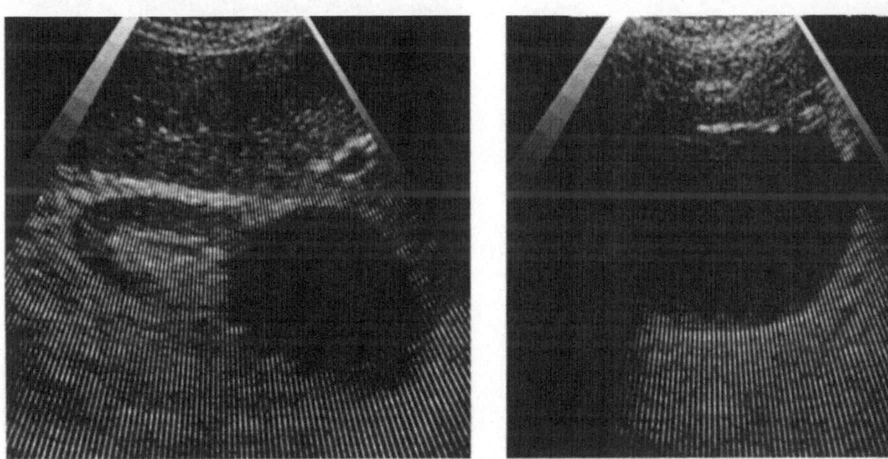

Abb. 12a, b. Derart große Zysten, die durch Druck auf die Umgebung uncharakteristische rechtsseitige Oberbauchbeschwerden machen, stellen eine Indikation zur Punktion dar (s. Text). Das Querbild (**b**) zeigt, wie einfach die Punktion solch' großer Zysten von dorsal her ist

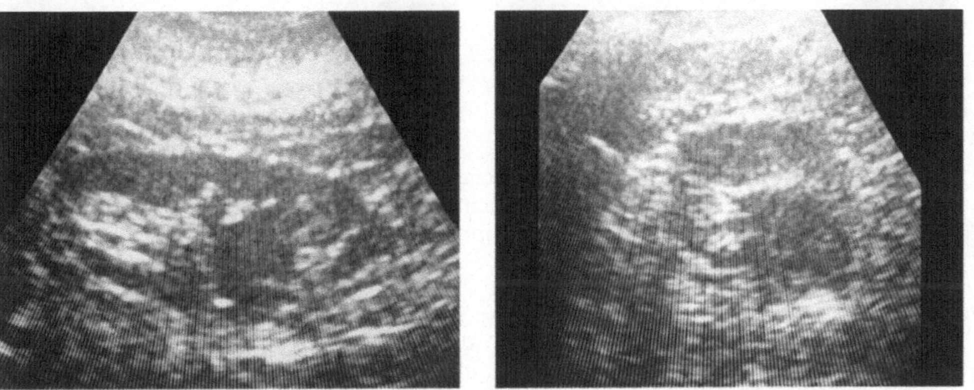

Abb. 13a, b. Diese zwar zystisch wirkende Raumforderung erfüllt nicht die Zystenkriterien in Form, Begrenzung und Strukturmuster, das hier jedoch artefiziell bedingt ist. Die Punktion stellt die einfachste und schnellste Sicherung der Diagnose einer „atypischen" Zyste dar

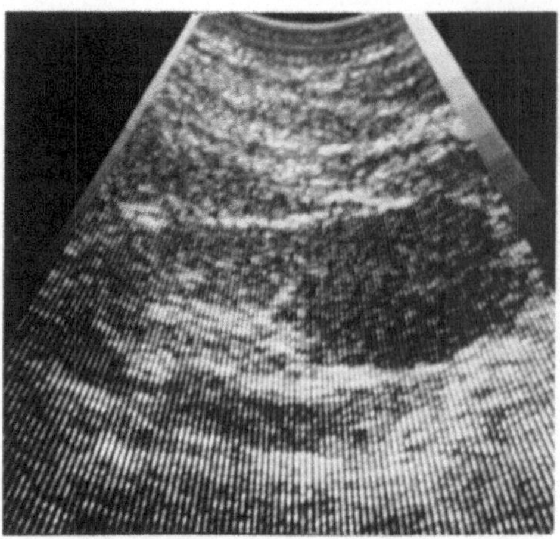

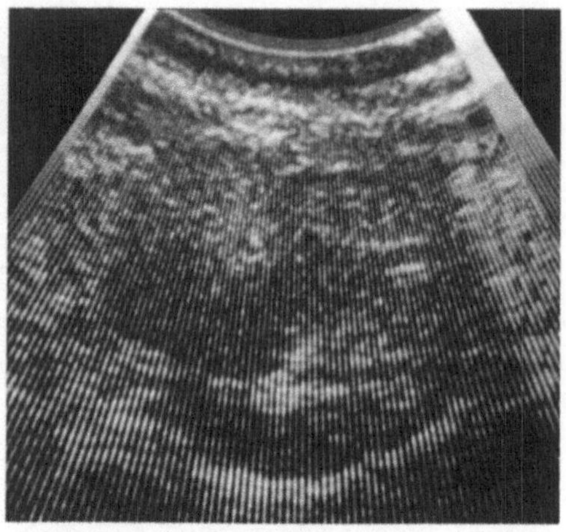

Abb. 14. Ebenfalls Musterung innerhalb einer sonst typisch zystischen Veränderung. Differentialdiagnostische Spekulationen sind vielfältig möglich. Im Zweifelsfall sollte die Indikation zur Punktion großzügig gestellt werden

Abb. 15. Querbild durch eine zystisch wirkende Raumforderung nach lateral hin entwickelt. Das Strukturmuster, nur im Nahfeldbereich, entspricht sog. Reverberationen, die artefiziell bedingt sind. Die „Musterung" würde hier keine Punktionsindikation sein können

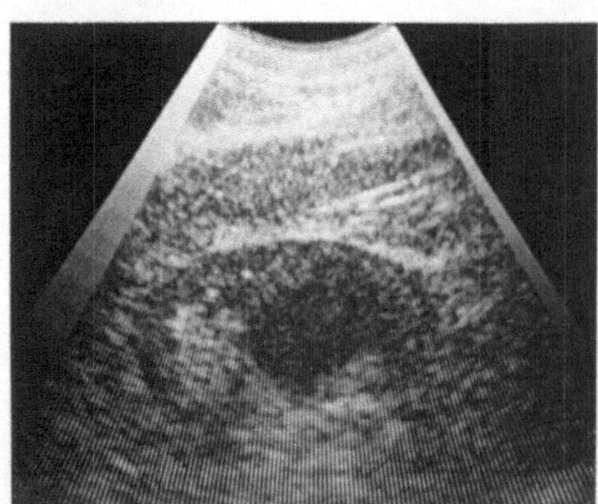

a

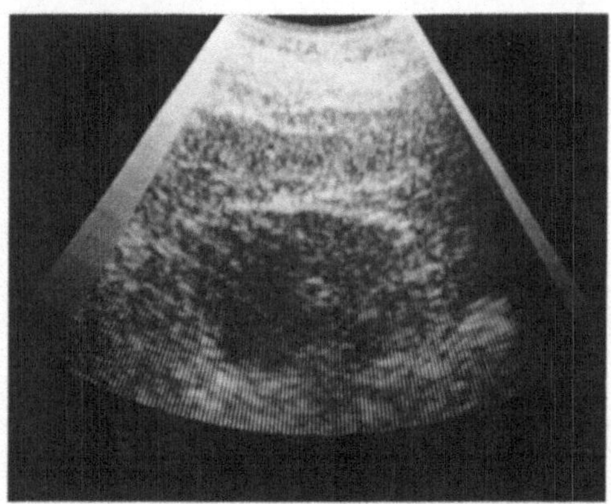

b

Abb. 16 a, b. Trotz schlechter Aufnahmetechnik zystisch wirkende Raumforderung mit jedoch nicht erfüllten Zystenkriterien hinsichtlich der Begrenzung und des Strukturmusters. Es wird Blut mit entdifferenzierten Tumorzellen aspiriert. Die Operation bestätigt ein intrazystisches Karzinom

Abb. 18 a–d. Längsschnitte von ventral durch eine Zweidrittel-Restniere rechts (s. Text). Im lateralen Längsschnitt erkennt man 3 zystische Raumforderungen, von denen die mittlere (*Pfeil*) ein Strukturmuster, unregelmäßig begrenzt, aufweist (**a**). Ein etwas weiter medial gelegener Längsschnitt läßt die protuberierende mittlere Raumforderung nicht mehr nachweisen (**b**). **c** zeigt einen Querschnitt durch die mittlere zystische Raumforderung (*Pfeile*) und läßt das Strukturmuster noch besser erkennen. Dage-

Abb. 17. Große, nach lateral entwickelte zystische Raumforderung. Im Querbild, ganz nierennahe, flaues Strukturmuster (*Pfeile*), das ebenso artefiziell sein könnte. Die Punktion ergibt Tumorzellen. Der intrazystische Tumor wird operativ bestätigt

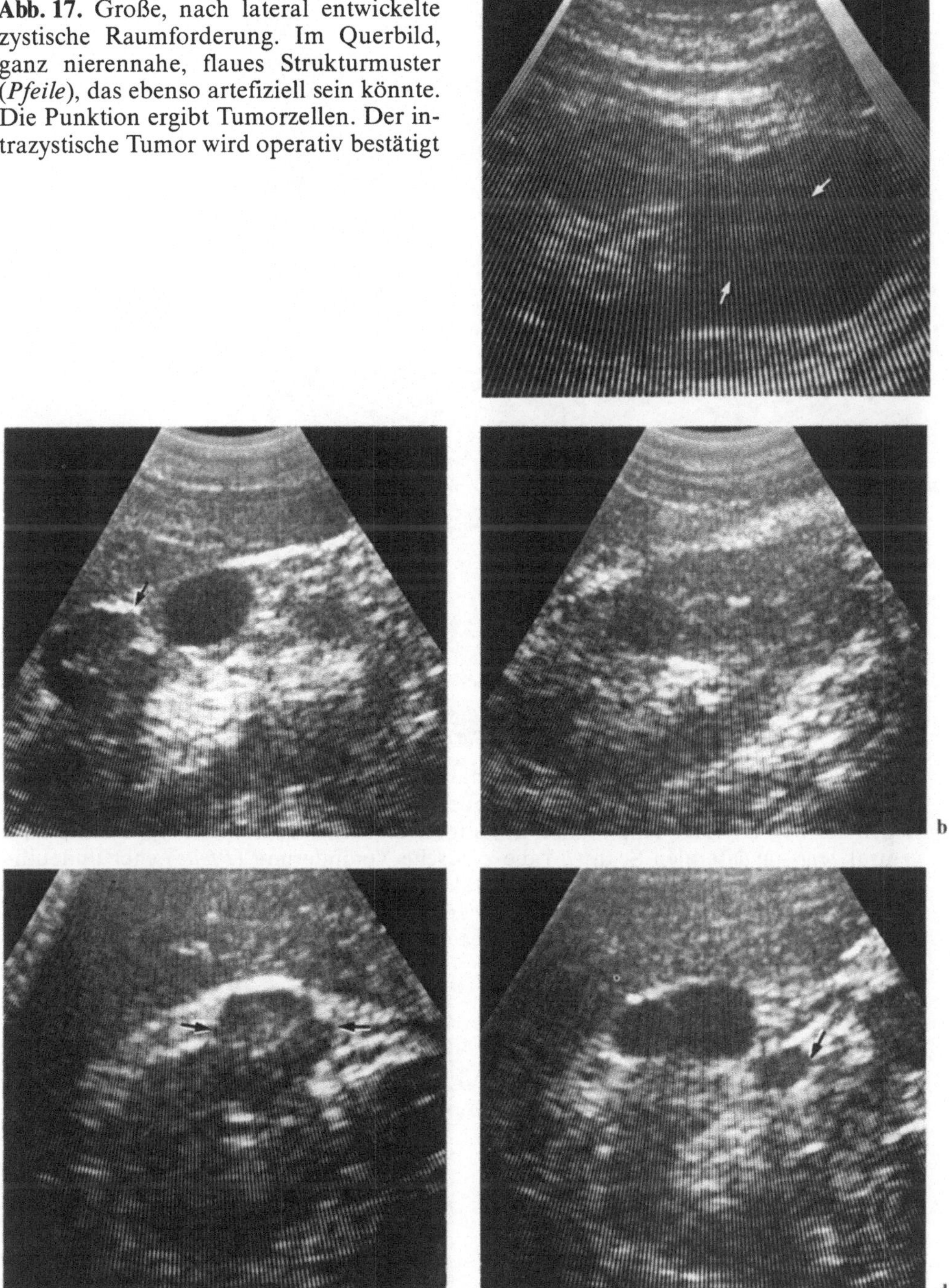

gen läßt der Querschnitt durch die kaudale zystische Raumforderung (**d**) kein Strukturmuster nachweisen, jedoch eine zusätzliche intraparenchymal gelegene, vorher nicht erkennbare Zyste (*Pfeil*)

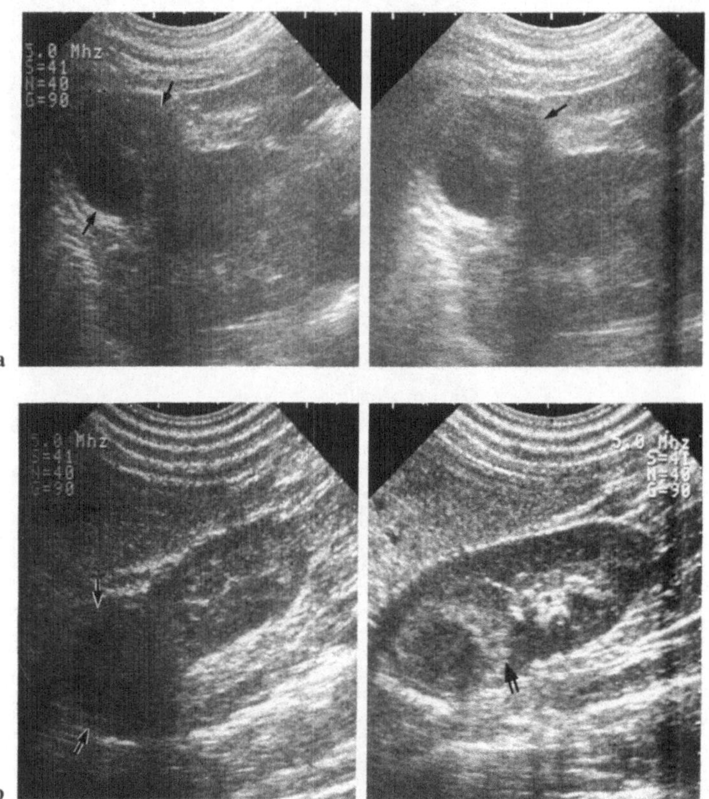

Abb. 19. a Lateraler Längsschnitt der rechten Niere von dorsal: Eine zystisch (?) wirkende Raumforderung (*Pfeile*) sitzt dem oberen Nierenpol auf. Das ZRB der Niere ist wegen der weit lateralen Applikation nur angedeutet erkennbar. **b** Die Applikation von ventral zeigt im lateralen Scan (*li.*) die zystische Veränderung (*Pfeile*) eher undeutlicher. Erst im weiter medial gelegten ventralen Längsschnitt (*re.*) wird der intrarenale, auffallend dicke Wandanteil (*Doppelpfeil*) erkennbar. Histologische Diagnose: Sich in einer kollagenen Zystenwand entwickelndes Adenokarzinom der rechten Niere

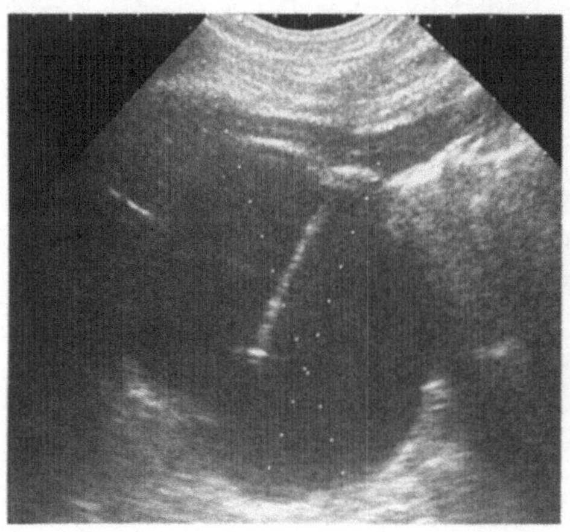 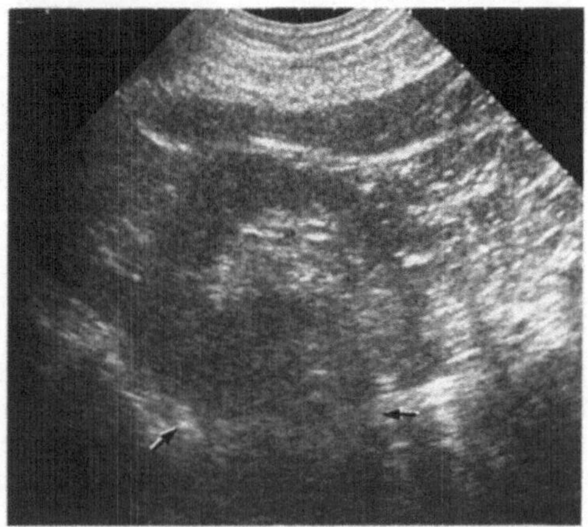

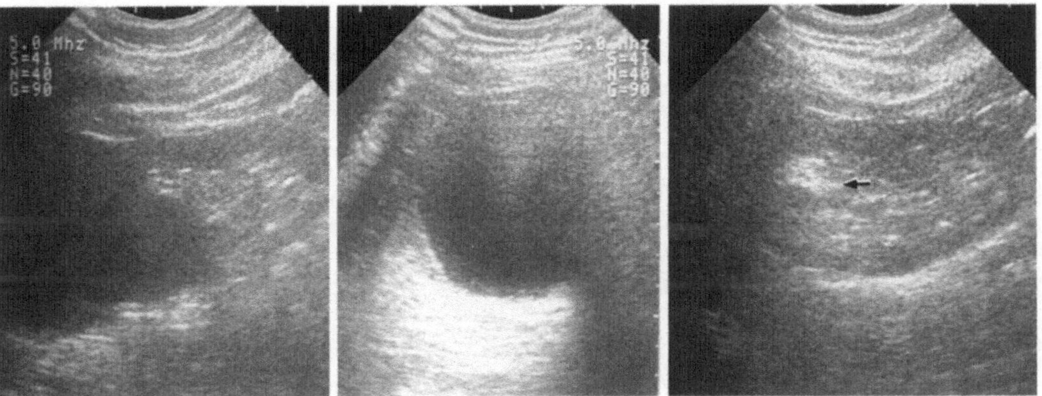

Abb. 21. Sog. atypische, zystisch wirkende Raumforderung der Niere (*links:* Längs-schnitt, *Mitte:* Querschnitt, *rechts* nach der Punktion). Es wurden 3 ml Luft nach völli-ger Leerpunktion in den kapillären Zystenspalt gegeben zur Markierung. Die intensive Echoformation (*Pfeil*) im kranialen Anteil des ZRB entspricht der Luftlokalisation. Erst nach der Punktion wird die Beurteilung der Niere möglich

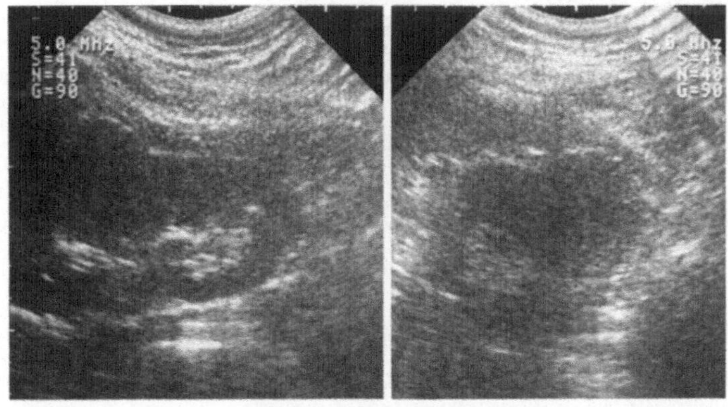

Abb. 22. Solide Raumforderung nach dorsokranial entwickelt. Protuberation der dor-salen Kontur. Imprimierung des zentralen Bandes. Etwas geringeres Strukturmuster des Tumors im Vergleich zum Parenchym, besonders im Längsbild erkennbar

Abb. 20a, b. Parallel der unteren Punktionskoordinate wird die Kanüle mit zusätzli-chem Nadelspitzeneffekt innerhalb der zystisch wirkenden Raumforderung deutlich (**a**). Nach der vollständigen Entleerung wird die Niere erst sichtbar (**b**). Die Verände-rung an der ventrokranialen Begrenzung (*Pfeile*) entspricht der kollabierten schlaffen Zystenwand

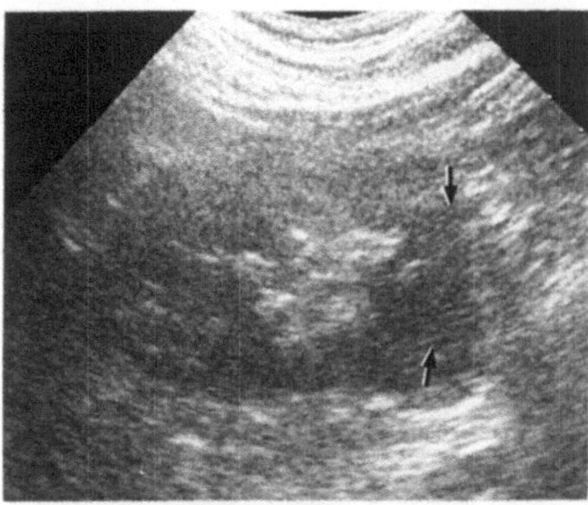

Abb. 23. Noch kleinerer Tumor (*Pfeile*) im unteren Polbereich nach kaudal entwickelt. Keine Kapsel. Nicht gut abgegrenzt, jedoch unregelmäßige Imprimierung des zentralen Bandes von unten her; deutliche, aber geringere Echodichte als das Parenchym. Zufallsbefund

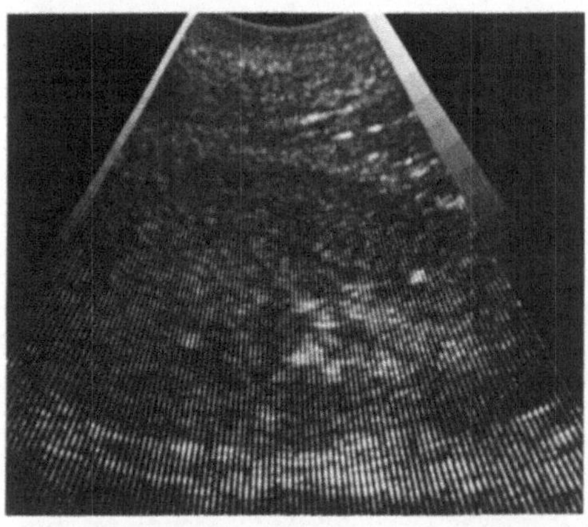

Abb. 24. Großer, nach kranial und ventral hin entwickelter, rechtsseitiger Nierentumor (*Pfeile*) mit subjektiv gleichem Strukturmuster wie das erhaltene Parenchym im dorso-kaudalen Parenchymsaum. Die Konturierung des Tumors ist glatt und entspricht dem Effekt der Verbreiterung des tumortragenden Nierenanteils

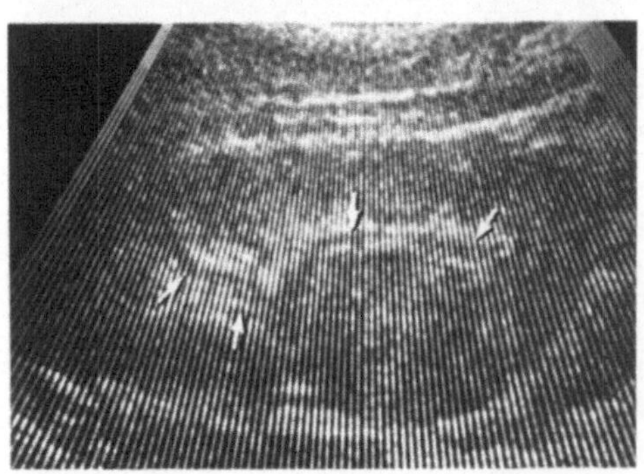

Abb. 25. Nur wenig protuberierender Tumor nach kaudal und besonders ventral entwickelt. Starke Imprimierung des zentralen Bandes. Kapselartige Venenstauung (*Pfeile*) im Begrenzungsbereich und im kranialen ZRB. Das Strukturmuster ist in etwa gleich dicht, wie das erhaltene Parenchym, jedoch innerhalb des Tumors deutliche Inhomogenität als wichtiges Tumorzeichen

Abb. 26. Tumor nach ventral und kranial hin entwickelt. Deutliche Protuberation. Inhomogenes, unregelmäßiges Echostrukturmuster innerhalb des Tumors

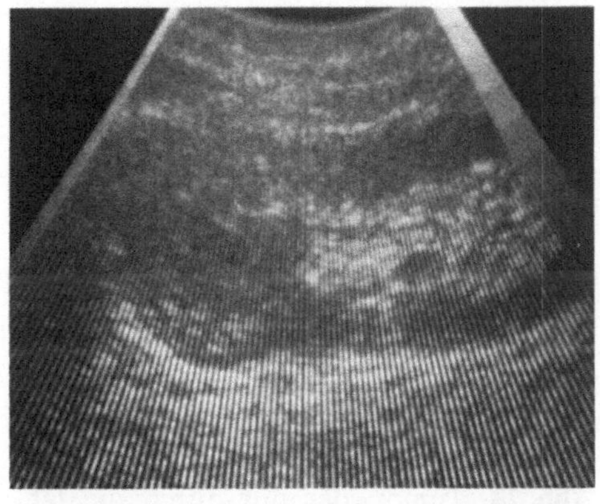

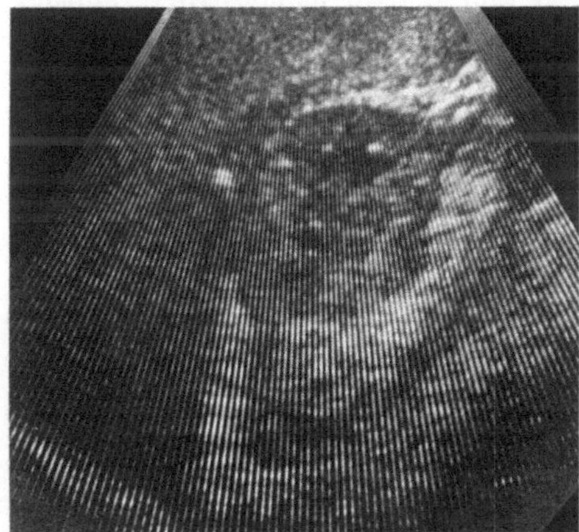

a

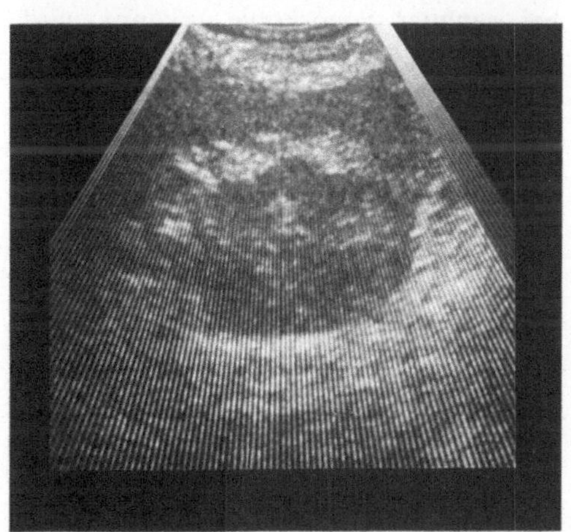

b

Abb. 27 a, b. Tumor einer rechten Niere von ventral (a) und von dorsal (b). Im Ventralschnitt scheint der Tumor kontinuierlich in die Leber überzugehen. In beiden Schnitten ist die starke ventrale Impression des zentralen Bandes erkennbar. Inhomogenes Strukturmuster, stark verschieden in beiden Schnittebenen, da verläßliche Referenzebenen bei Applikation von ventral und dorsal nicht möglich sind

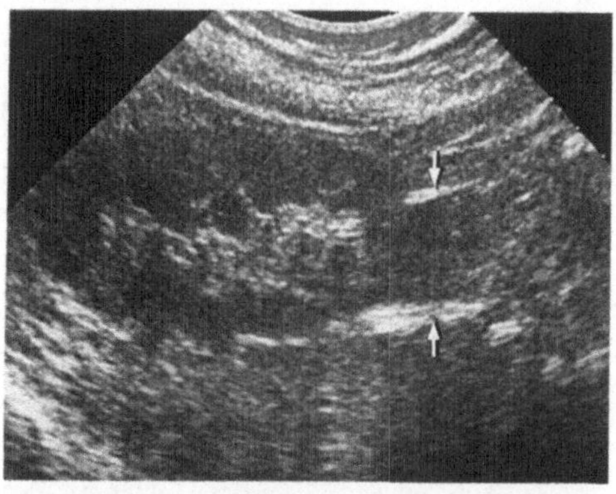

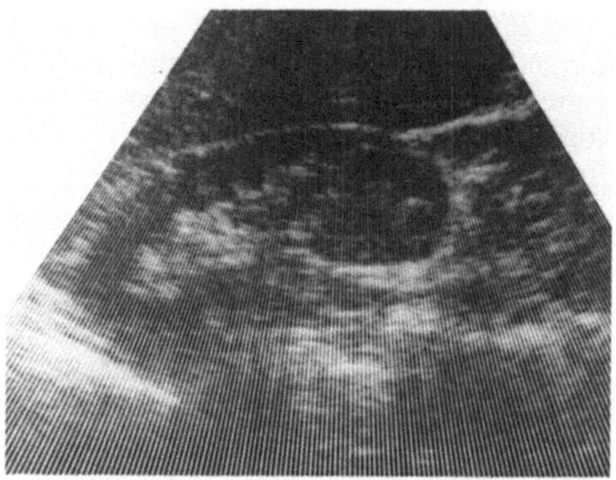

Abb. 28. Tumor, der nur durch die fehlende Abgrenzbarkeit des unteren Pols bei genauer Sonoskopie erkannt wird. Das Strukturmuster zwischen Parenchym und Tumor ist annähernd gleich, jedoch inhomogen. Beachte auffällige Eintritts- und Austrittsechos (*Pfeile*) und in der übrigen Niere die mehrfach angeschnittenen Markpyramiden

Abb. 29. Echoreicher, inhomogener Tumor im unteren Polbereich der rechten, von ventral dargestellten, Niere entwikkelt. Die Infiltration erfolgt überwiegend in die Niere, deren Form erhalten erscheint

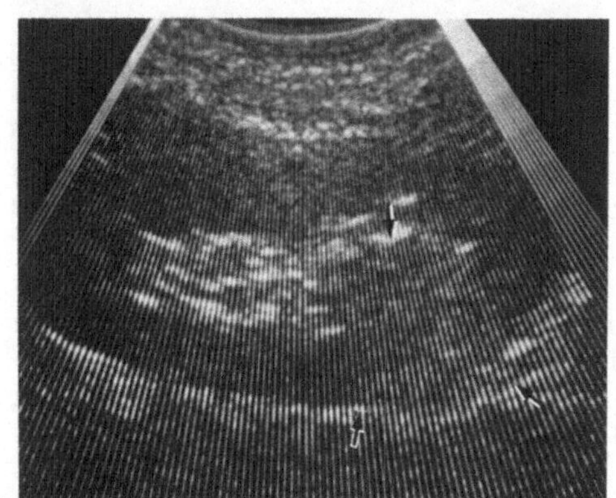

a

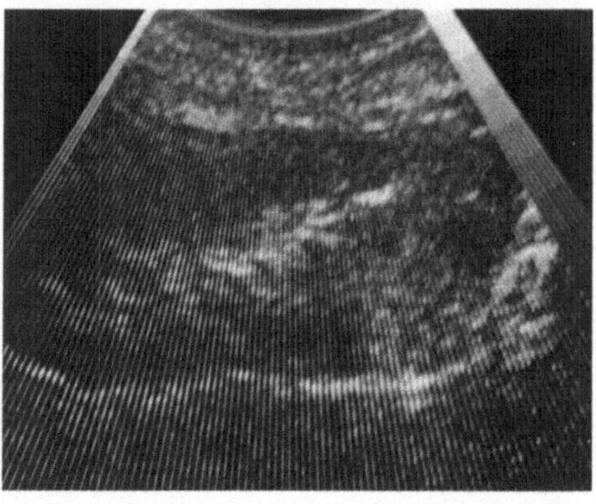

b

Abb. 30a, b. Ähnlicher Befund. Kaum Protuberation der Kontur, aber auch nur geringe Impression des zentralen Bandes; deutlich dichter strukturiert (*Pfeile*) als das Parenchym. Zufallsbefund, keine Symptomatik

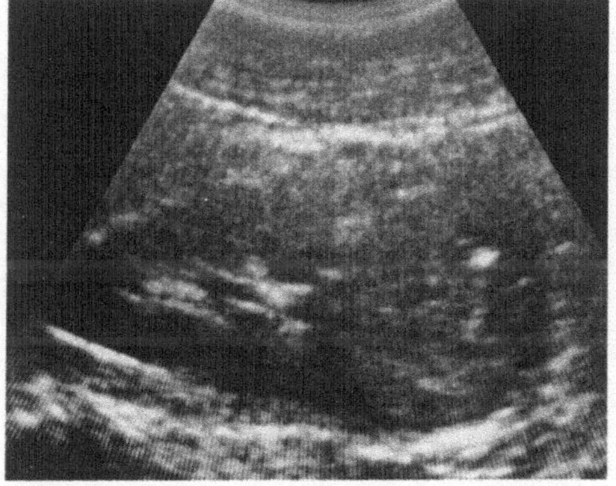

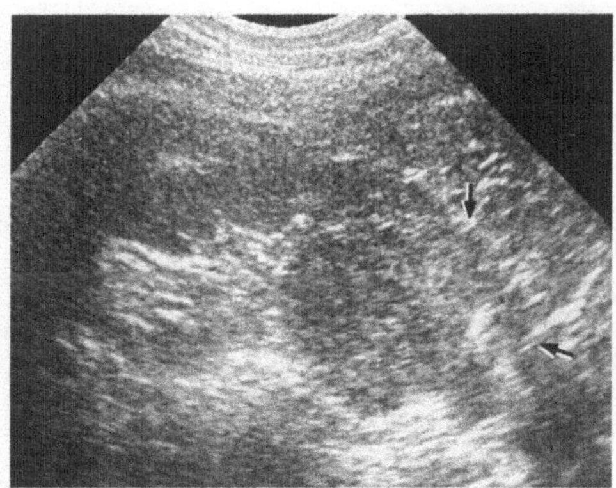

Abb. 31. Auftreibung des unteren Nierenpols durch einen Tumor, der echodichter als das Parenchym ist. Eine Abgrenzung des Tumors nach dorsal hin ist kaum möglich

Abb. 32. Rundlicher, echoreicher, inhomogener Tumor im Bereich des unteren Nierenpols nach ventral hin entwickelt. Beachte die Pseudokapsel des Tumors, auch nach kaudal hin (*Pfeile*)

a

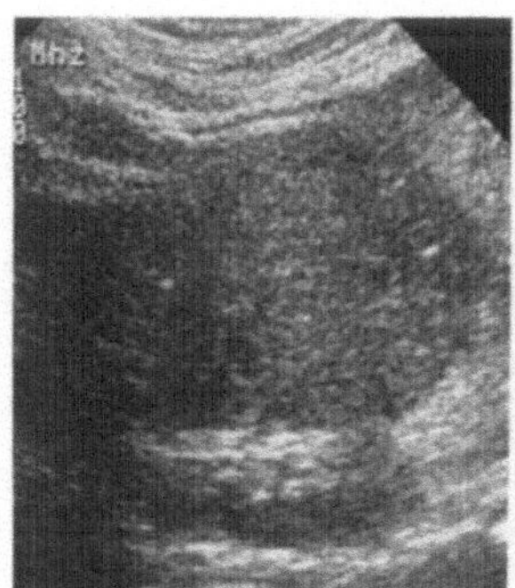

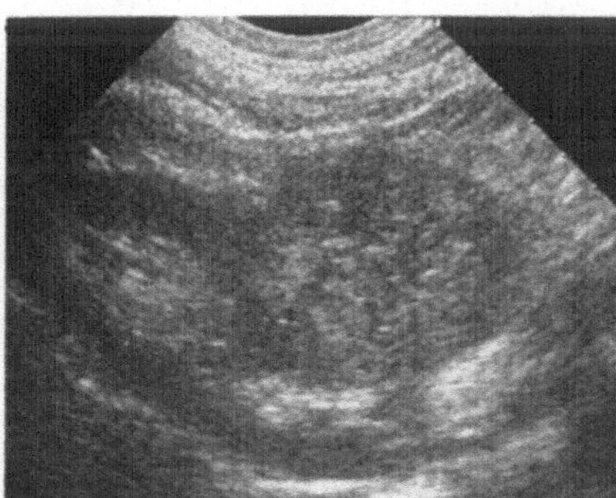

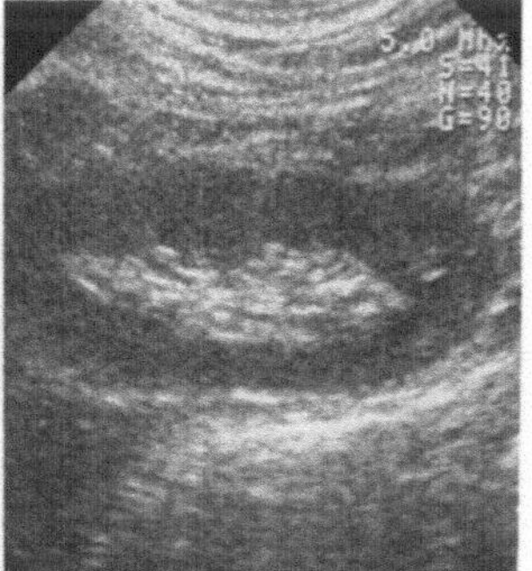

b

Abb. 33 a, b. Großer, nach dorsal hin glatt begrenzter Tumor mit relativ homogener Strukturierung (**a**) in einem und erheblicher Inhomogenität (**b**) in einem anderen Schnitt. Der Tumor imprimiert schüsselförmig das ZRB der vergrößert wirkenden Niere im Vergleich zur gesunden, kontralateralen Seite (*rechts*). Keine Symptomatik, deren Auftreten abhängig ist von der Art der Infiltration des innerhalb des ZRB gelegenen Hohlsystems und auch Gefäßsystems

Abb. 34. Sehr großer Tumor, der im Längsbild einer kleinen Niere als riesige inhomogene Masse aufliegt. Wachstumsrichtung überwiegend nach dorso-kaudal. Der obere Nierenpol liegt der Milz (*Pfeile*) an. Beachte die verschiedenen Strukturmuster des Tumors, des Nierenparenchyms und der Milz

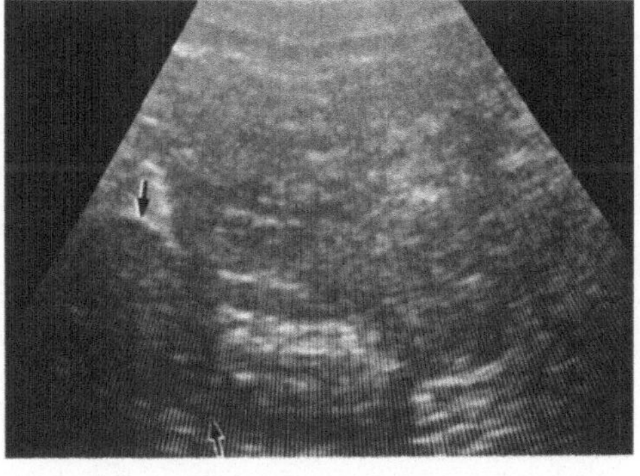

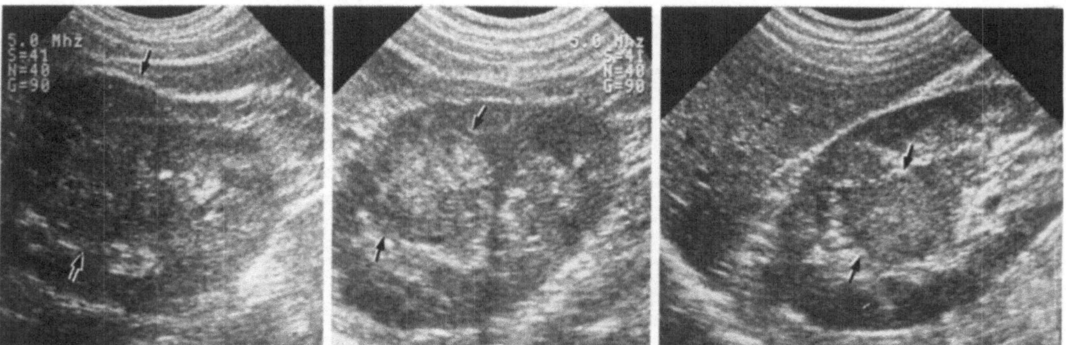

Abb. 35. Beispiel für die unterschiedliche Echodichte eines Tumors (*Pfeile*), abhängig von den verschiedenen Einstellungen. *Li.:* Dorsale Applikation: Der nach dorso-kranial entwickelte Tumor erscheint echoflau. *Mitte:* Ventrale Applikation: Der Tumor erscheint rund, echodicht und ohne wesentliche Protuberation. *Re.:* Ventrale Applikation mehr medial: Es „scheint" sich um einen sog. zentralen Tumor zu handeln. Erst nach vollständiger Sonoskopie entsteht ein Gesamteindruck des von dorsal her die Niere weit über die Mitte hinaus infiltrierenden, inhomogenen, weitläufigen Tumors

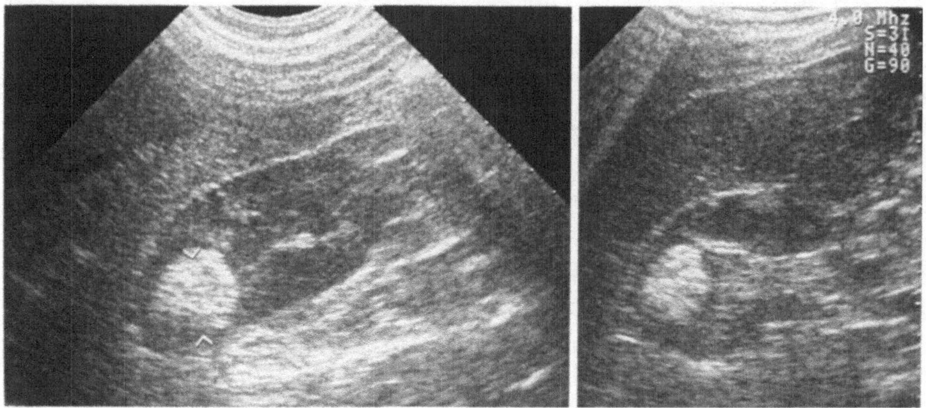

Abb. 36 a. Angiomyolipom, Längs- und Querschnitt von ventral durch die rechte Niere. Die ganz glatte Konturierung und die wie geschichtet aussehende Echostruktur sind die klassischen sonographischen Zeichen für das AML (s. Text)

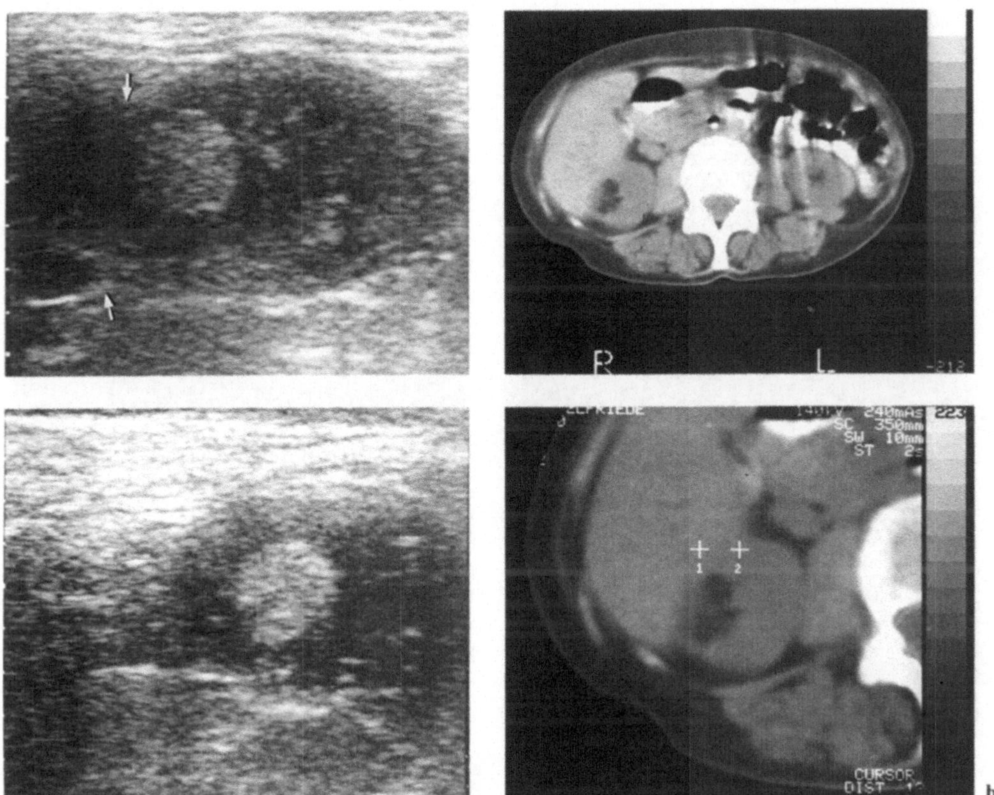

Abb. 36b. Angiomyolipiom, Darstellung von dorsal im Linearscanverfahren. Der obere Pol grenzt unmittelbar an die Leber (*Pfeile*). Der CT-Nachweis von Fett sichert bei klassischen sonographischen AML-Zeichen die Diagnose zusätzlich

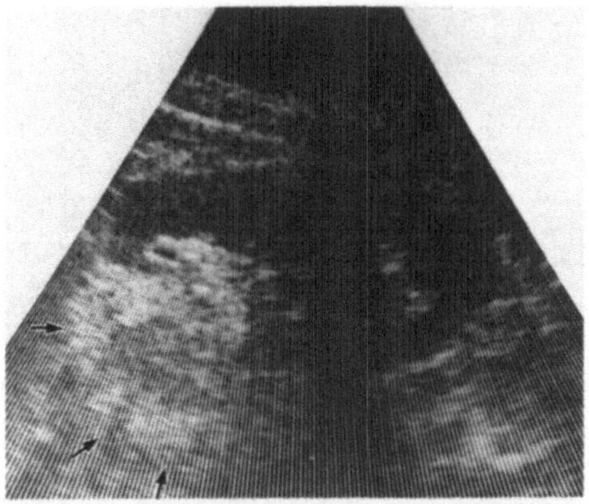

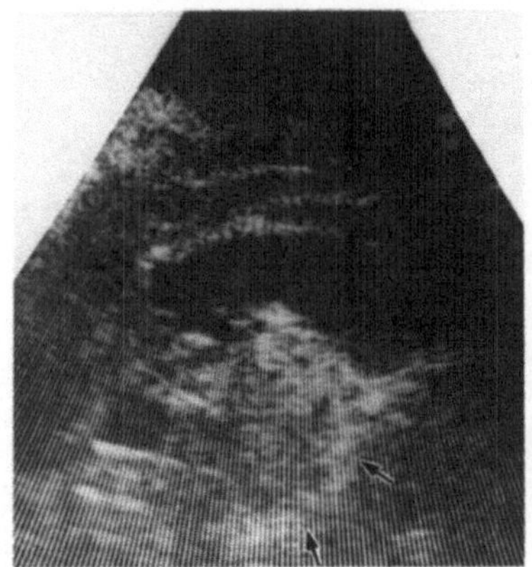

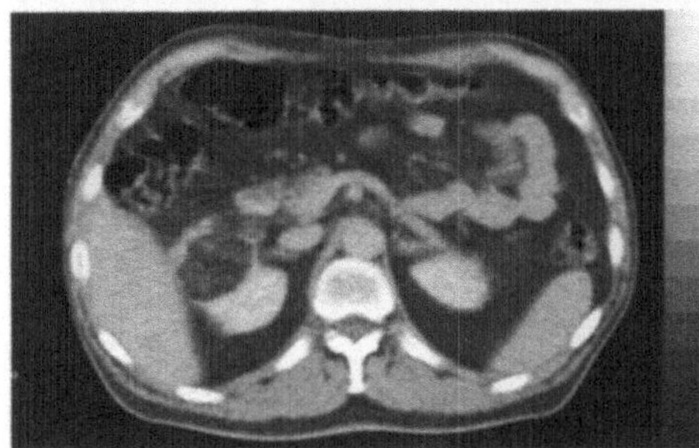

Abb. 36 c. Größeres AML. Protuberierend wachsend. Abgrenzung (*Pfeile*) und Echoschichtung nicht ganz so typisch wie **a** und **b**. Fettnachweis im CT sichert die hier vermutete sonographische Diagnose. Wegen Rupturierungsgefahr (?) OP-Indikation zur Tumorektomie bei 50jährigem Patienten gegeben

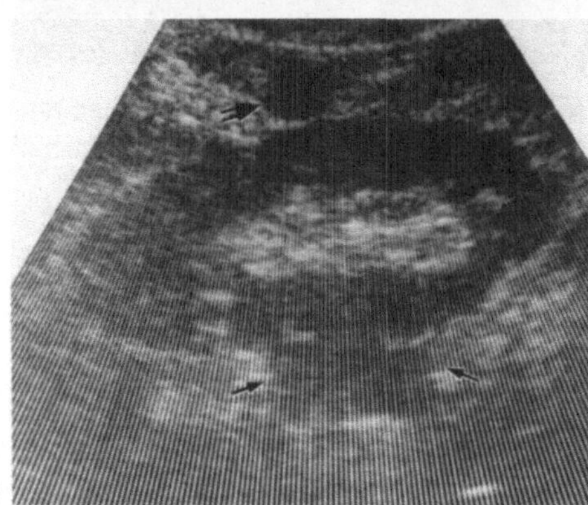

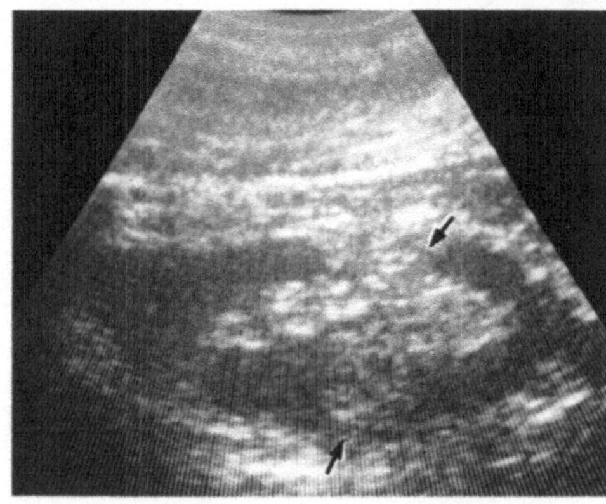

Abb. 36 d. Rechtwinklige Protuberation (*Pfeil*) der ventralen Kontur der rechten Niere bei ausgeprägter Fettkapsel. An der dorsalen Kontur eine rundliche Zyste (*Doppelpfeil*). Bei der Operation wird die dorsale Zyste bestätigt. Ventrale, offenbar entzündlich bedingte, Infiltration einer zystischen Kavität; die Wandveränderung erklärt die Form dieser Zyste. Nach Abtragung wird sowohl dorsal als auch ventral Fett (*Pfeile*) in die verbleibende Kavität eingelegt (*re.*); ohne Kenntnis der Anamnese Verwechslung mit AML im ventralen Parenchymbereich dieser Niere möglich

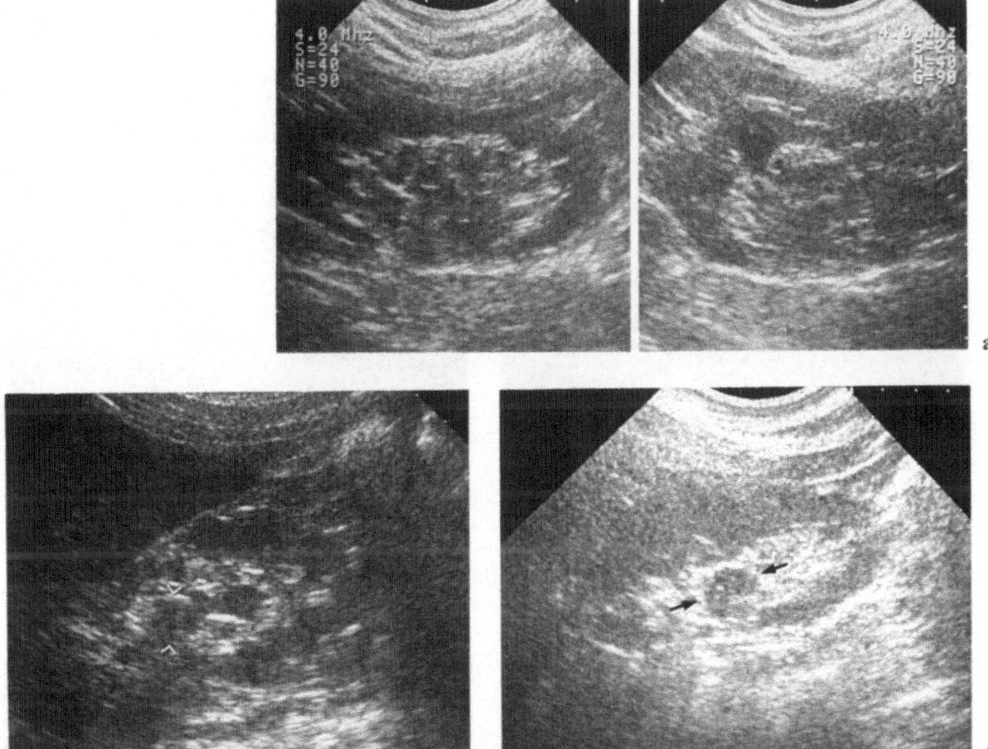

Abb. 37. a Sog. zentraler Tumor. Nur geringe Protuberation im Bereich der ventralen Kontur. Von hier aus infiltriert der Tumor das zentrale Reflexband. Im Querschnitt (*re.*) ist die Aufspreizung des ZRB auch am Strukturmuster zu erkennen. Solche Tumoren mit primärer Wachstumsrichtung in den Hilusbereich verursachen früher Symptome, insbesondere Makrohämaturie, Schmerzen und evtl. Abflußbehinderung. **b** Applikation längs von ventral. Sonographischer Verdacht eines Urothelprozesses. Die echohaltige Aufspreizung (*Pfeile*) im Zentrum des ZRB spricht für „weichen" Inhalt im Nierenbecken. Solche Befunde sind nur mit Kenntnis der Fragestellung und des Urogramms zu interpretieren. Bekannter Phenacetinabusus seit 20 Jahren. **c** Der Befund (*Pfeile*) (s. **b**) kann unter anderen Bedingungen bei dorsaler Applikation am nächsten Tag reproduziert werden. Beim Symptom Hämaturie kommt ein Urothelprozeß im Nierenbecken als Ursache ebenso in Betracht wie ein im Hohlsystem eingebrochenes hypernephroides Karzinom. Zu Urothel-Karzinome der oberen Harnwege s. auch Kap. 2

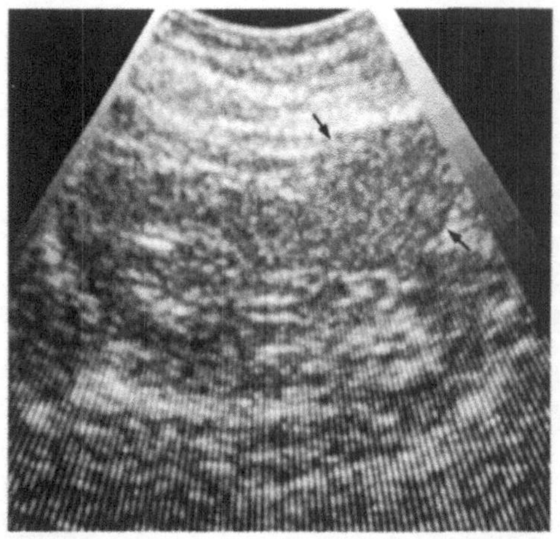

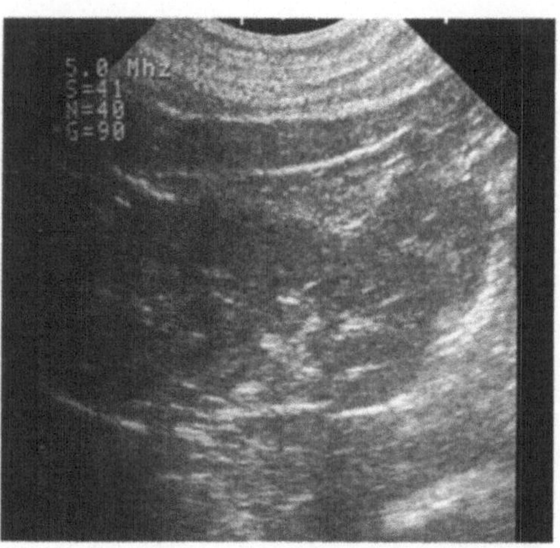

Abb. 38 a–g. „Tumor auf den ersten Blick"
a Echodichterer Tumor (*Pfeile*) mit Wachstumsrichtung nach dorso-kaudal. Keine
nachweisbare Impression des zentralen Bandes, keine Symptomatik, Zufallsbefund. **b**
Ebenfalls sich nach dorso-kaudal entwickelnder „Tumor" mit etwa gleicher Echostruktur wie das Parenchym. Es ist leicht vorstellbar, daß solche Tumoren zunächst keinerlei
Symptomatik verursachen

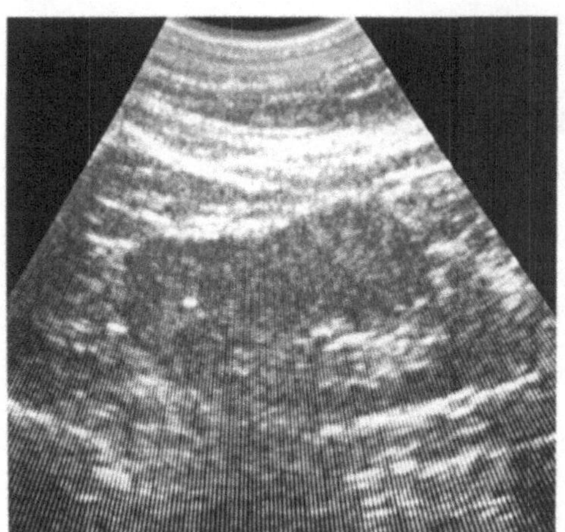

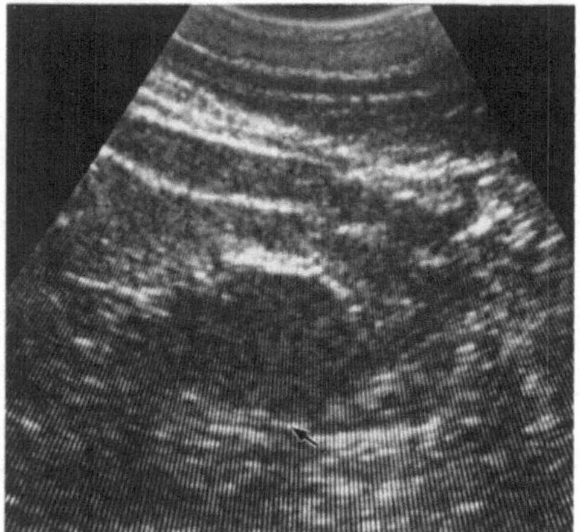

Abb. 38 c. Die dorsale Kontur protuberierender Tumor mit etwas geringerem Strukturmuster als das umgebende Parenchym. Leichte Impression (*Pfeil*) des zentralen Bandes, besonders auch im Querbild nachzuweisen. Zufallsbefund. Keine Symptomatik.
Kein pathologischer Befund im Urogramm und im Renovasogramm (s. Text.)

Abb. 38 f. Protuberanz der ventralen Kontur durch einen Prozeß, dessen Strukturmuster etwas geringer als das umgebende Parenchym ist, besonders gut im Querbild (*Pfeile*) zu erkennen. Vergl. diese Abbildung mit Abb. 36 d. In beiden Fällen (**e** und **f**) wird
das Fehlen von Symptomen und die gute Prognose nach Tumornephrektomie verständlich. Vielleicht gelingt es einmal, solche Tumoren organerhaltend (durch Bestrahlung des Tumorbettes, z. B. mit Laserlicht) operieren zu können

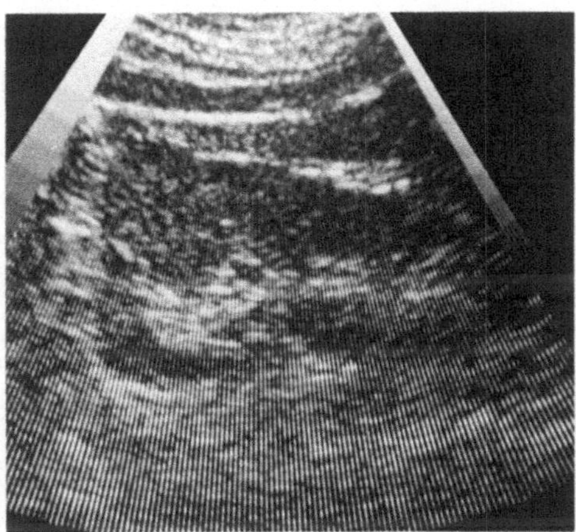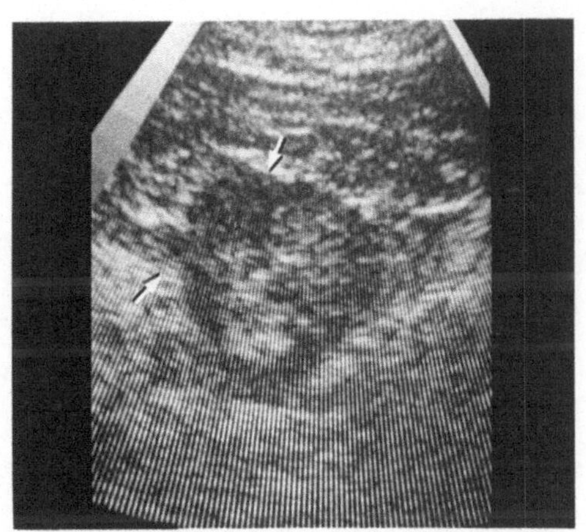

d

Abb. 38d. Besonders im Längsscan erkennbare Protuberation der Kontur durch einen echodichteren Prozeß, der auch in das zentrale Band infiltriert. Der Tumor ist allein an seinem Strukturmuster, auch im Querbild (*Pfeile*), sofort erkennbar. Keine Symptomatik. Zufallsbefund

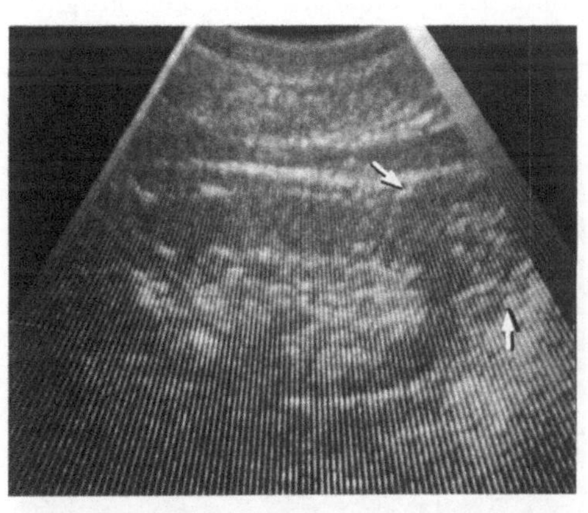

Abb. 38e. Kleiner Tumor, der nach dorso-kaudal wächst mit einem im Zentrum dichten, peripher flauem Strukturmuster (*Pfeile*). Keine Beeinträchtigung des zentralen Bandes. Bei dieser Lokalisation wird klar, daß solche Tumoren zunächst keine Symptomatik verursachen

e

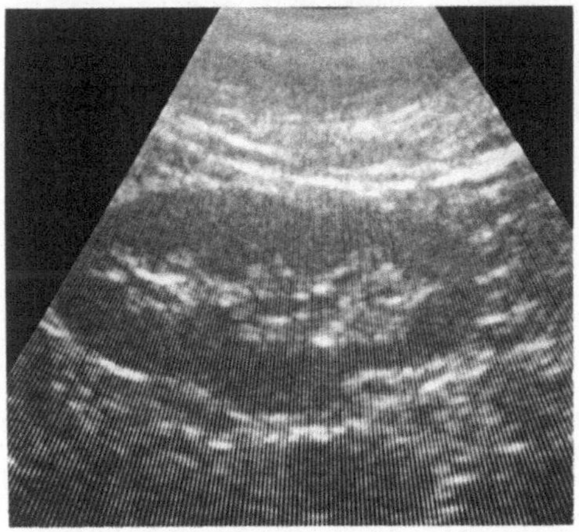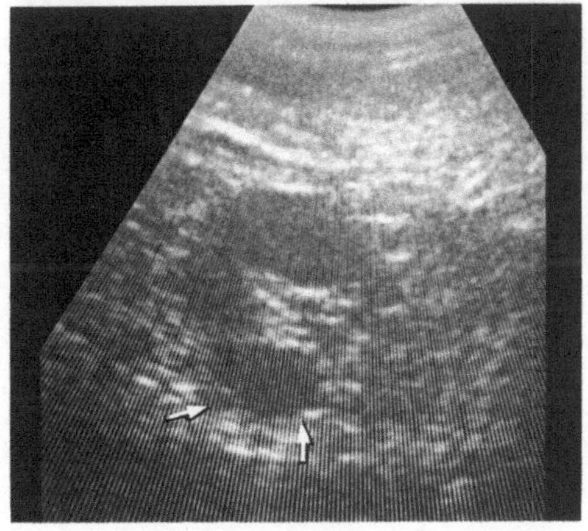

f

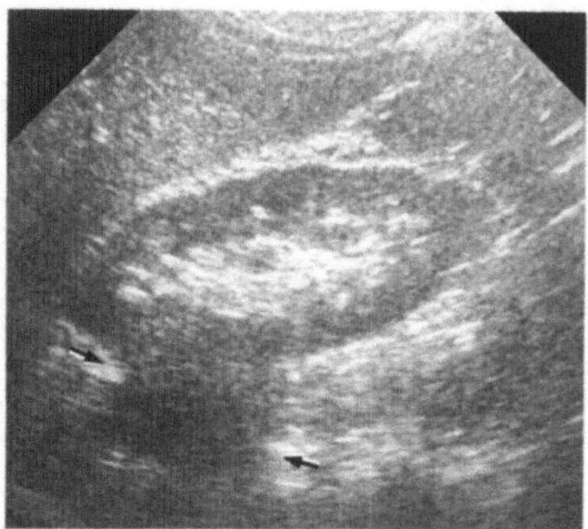
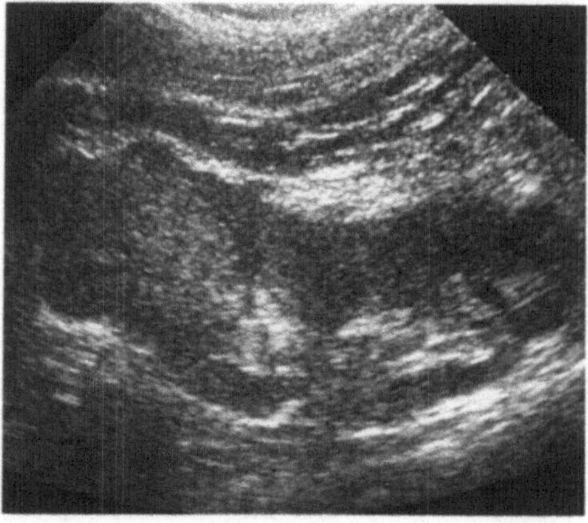

g　　　　　　　　　　　　　　　　　　　　　　　　　　　　　　　　　h

Abb. 38g. Ähnlicher Tumor (*Pfeile*) wie in **f** – aber hier bei ventraler Applikation – nach dorsal hin entwickelt. Wegen der schlechten Auflösung im Nahfeld ist die dorsale Applikation für Veränderungen nach dorsal hin ungünstiger. **h** Durch Wachstum in die Peripherie – hier überwiegend nach kranial – können auch so große Tumoren noch völlig asymptomatisch sein. Die Prognose ist u. a. abhängig von der Gesamttumormasse und hier sicher zweifelhafter als bei den Patienten mit den Veränderungen in **f** und besonders **e**

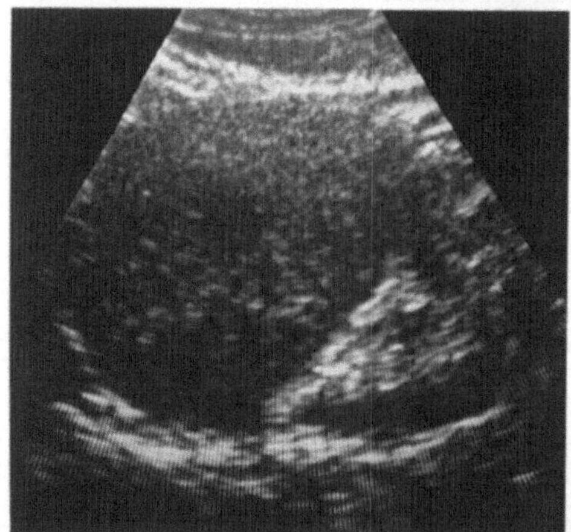
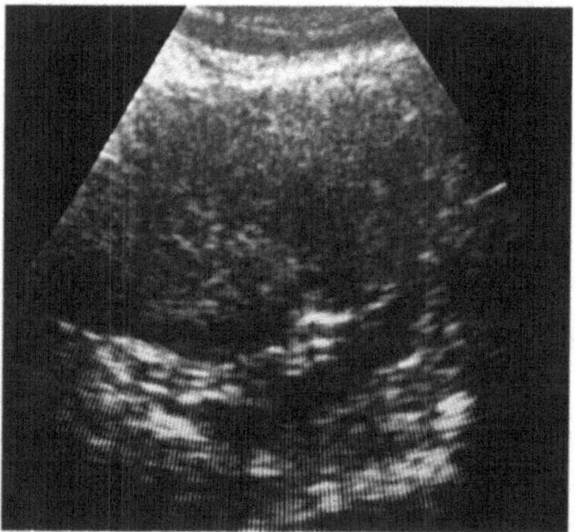

a

Abb. 39a. Sehr großer, aber glatter konturierter Tumor, der nur das kaudale Drittel der Niere nicht eingenommen hat. Kein Hinweis für eine Infiltration in ein Nachbarorgan in diesem Schnitt. *Li.* Längs-, *re.* Querschnitt

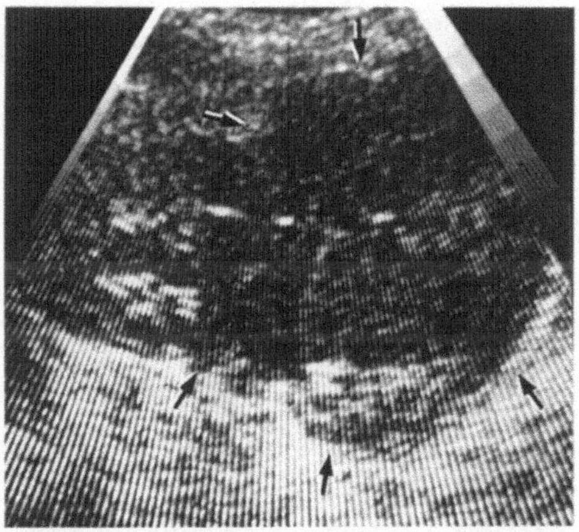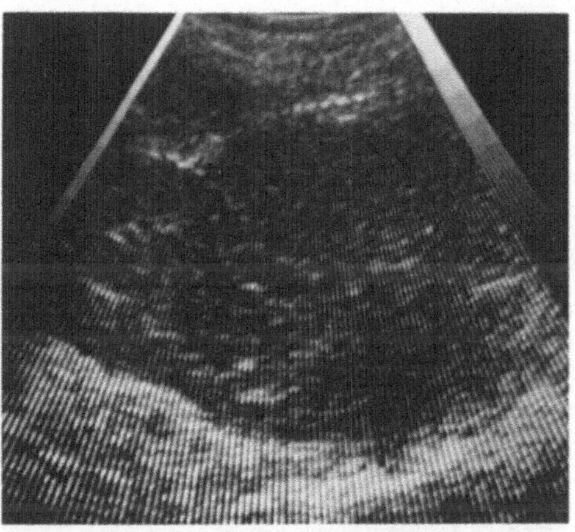

Abb. 39b. Riesiger knolliger Tumor, der nach dorso-kaudal und ventral entwickelt ist (*Pfeile*) und nur das kraniale Drittel der Niere nicht einbezogen hat. Stark unregelmäßiges Strukturmuster kann ein Hinweis auf schnelles Wachstum sein. Kein sicherer Hinweis für eine Organinfiltration in diesem Schnitt

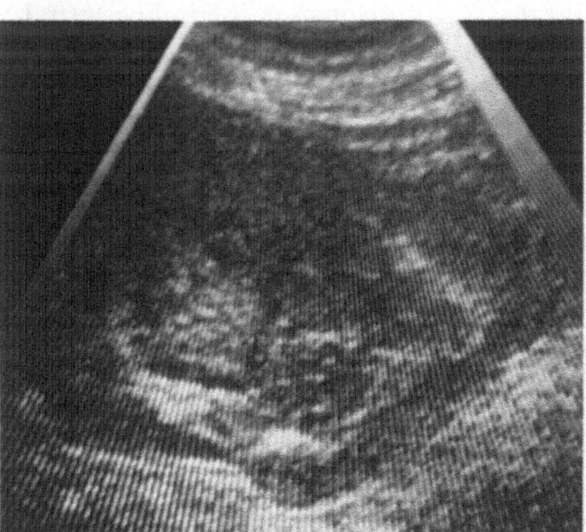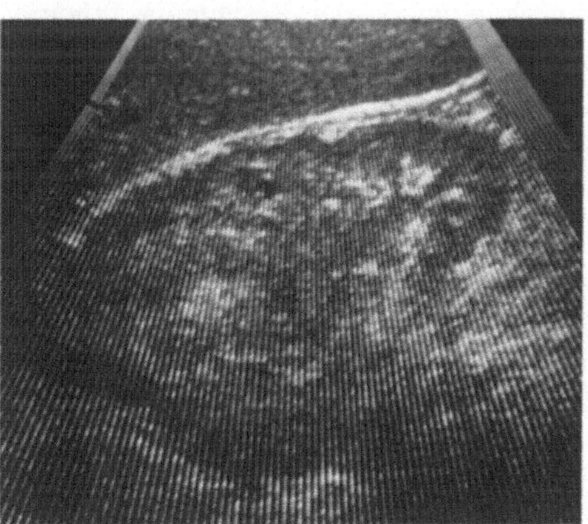

Abb. 39c. Großer Tumor nach dorsal und kranial entwickelt. Bei Applikation von dorsal (*li.*) komprimiert der stark inhomogene Tumor schüsselförmig das ZRB. Beachte die nur auf den ersten Blick gänzlich andere Tumorstrukturierung bei Applikation von ventral (*re.*) Längerfristig bestehende Makrohämaturie

Abb. 39d. Weit fortgeschrittener Tumor, der die gesamte Innenstruktur der Niere zerstört hat. Dieser Tumor ist eine Diagnose des „ersten Blickes" bei mehrmaliger symptomatischer Makrohämaturie. Wie in allen Abbildungen dieser fortgeschrittenen Tumoren erkennt man echoflauere und echodichtere Strukturen innerhalb des Tumorstrukturmusters

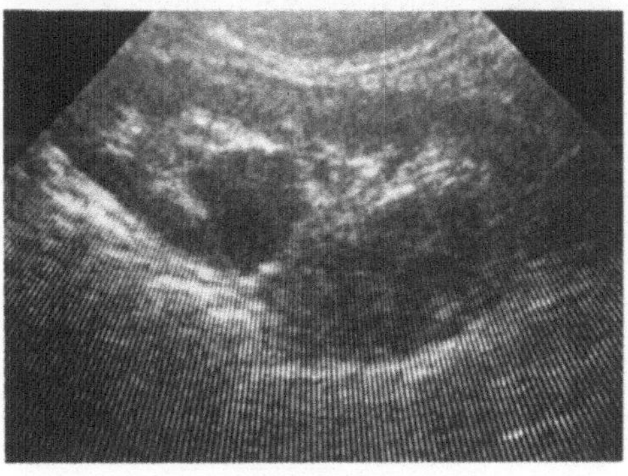

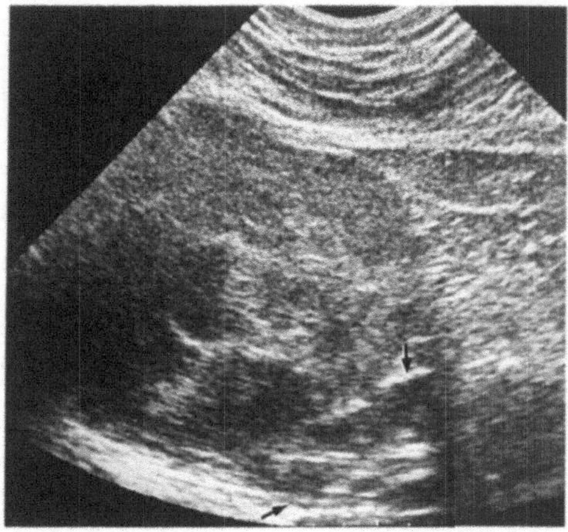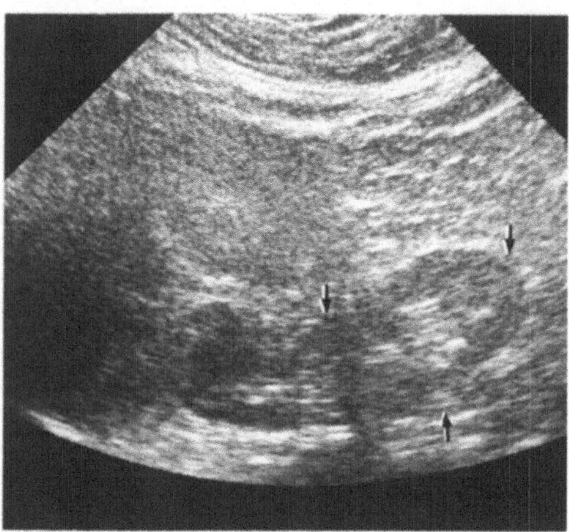

e

Abb. 39e. Riesiger, trotz Adipositas bereits palpabler Tumor im rechten Oberbauch. Dorsale Applikation (*li.*), ventrale Applikation (*re.*). Die ventrale Applikation zeigt die stark nach kaudal gedrängte Niere (*Pfeile*), deren zentrales Band nicht sichtbar tumorinfiltriert ist. Die dorsale Applikation kann die nach kaudal abgedrängte Niere (*Pfeile*) nur vermuten lassen. Beachte die Inhomogenität des Strukturmusters. Lediglich auffälliger Palpationsbefund, keine subjektive Symptomatik!

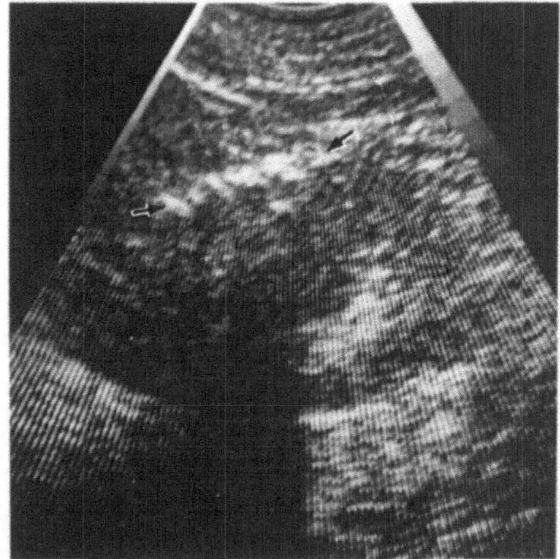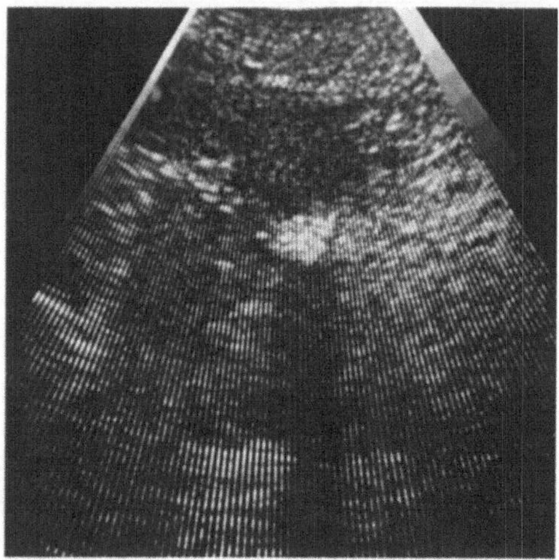

f

Abb. 39f. Verkalkung in einem riesigen, nach dorso-kranial hin entwickelten Tumor. Diese Kalzifikation (*Pfeile*) läßt durch die Schallauslöschung eine vollständige Beurteilung der ventralen Tumor- und Nierenanteile nicht zu. Die selten beobachtete Verkalkung entspricht hier einer längsgestreckten Scheibe. *Re.* Querschnitt durch den tumortragenden Nierenteil

Abb. 40. Rechtsseitiger großer Nierentumor mit typischer Sonomorphologie. Man erkennt die seltene, intraoperativ bestätigte, Infiltration (*Pfeile*) des Tumors in das Leberparenchym hinein

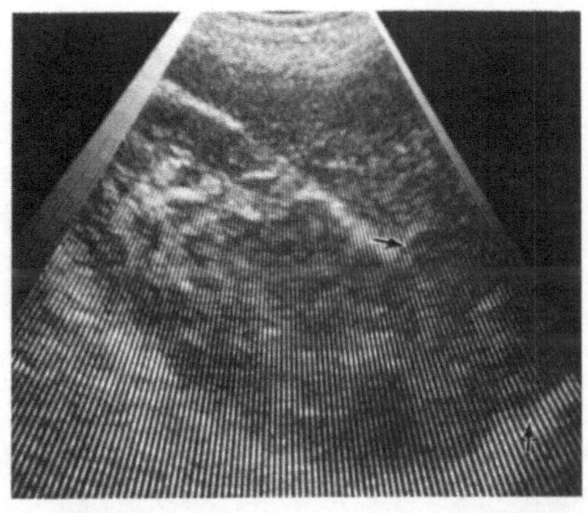

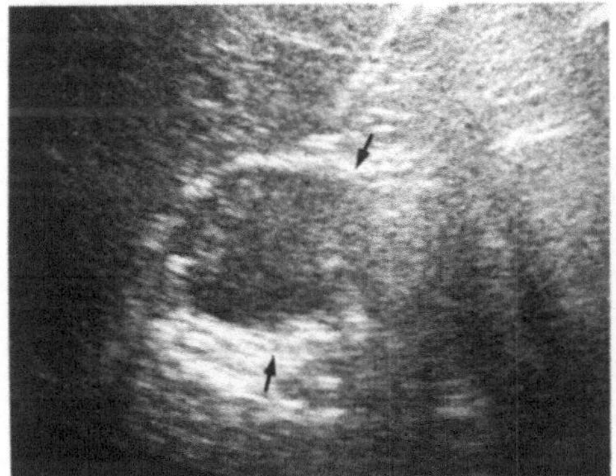

a

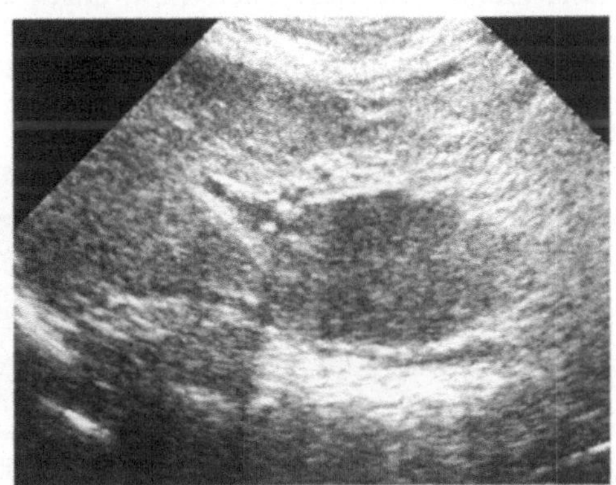

b

Abb. 41a, b. Zustand nach rechtsseitiger transperitonealer Tumornephrektomie 8 Monate zuvor. Man erkennt eine große lokale, allseitig abgegrenzte, rundliche Raumforderung (*Pfeile*), die einer lokalen Metastase im ehemaligen Hilusbereich entspricht. Metastasensuche im Bereich der Hili und entlang der großen Gefäße sowie in der Leber sind Domänen der Urosonographie in der Verlaufskontrolle von Nierentumorpatienten; jeweils ventrale Applikation

Abb. 42. Zustand nach rechtsseitiger, transperitonealer Tumornephrektomie mit Gefäßeinbruch. Querschnitt durch den linken Leberlappen, der in eine solide Masse übergeht. Sonoskopisch eindeutiger Nachweis von Peristaltik, so daß es sich um herangezogenen Darm handelt. Beachte auch die zarten, sehr intensiven Echos (*Pfeile*), die kleinen Luftblasen im Darm entsprechen

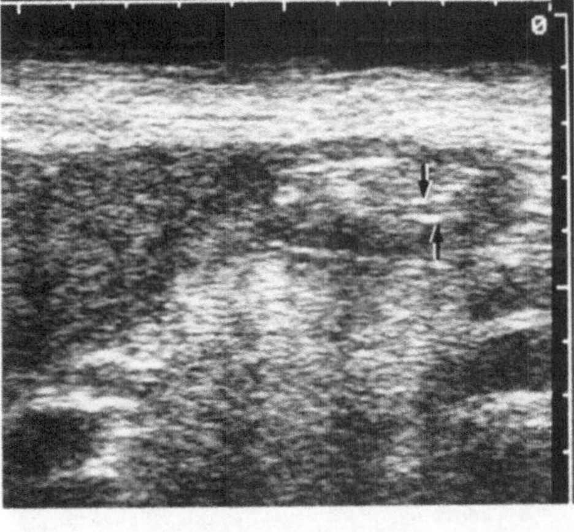

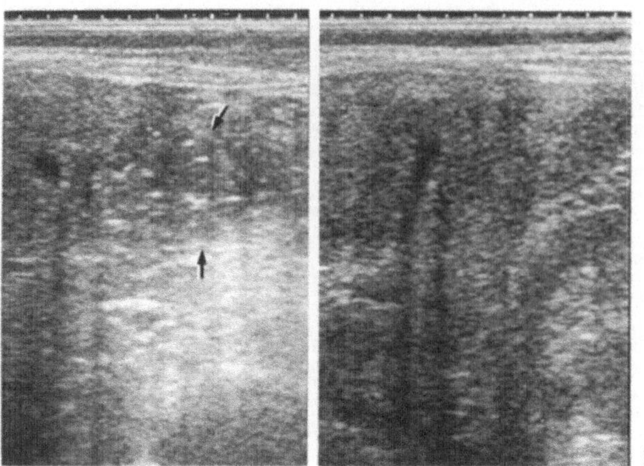

Abb. 43a, b. Ebenfalls Querschnitt durch den linken Leberlappen. Auch hier herangezogener Darm (*Pfeile*), erkennbar an der Peristaltik und den zarten Echos durch Luftblasen bedingt. Einen Tag später bei Nüchternuntersuchung und nach Darmentleerung kann der Befund nicht reproduziert werden (**b**). Keine Metastase

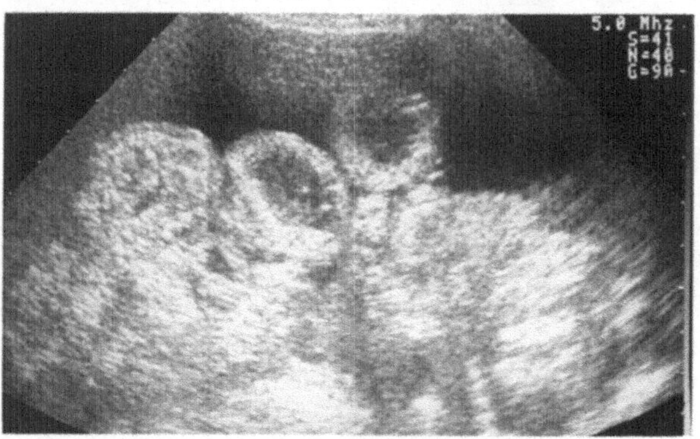

Abb. 44. Aszites im, auch langfristigen, Verlauf nach Tumoroperation hat fast immer eine ungünstige Prognose. Das sonographische Bild der „schwimmenden Darmschlingen" ist unverkennbar. Die Zytologie des Ascites-Aspirates klärt oft recht schnell den Zusammenhang in jedem Zweifelsfall

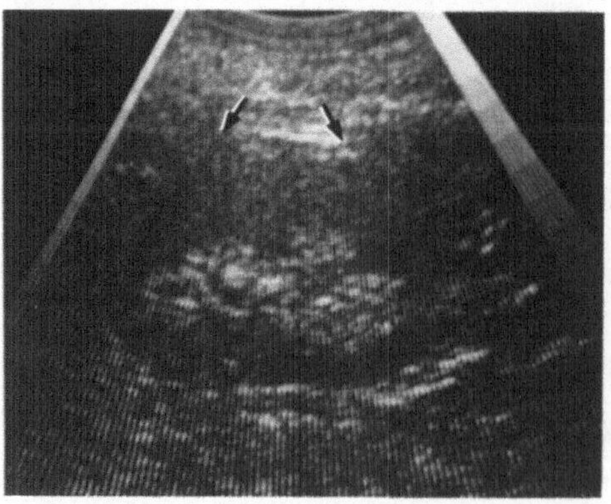

Abb. 45. Rippenüberlagerung (*Pfeile*) des oberen und unteren Nierenpols. Die scheinbaren Auftreibungen des oberen und unteren Nierenpols nach dorsal sind durch Überlagerungen der Rippen bedingt, wenn ein Zwischenrippenraum als Schallfenster benutzt werden muß. Bei sehr tiefer Inspiration – wenn möglich – kann der untere Pol unter der 12. Rippe und der obere Pol zwischen 11. und 12. Rippe exploriert werden, ebenso rechtsseitig meistens durch ventrale Applikation

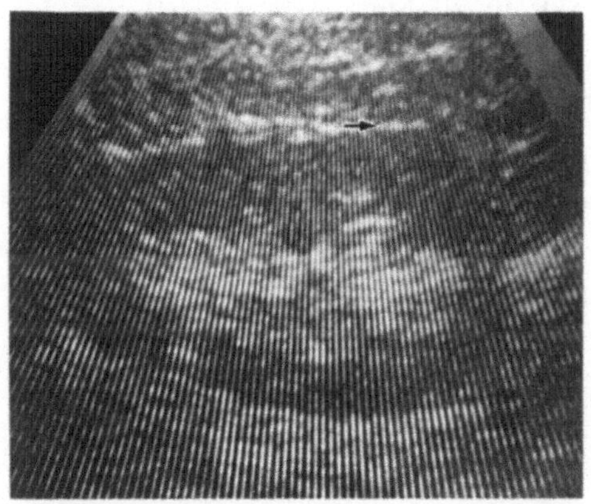
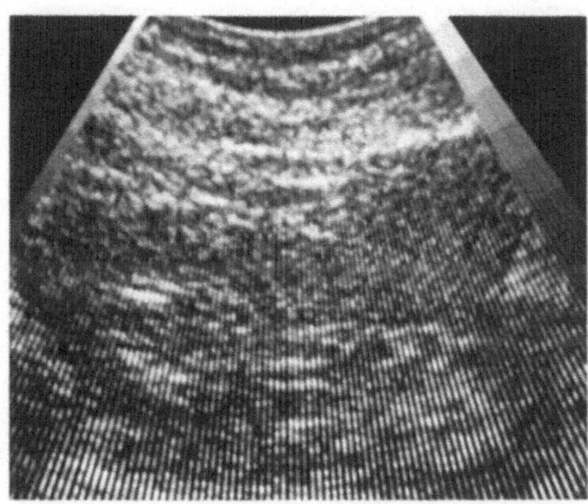

Abb. 46. a Sektorscantypischer Auszieheffekt (*Pfeil*) bei konvexer Oberfläche. Artefakt. Die Nichtabgrenzbarkeit des unteren Poles nach kaudo-dorsal ist artefiziell bedingt und darf nicht mit einer Raumforderung verwechselt werden, wie z. B. in **b.** Eine andere Schnittebene und insbesondere der Querschnitt kann bei solchem Auszieheffekt schnell die Klärung bringen

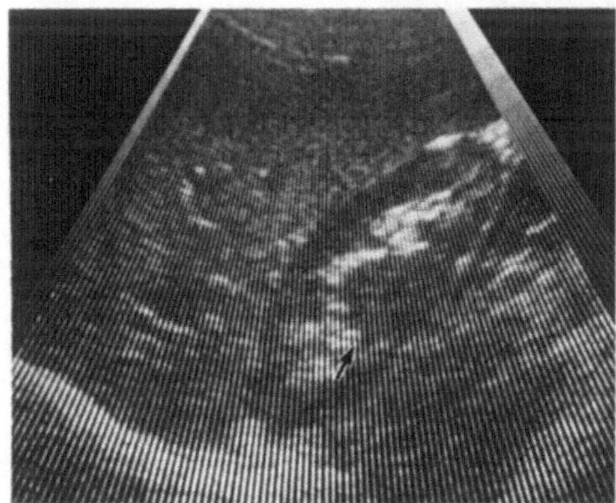
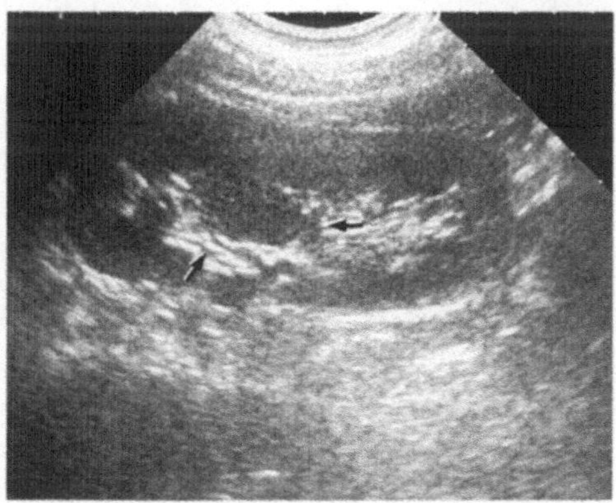

Abb. 47 a, b. Konfluierende Bertinische Säulen (*Pfeile*) können das ZRB tief imprimieren, ja sogar teilen, jedoch die Kontur niemals protuberieren! Doppelanlagen oder dichotome Nierenbecken können ähnliche Bilder machen, demaskieren sich aber im Gegensatz zu den Bertinischen Säulen immer im Urogramm

Abb. 48. Eine derartige inhomogene, das ZRB z. T. unregelmäßig imprimierende Aussparung ist sonographisch nicht eindeutig zu identifizieren (*Pfeile*). Neben einem zentralen Hypernephrom, einem atypischen großen Urothelprozeß, kommen hypertrophierte, evtl. konfluierende Bertinische Säulen in Betracht. Trotz negativer Zytologie (keine Tumorzellen nachzuweisen) erfolgte die operative Freilegung; es fand sich ein großes, intrasinusales Venenkonvolut im Sinne eines Hämangioms

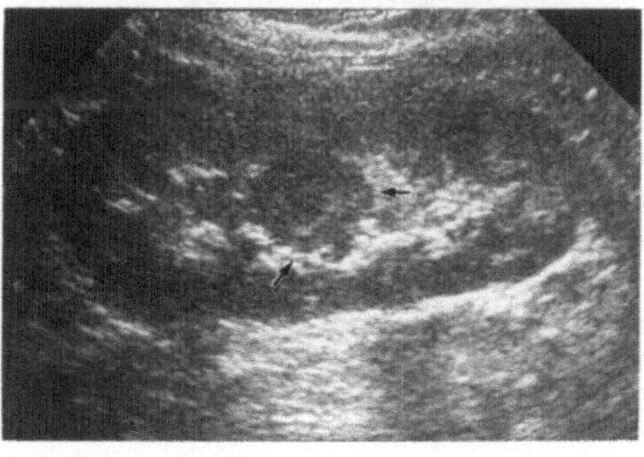

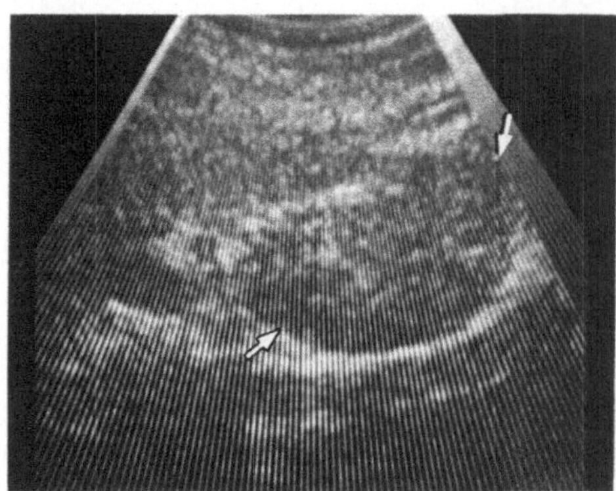

Abb. 49. Einblutungen (*Pfeile*) in das Parenchym. Solche Parenchymeinblutungen und auch atypische Hämatome können sonographisch nicht sicher von soliden Raumforderungen unterschieden werden. In der Anamnese dieser Patientin findet sich 2 Jahre zuvor ein stumpfes Bauchtrauma mit kurzfristiger Hämaturie (s. Text)

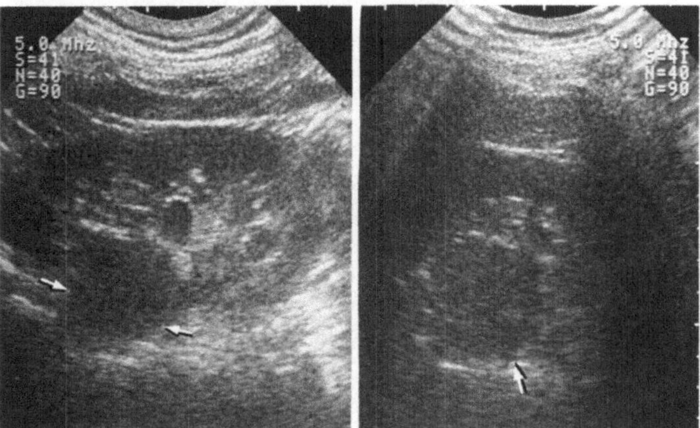

Abb. 50. Einblutung (*Pfeile*) in eine zystische Raumforderung. In seltenen Fällen kann es aus manchmal schwer zu klärenden Gründen zu Einblutungen in Zysten kommen. Auch wenn ein Schmerzereignis angegeben werden kann, ist die Diagnosesicherung nur durch die operative Freilegung möglich, da bei der Punktion Blut aspiriert und auch ein erhöhter LDH-Wert gefunden wird

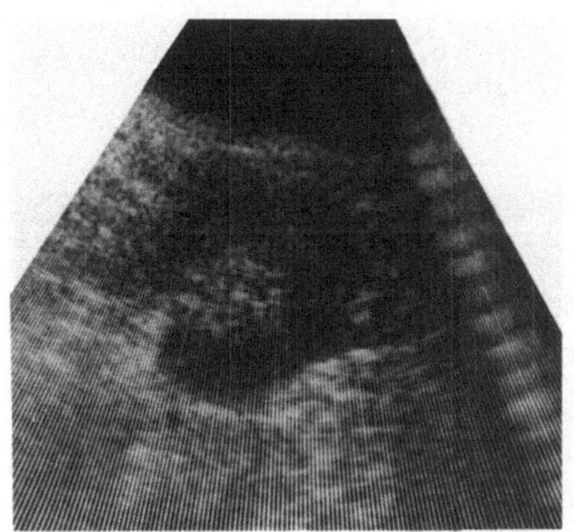

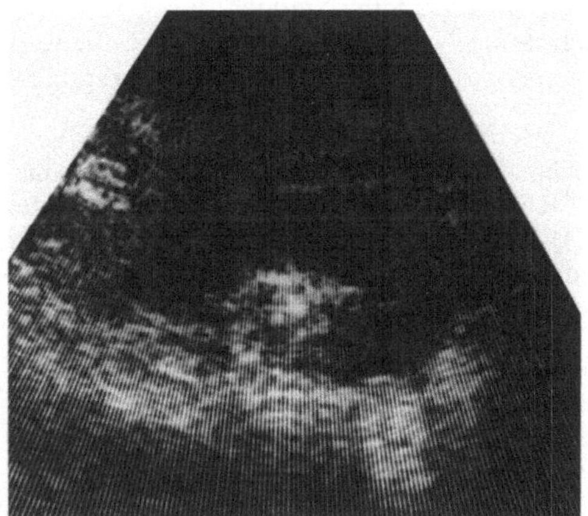

a · b

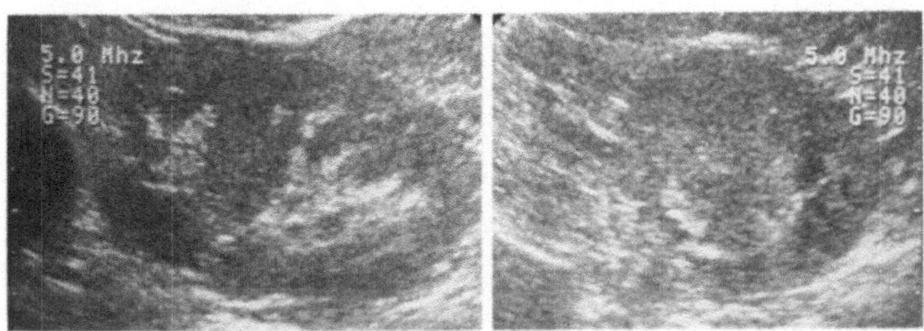

Abb. 52. In ganz seltenen Fällen sind eindeutige sonographische Anomalien ohne intra vitam nachweisbares pathologisch-anatomisches Substrat. In diesem Fall konnte kein anderes bildgebendes Verfahren und auch nicht die intraoperative Exploration mit zahlreichen Schnellschnitten einen pathologischen Befund bestätigen. Da das Strukturmuster dem Parenchym, insbesondere im Längsschnitt, sehr ähnlich ist, kann an eine anatomische Normvariante, wie z. B. einen intrarenalen atypischen renculus gedacht werden. Längs- (*li.*) Querschnitt (*re.*)

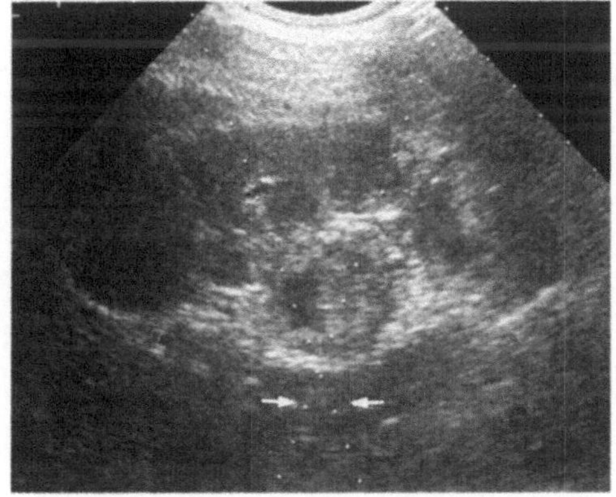

Abb. 53. Diese stark unterschiedlich dichten, z. T. knolligen Veränderungen – ausgehend vom ZRB – über das Nierenfeld verteilt, können typisch sein für eine xanthogranulomatöse Pyelonephritis. Man sieht zur Punktion die Koordinaten (*Pfeile*); entlang der unteren wird biopsiert. Die Histologie sucht fettbeladene Makrophagen mit Schaumzellen (s. auch Abb. 27 mit Abszeß, im Kap. 3)

Abb. 51 a, b. Nierenkarbunkel. Umschriebene eitrige Einschmelzungen des Nierenparenchyms können sonographisch nicht von Raumforderungen ohne oder mit geringem, flauen Strukturmuster unterschieden werden. Schmerzangaben und entsprechende Laborparameter können auf die Diagnose der entzündlichen Einschmelzung hinweisen, beweisend ist die Aspiration von Eiter

KAPITEL 5

Urosonographische Differentialdiagnose des peri- und pararenalen Bereiches

Unter peri- und para-renal ist das zu verstehen, was direkt oder indirekt an die Niere heranreicht. Ein nützlicher Blick in einen anatomischen Schnittbildatlas (KORITKE) zeigt, wieviele Organe den Nieren benachbart sind und wie ausgeprägt die anatomische Variabilität sein kann. Solches Wissen ist für die urosonographische Differentialdiagnose dieses Bereiches unerläßlich.

Rechtsseitig liegt der Niere kranial und z. T. lateral die Leber an, nur getrennt durch eine Bauchfellduplikatur, die alle peritonealen Flüssigkeiten (Aszites, Blut, Eiter) enthalten kann und so darstellbar „Morison's pouch" genannt wird.

Seitlich kann sich nach ventral hin zwischen Bauchwand und Nierenfettkapsel das Colon ascendens von unten her dazwischenschieben. Weiter kaudal und, neben den Gefäßen, auch ganz medial bildet der Iliopsoasmuskel die Nische für die rechte Niere mit ihrer fast immer gut ausgebildeten Fettkapsel. Der größere Teil der dorsalen Fläche der Niere liegt der Rückenwand, hier besonders dem M.iliospinalis, an mit den kraniodorsal oft störenden letzten beiden Rippen.

Ventral ist die Variabilität besonders groß: Die Niere kann ganz oder teilweise – von dorsal gesehen – auf der Leber liegen und zwar je nach deren Kippmöglichkeit nach ventral hin. Weiterhin kann jedoch die rechte Kolonflexur bzw. das Colon ascendens der rechten Nierenventralfläche anliegen und weiter kaudal auch das Duodenum. Die verschieden möglichen Füllungszustände der Darmanteile können ihre Identifikation erheblich erschweren, besonders wenn Darmschlingen nach früherer Laparotomie adhärent sind. Bei Unsicherheit sollte die Untersuchung nüchtern und nach Darmentleerung oder Einläufen wiederholt werden. Andererseits kann häufig durch sichtbare Peristaltik dieser Darmanteile jede andere differentialdiagnostische Erwägung überflüssig werden.

Gar nicht selten kommt auch, besonders im medialen Längsschnitt, mittel- oder unmittelbar eine ptotische Gallenblase ins Schnittfeld. Sie darf nicht mit adrenalen oder pararenalen Zysten verwechselt werden. Sie kann nach Umlagerung und Applikation von ventral schnell – manchmal auch mit Steinen als Inhalt – identifiziert werden. Beweisend ist ihre sonographisch leicht nachweisbare Entleerung nach einer Mahlzeit.

Wie auch aus anderen Gründen kann besonders zur Exploration des oberen Nierenpols die Rückenlage des Patienten und die ventrale Schallkopfapplikation zweckmäßig sein, wobei allerdings beachtet werden muß, daß *ein* „schönes Schnittbild" des glatt konturierten Nierenpols nur eine Scheibe von etwa 3 mm repräsentiert. Unmittelbar medial und lateral einer solchen Scheibe kann also durchaus eine Pathologie unerkannt bleiben. Das kontinuierliche Durchmustern der Niere, von ganz medial nach ganz lateral, ist bei ventraler Applikation des Schallkopfes nicht möglich, weil die Niere sehr schnell aus der Schnittebene gerät, immer auch bei jeder Veränderung der Atemlage.

Erst die dynamische eigene Untersuchung der ganzen Region von dorsal und gelegentlich von ventral, kann eine vollständige Exploration ermöglichen.

Obwohl recht weit medial gelegen, kann im Koronarschnitt auch die Vena cava, besonders durch den kaudalen Nierenteil, ins Bild kommen; dagegen gibt es keine Berührung mit dem höher gelegenen Pankreaskopf.

All diese Kenntnis ist vor allem auch wichtig für die gezielte oder ungezielte Punktion, die versehentlich in den peri- oder pararenalen Bereich gelangt.

Auch mit modernen Geräten und guter Untersuchungstechnik kann eine normale Nebenniere kaum je dargestellt werden. Sie liegt sagittal-gestellt, etwa so groß wie ein Zweimarkstück, medial in der Fettkapsel des oberen Nierenpols suprahilär und er-

gibt keinen erkennbaren Impedanzunterschied zur Umgebung.

Erst morphologische Veränderungen um oder in der Nebenniere lassen die allgemeinen sonographischen Zeichen der suprarenalen Raumforderung nachweisen. Es sind oft überraschende Zufallsbefunde. Die endokrin aktive Nebennierenhyperplasie, ebenso wie das noch kleine Phäochromozytom, können bei direkter Fragestellung allenfalls vermutet, müssen dann aber mit anderen Methoden bestätigt oder ausgeschlossen werden. Die direkte Fragestellung an die Sonographie bei einem klinischen Verdacht kann aber manchmal Befunde bringen, die ohne Kenntnis der Fragestellung mit hoher Wahrscheinlichkeit übersehen worden wären. Grund dafür ist der oft fließende Übergang von der Normvariation zur Pathologie; bei endokrin aktiven Prozessen kann naturgemäß eine sehr kleine Veränderung von ganz erheblichem Krankheitswert sein.

Auf der linken Seite grenzt die Niere dorso-kranial und dorso-lateral an die Milz, die ihrerseits den sog. Milzbuckel der Niere bewirkt. Zwischen den kaudalen Nierenteil und die laterale Bauchwand legt sich aber regelmäßig das Colon descendens. Dorsomedial und dorso-kaudal liegt auch links die Niere in der Iliopsoasnische, wohingegen nach lateral und vor allem ventral Jejunumschlingen oder der ausladende Magen gelegen sein können. Oberhalb davon kann der kraniale Anteil der ventralen Nierenfläche Kontakt zur Rückseite des Pankreasschwanzes haben.

Aus dieser Vielfalt und jeweils abhängig von den Füllungszuständen und ebenso von artefiziellen Veränderungen, z. B. durch Operationen, Traumen u. ä., kann sich eine schwierige Differentialdiagnose ergeben. Häufig aber kann die Vergegenwärtigung der Schnittbildanatomie, bei Kenntnis der Anamnese und Fragestellung, den erhobenen Befund erklären, wenn auch manchmal erst in der Wiederholungsuntersuchung nach entsprechender Vorbereitung des Patienten.

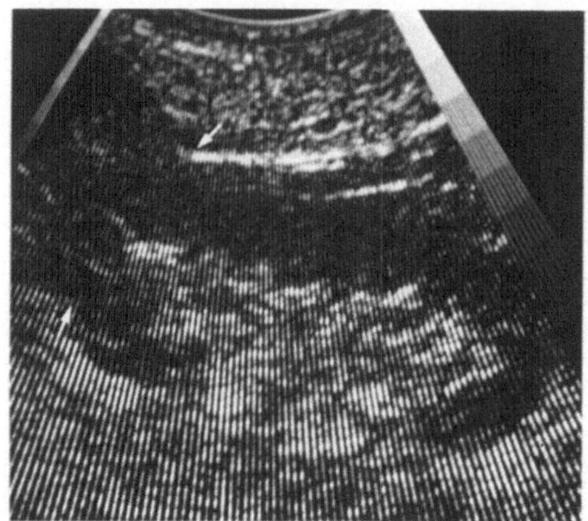
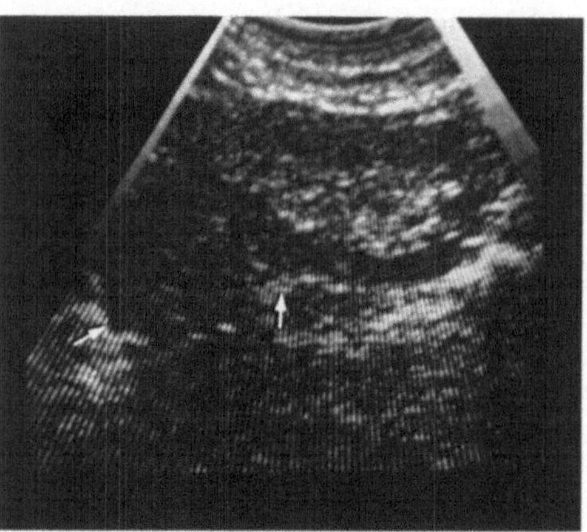

Abb. 1. Die rechte Niere liegt mit ihrem oberen Pol der Leber an (**a,** *Pfeile*) oder auf (**b,** *Pfeile*). Manchmal ist keine Grenze zwischen Leber und Nierenparenchym darstellbar. Durch die dynamische Untersuchung mit Prüfung der Atemverschieblichkeit läßt sich aber meistens eine Abgrenzung beider Organe ermöglichen. Bei der Differentialdiagnose (DD) gegenüber einer soliden Raumforderung kann dem Parenchymstrukturmuster keine entscheidende Bedeutung beigemessen werden

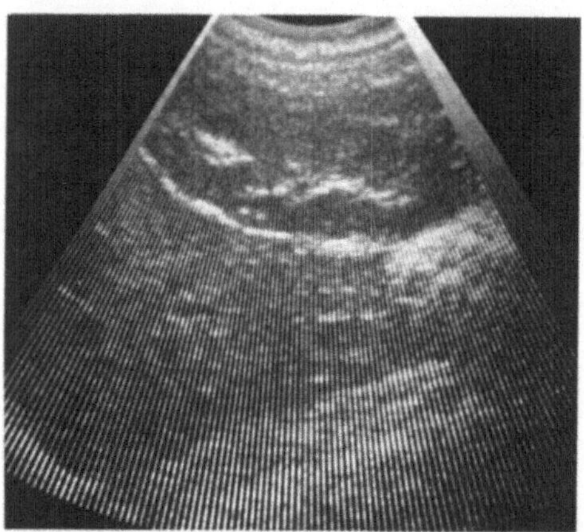

Abb. 2. Bei schlanken Patienten findet man gelegentlich, daß die Niere fast in ganzer Länge der Leber aufliegt. Das ist kein Hinweis für eine Nephroptose, sondern entspricht einer physiologischen Normvariante, möglicherweise zufolge leichter Fixierung der Leber durch die Bauchlage auf der Rolle. Man beachte die Unterbrechung des ZRB als Zeichen einer Dichotomie des Nierenbeckenkelchsystems

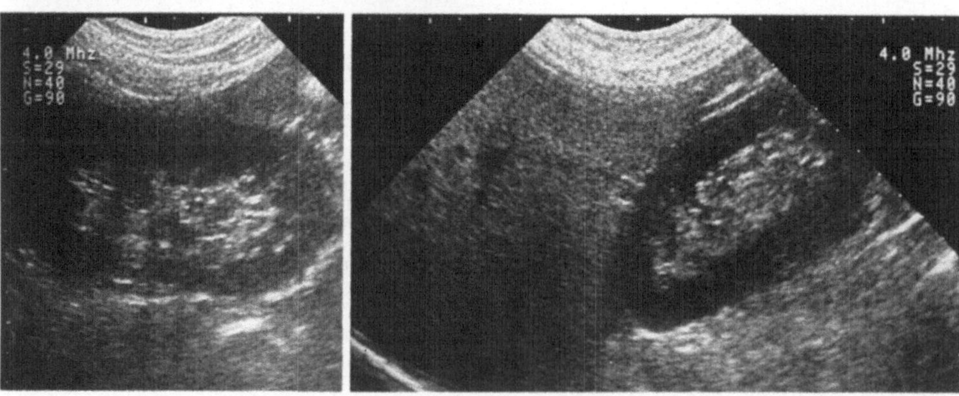

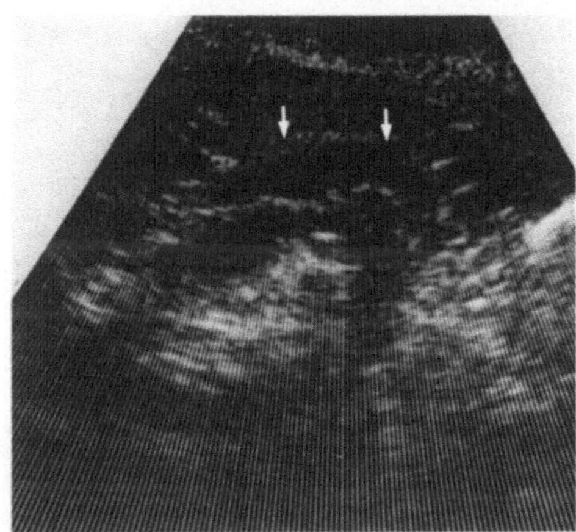
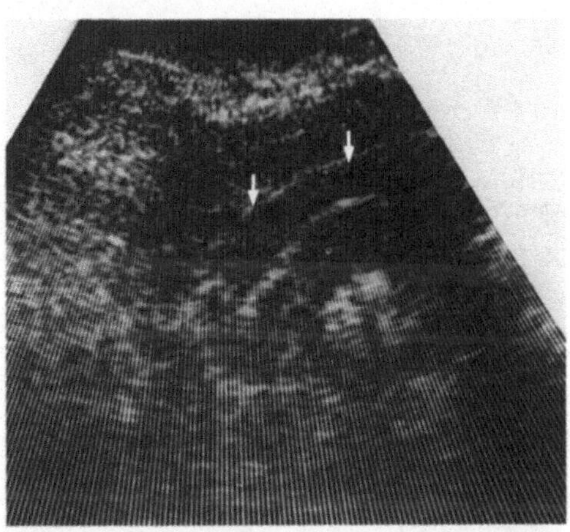

a

b

Abb. 4. Bei ventraler Schallkopfapplikation kann in der Bauchfellduplikatur zwischen retroperitonealem Blatt und Leberumschlag sowohl im Längs- (**a**) wie im Quer- (**b**)-Schnitt intraperitoneale Flüssigkeit (Aszites, Blut, Eiter) zur Darstellung gebracht werden. Dieser entfaltete Spalt wird Morison's pouch (*Pfeile*) genannt. Es handelt sich hier um einen sehr adipösen Patienten mit einer Gichtnephropathie, auch sonographisch erkennbar an der kleinen, unregelmäßig konturierten Niere mit zudem einem Harnsäurestein, der im Querbild (**b**) getroffen ist

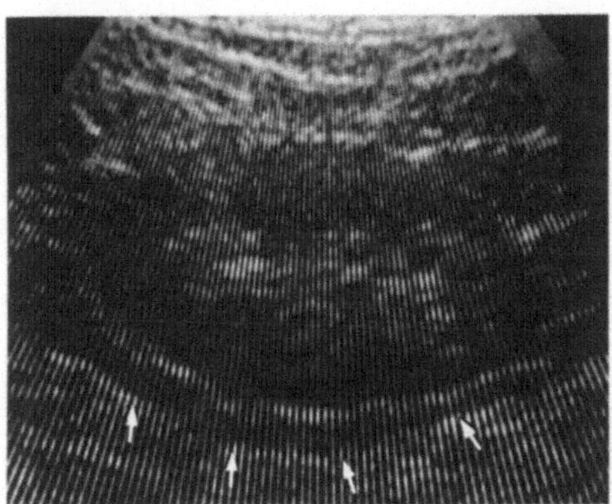
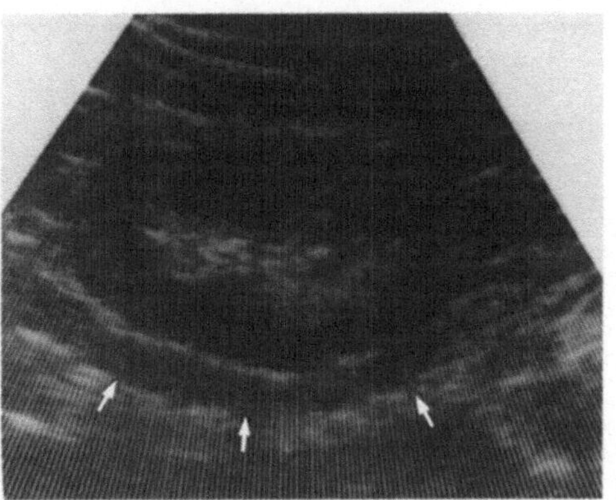

a

b

Abb. 5a, b. Auch bei dorsaler Schallkopfapplikation kann geringe intraperitoneale Flüssigkeit in Bauchfellduplikaturen (*Pfeile*), die durch die Kompression in Bauchlage nicht ausweichen kann, nachgewiesen werden. Beachte in (**a**) die artifiziell vermehrte Strukturmusterung im dorsalen Parenchymanteil im Vergleich zum ventralen

Abb. 3. Zur besseren Darstellbarkeit der Region des oberen Nierenpols, insbesondere bei Überlagerung durch Rippen (**a**) ist manchmal die Untersuchung von ventral, in Rückenlage des Patienten, zweckmäßig. Durch Herausdrücken des Bauches ist dann häufig die exakte Exploration (**b**) dieser wichtigen Grenzfläche zwischen Leber und Niere möglich. Gleichzeitig ergibt sich ein Vergleich hinsichtlich der Strukturmusterdichte Leber/Niere

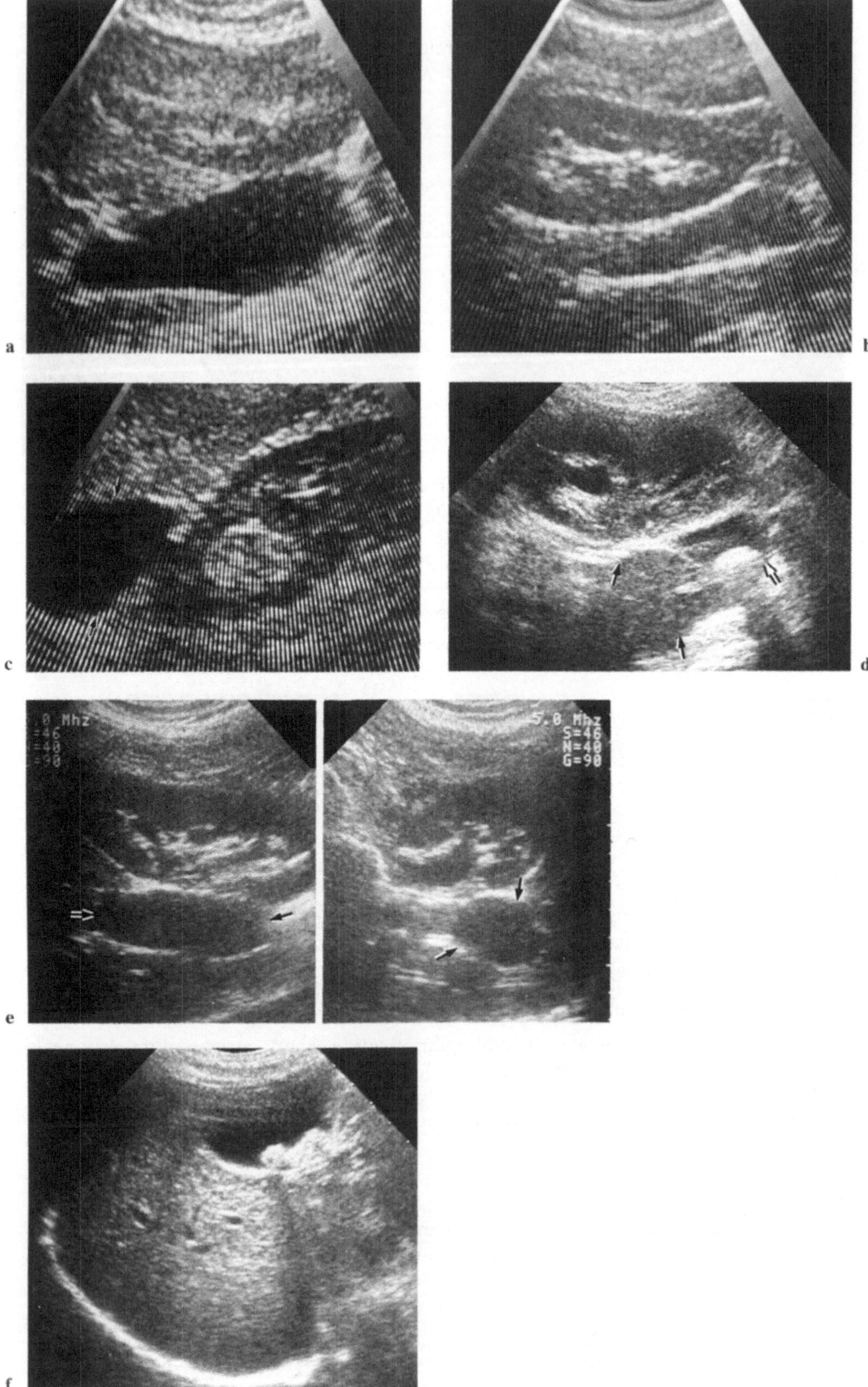

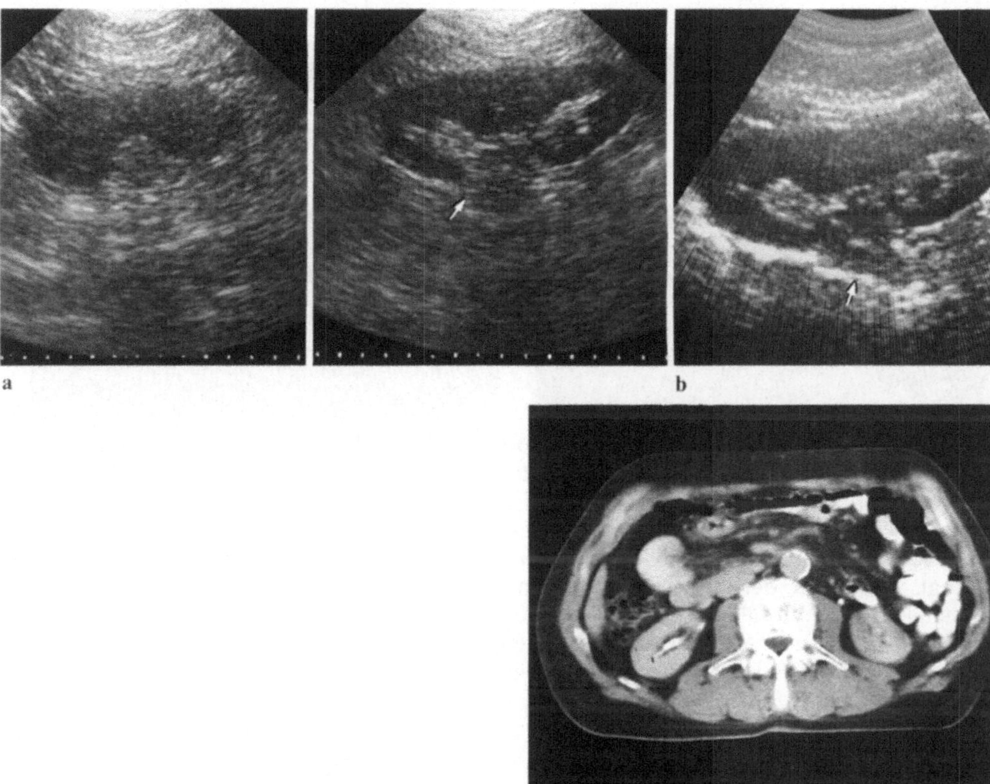

Abb. 7a–c. In ganz unterschiedlicher Form kann an die Ventralfläche der Niere rechts wie links Darm herangezogen sein und zwar rechts im medialen Längsschnitt Duodenum, im lateralen Längsschnitt eher Colon ascendens. Linksseitig handelt es sich im medialen Schnitt, besonders kaudal um Jejunumschlingen, mehr kranial und lateral um das Colon descendens bzw. die linke Kolonflexur. In **a** ist die Auszipfelung (*Pfeil*) der ventralen Kontur im Mittelanteil der linken Niere, mit dichterem Strukturmuster als das Nierenparenchym selbst, nicht eindeutig zu klären. Eine Untersuchung des nüchternen Patienten (**b**) am darauffolgenden Tag läßt in etwas anderer Form den Befund (*Pfeil*) reproduzieren. Der Verdacht einer schmalen Dünndarmadhärenz an der Ventralfläche der Niere wird am nächsten Tag durch ein CT mit Kontrastmittel bestätigt (**c**)

Abb. 6a–f. In verschiedener Form kann eine ptotische, meist stärker gefüllte Gallenblase, besonders im medialen Längsschnitt, der Ventralfläche der Niere anliegen (**a, b**). Durch Umlagerung des Patienten und Applikation von ventral, läßt sich der Verdacht einer gefüllten Gallenblase schnell bestätigen (**c**). Beachte das ZRB in **c**: Hinweis auf Dichotomie oder, wie hier, Doppelanlage. Nicht selten werden auch Steine (*Doppelpfeil*) in solchen Gallenblasen gefunden (**d**). In **d** liegt kranial der Gallenblase eine quergetroffene gefüllte Darmschlinge (*schwarze Pfeile*). Manchmal lassen sich Gallensteine (*Pfeil*) erst bei ventraler Applikation (**f**) zum Nachweis der möglichen Gallenblase (*Pfeile*) des Dorsalschnittes (**e,** Längs- u. Querschnitt) demaskieren

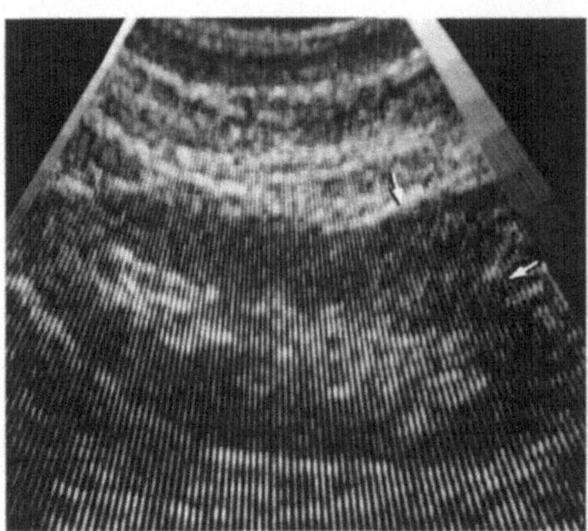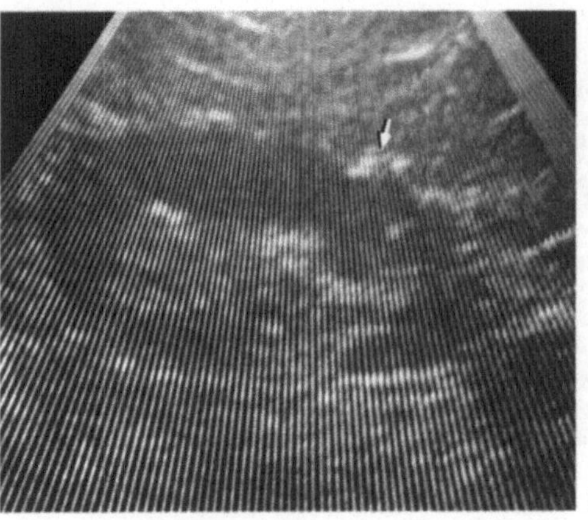

Abb. 8.a. Eine zipflige Ausziehung nach dorsal, ausschließlich im kaudalen Anteil der Niere, entspricht einem projektionsbedingten Artefakt (*Pfeile*), immer nur im Sektorscanverfahren. Durch Änderung der Applikation und der Atemlage läßt sich dieses Zeichen schnell von einer Pathologie unterscheiden. **b** Ebenfalls einem Artefakt des Sektorscanners durch die sog. Ultraschalldifraktion (beambending = Schallablenkung) bedingt, entspricht der intensive Echokomplex (*Pfeil*) mit Auslöschungsphänomen, meistens an der kaudalen, gelegentlich auch an der kranialen Wölbung der dorsalen Nierenkontur. Dieser Artefakt ist nicht selten und darf nicht mit einer Verkalkung der fibrösen Kapsel der Niere verwechselt werden

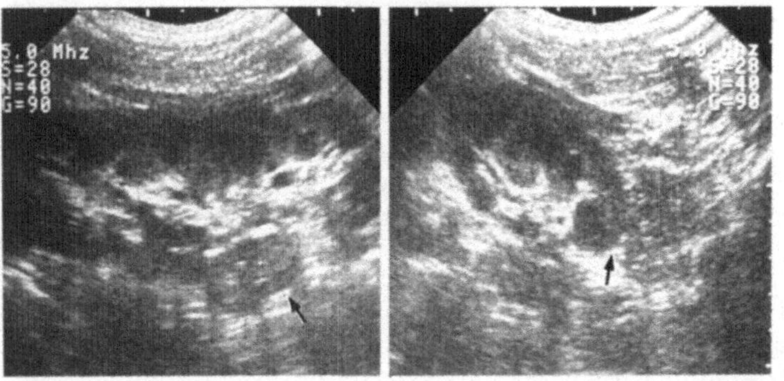

Abb. 9a, b. Ein ähnlicher Befund wie in Abb. 7b u. c mit gefülltem Duodenum (*Pfeile*), das an die kaudale ventrale Fläche der rechten Niere herangezogen ist. Hier läßt sich durch erkennbare Peristaltik (schon andere Formation im Querbild, **b**) der Verdacht unmittelbar bestätigen

Abb. 10d, e. In manchen Fällen kann ein zunächst nicht klarer Befund durch Verbesserung der Untersuchungsbedingungen und Vorbereitung des Patienten (abführen) in einer Nachuntersuchung geklärt werden ohne zusätzliche andere Verfahren. In **d** er-

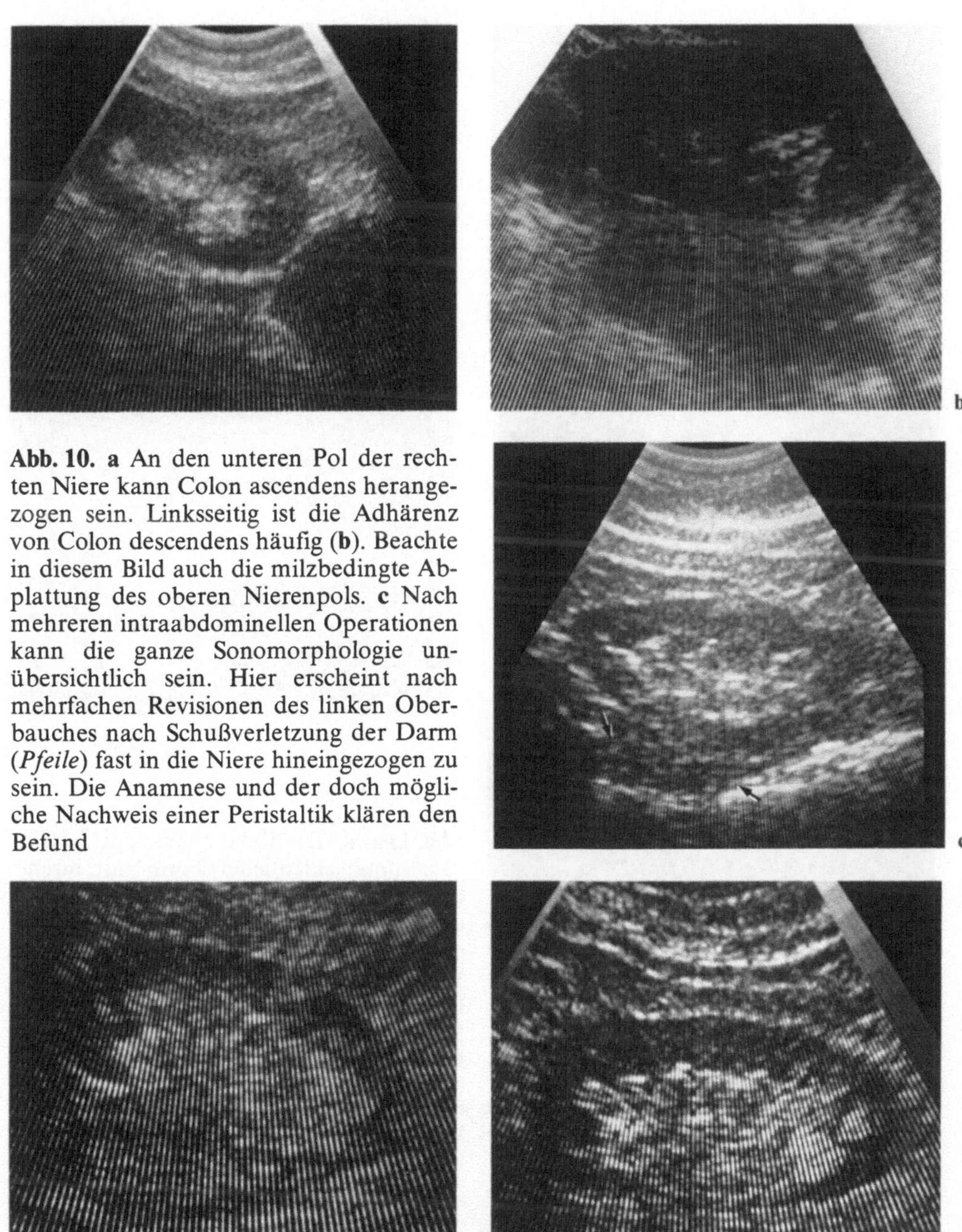

Abb. 10. a An den unteren Pol der rechten Niere kann Colon ascendens herangezogen sein. Linksseitig ist die Adhärenz von Colon descendens häufig (**b**). Beachte in diesem Bild auch die milzbedingte Abplattung des oberen Nierenpols. **c** Nach mehreren intraabdominellen Operationen kann die ganze Sonomorphologie unübersichtlich sein. Hier erscheint nach mehrfachen Revisionen des linken Oberbauches nach Schußverletzung der Darm (*Pfeile*) fast in die Niere hineingezogen zu sein. Die Anamnese und der doch mögliche Nachweis einer Peristaltik klären den Befund

scheint die Ventralfläche nach kranial hin protuberant und unregelmäßig im Strukturmuster. Einen Tag später, nach Abführen des Patienten, findet sich zwar weiterhin der nur sehr schmale ventrale Parenchymsaum, entsprechend einer leichten Rotation dieser Niere, jedoch ist die Abgrenzung der Kontur in allen Ebenen eindeutig. Beachte die Zeichen der Hiluslipomatose

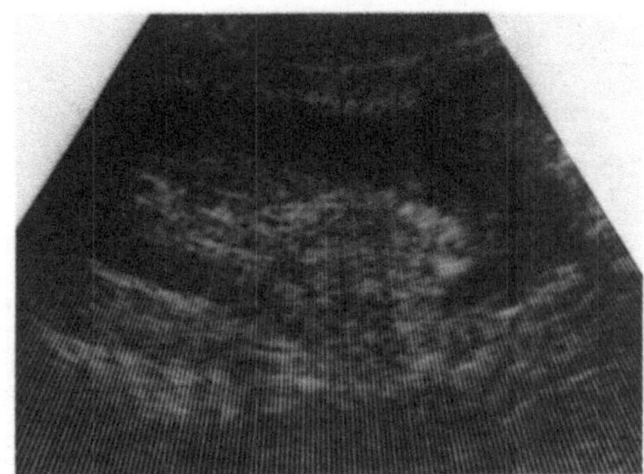

Abb. 10f. Durchaus tumorverdächtig im vorliegenden Bild die echodichte Protuberation, die auch in der Niere den kaudalen Anteil des zentralen Reflexbandes einnimmt. Das Abwarten und die Beobachtung von Peristaltik während der Untersuchung klären schnell solche Befunde. Differentialdiagnostisch kämen auch Anteile einer atypischen Hiluslipomatose in Betracht

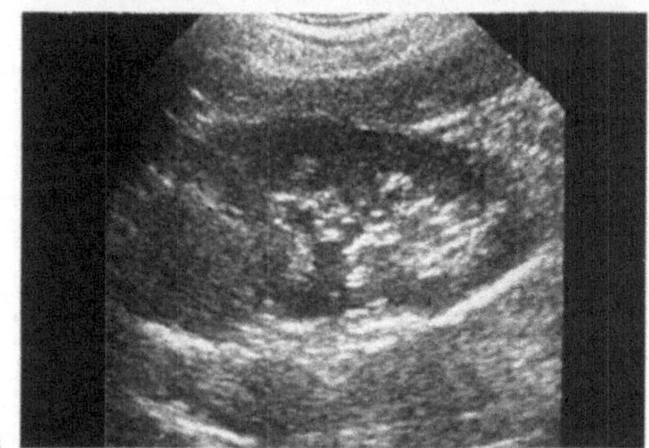

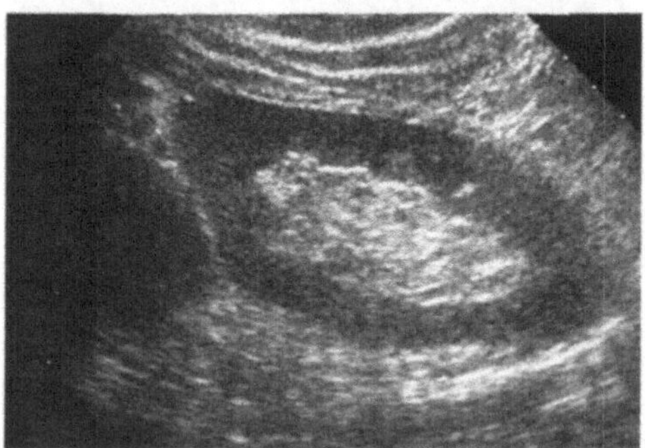

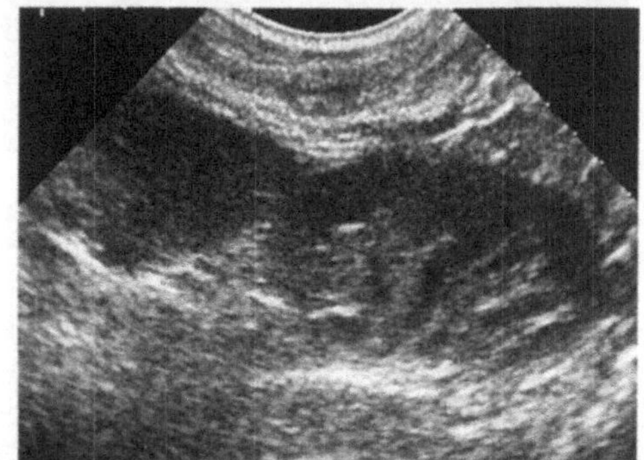

Abb. 11a–d. Die linke Niere touchiert in ganz unterschiedlicher Form mit ihrem oberen Pol die Milz. Dadurch ergibt sich das Phänomen der Eindellung oder Abplattung des oberen Nierenpols (**a, b**). Wie im Vergleich zur Leber sollte dem höchst variablen Strukturmuster zwischen Milz- und Nierenparenchym ohne konkrete Fragestellung keine Bedeutung zugemessen werden. Das Strukturmuster kann dichter (**a**), flauer (**b**) und etwa gleich (**c**) erscheinen. **d** Artefiziell bedingte Strukturmuster-Unterschiede im Längs- und Querschnitt. Auch hier in etwa gleiche Struktur von Milz- und Nierenparenchym

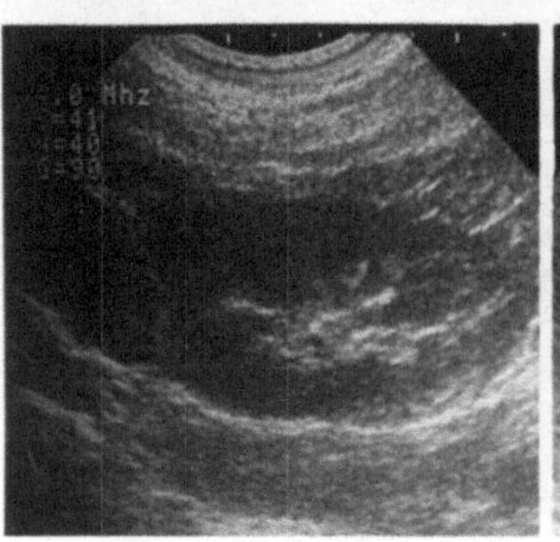

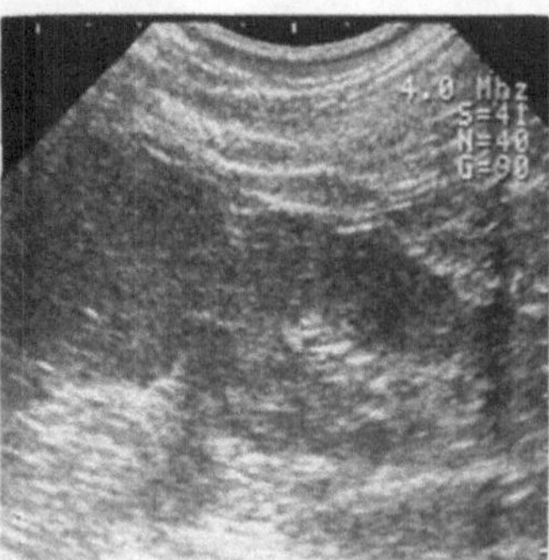

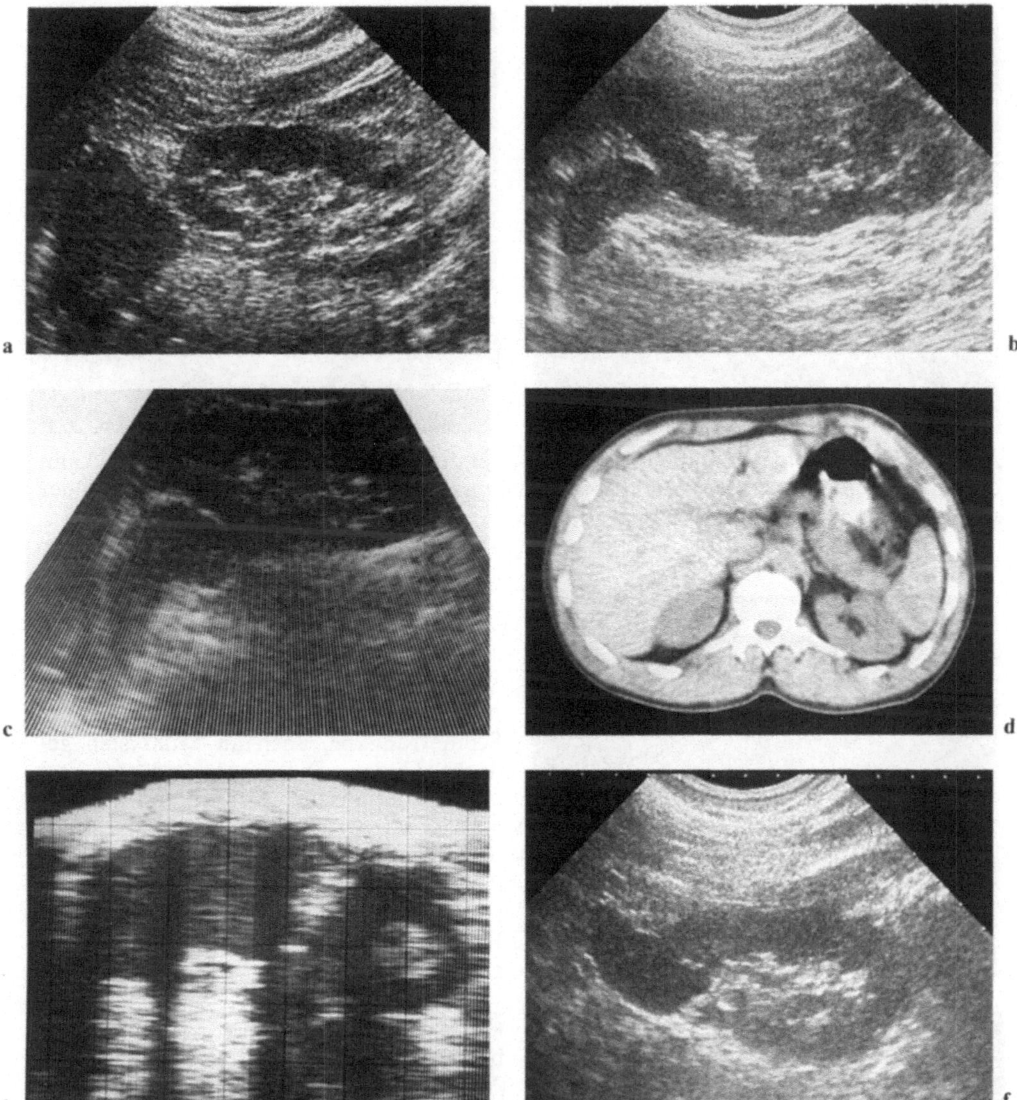

Abb. 12a–f. In unterschiedlicher Form und Ausdehnung kann das Phänomen der sog. Milznase auftreten, immer an der etwas abgeplatteten Kontur des oberen Nierenpols nach ventral hin gelegen. Breit und gut abgegrenzt in **a,** nur eben, aber unübersehbar angedeutet in **b** und ganz ausgeprägt hakenförmig in **c** erkennbar. **d** läßt durch Vergegenwärtigung der Anatomie den Befund leicht verstehen. **e** Dieses Bild zeigt, wie gut von „alters her", durch entsprechende Applikation des Schallkopfes, die Nachbarschaft der Niere und Milz, auch durch die Rippen, darstellbar ist. **f** Keine „Milznase", da nach dorsal gerichtete, aus der Niere kommende, Formation. Atypische zystische Raumforderung nach früherer Kelchstein-Operation

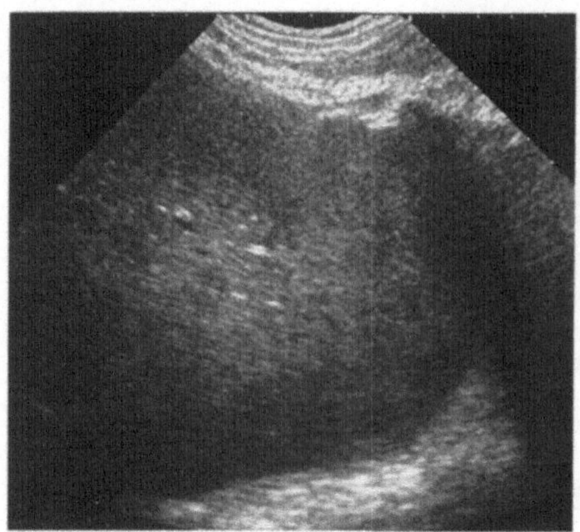

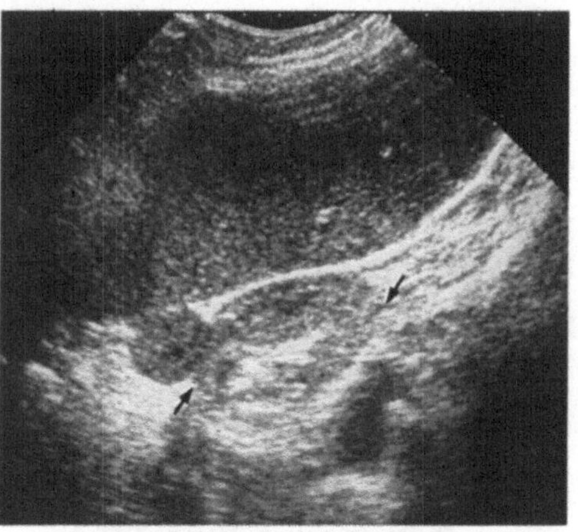

Abb. 13. Durch Splenomegalie (**a**), wie z. B. bei der chronischen Lymphadenose, kann die linke Niere geradezu erdrückt und manchmal nur mit seitlicher Applikation oder schräg von ventral (**b**) als stark komprimiertes Organ (*Pfeile*) gefunden werden.

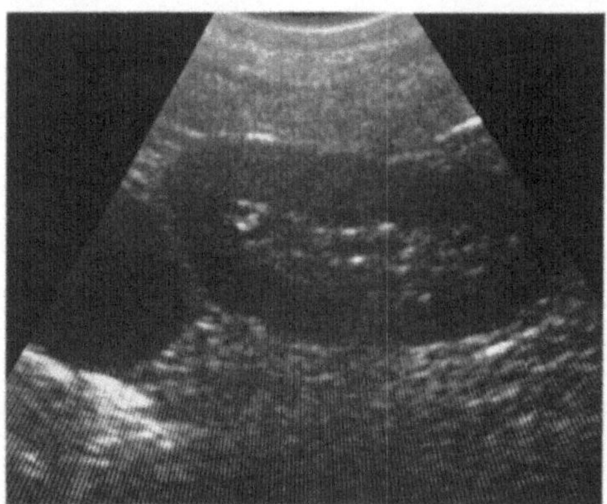

Abb. 14a. Selten muß, insbesondere bei Schmerzangabe, auch an Milzzysten gedacht werden. Diese, wenn solitär, sind meist traumatischer Genese und, im Gegensatz zu anderen Zysten, meist schmerzhaft. Dieser Befund entspricht den sonographischen Zystenkriterien, nämlich glatte Kontur, Echofreiheit und Echopluseffekt. Die Niere dagegen ist gänzlich unauffällig

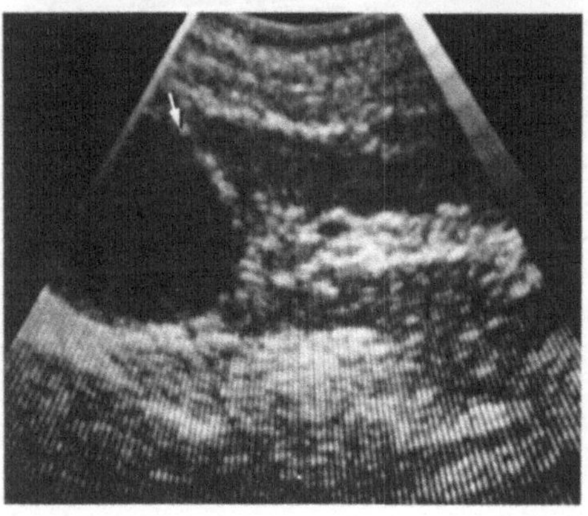

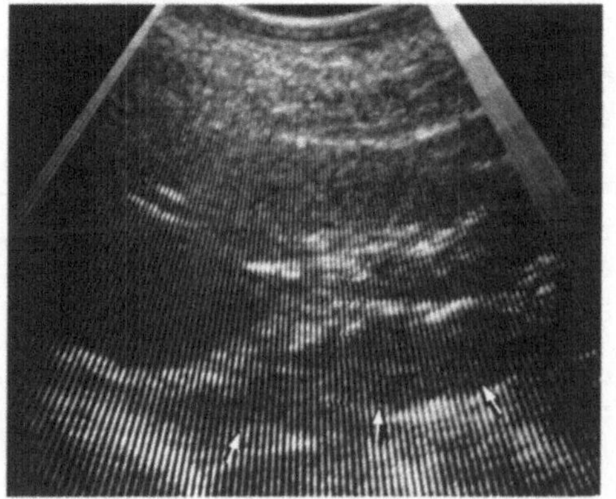

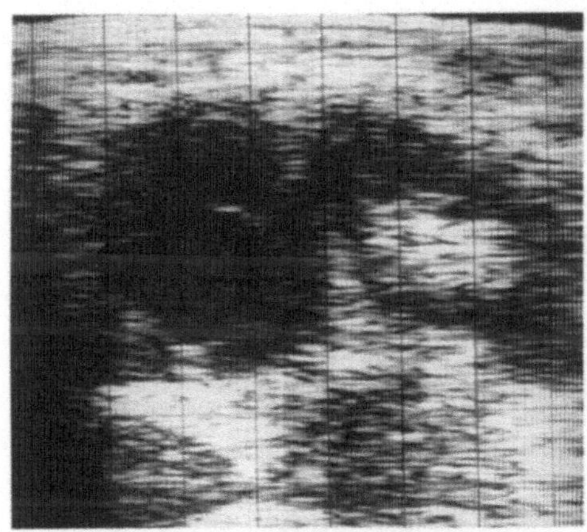
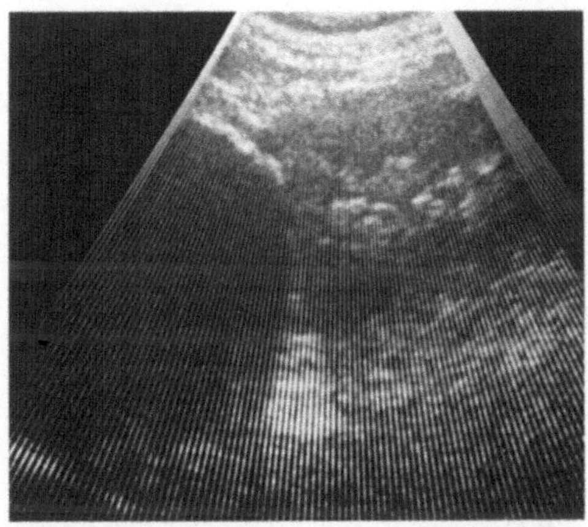

a

b

Abb. 15a, b. Große suprarenale Prozesse drängen die Niere nach kaudal. Sie sind nicht selten asymptomatisch und werden per Zufall entdeckt. **a** Ein „echtes hypernephroides" Karzinom der Nebenniere. **b** Ein großer, asymptomatischer mesenchymaler Tumor

Abb. 14b, c. In Differentialdiagnose zu Milz- und Nierenzysten muß an einen pathologischen kranialen Anteil einer röntgenologisch meist stummen Doppelanlage gedacht werden. In **b** ist die kelchförmige Einbettung der echofreien Struktur mit der echoverdichteten Grenzzone (*Pfeil*) zur Niere pathognomonisch. Anders in **c:** Mit normalem Parenchym liegt die Niere einer liquiden Masse auf. Unterhalb der ventralen Nierenkontur erkennt man aber den stark ektasierten Harnleiter (*Pfeile*), der in Kenntnis der Anamnese (Enuresis nocturna et diurna bei einer 18jährigen Patientin) an die Möglichkeit eines stark ektatischen Harnleiters zufolge ektoper Mündung bei Doppelanlage denken läßt

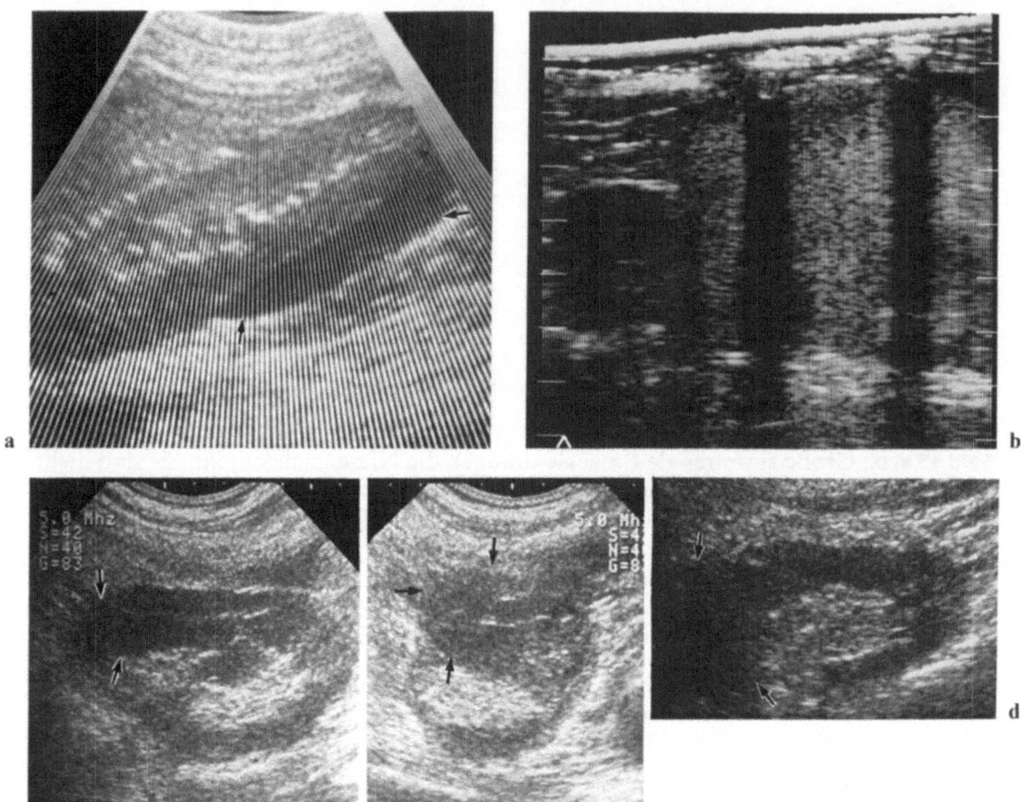

Abb. 16a–d. Bei Applikation von ventral ist im dorso-kaudalen Anteil die fibröse Kapsel vom Nierenparenchym abgehoben. Hier liegt ein subkapsuläres Hämatom (*Pfeile*) nach entsprechendem Trauma vor. Wichtig dabei ist die Verlaufskontrolle, um zu klären, ob es zur Resorption oder aber über die Organisation zur Kalzifizierung kommt. Solche fibrosierten und später kalzifizierten Hämatome können die Niere durch Kompression langfristig stark schädigen. **b** zeigt ein riesiges, geschichtet wirkendes Hämatom bei einem Marcumarpatienten. Die Regelmäßigkeit der Schichtung im Zusammenhang mit der Anamnese stellt die Diagnose, die intraoperativ bestätigt wurde. (Kranial ist hier versehentlich *re.*). **c** Zustand nach Abtragung einer tumortragenden Zyste, die nach kranial-dorsal entwickelt war. Nach Operationen an der Niere kann das Ausmaß von Hämatomen (*Pfeile*), Sekretverhaltungen und Urinomen im Verlauf gut beurteilt werden, oft auch im Querscan besser als im Längsscan. **d** Hämatom im Zustand nach oberer Pol-Resektion rechts

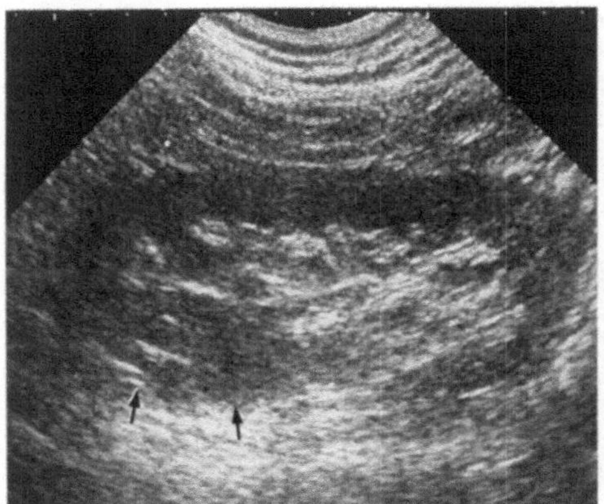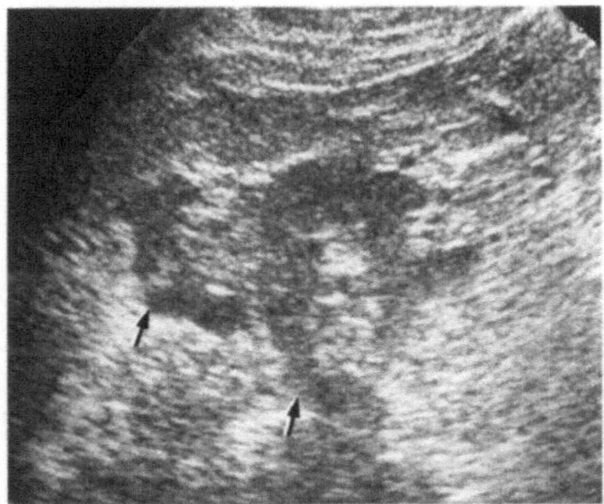

Abb. 17 a, b. Nach Kontrastmittelgabe bei linksseitiger Kolik ohne Nachweis eines Konkrementes in der Leeraufnahme ist es durch die Kontrastmittelinfusion zur Fornixruptur gekommen. **a** Das Nephrosonogramm zeigt die Austrittsstelle der oberen Kelchetage (*Pfeile*) nach ventral hin. Das Querbild (**b**) zeigt die Extravasation nach lateral (*Pfeile*) und ventral

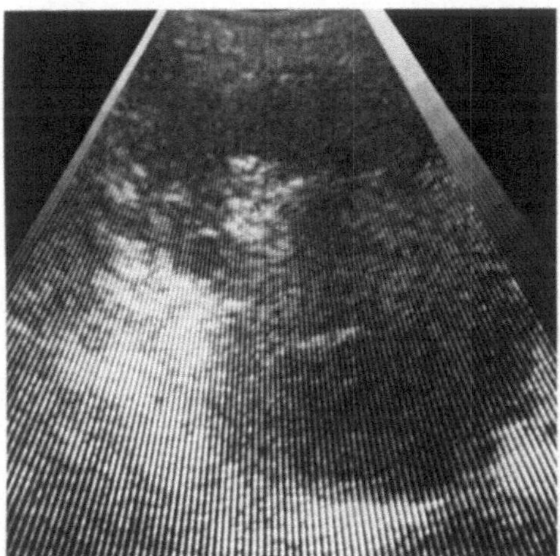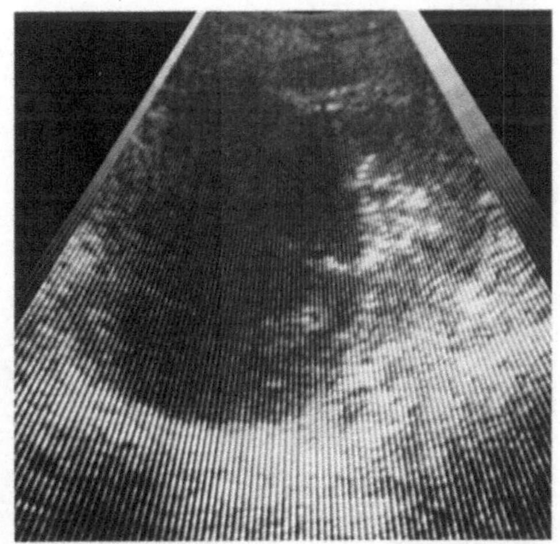

Abb. 18 a, b. Sehr schwere Schmerzsymptomatik nach inadäquatem stumpfen Bauchtrauma. Intraoperativ fand sich eine große, nach kaudo-lateral hin entwickelte Nierenzyste, in die es massiv eingeblutet hatte. **a** Längsschnitt mit der nach ventro-kaudal hin entwickelten, unregelmäßig begrenzten, strukturierten Raumforderung. **b** Das Querbild zeigt die Ausdehnung nach lateral und ventral. Ein solcher Befund ist wohl nur intraoperativ zu klären

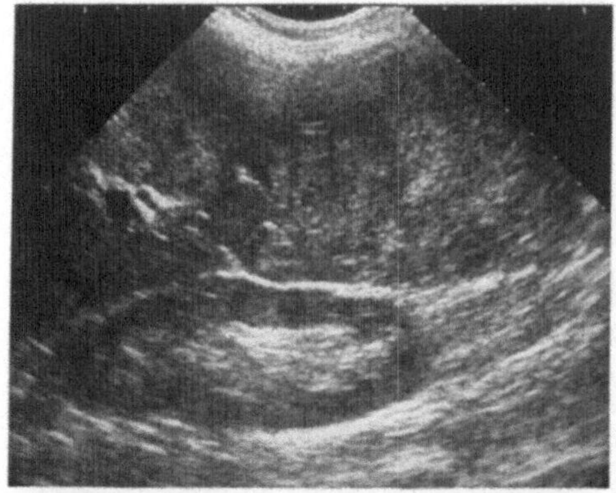

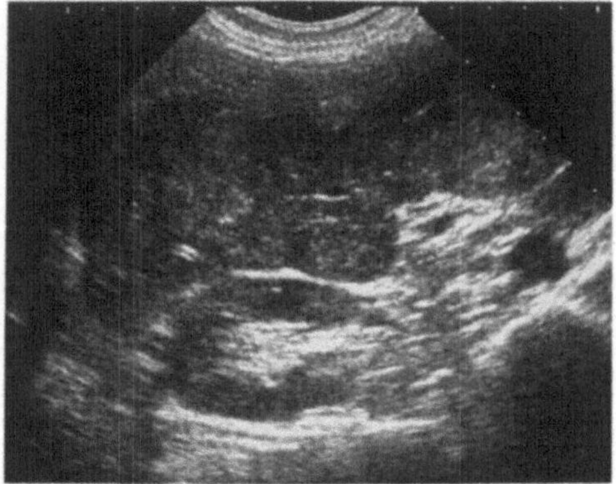

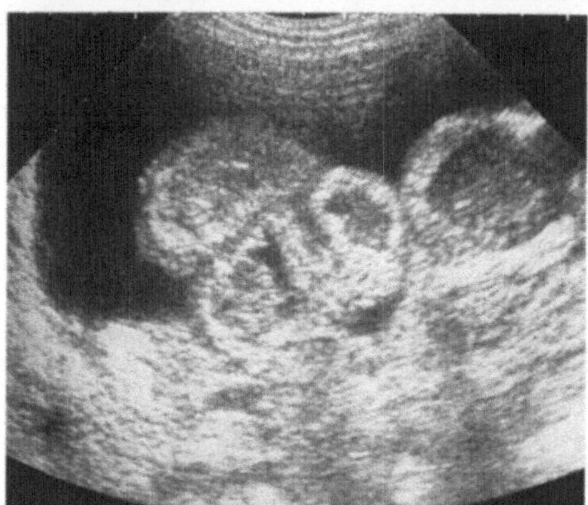

Abb. 19 a–c. Die Urosonographie kann bei der Identifizierung palpatorisch nicht weiter zu differenzierender Massen oft helfen (s. auch Abb. 13 a, b). **a** Sehr großer Lebertumor mit unbeeinträchtigter, unauffälliger Niere dorsal des Tumors (Applikation von ventral). **b** Querschnitt: Die knolligen Tumormassen in der Leber sind unverwechselbar. **c** Gefüllte Darmschlingen in Aszites (Applikation längs ventral im linken Mittelbauch)

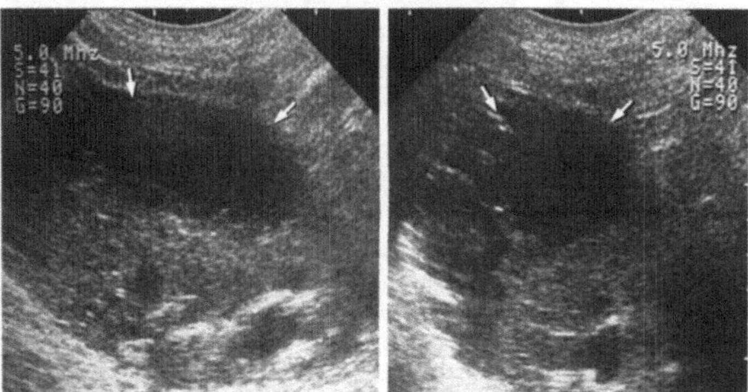

Abb. 20. Dorsaler Längs- und Querschnitt einer linken Niere. Anhiebsdiagnose: Das sehr große Paravasat (*Pfeile*) läßt sofort erkennen, daß eine am Abend zuvor eingelegte Nephrostomie in der Nacht disloziert ist. Keine Stauung des Hohlsystems zum gegenwärtigen Zeitpunkt bei Kompression der Niere durch das Paravasat. Die Nephrostomie kann so bestenfalls als Drainage des Paravasates wirksam sein

KAPITEL 6

Darstellung und Interpretation von Befunden an Transplantatnieren

Nierentransplantate (NTP) lassen sich wegen ihrer exponierten Lage in der Fossa iliaca, meist unmittelbar unter der Bauchdecke gelegen, sonographisch gut untersuchen. Die Detailerkennbarkeit kann mit Schallköpfen höherer Frequenzen eher besser sein, wobei, wegen der oberflächlichen Lage, das fokusierte Paralellscanverfahren den Sektorscannern überlegen sein kann.

Bei NTP kann sich eine sehr gute Abgrenzbarkeit der Rinde gegenüber den Markpyramiden und schließlich gegenüber dem zentralen Reflexband ergeben. Das normale NTP stellt sich folgendermaßen dar:

1. Volumenzunahme innerhalb der ersten zwei bis drei Wochen um bis zu 20 %.
2. Echoflaue, gegenüber Rinde und Columnae renales gut abgrenzbare, kegelförmige Markpyramiden.
3. Insgesamt breiter Parenchymsaum bei normalem oder eher etwas schmalerem ZRB.
4. Eine leichte Distension des ZRB ist möglich und häufig wegen des mangelnden Tonus des NBKS zufolge gestörter Innervation.

KELLER (1984) konnte peristaltische Wellen in ektasierten Kelchen beobachten. Dieser Nachweis deutet auf ein autonomes Zentrum innerhalb der Kelche hin. Als physiologischer Reiz für diese Zentren kann, wie im übrigen Harntrakt, auch in den Kelchen das Volumen in Betracht kommen (Volumenrezeptoren?).

Die Zeichen einer akuten Abstoßungskrise können manchmal schon kurz vor der entsprechenden Klinik und den Labordaten erkannt oder vermutet werden:

1. Die Größenzunahme erfolgt schneller und über das physiologische Maß hinaus.
2. Zufolge noch stärkerer Schwellung demarkieren sich die Markpyramiden ausgeprägter als normalerweise.
3. Der Parenchymmantel wird dicker und wirkt auffallend hypo-echogen.
4. Das ZRB dagegen wirkt schmaler und echoärmer.
5. Das Auftreten separierter echoärmer Areale im Parenchym kann Nekrosen und Einblutungen entsprechen.

Nach HRICAK (1979) korreliert die Reduktion und Echoverarmung des ZRB mit der histologisch nachweisbaren Abnahme des intrahilären Sinusfettes. Eine graduelle Zunahme der Echointensität des ZRB soll eine zunehmende Besserung der Nierenfunktion signalisieren, sofern die Krise beherrscht werden kann.

Eine sonographische Abgrenzung der akuten Abstoßung gegenüber akuter postoperativer Tubulusnekrose erscheint nicht möglich, auch wenn die Abnahme der Echodichte des ZRB besonders typisch für die akute Tubulusnekrose sein soll, während bei der akuten Abstoßungskrise eher einen Anstieg der Echointensität innerhalb des ZRB beobachtet wurde (BARRIENTOS 1981).

Dagegen fand SCHWERK (1983) bei der akuten Tubulusnekrose zunächst keine typischen Abweichungen des sonographischen Schnittbildes vom Normalbefund. Ebensowenig konnte er bei vollständiger oder teilweiser Obturation der Nierenarterie eine Veränderung im Nephrosonogramm nachweisen.

Für die chronische Abstoßungskrise sind die sonographischen Zeichen dann nicht mehr so typisch. Die Organgröße nimmt allmählich ab, Grenzen zwischen Pyramiden und Rindenstrukturen sowie zum ZRB verschwimmen und die Relation zwischen Parenchym und ZRB reduziert sich. Kleine Infarkte können Einziehungen der Nierenkontur verursachen.

Ganz Wesentliches aber kann die Sonographie zur Diagnostik chirurgischer Komplikationen nach der Nierentransplantation und zur Exploration des pararenalen Bereiches beitragen.

Schnell, etwa ab einer Menge von 10 ml, läßt sich eine liquide Ansammlung nachweisen. Dabei kommen differentialdiagnostisch Lymphozelen, Haematome, Abszesse und ebenso Urinome in Betracht. Nach Analyse der schallgezielten Aspiration bei größeren Flüssigkeitsdepots ist die Diagnose fast immer zu stellen. Lymphozelen machen die größte Zahl der perirenalen liquiden Raumforderungen aus.

Alle anderen Veränderungen innerhalb des Nierentransplantates, wie Abflußbehinderungen, Cystchen, Steinbildungen, Infarkte ect., weisen die bekannten nephrosonographischen Kriterien auf und bedürfen deswegen hier nicht der zusätzlichen Erläuterung.

In Anbetracht des geringen diagnostischen Aufwandes weiß der Nephrologe, dem die unmittelbare Nachsorge transplantierter Patienten obliegt, die Sonographie besonders zu schätzen. Sie ist in diesem Teilbereich der Nephrologie unersetzlich geworden und ohne Alternative. Die Sonographie kann zwar auch bei Transplantatnieren die eventuell erforderlich werdende Histologie in keinem einzigen Fall ersetzen, jedoch ist sie zur Darstellung des unteren Nierenpols und zur gezielten Biopsie unter Sicht wieder besonders hilfreich.

Abb. 1.[1] Seit 5 Monaten funktionstüchti-
ges Nierentransplantat (NTP). Längsschnitt im linken Mittelbauch. Kreatinin
i.S. 1,3 mg/dl. Nierenlänge: 11 cm, PS
1,5 cm. Ein solches NTP unterscheidet
sich nur durch die Lokalisation von einer
originären Niere

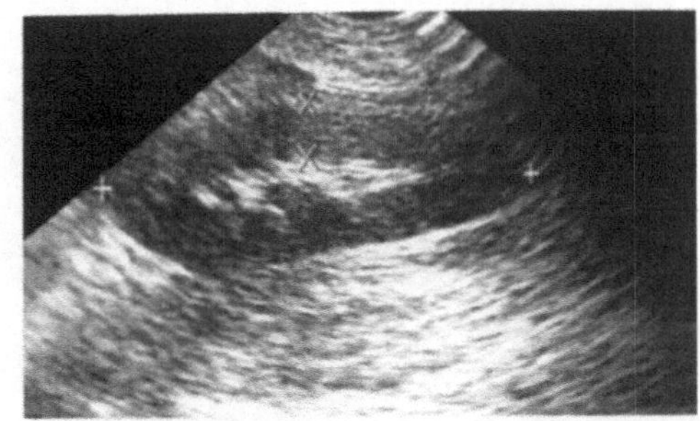

Abb. 2. Akute Abstoßung: Neben der
Klinik (starke Druckschmerzhaftigkeit bei
gezielter Palpation) und den Labordaten
sprechen auch die sonographischen Kriterien für eine akute Abstoßungsreaktion:
Starke Demarkation der Pyramiden im
dicken Parenchymsaum, ganz schmales,
echoflaues ZRB

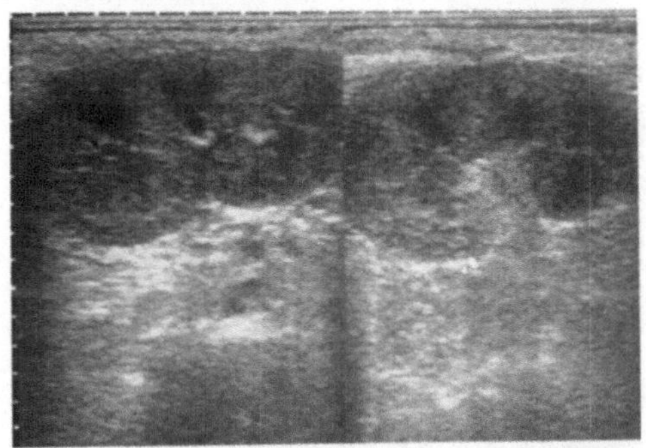

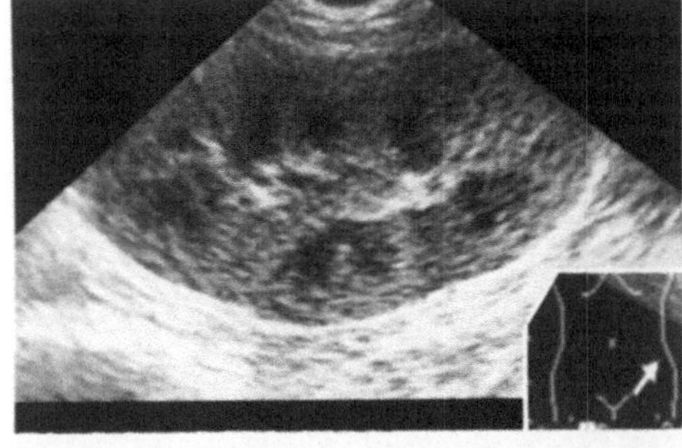

a

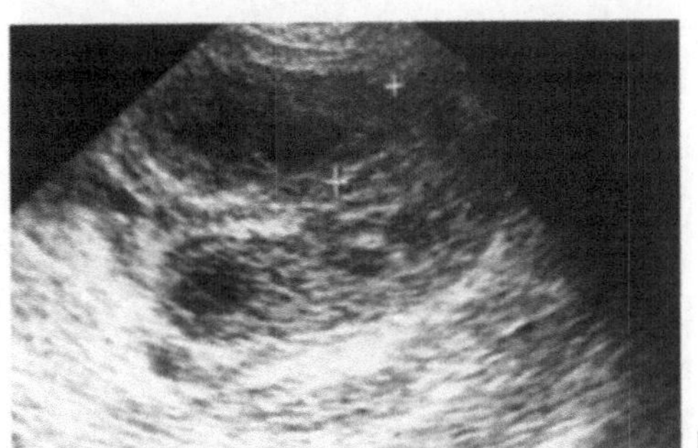

b

Abb. 3 a, b. Subakute chronische Abstoßung: 18 Tage nach der Transplantation liegt
das Kreatinin bei 15 mg/dl. Diurese: 50 ml. Das NTP ist noch groß (13×7×7 cm), jedoch wirkt das Strukturmuster verwaschener und die Markpyramiden sind nicht mehr
so scharf abgesetzt im Vergleich zur akuten Abstoßung. Die Sonographie bei der Abstoßungskrise liefert hohe Sensitivität, aber viel geringere Spezifität (56%, KATHREIN
1985); sie kann die Histologie (z. B. Stanzbiopsie) in keinem Zweifelsfall ersetzen. 4
Wochen nach dieser sonographischen Untersuchung wurde diese Niere explantiert

---

[1] Für die Überlassung der Abb. 1, 3, 6 und 8 danke ich Herrn Prof. Bundschu, Chef-
arzt der Medizinischen Klinik, Caritas-Krankenhaus, Bad Mergentheim; für die
Abb. 2, 4, 5 und 7. Herrn Dr. Keller, Chefarzt der Medizinischen Klinik im St. Josef-
Krankenhaus Dahn.

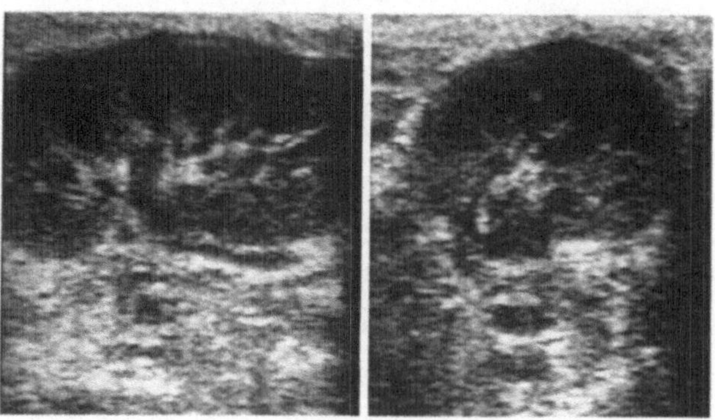

Abb. 4. Chronische Abstoßung: Sehr flauer dorsaler PS mit nur noch angedeuteter Pyramiden-Abgrenzung. Hypotones Hohlsystem. Sichere oder spezifische sonomorphologische Zeichen der chronischen Abstoßungsreaktion gibt es nicht. *Li.* Längs-, *re.* Quer-Scan

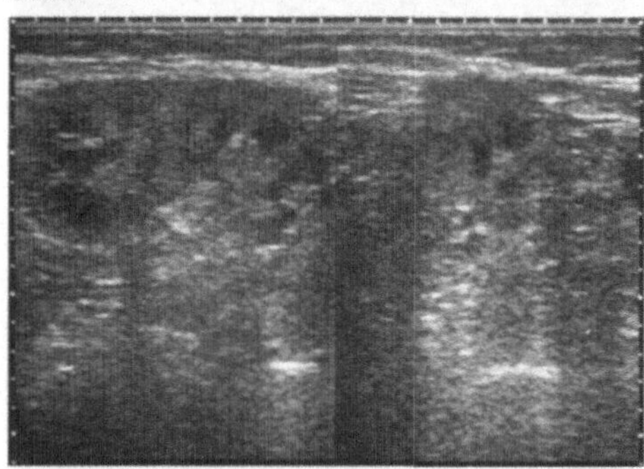

Abb. 5. Chronische Abstoßung: Als floride Zeichen der chronischen Abstoßung können die schnelle Auflösung der Sonomorphologie des NTP und die fast erkennbare „wachsende Unruhe" im gesamten Nierenschnittbild angesehen werden. Beachte das verschwommene Strukturmuster im Längs- (*li.*) und Quer-Scan (*re.*)

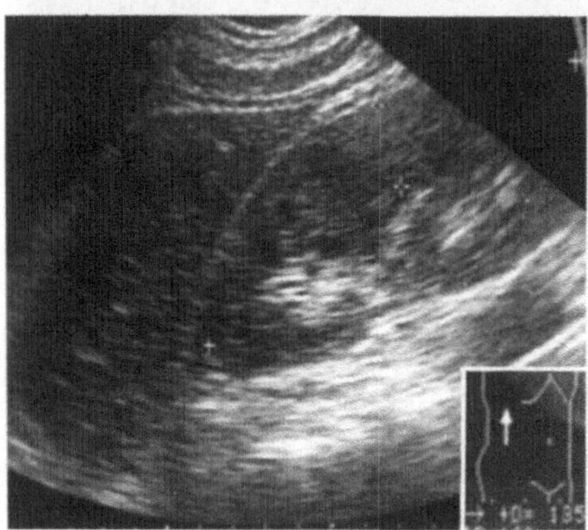
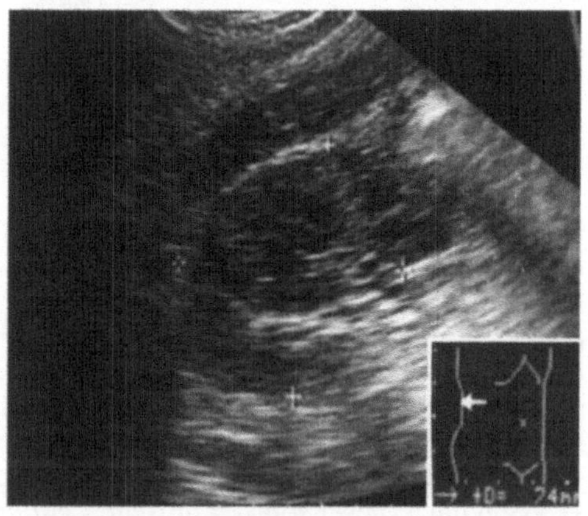

Abb. 6. Akutes Nierenversagen (6. Tag nach Tabletten- und Alkohol-Intoxikation). Kreatinin i.S. 12,3 mg/dl. Die Niere wirkt auffallend groß (14×7×7 cm, PS 2,5 cm). Die echoarmen rundlichen Aussparungen in der Markpyramidenregion (*pyelorenaler* Grenzbereich) können Nekrosen u. o. Einblutungen entsprechen. Es gibt jedoch keine sicheren sonographischen Zeichen zu diesem Zeitpunkt, die auf das Nierenversagen oder dessen Genese (akute Tubulusnekrose) hinweisen könnten. Dennoch ist die NS wertvoll, weil jede chirurgische Ursache sicher ausgeschlossen werden kann

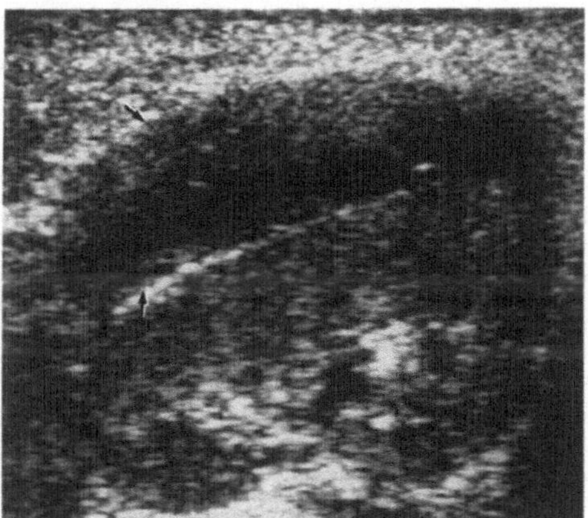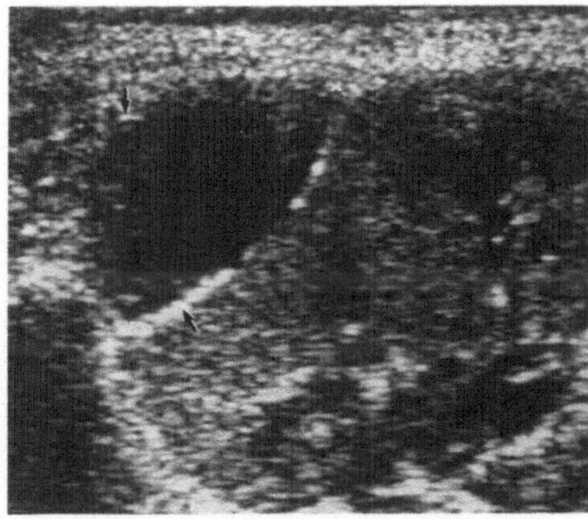

Abb. 7. Zoom-Bilder zur Darstellung einer außerhalb (dorsal) des NTP gelegenen cystisch wirkenden Raumforderung, die jedoch imprimiert (*Pfeile*), aber meßbar die Funktion (noch) nicht beeinträchtigt. Die Punktion sichert die Diagnose einer Lymphozele. Als DD käme ebenso ein Urinom in Betracht; ein Haematom zu diesem Zeitpunkt ist nicht mehr sehr wahrscheinlich. Die Lymphozele entstammt den parailiacalen Lymphgefäßen des Empfängers. Große Lymphozelen werden nach intraperitoneal drainiert (intraperitoneale Marsupialisation)

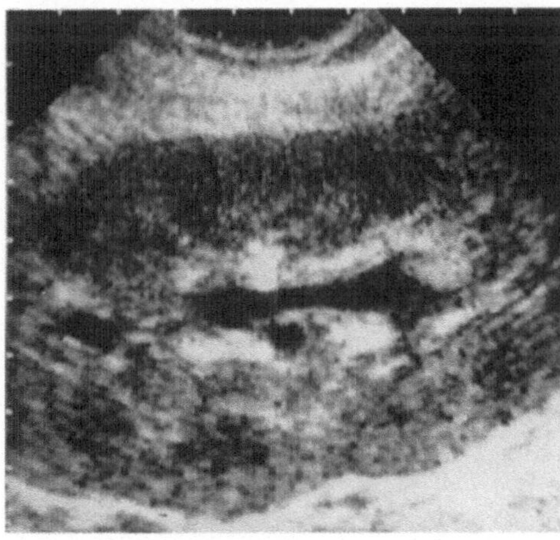

Abb. 8. Asymptomatische Spreizung des ZRB eines gut funktionierenden NTP. Eine leichte Hypotonie des NBKS ist die Regel (s. Text), der Übergang zur echten Abflußbehinderung aber fließend. Wegen des geringen Aufwandes stellt die Sonographie eine geradezu ideale Möglichkeit für engmaschige Verlaufskontrollen dar

KAPITEL 7

Differenzierung sonographischer Befunde der Harnblase

7.1 Allgemeines

Die Exploration der Blase gehört obligat zu jeder urosonographischen Untersuchung und zwar vor und nach der Miktion, gfls. auch nach Gabe einer definierten Flüssigkeitsmenge. Das sonographische Bild der Harnblase kann ein Fenster zu vielerlei pathologischen Veränderungen des Harntraktes und des kleinen Bekkens sein. Ihre suprapubische Darstellbarkeit kann, zumal im gefüllten Zustand, bei schlanken Patienten einfach, bei sehr adipösen Frauen wie Männern dagegen auch recht schwierig sein.

Im günstigen Fall liegt nur der ventro-kaudale Anteil des Blasenauslasses im toten Winkel bei suprapubischer Applikation. Andererseits können durch die gefüllte Blase die weiblichen Genitalorgane und Veränderungen im peri- und paravesikalen Bereich gut erkannt und beurteilt werden. Gynäkologischerseits wird die gefüllte Blase geradezu als „Wasservorlaufstrecke" genutzt. Unabhängig davon sind für Gynäkologen intravaginale small-part-Schallköpfe, sog. Finger-Tip-Applikatoren, eine reale zukünftige Möglichkeit zu noch besseren und sicheren Einblicken in den Uterus (ganz frühe Schwangerschaften) und die Ovarien, die so nach POPP (1985) in 91 % einseitig und in 77 % beidseitig dargestellt werden können.

Bei ungünstigen Voraussetzungen (Adipositas, wenig expansible Blase) dagegen kann bei suprapubischer Applikation des Schallkopfes von einer vollständigen Exploration der hinter der Symphyse gelegenen Blase nicht die Rede sein.

7.2 Die Variationsmöglichkeiten der Blasenform

Die Blasenform ist von noch wesentlich größerer Vielfältigkeit, als andere Organe und abhängig vom Einfallswinkel der Schallbündel, d. h. der Applikation des Schallkopfes, vom Tonus der Bauchdeckenmuskulatur, vom Füllungszustand, der Expansibilität und schließlich von der Verformbarkeit durch die übrigen Organe im kleinen Becken; zudem ergeben sich Unterschiede der Form je nach Anwendung des Sektor- oder Linearscanners.

Die Form reicht im Querbild von rund über schüsselförmig zu recht-, vier- und dreieckig, ohne daß irgendeiner dieser Formen eine sichere, primäre Pathologie zukäme. Selbst die neurogen gestörte, hypotone Blase, wie z. B. auch unmittelbar nach Rektumamputationen oder Hysterektomien, oder die hyperreflexive Blase haben im Gegensatz zur Zystographie primär keine eigene typische Form.

Im normalen Längsbild besteht dagegen konstanter eine Schüssel- oder Birnenform, wobei die Verjüngung zum Blasenauslaß hin erfolgt.

Die vollständig entleerte Blase entspricht bei Frauen im Querscan einem breiten, im Längsscan einem longitudinalen kapillären Spalt, bedingt durch den Uterus, wohingegen sie beim Mann eher etwas rundlicher wirkt.

7.3 Der Blaseninhalt

Eine der dankbarsten Möglichkeiten der Blasensonographie stellt der Nachweis von normalen oder pathologischen Inhalten dar. Die sonographische Restharnmessung hat den Katheter für diese Indikation fast völlig ersetzt. Entsprechend der variablen Blasenform ist die exakte Messung des Volumens nicht möglich, aber auch nicht nötig. Manche Geräte enthalten Computer, die aus größter Breite, Länge und Tiefe der Blasenfigur den Inhalt grob ermitteln und auf Tastendruck anzeigen. Die Fehlerbreite ist für klinische Zwecke tolerabel, ansteigend bei größeren Volumina auf bis $\pm 20\%$. Aber es ist auch nicht entscheidend, ob jemand

300 oder 360 ml Restharn hat; für Verlaufskontrollen ist lediglich die Tendenz bei beliebiger Wiederholbarkeit der schnellen, einfachen Untersuchung wichtig.

Eine etwas genauere Ermittlung des Restharns ermöglicht ein Nomogramm nach RAGETH (1983), das die gemessenen Längs- und Querflächenbestimmungen zugrunde legt. Hier liegt die Fehlerdifferenz unter 15%, bei Volumina über 100 ml.

Der Nachweis von pathologischem Blaseninhalt kann einfach, aber auch – besonders ohne Kenntnis der Vorgeschichte – schwierig sein. Steine, Koagel und Fremdkörper, z. B. Katheter und Schienen, sind recht einfach nachzuweisen, oder auch auszuschließen. Es können sich jedoch Anteile aus den Nachbarorganen wie besonders Uterus und Prostata so in das Blasenfeld projizieren, daß nur bei exakter dynamischer Sonoskopie die einwandfreie Identifizierung gelingt. Auch „Grieß", Eiter, Blut u. a. können ohne Kenntnis der Vorgeschichte und ohne direkte Fragestellung schwierig erkennbar sein.

7.4 Die Blasenwand

Die Blasenwand selbst wird normalerweise nur ungenügend sonographisch aufgelöst; Schleimhaut, Muskulatur, Adventitia und perivesikales Fett sind nicht sicher getrennt zu identifizieren; die Blasenwanddicke ist kaum je exakt zu messen. Die Innenfläche dagegen wirkt beim Gesunden glatt konturiert und zeigt, physikalisch bedingt, eine optimale Impedanz gegenüber dem flüssigen Inhalt.

Unter pathologischen Umständen kann dagegen eine stark ödematöse Schleimhaut eine Auflockerung der Innenschicht bedingen, ebenso wie nach schneller Entlastung einer langfristig überdehnten Blase. Solche Befunde sind zuverlässig reproduzierbar. Jede gröbere Veränderung der sonst glatten Innenkontur hat ein pathologisch-anatomisches Substrat. Konstante wandständige Vorsprünge ins Blasenlumen entsprechen gröberen Trabekeln oder exophytischen Tumoren, selten auch adhärenten Blutgerinnseln oder Ureterozelen. Aussparungen sind dagegen fast immer Divertikel verschiedenster Größe, bei denen manchmal das Fehlen der Muskulatur im Vergleich zur Blasenwand erkennbar wird. Auch Divertikelinhalte wie Tumoren und Steine können gut differenzierbar sein.

7.5 Das Blasenkarzinom

Eine Diskussion, ob ein T-staging von Blasentumoren durch suprapubische Blasensonographie (SBS) möglich und sicher ist, erscheint gar zu theoretisch und erübrigt sich in Anbetracht der nicht optimalen Auflösung der Blasenwand und anderer, allerdings invasiver, Möglichkeiten. Für die Primärdiagnostik bei der Frage nach einem Blasenkarzinom kann die SBS ein Screening sein – aber ohne Sicherheit für den Bereich des Bla-

senhalses und Teile der Blasenseitenwände. Nachteilig erweist sich bei adipösen Patienten der große Abstand Bauchdecke/Blase und der nie exakt reproduzierbare Einfallswinkel der Schallwellen, wodurch Vergleichsuntersuchungen erheblich erschwert sind.

Die hervorragenden Ergebnisse der Gruppe um P. MORLEY, die schon 1977 eine histopathologische Übereinstimmung für die wichtigste T_2-T_{3a}-Gruppe in 83 % erreichte, konnten nirgends reproduziert werden. Mehr noch als in anderen Bereichen erscheinen solche Ergebnisse vom Untersucher, vom Krankengut und von vielen äußeren Umständen abhängig zu sein.

Zweifellos aber können sehr weit infiltrierende Tumoren der Blase im Stadium T_{3b}/T_4 in ihrer Ausdehnung im kleinen Becken, in die Bauchdecke und in die Nachbarorgane mit der Hand des Erfahrenen ähnlich exakt wie im CT dargestellt und dokumentiert werden. Die SBS hat gegenüber allen anderen bildgebenden Verfahren den Vorteil der einfachen und beliebig wiederholbaren Untersuchung als Verlaufskontrolle. Ähnlich wie die CT aber ist auch die SBS für ein T-staging der Stadien T_a bis T_{3a} mit entscheidenden therapeutischen Konsequenzen, nämlich noch Elektroresektion (T_a bis T_1) oder noch Zystektomie (bis T_{3a}) überfordert.

7.6 Die transurethrale Blasensonographie (TBS)

Einen wichtigen Fortschritt – auch für die Festlegung der T-Kategorie des Blasenkarzinoms – hatte man sich von der transurethralen Blasensonographie (TBS) versprochen, die seit 1980 in vielen urologischen Kliniken durchgeführt wird. Die TBS erfolgt in der Blase unter günstigen physikalischen, leicht reproduzierbaren – also immer gleichen – Voraussetzungen ohne störende Zwischenschichten. Das Schallbündel kann die Blasenwand mit verschieden abwinkelbaren Schallköpfen fast überall senkrecht treffen, so daß leicht verständliche, übersichtliche Bilder als gute Dokumentation hergestellt werden können. Auch wesentlich besser als suprapubisch können Divertikel mit ihren Hälsen und ihrem Inhalt exploriert werden. Nach einer gut dokumentierten Studie von JAEGER (1985) kann der Wert der TBS etwa wie folgt beurteilt werden:

1. Kleine Prozesse an der Blasenwand, um 1 cm, können gut nachgewiesen werden, wobei Trabekel nur endoskopisch zu unterscheiden sind.
2. Erstmals wird der Nachweis einer Muskelinfiltration von papillären Tumoren zwischen 1 bis 3 cm präoperativ möglich, im Gegensatz zur Urethrozystoskopie.
3. Tumoren, die größer als 3 cm sind, lassen zufolge Schallabschwächung keine ganz sichere Aussage mehr über die Infiltration zu.
4. Es gibt keine tumorspezifischen Reflexmuster in der intakten und –

noch schwieriger beurteilbar – in der vorgeschädigten Blasenwand (thermisch nach Elektroresektionen oder nach Narbenbildungen). Eine sichere Kontrolle auf Tumorfreiheit nach Elektroresektion ist somit auch sonomorphologisch nicht möglich.

Während der Resektion verhindert ein sog. Resektionsflächenreflex jede weitere Information in tieferen Schichten der Blasenwand, so daß eine Resektion unter Ultraschallkontrolle wertlos ist.

Somit relativieren sich die Vorteile der TBS auf den Nachweis einer Infiltration von Tumoren der Größe 1 bis 3 cm und auf den in über 90 % möglichen Ausschluß einer Infiltration. Dadurch kann eine diagnostische Stufenresektion vervollständigt und sicherer werden und so eine Entscheidungshilfe gegen eine „schon Zystektomie" sein.

Andererseits: Die für die Therapie und die Prognose des Blasenkarzinoms wichtigste Schicht ist die maximal 0,5 mm breite Lamina propria unter dem Urothel. Hat der Tumor diese Grenze überschritten, d. h. ist er muskelinvasiv, wird die Prognose ohne Zystektomie dramatisch schlechter (ZINGG 1982). Jeder urosonographische Untersucher kann auch bei noch so guten physikalischen Voraussetzungen unmöglich einen Bereich von 0,5 mm genau festlegen, zumal die Invasion nicht kontinuierlich, sondern durchaus auch disseminiert sein kann.

In Kenntnis dieser Tatsache wird man dennoch bei Anwendung vor jeder Resektion die Vorteile der TBS schnell schätzen lernen hinsichtlich der Tumor-Dokumentation, der Lokalisation, der Beurteilung der Infiltration mit großem Lerneffekt durch Erfahrung, und der guten Exploration echter Divertikel. Die TBS hat nie den Anspruch gestellt, die Zystoskopie überflüssig zu machen – warum auch, wenn sowieso ein 24-Charriere-Schaft eingeführt werden muß. Das gilt noch viel weniger für die Zytologie und Histologie. Die Erwartungen an dieses Verfahren waren – wohl wegen der überzeugenden Ultraschallbilder – einfach zu hoch gestellt. Andererseits aber erscheinen die Möglichkeiten der TBS von der Technik und der Erfahrung in der Interpretation her noch nicht ausgeschöpft.

7.7 Der peri- und paravesikale Bereich

Wegen der geringen Eindringtiefe der hochfrequenten kurz fokussierten Schallköpfe eignet sich – wie dargestellt – die TBS nicht für die Untersuchung großer oder tief infiltrierender Tumoren und eben auch nicht für eine Beurteilung des peri- und paravesikalen Bereiches. Diese Untersuchungen stellen eine Domäne des suprapubischen Scannings dar. Neben den weiblichen Geschlechtsorganen können solide und liquide Raumforderungen nachgewiesen und meist durch Punktion (Aspirationszytologie, Bakteriologie) auch bewiesen werden. Infrage kommen Ansammlungen von Blut, Eiter, Aszites, Urin (Perforation während einer Elektroresektion) etwa ab einer Menge von 20 ml, je nach Lokalisation und anatomischen Voraussetzungen des Patienten. An soliden Prozessen sind Lymphknotenkonglomerate, Metastasen sowie gut- und bösartige, nicht-epitheliale Tumoren möglich. Eine enge Zusammenarbeit zwischen Urologen und Gynäkologen empfiehlt sich bei allen Prozessen im kleinen Becken von Frauen deswegen, weil die weibliche Adnexe am häufigsten für Veränderungen in diesem Bereich in Betracht kommt. Sie werden entsprechend in der gynäkologischen Literatur behandelt.

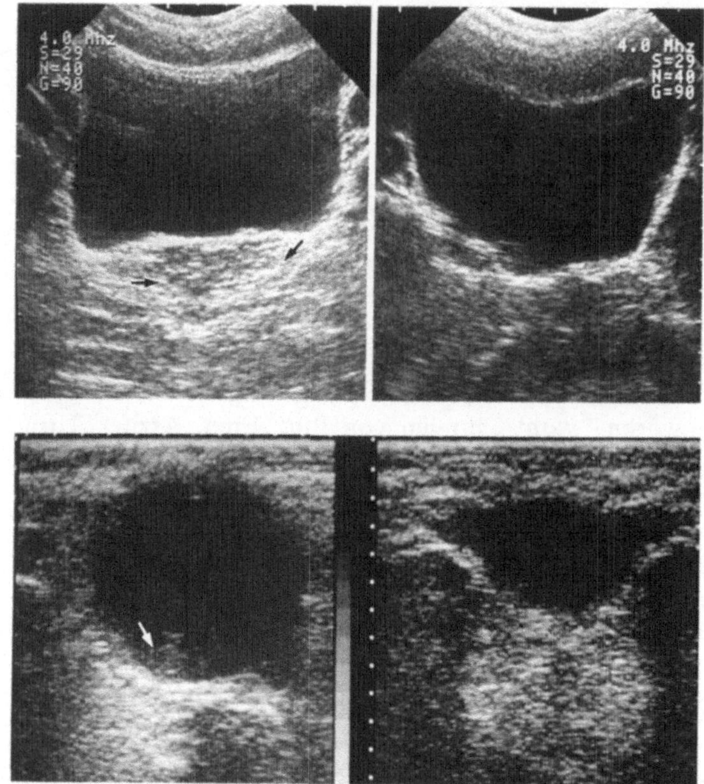

Abb. 1. a Häufigste Form einer weiblichen Blase bei schlanker Patientin im Querbild.
Li.: Senkrechte Schallkopfapplikation, *re.:* Mehr tangential nach kaudal. Beachte die
glatte Konturierung der Wand. Dorsal der Hinterwand: Anschnitt vom Uterus (*Pfeile*).
b 75jährige Frau, suprapubischer Querschnitt, Linearscan. Auffallend runde Blasenform vor (*li.*) und fast dreieckige Form nach der Miktion (*re.*). Im linken Bild ein ejakulierendes rechtes Ostium (*Pfeil*). Diese Blasenform findet man häufig nach Hysterektomie vor längerer Zeit

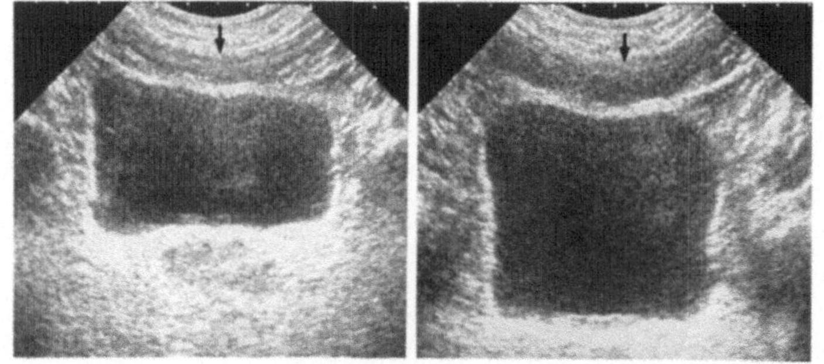

Abb. 2a, b. Querscan der gefüllten Harnblase eines 53jährigen Mannes. **a** mit normaler, **b** mit angespannter Bauchdecke. Beachte die lockere Rektusmuskulatur (**a**) (*Pfeil*)
und breiter, angespannt (**b**) (*Pfeil*)

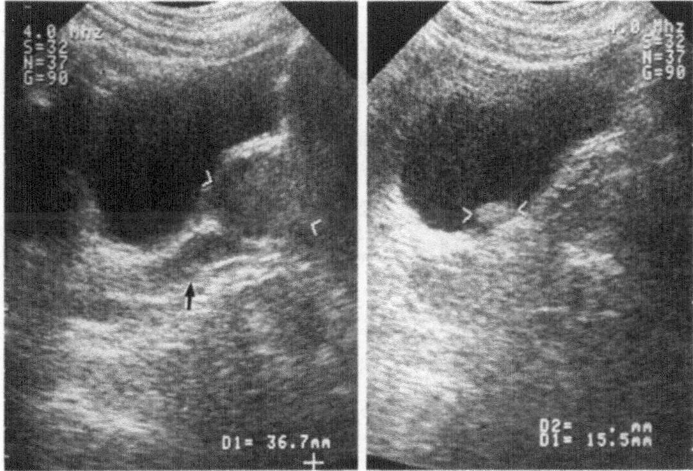

Abb. 3. Gefüllte männliche Harnblase im longitudinalen Schnitt (*li.*) und 3 cm re. paramedian (*re.*). *Li.:* Typische Birnenform mit Verjüngung nach kaudal hin. Darunter Anschnitt der Prostata und der rechten Samenblase (*schwarzer Pfeil*). Im Paramedianschnitt (*re.*) am Blasenboden ein 15,5 mm messender, exophytischer Blasentumor

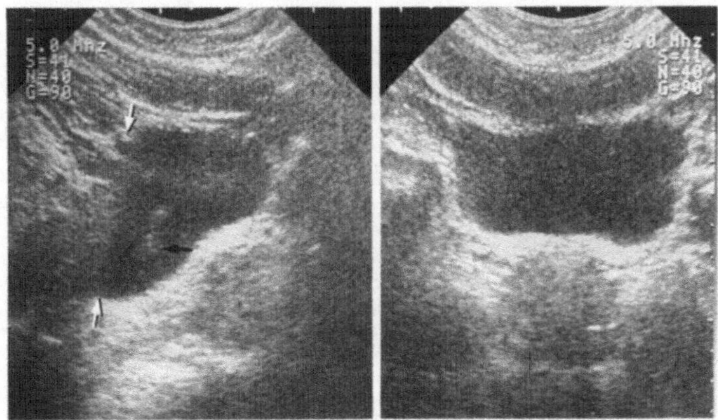

Abb. 4. Männliche Blase (52jähriger Patient), *li.:* Longitudinalschnitt, *re.:* Querschnitt. Die Abplattung (*weiße Pfeile*) des Blasendaches von kranial erfolgt durch z. B. mit Luft gefüllte Darmschlingen. Ejakulierendes Ostium (*schwarzer Pfeil*) in der Blase. Darunter Anschnitt der Prostata, die auch im Querbild (*re.*) erkennbar ist. Beachte kräftige Rektusmuskulatur im Querbild

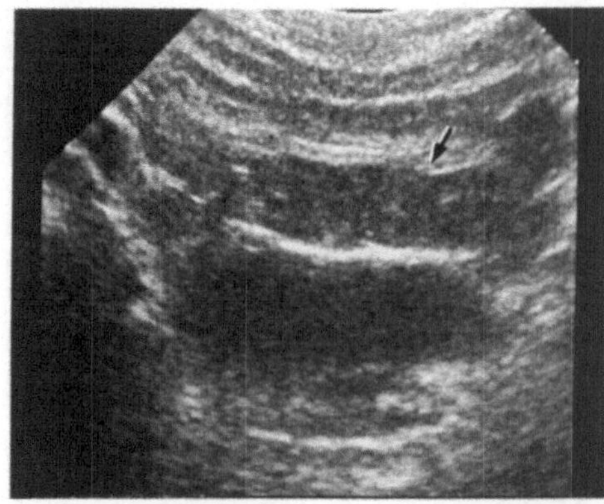
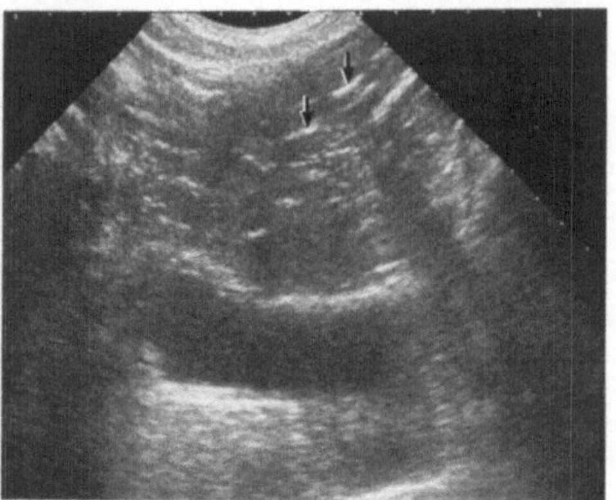

a   b

Abb. 5. a Fast völlig entleerte, zusammengefallene Blase, Querscan, 66jähriger Mann. Beachte den größeren Abstand Bauchdecke-Blasenwand bei leerer Blase; oberhalb der ventralen Blasenwand keine Rektusmuskulatur (wie in Abb. 4), sondern eine Darmschlinge (*Pfeil*), deren Peristaltik bei der Sonoskopie unübersehbar ist. **b** Ähnlicher Befund wie **a**. Die schwingenförmigen Echos (*Pfeile*) im Darmlumen sind typisch und entsprechen Luftblasen

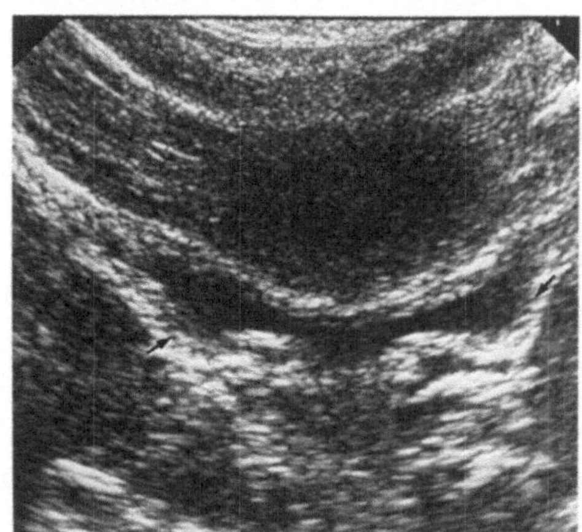
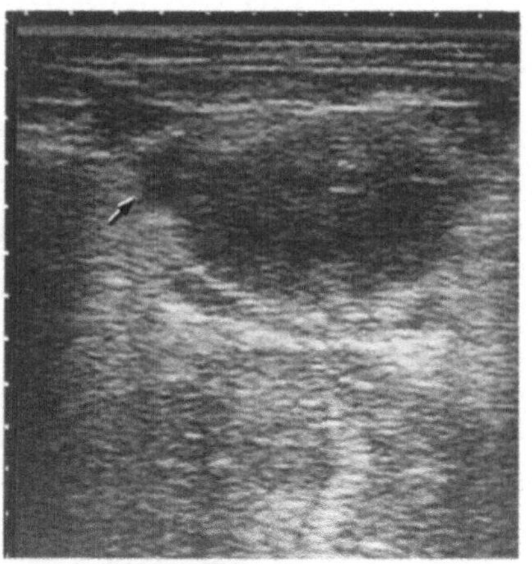

a   b

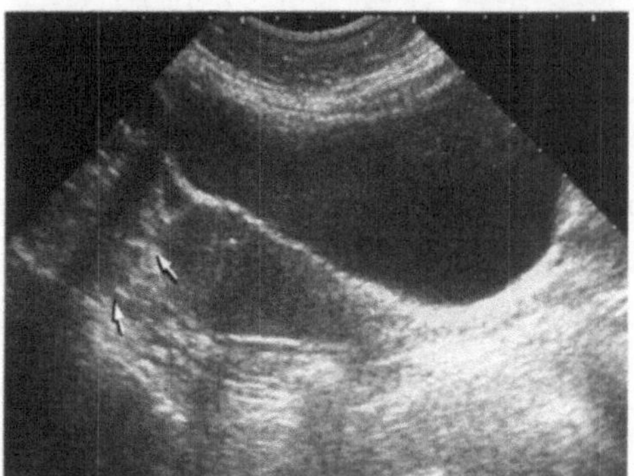

c

Abb. 6. a Suprapubischer Querschnitt bei 50jähriger Frau: Unter der Rektusmuskulatur große ovaläre Formation, die dem anteflektierten Uterus entspricht. Zwischen Uterus und Zervix angeschnitten die nicht ganz entleerte Blase (*Pfeile*) als breiter Spalt. Beachte die hier gute Abgrenzbarkeit der Blasenwand. **b** Ähnliche Verhältnisse wie in **a**. Hier ist die Blase fast völlig entleert. Linearscanning. Uterus-Myom (*Pfeil*). **c** Stark gefüllte Blase (60jährige Frau) im suprapubischen Längsschnitt. Hinter der unauffälligen Blase die typische Längsschnittform des kleinen Uterus mit Darmschlingen im kranial davon gelegenen Douglas (*Pfeile*)

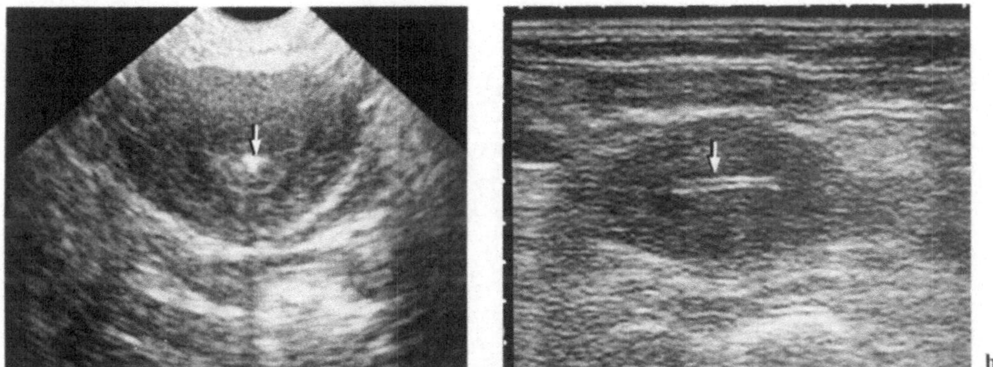

Abb. 7a, b. Solche Bilder muß auch der Nicht-Gynäkologe kennen: Verschiedene Anschnitte von intrauterinen Pessaren (IUP) (*Pfeile*). Die Querschnitte liegen hoch, so daß nach der Miktion Blasenstrukturen nicht sicher auszumachen sind

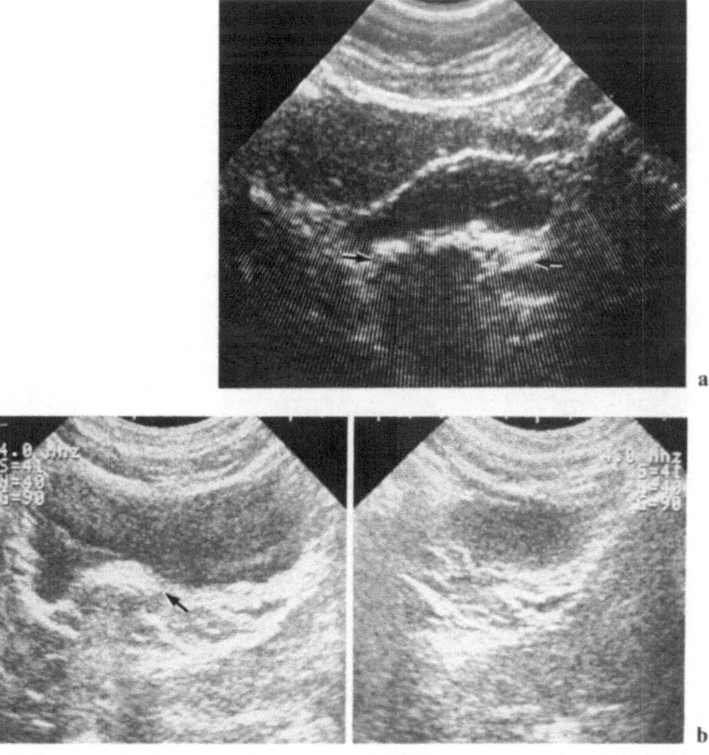

Abb. 8a, b. Suprapubische Querschnitte: **a** Der dextropositionierte Uterus imprimiert die fast leere Blase. Unterhalb der Blase Auslöschungsphänomen durch Luft in der Scheide (*Pfeile*). **b** Ähnlicher Befund hinsichtlich des Auslöschungsphänomens. Nach Entleerung der Blase kein Luftnachweis mehr (*re.*). Keine Verwechslung mit Blasensteinen!

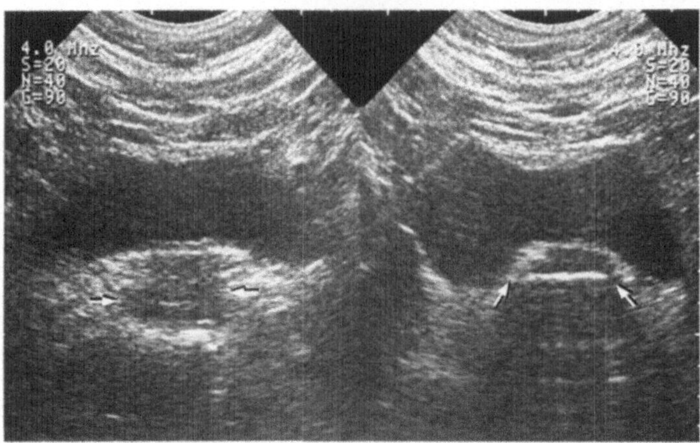

Abb. 8 c. Suprapubischer Querschnitt: Zustand nach vaginaler Hysterektomie vor 3 Jahren bei 33jähriger Frau. Die Scheide (links, *Pfeile*) entspricht nicht einem kapillären Spalt, sondern wirkt eher großlumiger unter der hypotonen Blase mit etwas Restharn. Rechts erkennt man den palpierenden Finger (*Pfeile*) in dem sonst unauffälligen Scheidenstumpf

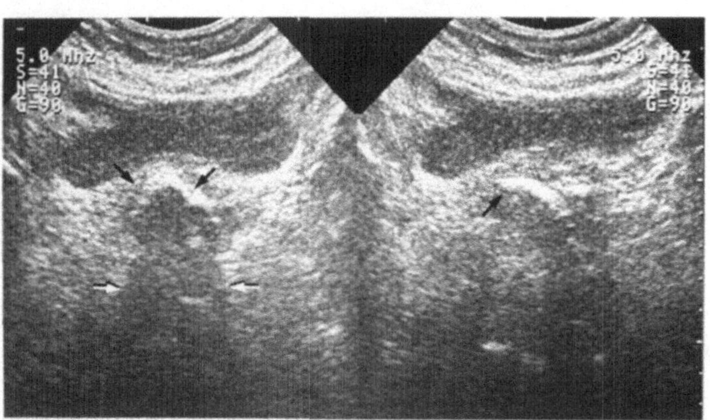

Abb. 8 d. Suprapubischer Querschnitt bei 60jähriger Patientin mit asymptomatischer persistierender Leukozyturie: Dorso-kaudal der Blase große sichelförmige Echoformationen, die zwei Steinen (*schwarze Pfeile*) in einem bohnengroßen Harnröhrendivertikel entsprechen. Das Auslöschungsphänomen der Steine (*Pfeile*) darf nicht mit einem Lumen verwechselt werden

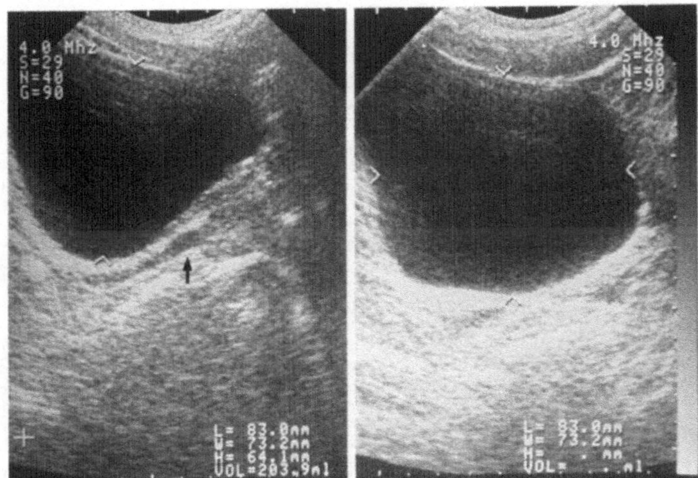

Abb. 9. Kleiner Fehler bei der Restharnschätzung. Im *linken* Längsbild wird fälschlich die A.P.-Strecke gemessen und zudem paramedian (s. rechte Samenblase, *Pfeil*), anstatt median. Im Längsbild soll die kranio-kaudale Länge gemessen werden. Breite und Höhe sind jeweils gut im „größten" Querschnitt (*re.*) zu messen

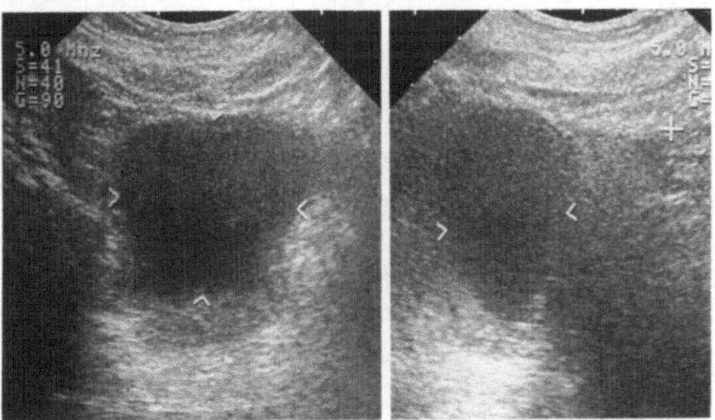

Abb. 10. *Li.* Quer-, *Re.* Längsscan. *Li.* auf dem Blasenboden liegt eine sog. Debris-Sedimentation. Der Marker gehört 0,5 cm tiefer angesetzt. Die kranio-kaudale Messung im *re.* Längsbild ist korrekt

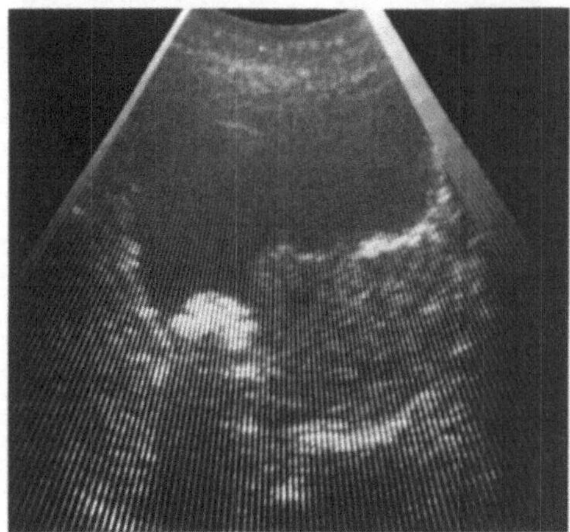 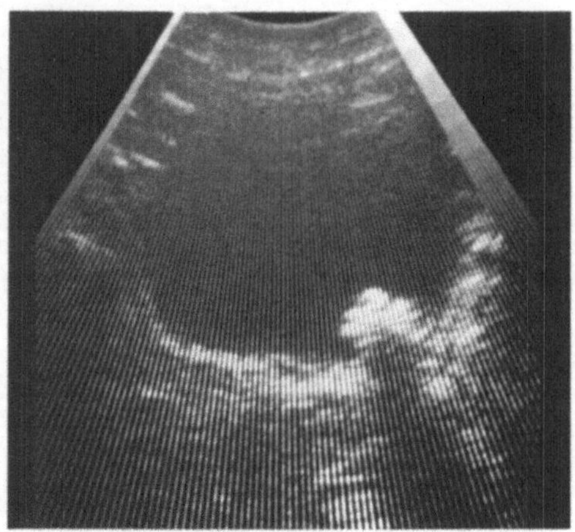

a   b

Abb. 11. a Längs-, **b** Querscan bei einem Patienten mit reichlichem Restharn. Im retroprostatischen Recessus auf dem Blasenboden liegt bei recht großer Prostata ein Stein, wohl am ehesten die Ursache der Miktionsirritation und Erythrurie. Die Steinzeichen entsprechen denen der Gallenblase und Niere

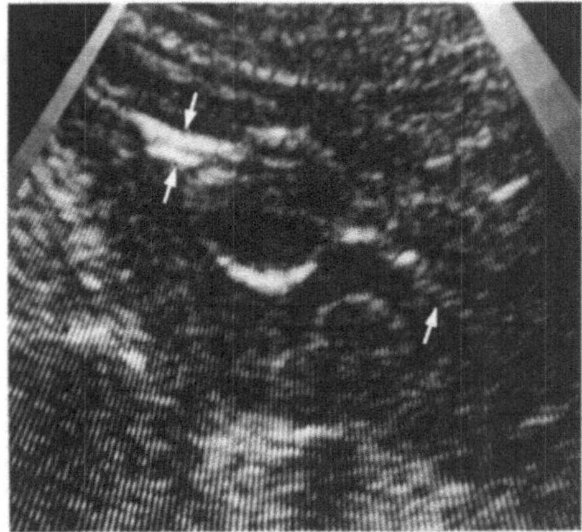 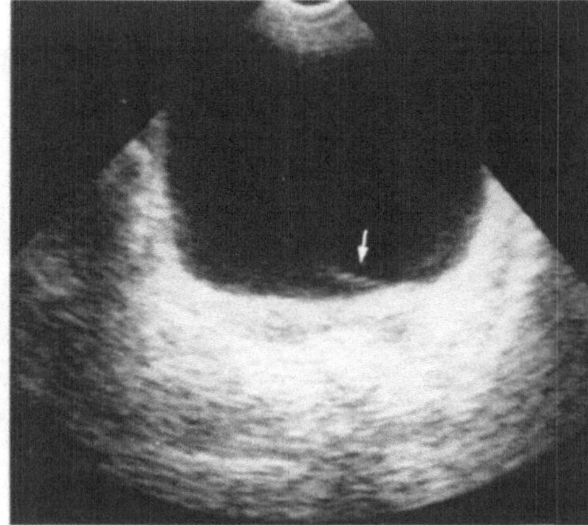

Abb. 12. Längsschnitt durch eine fast ganz entleerte Blase. Man erkennt den Katheterballon mit der typischen Doppelkontur der distalen Katheterspitze (*Pfeile*) und einem proximalen Katheteranteil in der prostatischen Harnröhre (*Pfeil*)

Abb. 13. Suprapubischer Querschnitt. Urinejakulation des linken Ostiums (*Pfeil*). Beachte: Jede Information über die Struktur der Blasenwand geht unter im Echopluseffekt der gefüllten Harnblase

Abb. 14. Querschnitt durch eine sehr stark gefüllte, fast etwas „unförmige" Blase. Nur die li. Hemisphäre wird eingenommen von einer groben, „geschichtet wirkenden" Masse (*Pfeile*). Ältere Koagelmassen zeigen häufig eine derartige Schichtung. Dennoch, allein aus dem Bild, ist die Diagnose einer schon länger bestehenden Teiltamponade der Blase nicht immer sicher zu stellen

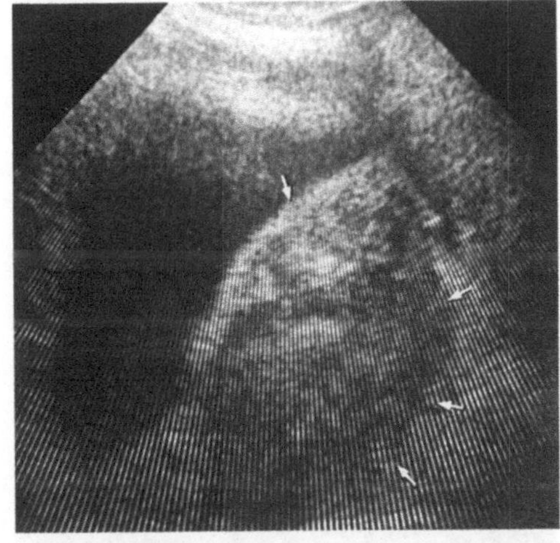

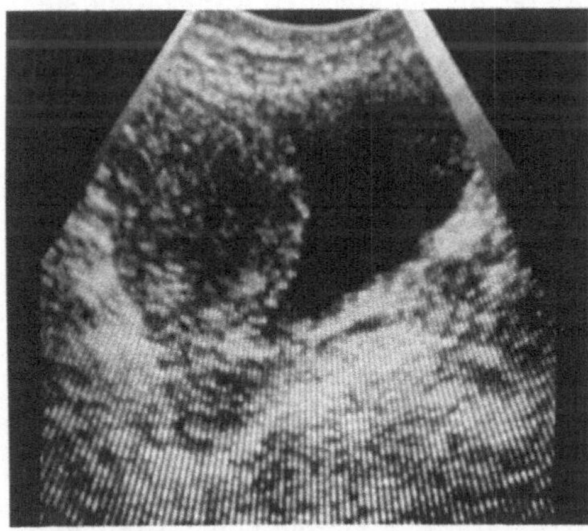

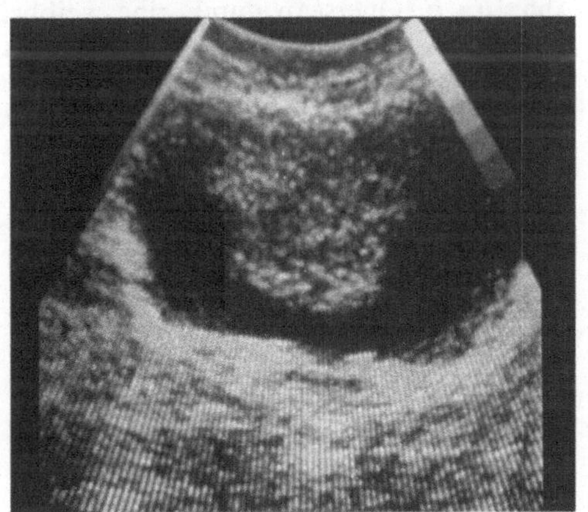

a

b

Abb. 15. Weibliche Blase im Längsscan (**a**) und Querscan (**b**). Der birnenförmige, längsgeschnittene Uterus imprimiert das Blasendach. Im Querbild projiziert sich der Uterus geradezu in das Blasenfeld. Das Querbild allein könnte Anlaß zu vielerlei Spekulationen sein

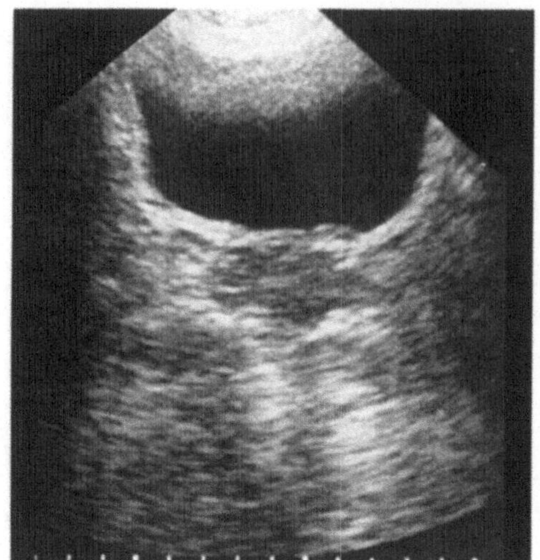 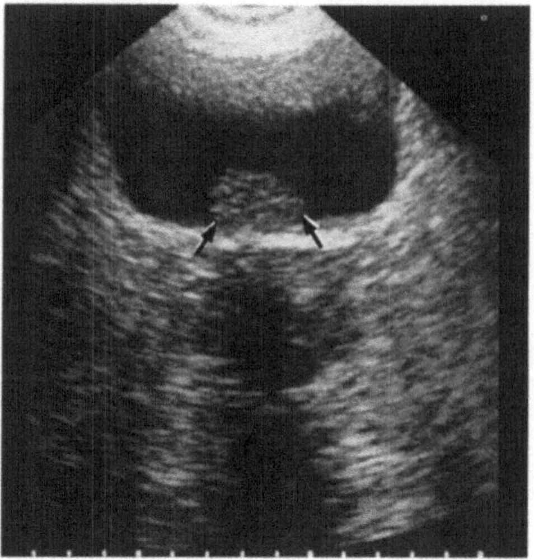

Abb. 16 a, b. Querscan durch eine weibliche Blase. Bei senkrechter Applikation steht die Zervix unter der Blase, bei schräg-tangentialer Applikation kann man die Zervix (*Pfeile*) geradezu in das Blasenfeld projizieren, wobei sie dann fast einen „Steinschatten" wirft. Beachte: Die Reverberationen jeweils im Nahfeld

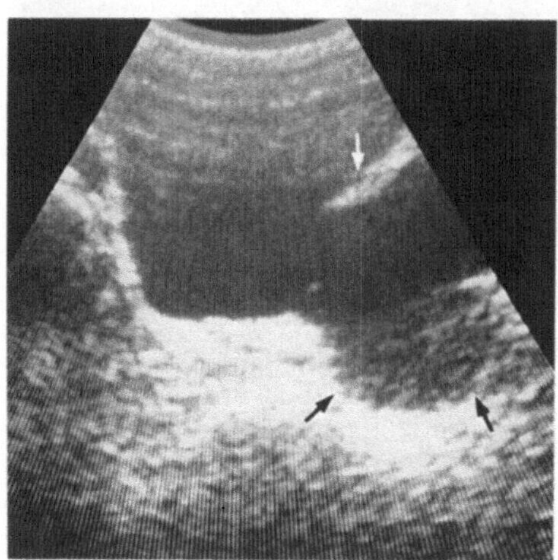

Abb. 17. Querbild durch eine männliche Blase. Von *li.* ragt eine lange, streifenförmige Echoformation (*weißer Pfeil*) ins Lumen; die Kontur des Blasenbodens wird *li.* excaviert durch eine echoreiche Masse (*schwarze Pfeile*). Es handelt sich um einen Mega-Ureter, der sich in die Blase, mehrfach geschlängelt, vorzustülpen scheint

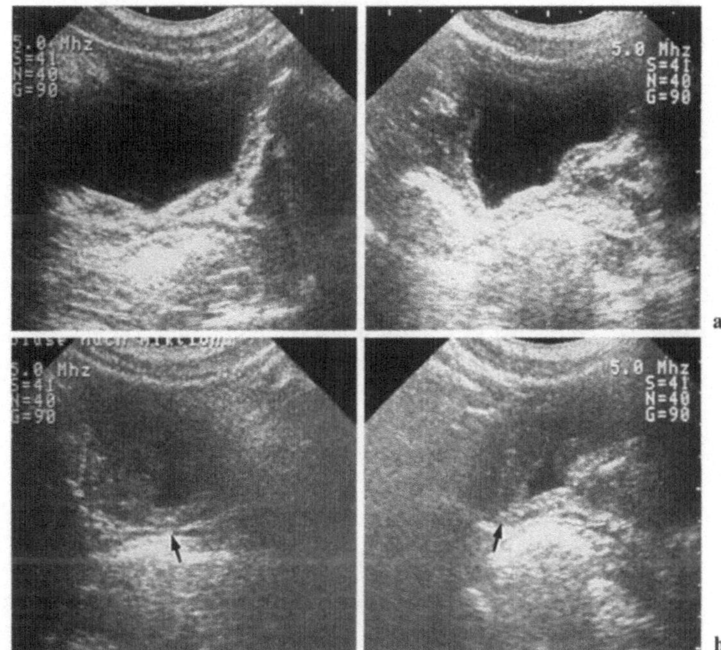

Abb. 18a, b. 15jähriger Junge mit schwerer hämorrhagischer Urozystitis. Quer- und Längsscan vor (**a**) und Quer- und Längsscan nach der Miktion (**b**). Beachte besonders nach der Miktion die aufgeworfene ödematöse, hyperämische Schleimhaut (*Pfeile*), die von der übrigen Wand wie abgesetzt wirkt

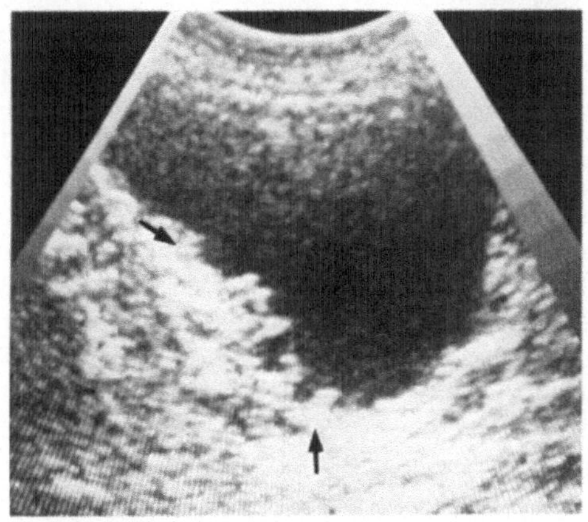

Abb. 19. Längsscan durch die Blase eines 75jährigen Mannes. Schwere Urozystitis. Die Blasenwand ist – besonders am Übergang vom Boden zur Hinterwand – durch die entzündliche Anschoppung und stärkere Trabekulierung unruhig, unregelmäßig und kryptenartig (*Pfeile*) verändert

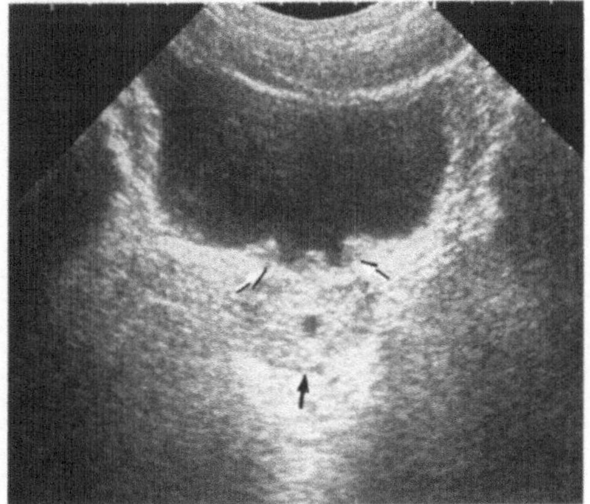

Abb. 20. Querschnitt durch die Blase eines 30jährigen Mannes. Am Boden zwei Einschnitte (*weiße Pfeile*) in die Kontur: Zustand nach tiefer Einkerbung des Sphincter internus bei 5.00 und 7.00 Uhr. Darunter Anschnitte einer kleinen, homogen strukturierten Prostata (*schwarzer Pfeil*) mit Harnröhrenlumen

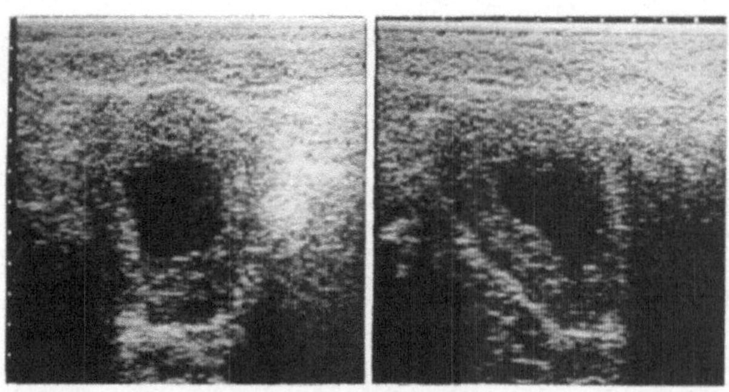

a

b

Abb. 21. Quer- (**a**) und Längsscan (**b**) einer Blase eines 35jährigen Mannes. 1 Woche nach tiefer Einkerbung des Sphincter internus. Zustand nach wohl jahrelanger Harnretention, 3 Wochen zuvor von 1200 ml. Die Blase ist nach OP und Katheterung geradezu zusammengefallen. Nur noch minimal Restharn

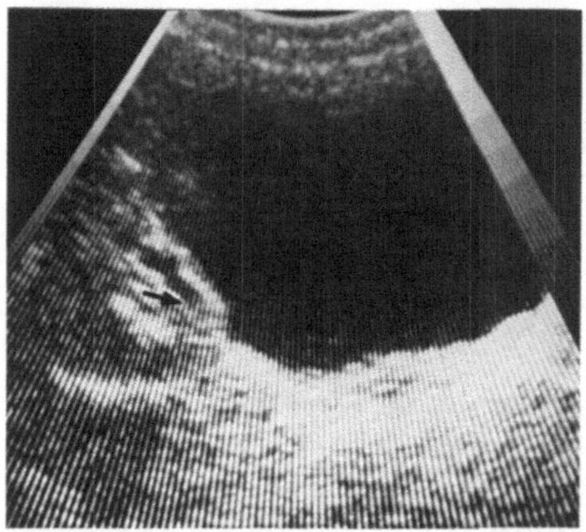

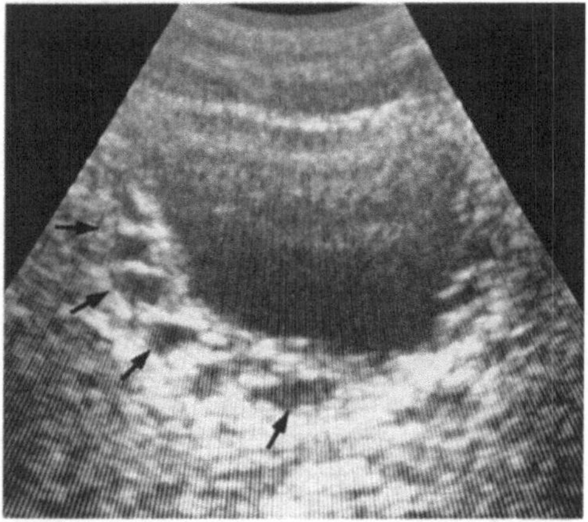

Abb. 22. Querscan in Höhe des rechten Ureterdurchtritts (*Pfeil*). Ansonsten keinerlei Informationen über die Blasenwandstruktur

Abb. 23. Querscan einer männlichen Blase, 65jähriger Patient. Zahlreiche Aussparungen (*Pfeile*) unmittelbar an der rechten Blasenwand entsprechen, längsgeschnitten, einem gestauten Venenplexus

Abb. 24. a, b Quer- und Längsscan suprapubisch: 58jähriger Mann mit Überlaufsymptomatik, „Inkontinenz". Primärinformation: Riesige Blase mit 1100 ml Restharn. Im Querscan zwei kastenartige Divertikel, nach dorsal hin entwickelt, ein drittes erkennbar im Längsscan (**b**). **c** Quer-, **d** Längsscan. Zustand 14 Tage nach Katheterentlastung der Blase. Im Querscan liegen alle drei Divertikel mit ihren Eingängen (*Pfeile*) in der gleichen Ebene. Im Längsscan kann demnach jeweils nur ein Divertikel in der Ebene sein. Aber blasenauslaßwärts vom Divertikel und am Divertikelboden Steinmaterial

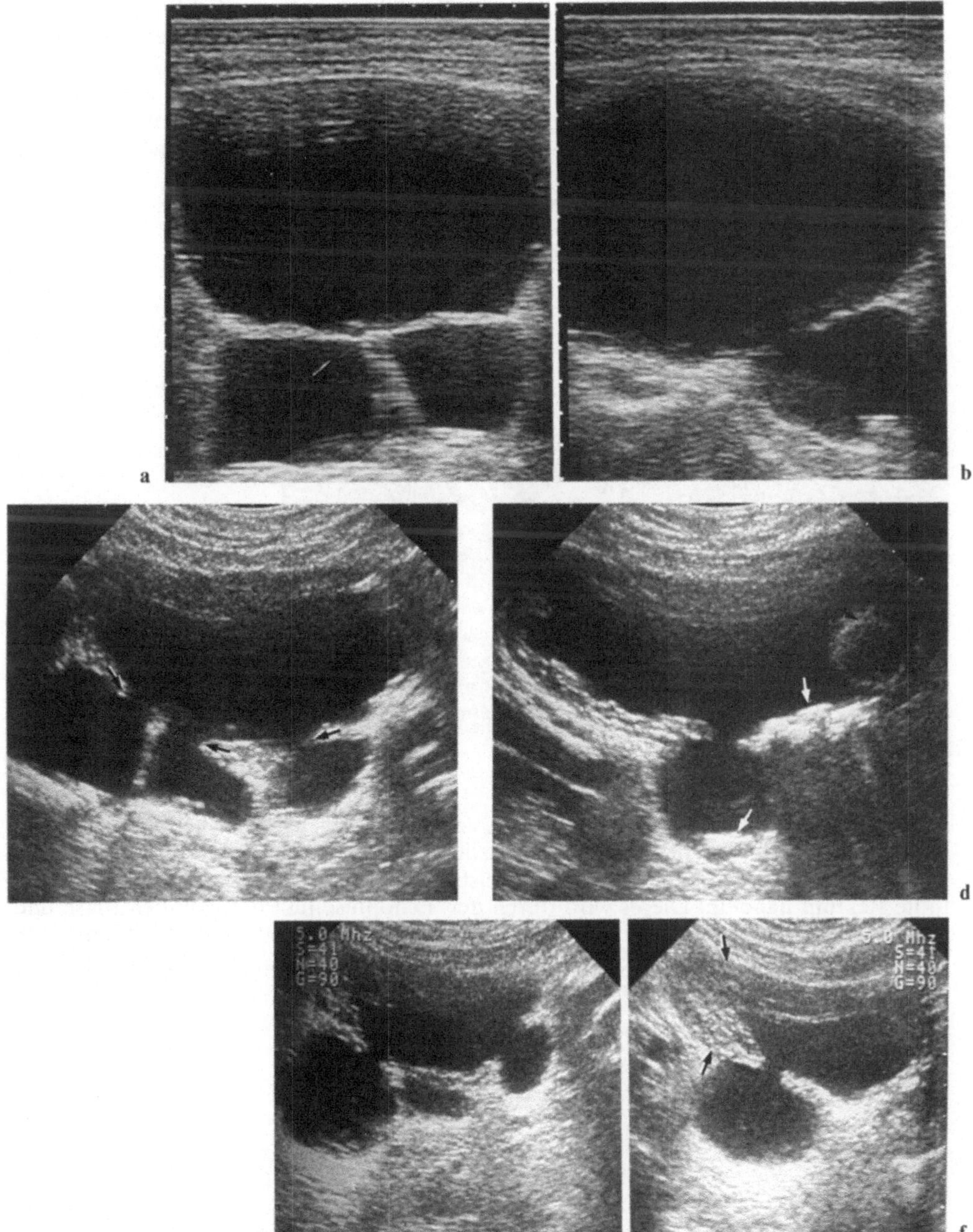

(*Pfeile*) mit Auslöschungsphänomen. Beachte die zusammengefallene Blasenwand, besonders kranial des Divertikels erkennbar. In der Blase der Ballon (*schwarzer Pfeil*) des Katheters. **e, f** Nach Desobstruktion (Einkerbung bei Sphincter internus-Sklerose und typischerweise sehr kleinem Adenom) **e** Querscan, **f** Längsscan: Nur etwas Restharn, kleiner wirkende Divertikel, weiter Blasenauslaßbereich im Längsscan. Stark kollabierte Blasenwand (*Pfeile*)

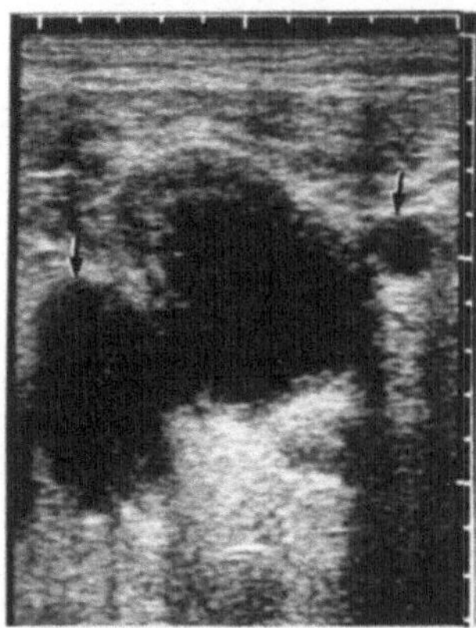

Abb. 25. Zwei Divertikel (*Pfeile*) im paramedianen Längsschnitt einer männlichen Blase. Nach Desobstruktion sieht man die zusammengefallene Wand der Blase im Gegensatz zur muskellosen Wand des großen Divertikels, das nach dorso-kranial entwickelt ist

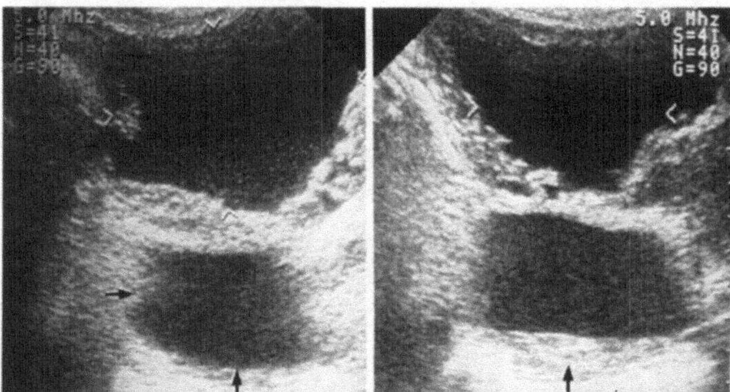

Abb. 26. 90jähriger Patient, *li.* Längs-, *re.* Querscan. Stark entzündliche und durch Trabekulierung veränderte Blasenwand. Zusätzlich: Ein großes, nach dorsal hin entwickeltes Divertikel (*Pfeile*), jedoch ohne nachweisbaren Hals. Es kann sich nicht um das gefüllte Rektum handeln. Dieses wird durch den Echopluseffekt der gefüllten Blase und wegen der dazwischen liegenden Organe (Samenblase, Bauchfellduplikaturen, evtl. Darmschlingen) nur selten erkennbar. Der rektal eingelegte Finger liegt bei der Sonoskopie außerhalb des Divertikels (*Pfeil*)

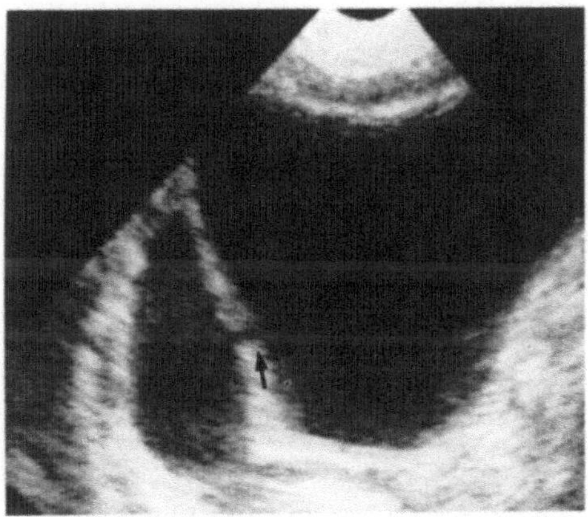 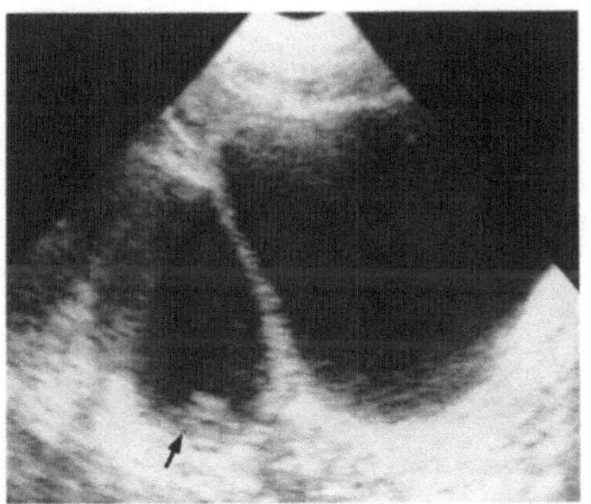

Abb. 27 a, b. Querscan suprapubisch. Ein sehr zarter Divertikelhals (*Pfeil*) (a) und ein eventueller Tumor (*Pfeil*) auf dem Divertikelboden (b) lassen sich bei subtiler Untersuchungstechnik auch durch die SBS zur Darstellung bringen

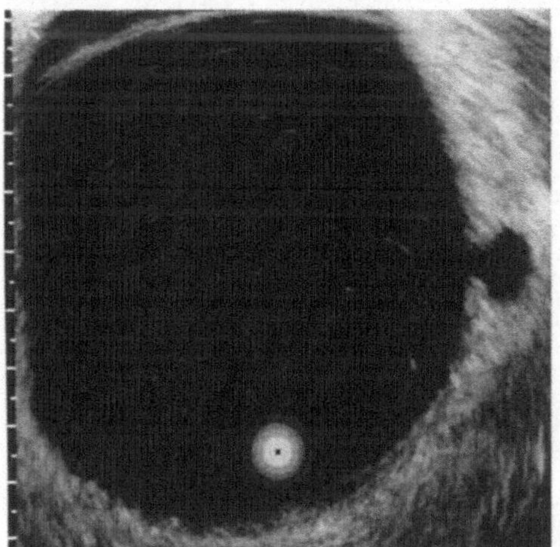 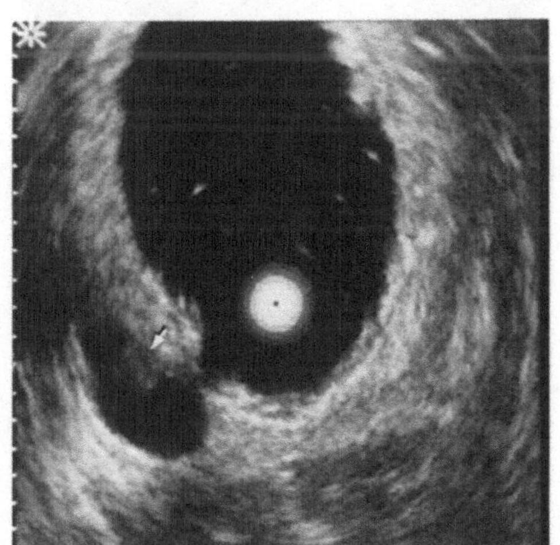

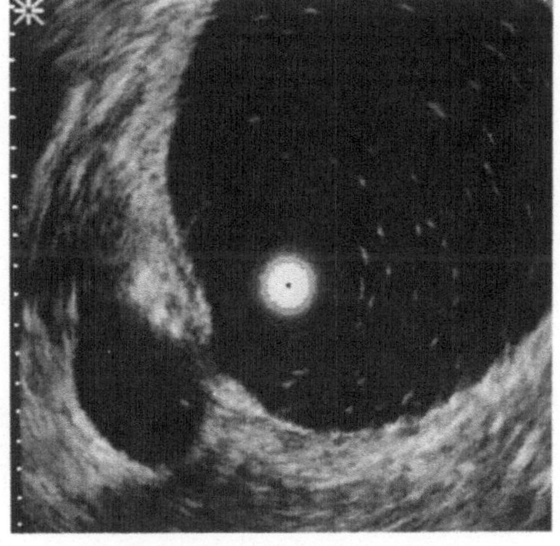

Abb. 28 a–c. Viel besser und schneller – aber lediglich durch transurethrale Einführung eines 24-Ch.-Schaftes – gelingt die Divertikelexploration mit der TBS. Zwar würde das kleine Divertikel endoskopisch auch sofort erkennbar (a), nicht aber der Tumor (*Pfeil*) im Divertikel bei sehr engem Hals (b). Zustand nach Divertikelhals- und Tumorresektion (c). Die exakte Divertikelexploration stellt eine wichtige Indikation für die TBS dar

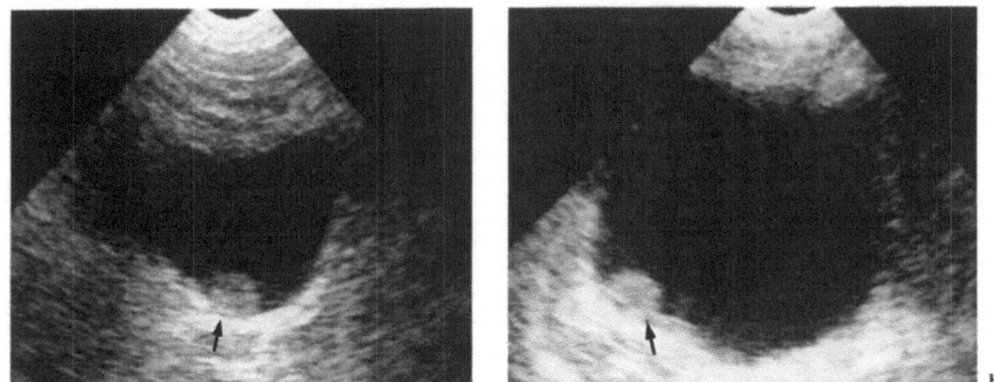

Abb. 29. Kleiner exophytischer Blasentumor (*Pfeile*) im Längs- (**a**) und Querscan (**b**) nachzuweisen. Kein Hinweis über eine eventuelle Infiltration

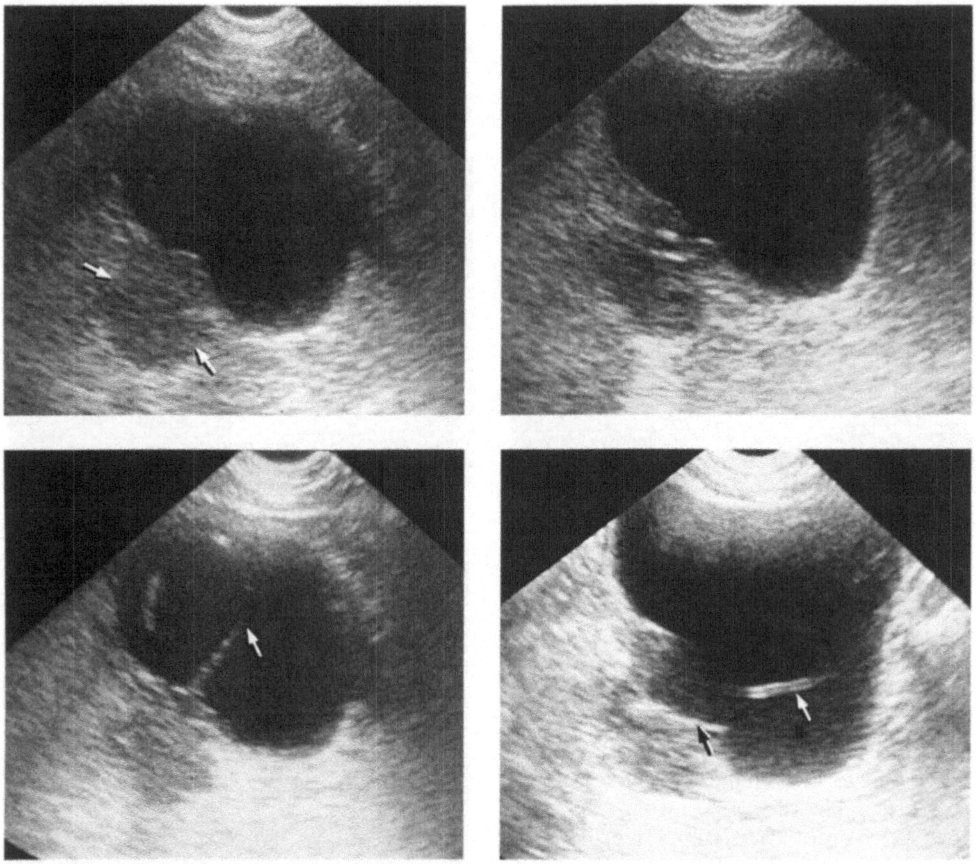

Abb. 30 a–d. Suprapubischer Querschnitt durch die Blase eines 53jährigen Mannes mit starken Schmerzen zufolge massiver re.-seitiger Harnstauungsniere durch ein fast nur infiltrativ und wenig exophytisch wachsendes Blasenkarzinom, Stadium T_{3b}, bedingt

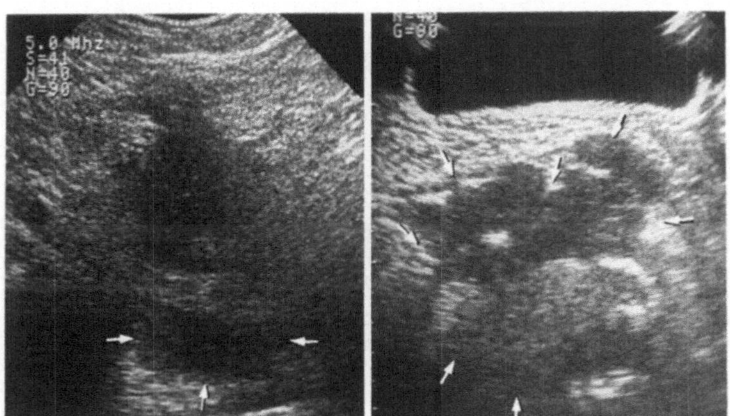

Abb. 31. Suprapubischer Querscan, **a** ohne, **b** mit Proxonvorlaufstrecke. Sehr kleine Blase (*Pfeile*) mit einem gegen die Bauchdecke wachsenden, gigantischen Tumor. Das ganze Ausmaß der bereits palpablen Tumormasse (*Pfeile*) wird im Proxonschnitt (**b**), zur besseren Auflösung des Nahfeldes, sichtbar: Völlig ungeregeltes, ungehemmtes, disseminiertes Wachstum. Der Patient starb vor der Exulzeration des Tumors zufolge rasch verlaufender Urämie

a Der Tumor wölbt die Innenschicht nur geringfügig vor, wächst jedoch tief, die ganze Blasenwand durchsetzend (*Pfeile*), in die Peripherie. Hier nur scheinbar gut abgegrenzt. **b** Es wurde ein double-J-stent eingelegt, dessen distales J hier und in **c** gut (*Pfeil*) zu sehen ist. **d** Nach versuchsweiser Entfernung des J erneut schwere Schmerzattacken zufolge der Harnstauung rechts. Jetzt mußte die „Spitze des Eisberges" (*schwarzer Pfeil*) reseziert werden, um erneut ein double-J (*Pfeil*) einlegen zu können

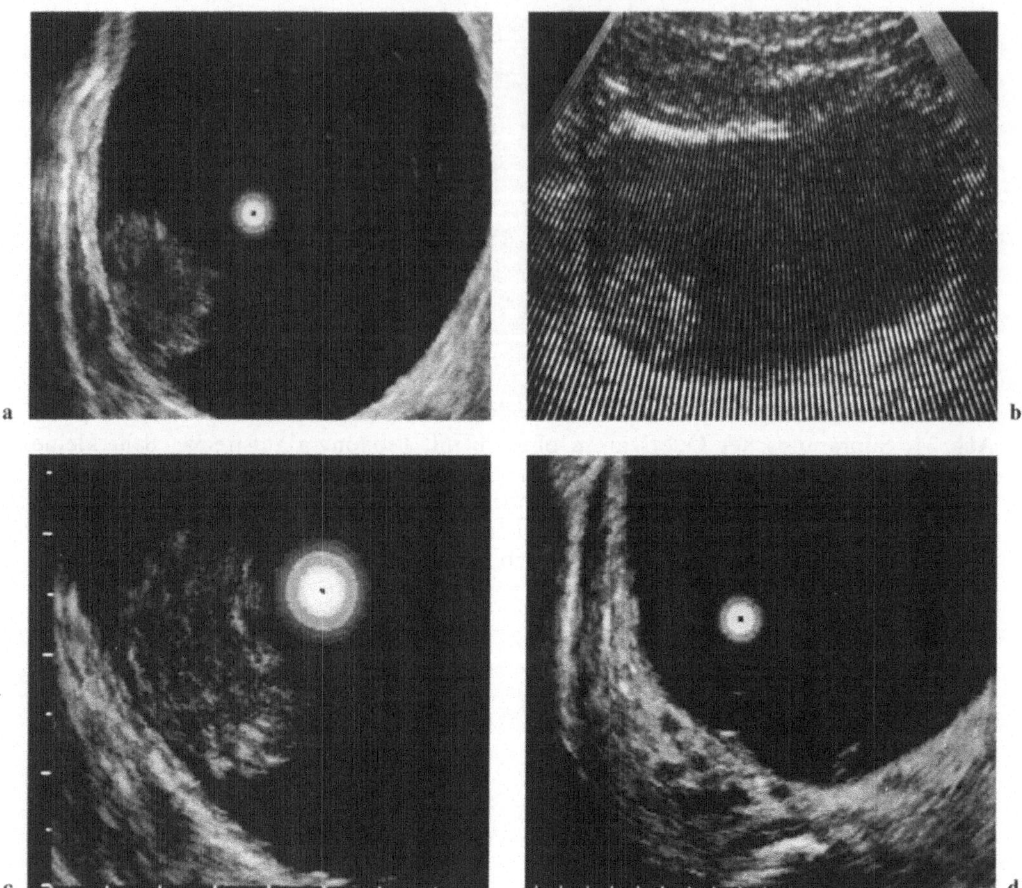

Abb. 32a–d. TBS: Exophytischer Blasentumor. **a** Der Tumor mit inhomogenem Muster sitzt der intakten Blasenwand auf. **b** Zum Vergleich wird der Tumor durch die SBS dargestellt. Keine sichere Information über eine Wandinfiltration. **c** Im Zoom-Schnitt scheint der Tumor geradezu abgehoben von der Blasenwand. **d** Zustand nach Elektroresektion; glatte, „saubere" Blasenwand. 4 cm messender Tumor. Stadium T_a, histologisch im Gesunden reseziert

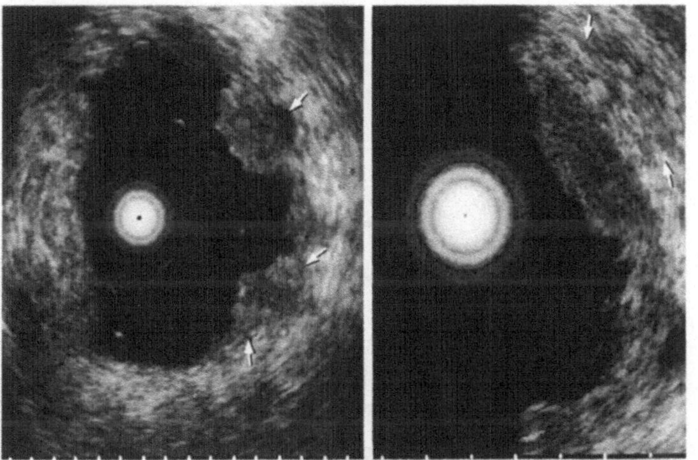

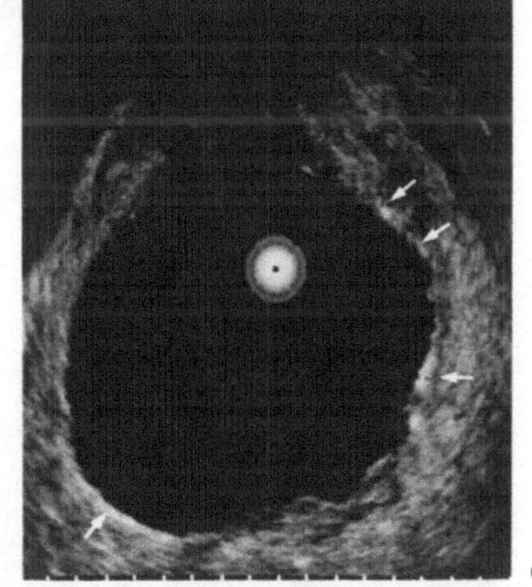

Abb. 33. a Zwei erkennbar infiltrierend wachsende Tumoren (*Pfeile*) in der linken Blasenhemisphäre, ein dritter Tumor ist nicht voll in der Schnittebene. **b** Zoom-Bild des oberen Tumors: Sicherer Einbruch (*Pfeile*) in die Blasenwand. **c** Zustand nach Elektroresektion beider Tumoren. Beachte den Resektionsflächenreflex (*Pfeile*) auch im Bereich des dritten resezierten Tumors rechts unten in der Blasenzirkumferenz. Histologie: $T_1 G_2$-Urothel-Karzinom

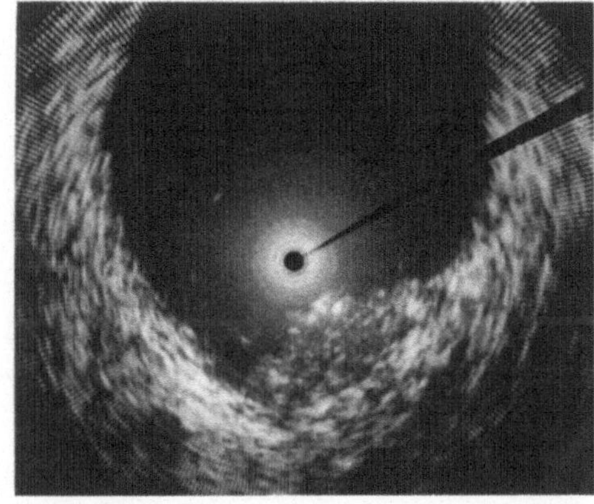

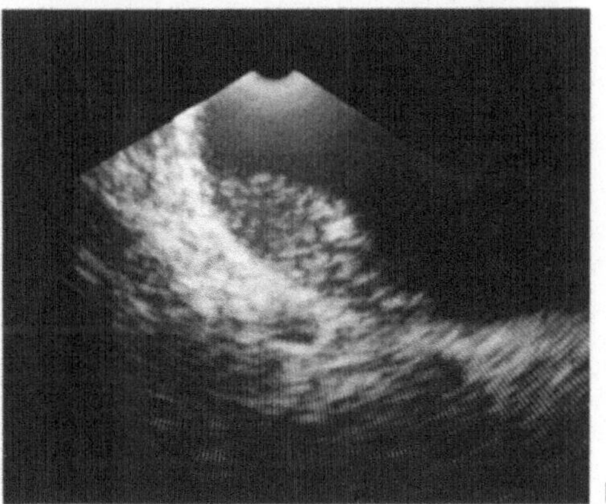

Abb. 34a, b. Zuverlässige T_a-Stadien bei guter Auflösung? Hier liegen die Grenzen der TBS-Methode!

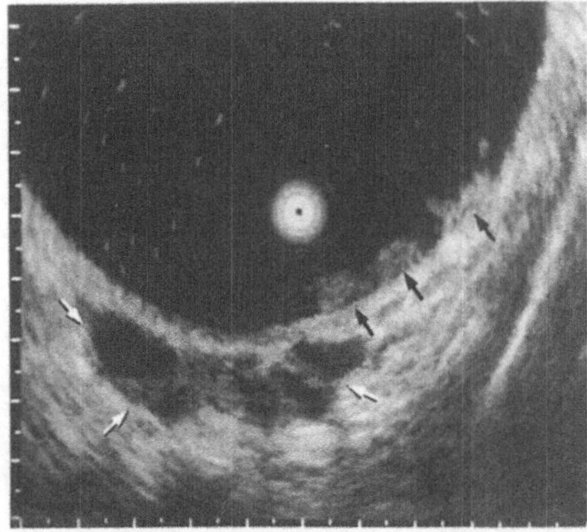
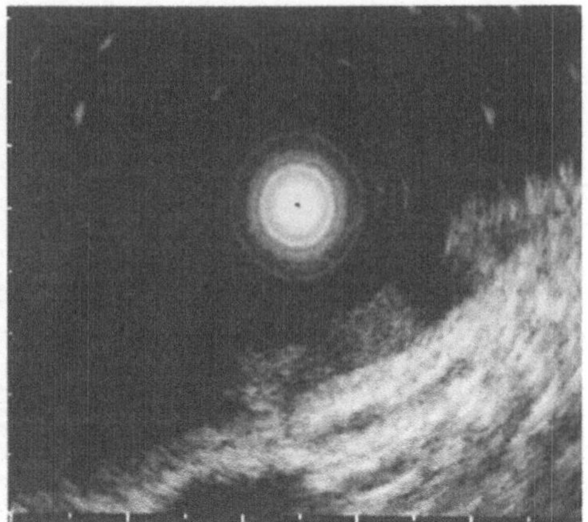

Abb. 35 a, b. Drei exophytische Tumoren (*schwarze Pfeile*), in einer Ebene geschnitten. Im Zoom-Bild (**b**) fällt das Schallbündel nicht ganz senkrecht auf, so daß die Wand zu „verschmieren" scheint. Beachte die Samenblasenanschnitte (*weiße Pfeile*, **a**)

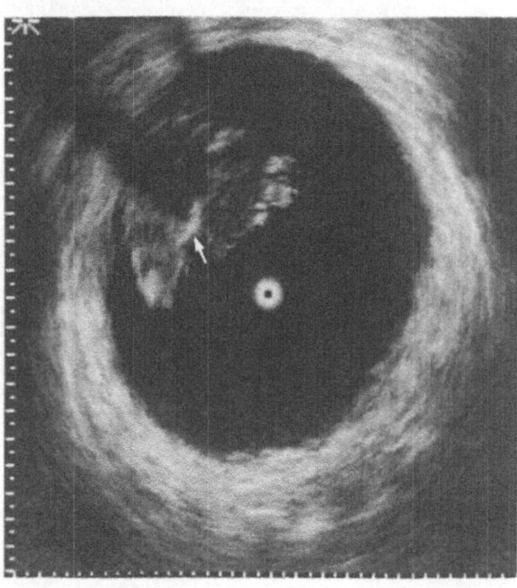

Abb. 36. Kalzifizierungen (*Pfeil*) im Tumor verhindern regelmäßig die Beurteilbarkeit der darunter liegenden Veränderungen

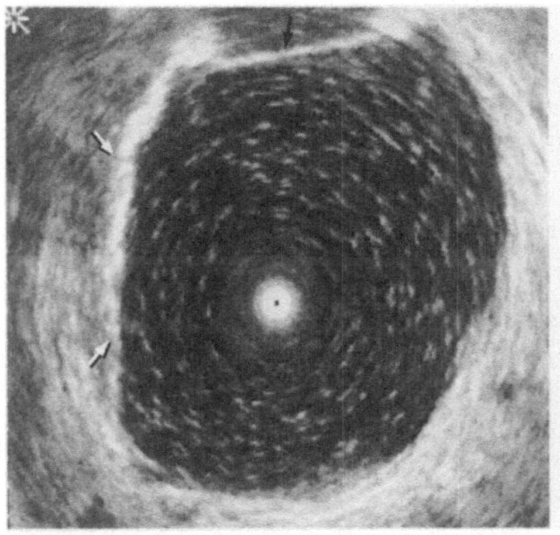

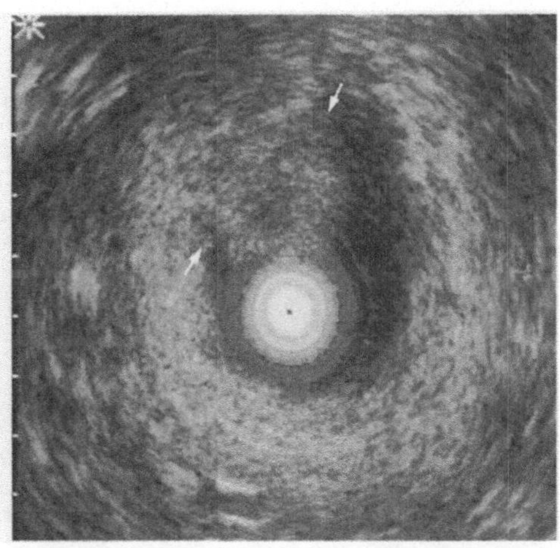

Abb. 37. Zustand unmittelbar nach einer Tumorresektion: Zahllose kleine Luftbläschen im Spülwasser; am Blasendach die typische große Luftblase (*schwarzer Pfeil*) jeder endoskopischen Untersuchung. Im Bereich der re. Blasenwand großflächiger „Resektionsreflex" (*Pfeile*) zufolge der thermischen Wandschädigung. Wird dieser Bereich im Verlauf durch Fibrosierung narbig, verhindert diese Entwicklung auch später eine exakte Exploration dieses Anteils der Blasenwand

Abb. 38. Bei großen Tumoren (*Pfeile*), zumal in schlecht expansiblen Blasen, ist die TBS überfordert

Abb. 39. Eine gute Identifizierbarkeit der Blase – gfls. nach Auffüllung – ist wichtige Voraussetzung, um nicht echoarme oder echolose Raumforderungen im kleinen Becken mit der Blase zu verwechseln. Rechtsparamedianer Längsschnitt: Hinter der Symphyse (*schwarzer Pfeil*) die kleine, fast dreieckige, entleerte Blase (*weiße Pfeile*). Dorso-kranial davon ein großer, rundlicher, zystisch wirkender Tumor. Zystadenom des rechten Ovars

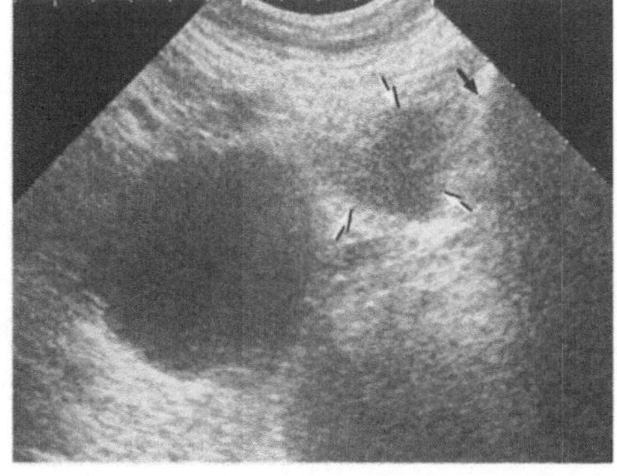

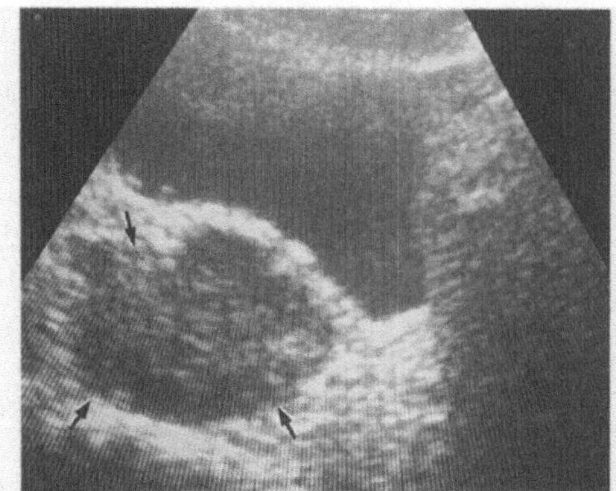 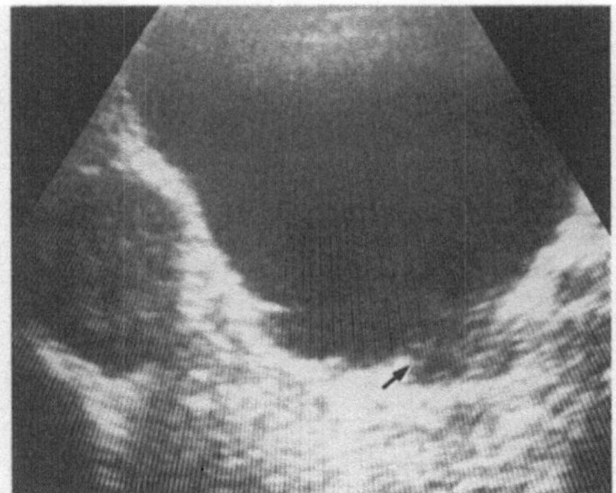

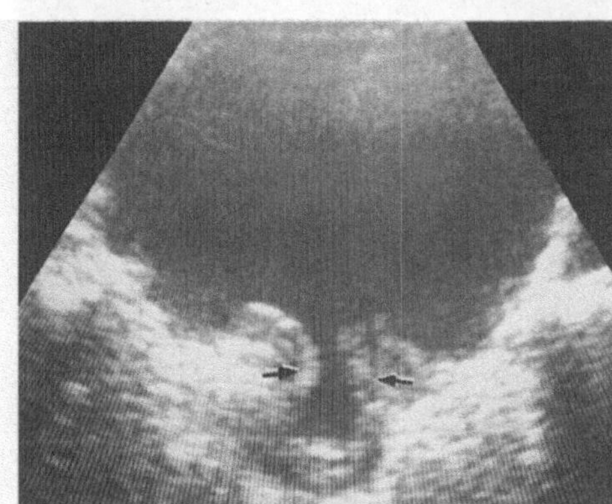

Abb. 40a–c. 68jähriger Mann, **a** Re.-paramedianer Längsschnitt. Dorso-kranial der typischen Blasenlängsschnittform etwas unregelmäßig abgegrenzte, echodichte, stark inhomogene Raumforderung (*Pfeile*). **b** Querschnitt: Der Tumor hat eine längs-ovale Form. Die Unterbrechung (*Pfeil*) der Kontur der Blase bei 5.00 Uhr gehört zum Blasenauslaß, der in **c** im noch stärkeren tangentialen Querschnitt ganz dargestellt ist. Der re. latero-retrovesikale Tumor entspricht einem großen Lymphknotenkonglomerat im kleinen Becken bei bekannter chronischer Lymphadenose. **c** Der Blasenauslaß ist 1 Jahr zuvor, bei hormonresistent gewordenem, weit fortgeschrittenen Prostata-Karzinom palliativ zur Desobstruktion (*Pfeile*) reseziert worden

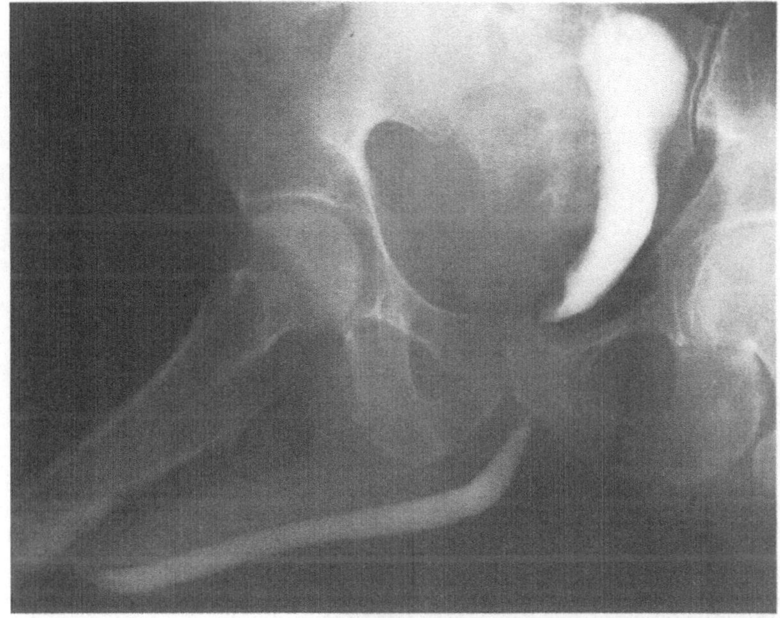

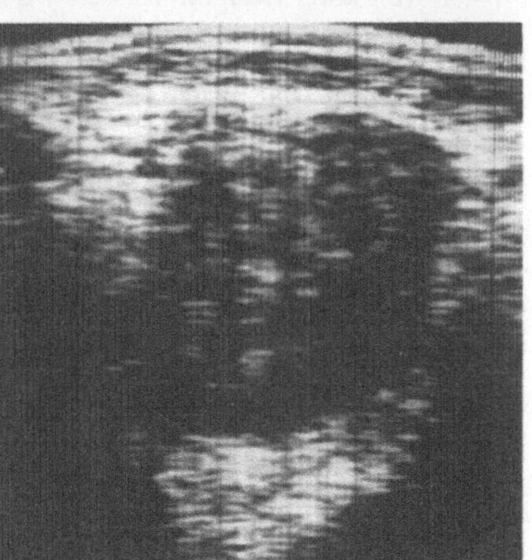

Abb. 41a, b. 28jähriger Mann mit schmerzloser Hämospermie. Nach der Urethrographie wird als Ursache der Verdrängung und Impression der Blase sonographisch ein von der Blase abzugrenzender, großer, solider Tumor diagnostiziert. Histologie: Leiomyom

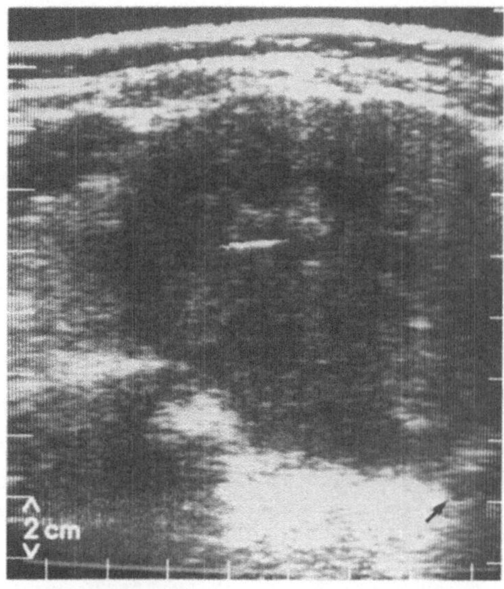

Abb. 42. Suprapubischer Längsschnitt bei einer 30jährigen Patientin mit angeblicher Makrohämaturie seit 1 Woche; keine endoskopische Pathologie. Sonographisch: Von einer riesigen Masse wird die gut entleerbare Blase (*Pfeil*) nach dorsokaudal gedrängt. Diagnose: Menorrhagie aus einem riesigen Uterus

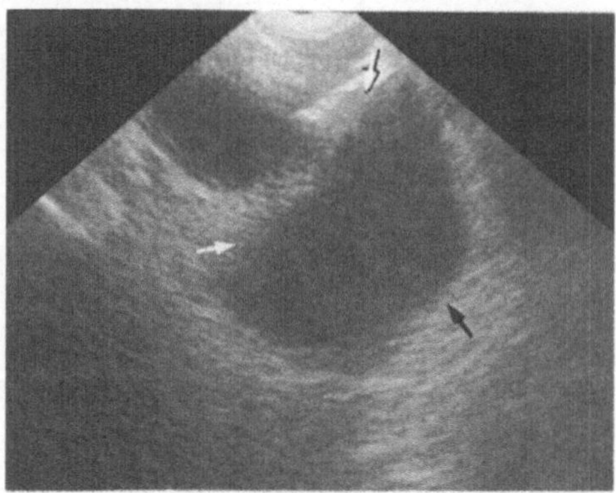

Abb. 43. Suprapubischer Querscan, 60jähriger Mann, hohe Temperaturen, keine Schmerzsymptomatik. Die Blase (*schwarzer Pfeil*) wird von rechts oben her abgeplattet (*weiße Pfeile*). Lateral erkennt man eine liquide Masse. Wie meist bei diesen perivesikalen Prozessen läßt die Aspiration die Diagnose stellen: Koli-Eiter im Aspirat. Atypischer perityphlitischer Abszeß

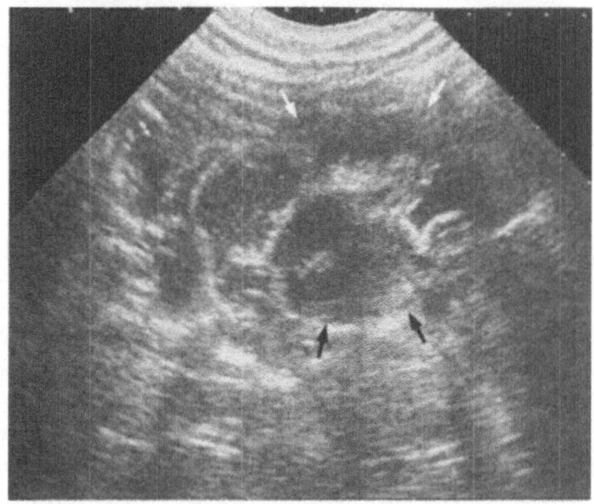

Abb. 44. Keine Punktion ohne ausreichende Darstellung der Blase, auch nicht zur suprapubischen Urinentnahme! 40jährige Frau, suprapubischer Querschnitt. Die Blase (*weiße Pfeile*) ist kaum erkennbar, unmittelbar ventral der rundlichen großen Cervix uteri (*schwarze Pfeile*) gelegen. Beiderseits um die Cervix herum unregelmäßig konturierte Separationen mit flauem Echomuster. Die nur sonoskopisch erkennbare Peristaltik identifiziert Dünndarmschlingen im Douglas bei ausgesprochener Ptosis

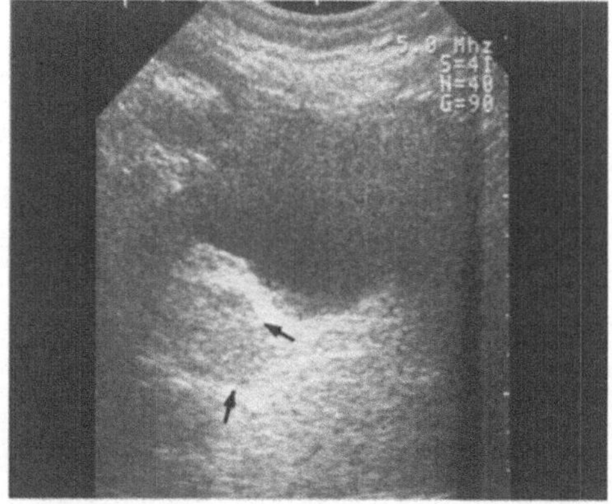

Abb. 45. Suprapubischer Querschnitt bei einer 58jährigen Frau mit massiver Makrohämaturie. Dorsal der nur flau abgrenzbaren Blasenwand solide wirkende, unregelmäßige Strukturierung. Die erst jetzt erfolgende rektale Palpation bestätigt den Verdacht eines lokal weit fortgeschrittenen Rektum-Karzinoms (*Pfeile*), das in den Blasenboden penetriert

Sonographische Befunde des Penisschaftes und der Harnröhre

Mit einer Vorlaufstrecke, z. B. Proxon, gelingt es auch mit 5 MHz-Schallköpfen den Penis und die Harnröhre darzustellen. Die Penishaut läßt sich gegenüber der Tunica albuginea der Schwellkörper abgrenzen und ebenso gegenüber der Harnröhre. Die einzige Bedeutung dieser Möglichkeit liegt bislang in der exakten Größenfestlegung von fibrotischen Plaques bei der Induratio penis plastica (Ipp). Die Effektivität einer Therapie kann durch Veränderungen solcher Plaques gemessen und objektiviert werden. Davon kann man – abgesehen vom subjektiven Empfinden des Patienten – die Fortsetzung der therapeutischen Maßnahmen abhängig machen.

Die erstmalige nicht-röntgenologische Bilddarstellung der Harnröhre hat noch keine wirkliche diagnostische Bedeutung; insbesondere kann sie (noch) kein Ersatz für die Urethrographie oder die Urethroskopie sein.

Dennoch handelt es sich um eine interessante Möglichkeit, weil die sonographische Harnröhrendarstellung ohne jede mechanische und ohne Strahlenbelastung für den Patienten erfolgt. Bei klinischer Anwendung der erwarteten Ultraschallkontrastmittel kann es vielleicht schon bald zweckmäßige Indikationen geben.

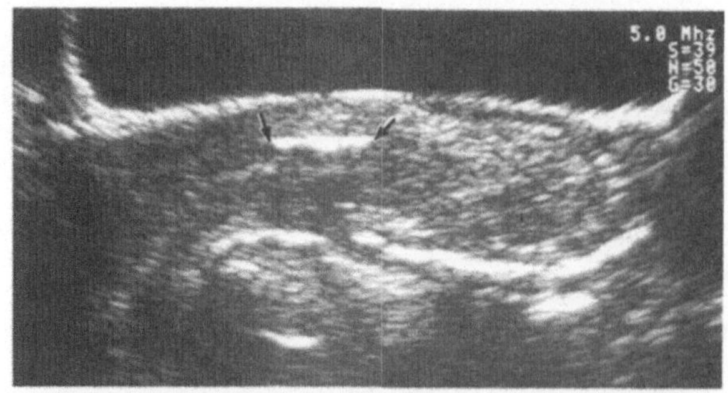

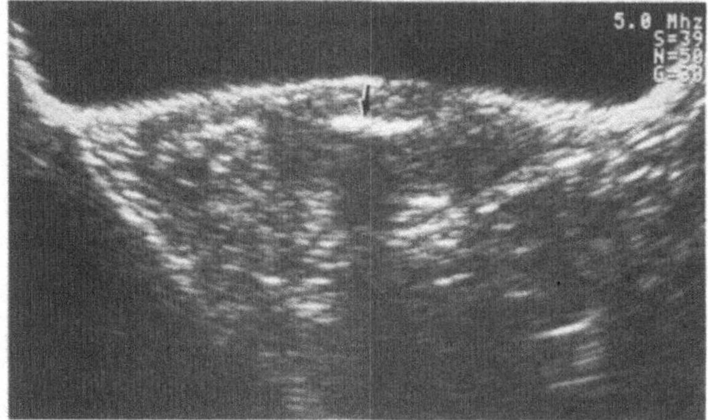

Abb. 1 a, b. Induratio penis plastica (*Pfeile*) des rechten Corpus cavernosum. **a** Längsschnitt mit der Glans ganz *re*. **b** Der Querschnitt zeigt, daß es sich um eine fast quadratische Platte handelt

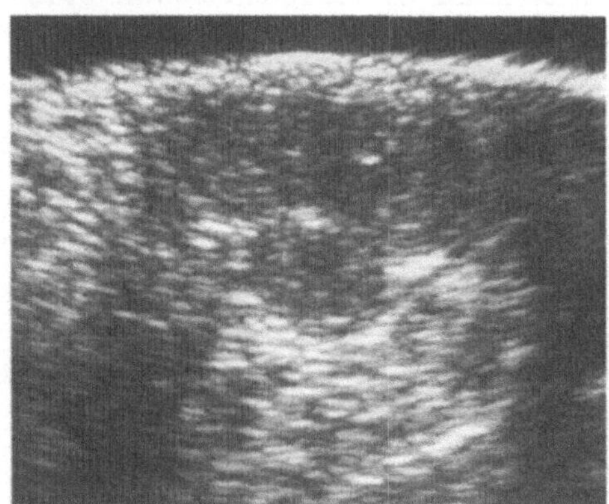

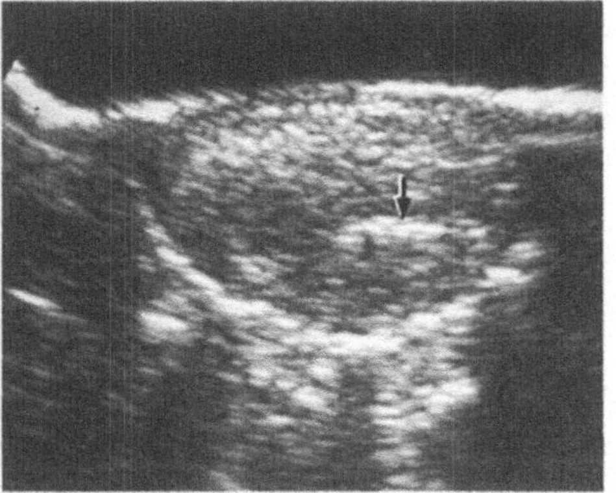

Abb. 2 a, b. Im Querschnitt gelingt es manchmal, alle drei Schwellkörper abzubilden (**a**). Im Bild (**b**) sieht man einen noch „frischen" Plaque (*Pfeil*) des linken Corpus cavernosum an der Grenze zum Corpus spongiosum urethrae

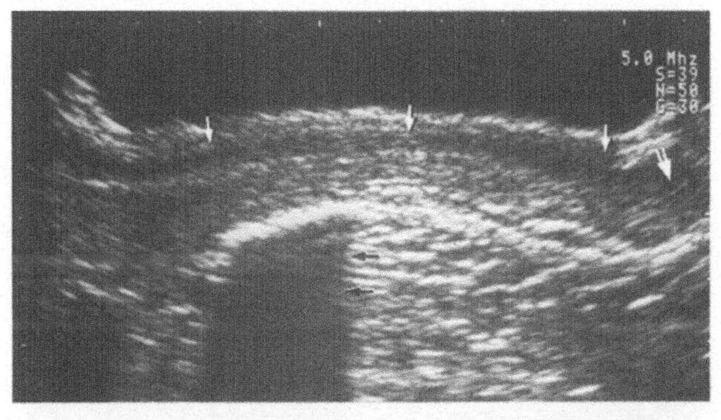

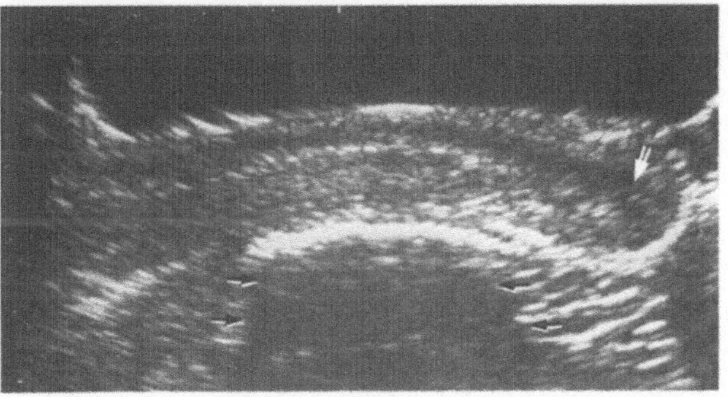

Abb. 3. a Zur Darstellung der Harnröhre (*weiße Pfeile*) liegt der Penis über der Symphyse dem Unterbauch an, so daß die konkav geformte Vorlaufstrecke schlüssig der ventralen Penisschaftfläche aufliegt. Man sieht die Harnröhre im ganzen penilen Verlauf. *Re.* die Glans mit angedeuteter Fossa navicularis (*Doppelpfeil*). Die Glans setzt sich gut gegenüber dem Corpus cavernosum ab. Die starke Schallauslöschung (*schwarze Pfeile*) wird durch die Symphyse bedingt. **b** Die sich aufweitende Fossa navicularis kommt besser heraus (*Doppelpfeil*); ebenfalls breite Auslöschung durch die Symphyse

Abb. 4. Querschnitt eines leicht erigierten Penis bei querschnittsgelähmten 40jährigem Patienten. Alle 3 Schwellkörper sind gut abgrenzbar. Das Corpus spongiosum liegt den beiden Corpora cavernosa auf. Die scharf abgegrenzte liquide Formation li. (*Pfeil*) entspricht einem seitlich ausladenden Harnröhren-Divertikel

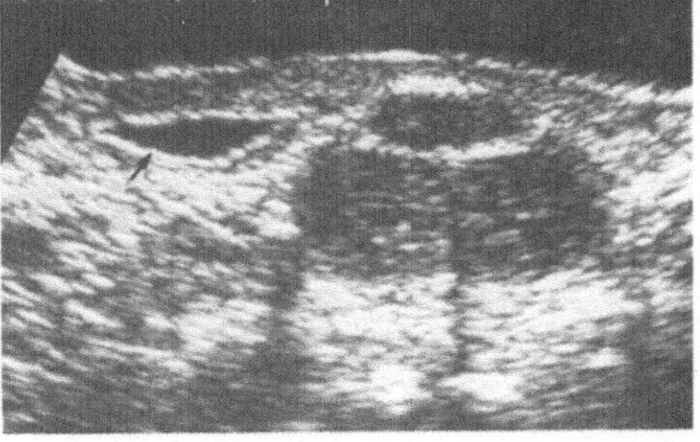

KAPITEL 8

Darstellung und Differenzierung prostatasonographischer Befunde

8.1 Allgemeines

Für die Interpretation eines prostata-sonographischen Schnittbildes ist die eigene Kenntnis des digito-rektalen Palpationsbefundes unerläßlich.

Bei der sonographischen Darstellung der Prostata kommt ein Vorteil dieses Verfahrens im besonderen Maße zur Geltung, nämlich die Möglichkeit, ein parenchymatöses Organ in seinen Grenzen, unabhängig von der Funktion, ohne jedes Hilfsmittel – wie z. B. Kontrastmittel – Schicht für Schicht abbilden zu können. Dies kann technisch um so besser erreicht werden, wenn eine Wasservorlauf-strecke – hier die gefüllte Harnblase – vorhanden ist, oder durch höherfrequente Schallköpfe, wenn das Organ oberflächlich gut erreichbar ist, wie die Prostata vom Rektum her.

So erscheint die Prostata geradezu prädestiniert zur Sonographie, weil die Vorteile von zwei Applikationswegen genutzt werden können. Erstmals ermöglicht es dieses Verfahren, palpatorische Befunde zu objektivieren, zu dokumentieren und somit vergleichbar zu machen. Mit CT und MR stehen inzwischen zwei weitere schnittbildgebende Methoden zur

Verfügung; der Unterschied liegt im Aufwand und in der Fast-Unmöglichkeit regelmäßiger Verlaufskontrollen. Dennoch muß sich der Wert eines Verfahrens jeweils messen lassen können an konkurrierenden Möglichkeiten.

Die suprapubische Prostatasonographie (SPS) sollte, abgesehen von speziellen Fragestellungen, immer mit gefüllter Blase erfolgen. Bei schlanken Patienten ist eine weitgehende – wenn auch nicht systematische – Exploration möglich. Mit zunehmender Adipositas dagegen werden die Voraussetzungen schlechter und mögliche Dunkelbereiche größer und häufiger. Unabhängig von der unkomplizierten Applikation besteht andererseits der Vorteil, neben Querschnitts- ebenso einfach Längsschnittbilder suprapubisch herstellen zu können, die manchmal eine bessere Information im Bereich des Blasenbodens und des Auslasses ermöglichen.

Im Gegensatz zur SPS gelingt es mit der transrektalen Prostatasonographie (TPS) *regelmäßig,* die Samenblasen darzustellen. Die rektale Applikation des Transducers mit Herstellung einer luftblasenfreien, kleinen (40 ml) Wasservorlaufstrecke, über die aus hygienischen Gründen ein zusätzliches Kondom gezogen ist, verursacht keine Beschwerden. Sie ist dem Patienten oft weniger unangenehm, als der palpierende Finger, wenn die Einführung der 22 Charriere starken Sonde mit selbstverständlicher Sorgfalt und Geschick erfolgt. Die TPS erfordert keine zusätzliche Liege; sie erfolgt in Links-Seitenlage und kann sich unmittelbar an die externe Urosonographie anschließen. Störmöglichkeiten seitens des Patienten sind Luft, Stuhl und Stuhlreste an der Rektumvorderwand. Erst dann aber ist ein gezieltes Abführen oder gfls. ein Einlauf für die TPS erforderlich. Störmöglichkeiten seitens des Gerätes sind im wesentlichen auf zu geringe Nahverstärkung, zu geringen Wasservorlauf und segmental zu lange Belichtung zurückzuführen; sie sind schnell korrigierbar. Wichtigster Störfaktor für den Untersucher besteht in Zeitmangel; der Arzt muß 15 bis 20 Minuten für diese Untersuchung veranschlagen.

Die TPS ermöglicht eine ganz systematische Querschnittsuntersuchung des Blasenauslasses, der Samenblasen und der Prostata von der Basis bis zur Apex. Die einzelnen Schnittebenen können jeweils dokumentiert werden, eventuell eine ganze Sequenz-Serie von kranial nach kaudal.

Durch Addition planimetrisch erfaßter Abschnitte kann eine exakte Volumetrie durchgeführt werden; praktikabler und völlig ausreichend ist jedoch die Sonometrie mit Hilfe der drei Durchmesser: Anterior-po-

sterior, dextra-sinistra und kranial-kaudal, entsprechend der Formel

$$V = (a-p \times d-s \times c-c) \times 0{,}5$$

Bei Festlegung des Adenomgewichtes werden 20% für die Prostatakapsel abgezogen.

Transrektale Sonden, die Längsschnittbilder ermöglichen, können den Vorteil einer guten Darstellbarkeit des Blasenbodens, des Blasenhalses und der apex prostatae median und paramedian haben; dieser Vorteil hebt jedoch den Nachteil erschwerter Abgrenzbarkeit und Orientierung nach den Seiten hin nicht auf. Hinsichtlich der Auflösung ergeben sich keine Unterschiede, so daß Längsschnittsonden bislang nur vereinzelt genutzt werden.

8.2 Die normale Prostata und Normvariationen

Die Form, Größe und das Strukturmuster der normalen Prostata sind – wie alle anderen Organe – individuell verschieden; sie unterliegen jedoch mit zunehmendem Alter, auch sonomorphologisch nachweisbar, erheblichen Veränderungen. Transrektal bildet sich die jugendliche Prostata annähernd dreieckig ab, mit Neigung zur Abrundung. Sie wird dann halbkreisförmig und bei Adenomentwicklung eher rund. Durch Veränderung des Quotienten sagittal-transversal kann die karzinomatöse Prostata eine birnenähnliche (Frenzel-Beyme) oder Glockenform (Watanabe) annehmen.

Manchmal kann die Cervix uteri bei der suprapubischen Blasensonographie von Frauen den Eindruck einer Prostata erwecken und ebenso die TPS eine Infiltration des spatium recto-vaginale. Solche Darstellung zeigt eindrucksvoll, daß es unmöglich ist, allein nach dem Bild eine Diagnose zu stellen.

Ein wichtiges Kriterium für die Beurteilung stellt die Kontur sowohl bei der SPS, als auch bei der TPS dar. Häufig läßt sich die Innendrüse entsprechend den paraurethralen ·Drüsen, aus denen sich das Adenom entwickelt, von dem originären Prostatadrüsenkörper abgrenzen. Bei Adenomentwicklung drängt die Innendrüse die Prostatadrüsen als sog. chirurgische Kapsel nach dorso-kaudal. So differenziert man die Innendrüse am häufigsten in den basisnahen Querschnittsbildern. Etwa im Grenzbereich der beiden Drüsenanteile findet man sehr häufig kalzifizierendes Prostatadrüsensekret in Form größerer oder kleinerer Corpora amylacea. Diese haben wohl keinen Krankheitswert, werden aber bei der sog. chronischen Prostatitis im Verlauf *noch* häufiger gefunden. Da sie nicht selten, wie Steine, Schlagschatten werfen, können sie die Information distal dieser Steinanhäufungen verhindern. In der Umgebung der Prostata findet man ventral und lateral häufig Aussparungen, die Anschnitten der Santorini'schen Venenplexus entsprechen; etwas weiter lateral kann ein anteriorer Anteil des M. obturatorius internus ins Bild kommen, wohingegen der zarte M. levator ani nur selten differenzierbar ist.

8.3 Entzündungen

Akute Entzündungen der Prostata sind schwere Krankheitsbilder mit typischer klinischer Symptomatik. Sonographisch wirkt die Prostata eher größer, echoflauer über das ganze Feld. Bei Neigung zur Abszedierung kann man gelegentlich die fast echolosen Aussparungen nachweisen.

Mit der Diagnose chronische Prostatitis wird manchmal eine mehr subjektive Symptomatologie bezeichnet. Es können vielfach nur wenig objektivierbare, reproduzierbare Kriterien zugrunde gelegt werden. Die TPS kann zur Objektivierung der Diagnosestellung dieses Krankheitsbildes – zumindest wenn die typischen Veränderungen nachweisbar sind – einen wichtigen Beitrag leisten. Die langfristig schwelenden Umbauvorgänge bewirken sonomorphologisch ein buntes, inhomogenes Bild mit dichteren und flaueren Zonen – ebenfalls über die ganze Schnittfläche verteilt. Die Kapsel bleibt aber stets erhalten. Palpatorisch nachweisbare narbige Einziehungen können nicht differenziert werden, dagegen durchaus eine narbige Heranziehung der Samenblasen. Die intakte Kapsel und die ubiquitäre Verteilung der Veränderungen über das ganze Feld stellen wichtige Kriterien zur Differentialdiagnose gegenüber dem Karzinom dar (s. Tabelle 1).

Grobe Destruktionen in Form von Abszedierungen und Kavernen sind stets gut darzustellen, und zwar als unregelmäßig begrenzte, manchmal zytisch wirkende, meist größere, echoärmere oder echolose Aussparungen.

Ob die Prostatakalkulose ursächlich Folge chronischer Entzündungsvorgänge ist, kann nicht sicher beurteilt werden. Sonographisch lassen sich diese oft störenden „Steine", manchmal in bizarrer Formation, immer nachweisen.

8.4 Samenblasen

Nur selten hilfreich ist die durch TPS leicht mögliche Darstellung der Samenblasen bei der symptomatischen Hämospermie. Schon normalerweise sind die Anschnitte der Samenblase sehr variabel. Die Form reicht von mandel- über zigarren-, kolben- bis perlschnurartig – ohne daß irgendeiner Form eine *primäre* Pathologie zukäme. Die Inhalte sind verschieden und lassen vielerlei, nicht beweisbare Spekulationen offen. Beide Samenblasen können in verschiedenen Schnittebenen liegen und so auf einem Bild unterschiedliche Größen vortäuschen. Bei der dynamischen Sonoskopie nachweisbare echte Seitenunterschiede können einer primären Hypoplasie oder auch einer narbigen Schrumpfung entsprechen. Größenunterschiede, abhängig vom Alter der Patienten, sind nicht auffällig. Als einzig diagnostisch gut verwertbares Kriterium für eine chronische männliche Adnexitis kann die narbig stark an die typisch veränderte Prostata herangezogene Samenblase dienen; weiterhin kann eine erhebliche Vergrößerung – wohl als Stauung zu deuten – gelegentlich beim fortge-

schrittenen Prostatakarzinom mit intraluminär z. T. dichtem Echobesatz nachweisbar sein. Typische Veränderungen der Samenblasen, die als Infiltration des Prostatakarzinoms zu deuten wären, gibt es aber sonomorphologisch nicht sicher.

Samenblasenzysten und Samenblasenmalignome werden gelegentlich als Einzelfälle beschrieben (RIFKIN 1985)

Dennoch ist die so einfache regelmäßige Darstellbarkeit der Samenblasen ein wichtiger diagnostischer Gewinn, weil diese Organe damit erstmals, nicht invasiv, objektiviert, dokumentiert und so verglichen werden können. Weitere Interpretationserfahrungen sind mit zunehmender Anwendung zu erwarten.

8.5 Adenomyofibromatose

Die Hyperplasie der periurethralen Drüsen ist durch die Bildung des Adenoms für die altersabhängige Formveränderung des Prostataschnittbildes, von dreieckig über halbkreisförmig bis rund verantwortlich. Die Prostatadrüsen werden als chirurgische Kapsel, je nach Ausmaß der Adenomentwicklung, nach dorsokaudal gedrängt. So ist das Adenom leicht asymmetrisch im Schnittbild gelegen. Je nach Überwiegen der drüsigen oder fibromuskulären Anteile wirkt das Schnittbild des Adenoms echoreicher oder echoärmer, insgesamt meist aber einheitlich geschichtet, auch mit kleineren Aussparungen; ein Bild, das mit dem subjektiven Terminus „adenomhomogen" belegt ist. Manchmal können geradezu knollige, von der Kapsel gut abgrenzbare Anteile zur Darstellung kommen, die ein gutes Korrelat im makroskopischen pathologisch-anatomischen Schnittbild haben. Das gilt auch für den oft sonographisch im Blasenfeld eindrucksvoll darstellbaren Mittellappen; dieser kann manchmal wie ein freier Fremdkörper im Blasenbild wirken, so daß leicht Fehlinterpretationen bei Beurteilung ausschließlich eines Bildes möglich sind. Einfacher wird die Orientierung allerdings, wenn in der Ebene des Mittellappens die Samenblasen angeschnitten sind.

Vielfach erleichtern Kalzifikationen die Abgrenzung zur chirurgischen Prostatakapsel. Der Vergleich der Echodichte eines Adenoms gegenüber den Prostatadrüsen ist schwierig und auch abhängig von der Geräteeinstellung. Nach FRENZEL-BEYME (1984) sollen Adenome in 80% echogleich bis leicht echodichter und nur in 20% echoärmer sein. Dabei sind jedoch echoärmere Bezirke nicht selten auch auf wenig schalldurchlässige Corpora amylacea zurückzuführen.

Die wesentlichen Kriterien des Adenoms in Abgrenzung zum Karzinom sind die einheitlichen Veränderungen im Zentrum des Schnittbildes ohne direkten Kontakt zur Kapsel, die glatt und unbeeinträchtigt vom Adenom bleibt.

8.6 Das Prostatakarzinom

Die digito-rektale Palpation war und ist für die Karzinomfrüherkennung der Prostata die wichtigste Untersuchungsmaßnahme von sehr hoher Sensitivität (bis 90%), aber von viel geringerer Spezifität, auch beim noch so erfahrenen Untersucher. Prostatakalkulose, Narben, kleinere und größere Kavernen, kleine Tuberkulome und Zystchen lassen sich nicht palpatorisch regelmäßig abgrenzen gegenüber dem Karzinom; es ist nie zu ertasten, ob der noch kleine Knoten ein Frühstadium oder aber nur die „Spitze eines Eisberges" darstellt.

Nach Statistiken sind zudem nur 25% der Frühkarzinome an einer palpablen Induration zu erkennen. Wird sie getastet und handelt es sich um ein Karzinom, wird dieses in 40% der Fälle zu gering eingestuft (understaging). Außerdem beginnen zwar 85% der Karzinome in der Peripherie, aber nicht nur im palpatorisch zugänglichen dorsalen Anteil, sondern eben auch in den seitlichen und – wenn auch geringfügig seltener – in den vorderen Abschnitten der chirurgischen Kapsel.

Diese Tatsachen rufen geradezu nach einem Schnittbildverfahren mit dem Ziel der Früherkennung und damit der Möglichkeit einer kurativen Behandlung. Die Sonographie kann diesen Anspruch deswegen nicht voll und immer zuverlässig befriedigen, weil es – wie bei Tumoren in anderen Organen auch nicht – einfach keine tumorspezifisch-frühe sonomorphologische Kriterien gibt.

So mußte man nach sekundären Hinweisen zur sonographischen Karzinomerkennung der Prostata suchen und hat sie höchst wertvoll gefunden.

Prostatakarzinome entstehen peripher und haben somit fast immer einen unmittelbaren Bezug zur Kapsel. Problematisch sind aber vor allem die frühen, gut differenzierten Karzinome (fast immer Adenokarzinome), etwa im Stadium T_1G_1 oder T_2G_1. Sie protuberieren die Kapsel noch nicht deutlich und sind meist in der Echostruktur dem übrigen Prostatagewebe gleich. Auch etwas schlechter differenzierte frühe Karzinome können ein nicht unterscheidbares Strukturmuster haben, demaskieren sich aber oft durch eine Art Kapsel – sie separieren sich also.

Schlecht differenzierte, fokal wachsende Karzinome dagegen sind zumindestens bei der TPS deutlich echoärmer, als die umgebenden normalen Drüsenanteile. Man muß also bei jeder Untersuchung mit der Frage eines Karzinoms nach echoarmen, oder sich separierenden, manchmal deutlich inhomogenen Strukturen, unmittelbar an der Kapsel gelegen, suchen.

Jeder zweifelhafte Befund kann durch transrektale Aspirationszytologie, fächerförmig aus der Gegend des sonographischen Verdachtes, geklärt werden – evtl. auch, bei negativer Zytologie, mit Wiederholung nach 6 bis 8 Wochen.

Noch sicherer aber kann die perineale Biopsie in Lokalanästhesie, die ultraschallgezielt unter Sicht aus dem verdächtigen Bezirk entnommen wird, Klärung bringen. Die Biopsie, die auch aus jedem palpablen Kno-

ten, der ja sonographisch immer einstellbar ist, erfolgen kann, ist nach Etablierung in der Praxis oder Klinik nach einiger Erfahrung eine nicht belastende, sehr exakte, nahezu komplikationsfreie – wenn auch etwas zeitaufwendige – Maßnahme. Anleitungen zur praktischen Durchführung finden sich in mehreren Arbeiten, z. B. von PENKERT (1986).

Im Gegensatz zur deutschsprachigen Literatur gibt es nach unserer Erfahrung durchaus echoreichere Karzinome im Vergleich zum übrigen Prostatagewebe – allerdings fast ausschließlich in der Darstellung mit Hilfe der SPS. Diese Tatsache ist teilweise bekannt, ohne daß es dafür überzeugende Erklärungen gäbe, abgesehen von methodischen Ursachen.

Es sei aber nochmals darauf hingewiesen, daß bei der Darstellung durch die TPS neben den o. a. echogleichen Strukturmustern sich fast alle anderen Karzinome, mit zunehmender Entdifferenzierung umso deutlicher, echoärmer von der Umgebung abgrenzen.

Die fortgeschrittenen Tumoren lassen sich regelmäßig an der Veränderung der Kapsel, die protuberiert oder unterbrochen wird, erkennen. Diese Tumoren zeigen mit zunehmender Entdifferenzierung eine sonst nicht bekannte Inhomogenität des echoflauen, tumortragenden Bezirkes. Häufiger sieht man bei diesen T_3/T_4-Karzinomen eine beträchtliche Größenzunahmen und Formveränderungen in Richtung Birnenform (Frenzel-Beyme) oder Glockenform (Waternabe).

Zu warnen ist vor der Diagnosestellung „normale Prostata", wenn das Bild bei der SPS prostatatypisch erscheint. Man könnte an der Methode zweifeln, wenn gelegentlich palpatorische „Gebirge" sonographisch ein normales, suprapubisch gewonnenes Schnittbild von der Prostata ergeben. Man kann von einer stark veränderten Prostata Schnittbilder herstellen, die man allein vom Bild her, ohne Kenntnis anderer Schnitte oder Befunde, als „regelrecht" ansehen müßte.

Suprapubisch durchgeführte Explorationen der Prostata sind in Abhängigkeit von den anatomischen Voraussetzungen fast niemals vollständig und systematisch möglich. Dadurch kann dem Untersucher auch ein massiver Befund entgehen, der in einem toten Winkel lokalisiert ist. Tote Winkel gibt es bei der TPS nicht, allenfalls im Schlagschatten breiter Kalkuloseplaques. Dennoch kann auch die TPS nur dann wirklich vollständig sein, wenn die Untersuchung dynamisch-sonoskopisch, Schicht für Schicht, vom Gipfel des Mittellappens über die Basis bis zur Apex hin erfolgt.

Zusammengenommen soll das heißen:

Jede Prostatauntersuchung beginnt mit der Palpation. Bei normalem Befund wird man nur, wenn irgendwelche Hinweise bestehen (z. B. erhöhte Phosphatasen oder zur Sicherheit für den Patienten) die SPS durchführen, z. B. zusammen mit der Restharnprüfung. Bei „normalem Befund" wird man die TPS dann folgen lassen, wenn die anatomischen Voraussetzungen ungünstig sind, bzw. die langsame Durchmusterung jedes Schnittes nicht sicher vollständig erfolgen kann.

Bei jeder Auffälligkeit in den TPS-Schnittbildern wird man entweder unmittelbar die Aspirationszytologie, oder aber eine Wiederholungsuntersuchung nach 6 bis 8 Wochen veranlassen.

Bei derartigem Vorgehen wird man nur gut differenzierte, seitlich oder ventral gelegene, sehr frühe Prostatakarzinome nicht diagnostizieren und diese sind eine Minderzahl, bei denen die Chance einer kurativen Behandlung, sofern sie überhaupt möglich ist, bei der Wiederholungsuntersuchung 1 Jahr später noch nicht vertan sein muß. Ebenfalls wird man die sog. A2-Karzinome, das sind die frühen, aber multifokal rasch wachsenden, schlecht differenzierten Karzinome, zunächst nicht nachweisen können. Diese allerdings wären 1 Jahr später sicher nicht mehr kurativ behandelbar.

Aus diesen Gründen und wegen des Aufwandes kann man die TPS nicht als eine effektive Screening-Methode im großen Bereich, etwa im Rahmen der Früherkennungsuntersuchung, ansehen. Im kleinen Bereich einer urologischen Praxis oder Klinik kann jedoch – abgesehen von den o. a. Karzinomformen und Stadien – manches Karzinom bei engagierter Untersuchung nach dem obigen Vorgehen früher als allein durch die Palpation aufgedeckt werden.

Weiterhin kann das T-staging durch die TPS, übereinstimmend in allen Untersuchungen, verbessert werden, auch im Vergleich zur CT; diese kann frühestens ab Stadium T_{3a} zuverlässige Kriterien liefern, wobei der Nachweis etwaiger Lymphknoten im Obturatoriusbereich besonders wertvoll sein kann. Mehr noch wird gfls. von der MR zu erwarten sein.

Zum jetzigen Zeitpunkt kann der prostatasonographische Befund aus der Hand des Erfahrenen wertvolle Hinweise noch für oder schon gegen eine radikale Prostatovesikulektomie geben.

8.7 Das Bild der Prostata nach Behandlung von Karzinomen und Adenomen

Das Ansprechen einer nicht-chirurgischen Behandlung des Prostatakarzinoms – sei es hormonell, auch nach Orchiektomie, oder durch Bestrahlungstherapie – wurde in der vorsonographischen Ära palpatorisch, laborchemisch (z. B. Absinken etwa erhöhter Phosphatasen), skelettszintigraphisch und in Abständen zytologisch oder bioptisch kontrolliert und beurteilt.

Bis zu 3 Monaten nach endokrinopriven Maßnahmen, z. B. durch die Orchiektomie, nimmt bei hormonsensiblen Karzinomen die Größe ab, bleibt dann gleich, oder nimmt im Verlauf wieder zu. In der Regel bessert sich auch eine evtl. vorbestehende Obstruktion – objektivierbar durch Uroflowmetrie und Restharnmessungen. „Hormontaube" Karzinome, wie natürlich auch die Urothelkarzinome der hinteren Harnröhre, zeigen keinen Effekt.

Sonographisch kann im Verlauf eine Wirkung direkt am Organ gemessen oder auch ein Nichtansprechen nachgewiesen werden. Das Organ wird schnell kleiner, bekommt wieder Kontur im wahrsten Sinne und das Strukturmuster wird homogener, einheitlicher, und zwar über das ganze Feld, nicht nur im Bereich des Karzinoms. Man kann schließlich keine sonographisch typischen Malignitätskriterien mehr nachweisen.

Eine therapeutisch bestrahlte Prostata zeigt den gleichen Effekt hinsichtlich der Größenreduktion. Die Kontur kehrt ebenfalls zurück, kann lediglich etwas verschwommen sein. Das Strukturmuster wird dichter mit kräftigen Reflexen, eher weniger homogen als nach ausschließlich endokrinen Maßnahmen.

Nach radikaler Prostatovesikulektomie findet man bei der TPS, unmittelbar distal der Blase, das Corpus spongiosum urethrae und evtl. die Muskulatur des Beckenbodens. Bei einem lokalen Rezidiv 2 Jahre nach radikaler Prostatovesikulektomie wurde ein aus der sonographischen Gastroenterologie bekanntes Kokardenphänomen als Zeichen der zirkulären Infiltration der Rektumwand gesehen.

Nach operativen Behandlungen, sei es nach einer Elektroresektion oder Adenomektomie, sieht man für einige Tage den von Blasenresektionen her bekannten Resektionsreflex, nämlich eine sehr echodichte Linie auf der Wundfläche, die sich mit zunehmender Urothelialisierung auflöst. So ist, wie bei der Resektion von Blasentumoren, eine sonographische

Tabelle 1. Differentialdiagnostische Kriterien in Schnittbildern der TPS auf einen Blick[a]

	Form	Größe	Strukturmuster	Kapsel	Samenblasen
Normale Prostata	Dreieckig, Neigung zur Ab-rundung	Eher klein	Homogen	Dicht, glatt-konturiert	Zart, „Schnurrbart"
Akute Entzündung	Abgerundet	+	Flau-scheckig	Dicht, prall	Gestaut
Chronische Ent-zündung	Uncharakteristisch	(+)	Inhomogen über das ganze Feld, Dichter Echobesatz, peripher Aussparungen	Normal, bis stellenweise narbig einge-zogen	Herangezogen an die Prostata
Adenom	Halbkreisförmig bis rundlich-kugelig	++	Echodicht bei über-wiegend drüsiger Hyper-plasie, etwas weniger dicht bei fibromus-kulärer Hyperplasie	Überall erhaltene Kontinuität	Größer?
Karzinom:					
T_0-T_2, gut differenziert	Normal	Normal	Echogleich, öfter in eigener Kapsel sepa-riert aus dem umgebenden Gewebe	Erhalten ab T_1 beginnend verformt, protuberiert	Normal
$T_1 T_2$ schlecht diffe-renziert	Normal	Normal	Kapselnahe, inhomogene, echoarme, unregelmäßig konturierte Aussparung	Beginnend ver-formt, protube-rierend	Normal
$T_3 T_4$	Glocken- oder Birnenform bis total „verformt".	+++	Echoarm, inhomogen, ungeregelt.	Unterbrochen, protuberiert, evtl. unübersichtlich	Evtl. vergrößert durch Stauung

[a] „Prostata-Steine" sind kein zuverlässiges differentialdiagnostisches Kriterium.

intraoperative Kontrolle, z. B. auf Vollständigkeit, nicht möglich – an sich ja auch gar nicht sinnvoll und nötig, weil die Sonographie einfach keine Histologie ersetzen kann.

Im weiteren Verlauf nach Resektionen und Adenomektomien können dann aber am besten mit Hilfe der TPS Residuen und nach Jahren auch Regenerate nachgewiesen werden. Bedeutung haben diese Befunde dann, wenn neuerlich Obstruktionsbeschwerden auftreten. Die narbige Blasenhalssklerose oder auch die genuine Sphincter internus-Sklerose haben dagegen kein sicheres primäres sonomorphologisches Substrat.

Sehr gut kann dagegen das Verhalten der Prostataloge im Verlauf sonographisch kontrolliert werden. Nach Resektionen und ebenso nach Adenomektomien umschließt ein breiter Echosaum das leere Adenombett. Dies kann einem Dekompressionseffekt der originären Prostata entsprechen. In jedem Fall handelt es sich um die chirurgische Kapsel, von der in allen urologischen Büchern die Rede, aber kein Bild ist. Dieser Saum darf nicht mit Adenomresiduen verwechselt werden, was wir ganz zu Anfang dieser Befundmöglichkeit dachten und deswegen kontrollierten. Eine Differenzierung zwischen Fibrin- oder Blutbelägen und Kapselanteilen ist nicht möglich – auch nicht die Kontrolle der weiteren lokalen Urothelialisierung.

Im Verlauf von Wochen, Monaten und Jahren wird die Loge immer kleiner und enger und zwar nach Adenomektomien und Elektroresektionen etwa gleich. Diese Kontraktion der Loge, die beiläufig von Urethrographien und Endoskopien an sich bekannt, aber nie so eindrucksvoll objektivierbar war, betrifft sowohl den transversalen, den longitudinalen als auch den sagittalen Durchmesser, d. h., die Loge schrumpft nahezu konzentrisch. Diese späteren Verlaufsformen sind im Gegensatz zu den frühen Veränderungen fast nur durch die TPS präzise darzustellen.

Entsprechend der verbleibenden Kapsel kann ein Kapselkarzinom an den gleichen Kriterien – wie o. a. – erkannt werden.

Der objektive Nachweis einer Therapiewirkung und ebenso der Verlauf einer lokalen, sonst nicht direkt kontrollierbaren, Wundheilung hat z. B. für den Fall eines Nichtansprechens bei der Karzinombehandlung oder eines persistierenden Infektes nach der Elektroresektion unmittelbare klinische Bedeutung. Die objektive, dokumentierbare und somit vergleichbare Kontrollmöglichkeit bei normalen und besonders bei gestörten Therapieverläufen ist durch die Sonographie direkter und leichter möglich geworden und fast ohne Belastung für den Patienten.

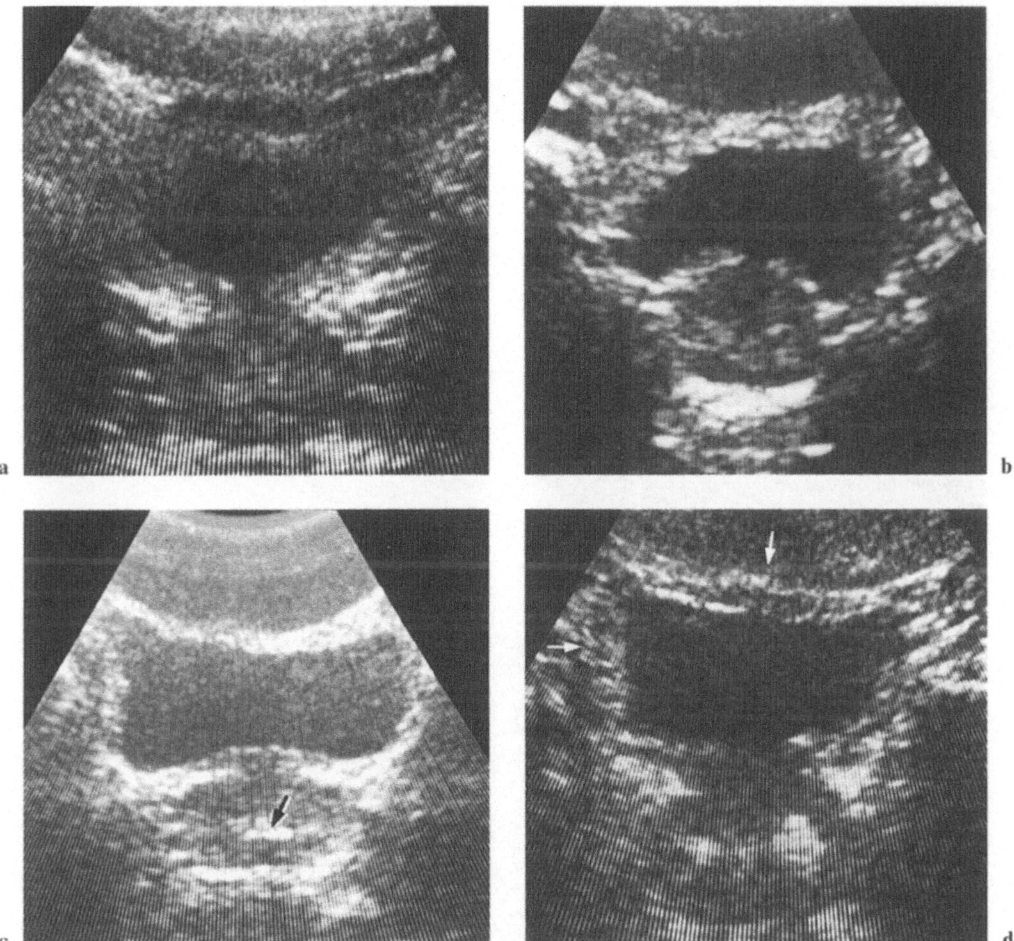

Abb. 1. a SPS: Querschnittsbild durch die Prostata eines 16jährigen Jungen. **b** SPS: Querschnittsbild durch die Prostata eines 20jährigen jungen Mannes. **c** SPS: Querschnittsbild durch die Prostata eines 45jährigen Mannes. Beachte: Die im Zentrum gelegene dichte Echoformation (*Pfeil*), die mehreren Corpora amylacea entspricht. **d** SPS: Prostata eines 45jährigen Mannes mit ausgeprägter Sphincter internus-Sklerose. Beachte: Die Corpora amylacea im Zentrum; die deutlich verdickte Blasenwand (*Pfeil*) im Vergleich zu den Blasen **a** bis **c** resultiert aus einer subvesicalen Obstruktion mit dadurch bedingter Detrusor-Hypertrophie. Alle vier Prostatae (**a–d**) sind gut gegen die Umgebung abgegrenzt. Sie lassen, abgesehen von den Corpora amylacea, keine weitere Differenzierung aus dem Strukturmuster zu

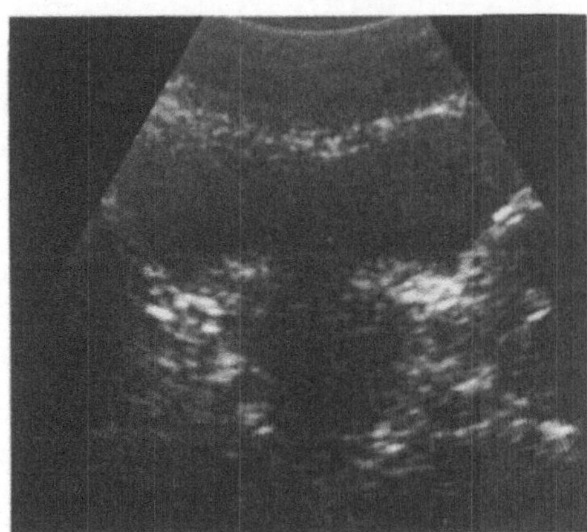

Abb. 1 e. Blase einer 30jährigen Frau. Die darunter gelegene Formation entspricht einem Anschnitt der Cervix uteri. Sie könnte vom Bild her Anlaß zur Verwechslung mit einer Prostata sein, hat im Gegensatz dazu aber nur wenig Strukturmusterung

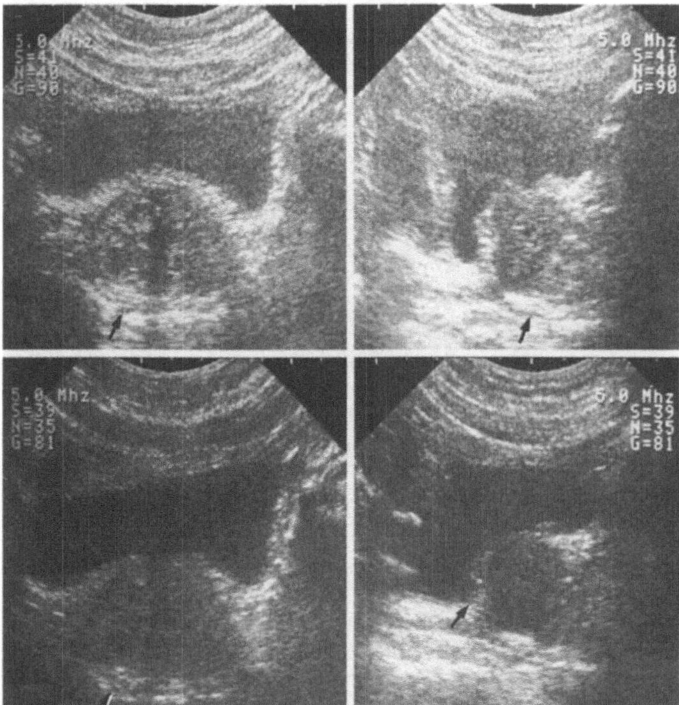

Abb. 2. SPS: Querschnitte (*li.*) und Längsschnitte (*re.*). Gleicher Patient, verschiedene Geräteeinstellung. Prostataadenom: Man erkennt besonders im Längsschnitt die von dem Adenom an die Peripherie gedrängte Prostata als chirurgische Kapsel (*Pfeile*). Beachte das unterschiedliche Strukturmuster der adenomatösen Veränderungen, besonders im Zentrum. Darunter gelegen der gleiche Schnitt quer und längs nur mit unterschiedlicher Verstärkung. Hier wirkt das Strukturmuster des Adenoms mehr homogen; als Beispiel der Abhängigkeit eines Strukturmusters von der Geräteeinstellung

Abb. 3. SPS: Auch ohne gefüllte Blase als Wasservorlaufstrecke kann eine Prostata gut aufgelöst werden. Jedoch gilt gelegentlich, je besser die Auflösung, um so schwieriger die Interpretation. Linksseitig adenomatöse Strukturierungen (*Pfeil*), die echodichter sind, als im ventralen Abschnitt und auch im Bereich des rechten Lappens. Echodichtere Strukturen entsprechen mehr drüsigen, echoflauere dagegen mehr fibromuskulären Hyperplasien

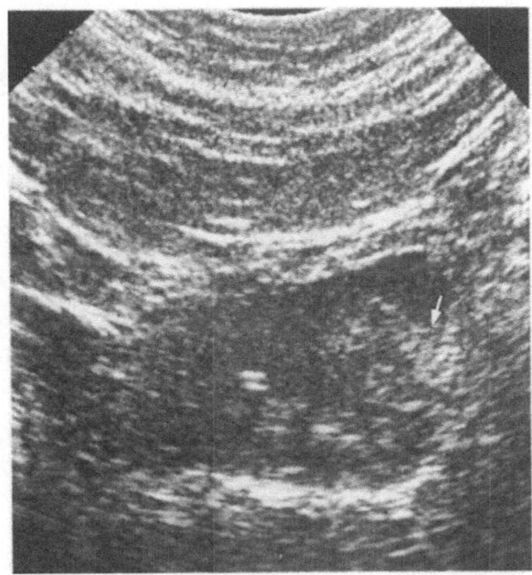

Abb. 4. Transrektale Prostatasonographie (TPS) eines jungen Mannes. Die typische, trianguläre Form der Prostata mit leichter Neigung zur Abrundung der Ecken. Man sieht den Unterschied zur Form der suprapubischen Prostatasonographie. Scharfe Abgrenzung, homogenes, nur im Zentrum etwas dichteres Strukturmuster

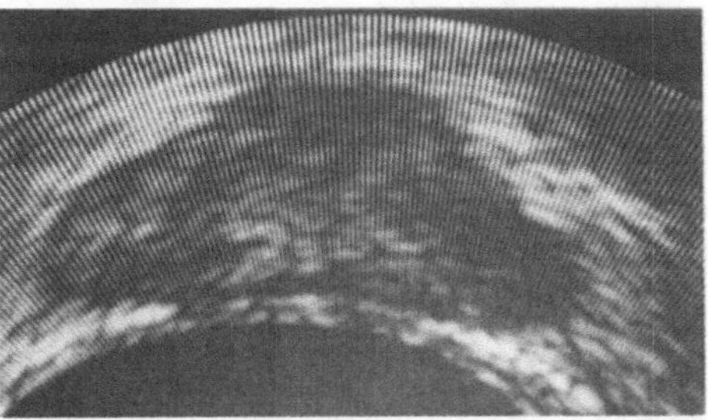

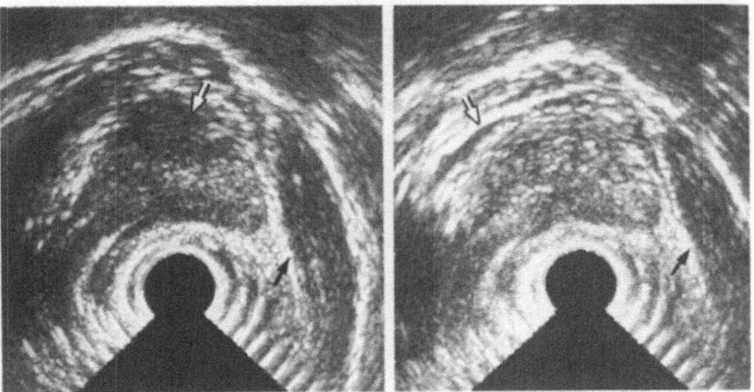

Abb. 5. TPS eines 22jährigen Mannes: Im basisnahen Schnitt *li.* setzt sich die Innendrüse (*Pfeil*) gut von der Außendrüse ab. Die periurethralen Düsen sind jeweils echoärmer als die originären Prostatadrüsen. Projektionsbedingt ist der rechte Lappen an der Basis nicht sauber abgegrenzt. Im *re.*, etwas distaleren Schnitt ist die Innendrüse nicht mehr erkennbar. An der anterioren Zirkumferenz fallen angeschnittene Venen (*weißer Pfeil*) des periprostatischen Plexus auf. Links, im Bereich beider Bilder ist der anteriore Anteil des M. obturatorius (*schwarze Pfeile*) angeschnitten

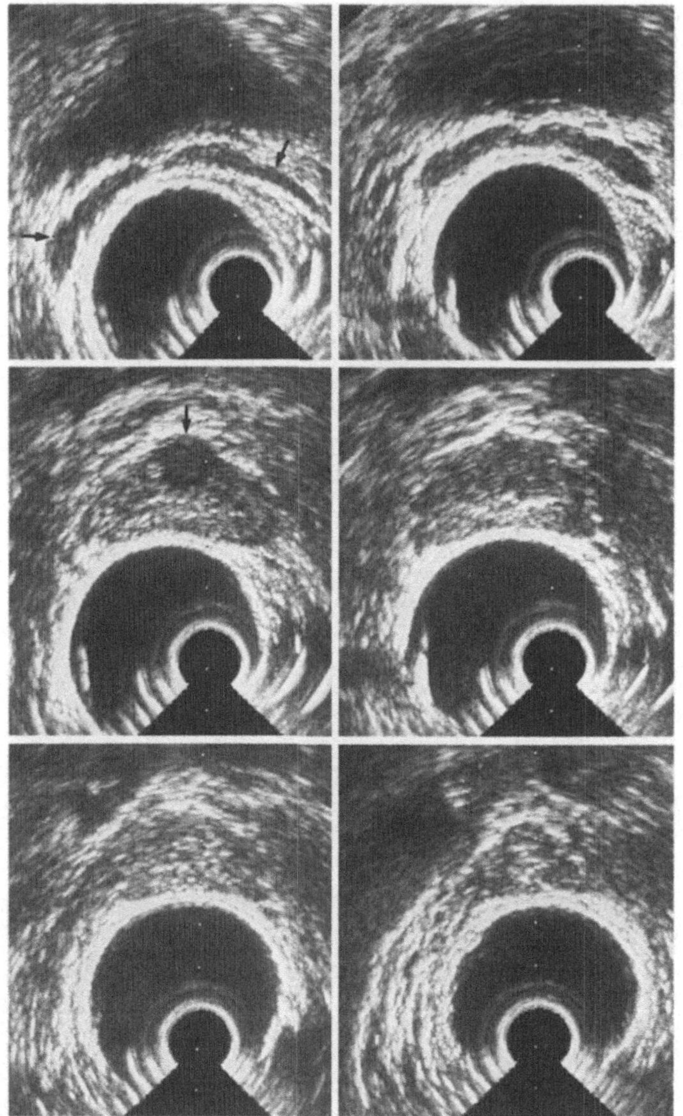

Abb. 6a. TPS-Sequenz eines 25jährigen Mannes: *Oben li.* Basis der zarten Samenblasen (*Pfeile*). *Re.*, etwas weiter distal, typische Schnurrbartform der Samenblasen. Etwas weiter distal trianguläre Form der Basis der Prostata mit sich gut separierender Innendrüse (*Pfeil*). Gute Auflösung des Strukturmusters der prostatischen Drüsen. Weiter distal, *Mitte re.* Innendrüse nicht mehr erkennbar. *Unten li.*, weiter distal zur Apex hin zunehmende Verdichtung des Strukturmusters, noch gute Abgrenzbarkeit der Prostata. *Unten re.* apex prostatae ohne weitere Differenzierbarkeit

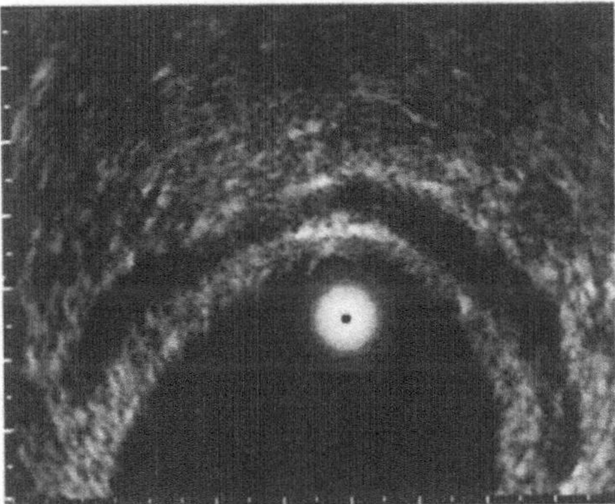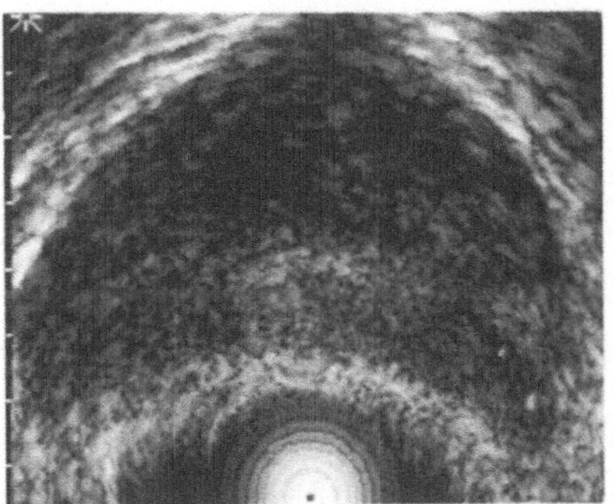

Abb. 6b. TPS eines 45jährigen Mannes mit säurefesten Stäbchen im Urin: Man erkennt ganz zarte Samenblasen mit glatter Konturierung und ohne Strukturmuster, in der typischen Schnurrbartform. Die Prostata *re.* ist etwas unterhalb der Basis geschnitten. Ihre Kontur ist rundherum glatt, das homogene Strukturmuster regelrecht; keine Aussparungen, die für entzündliche Veränderungen sprechen könnten

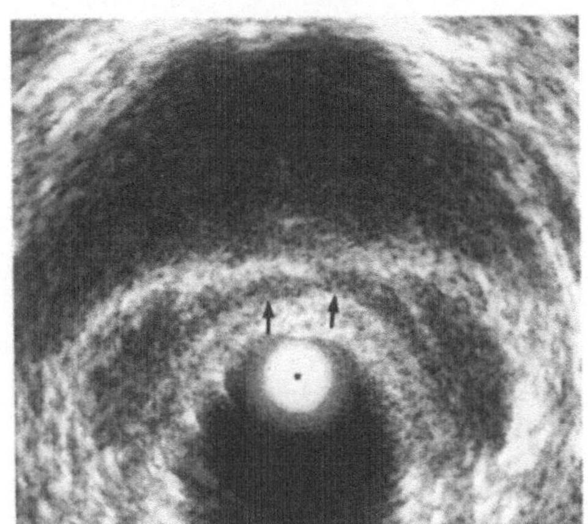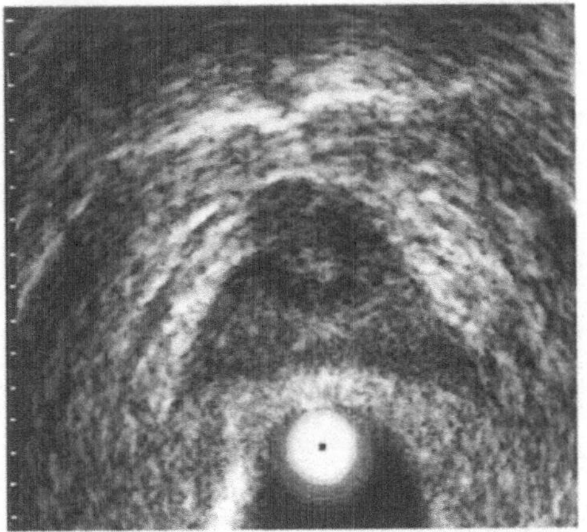

Abb. 7a, b. TPS eines 50jährigen Patienten mit Prostataentzündungssymptomatik: Im Vergleich zu Abb. 6b unscharfe Begrenzung der mandelförmigen Samenblasen mit Ausführungsgängen (*Pfeile*). Die Prostata ist im Basisbereich angeschnitten und läßt die Innendrüse deutlich strukturdichter als normalerweise abgrenzen. Die Form der Prostata und das periphere Strukturmuster sind unauffällig

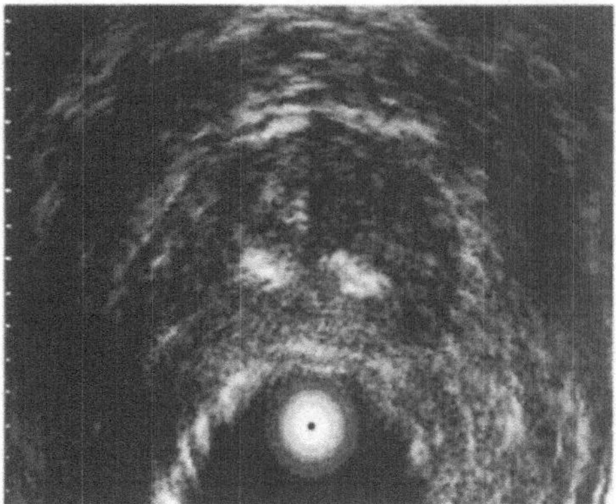
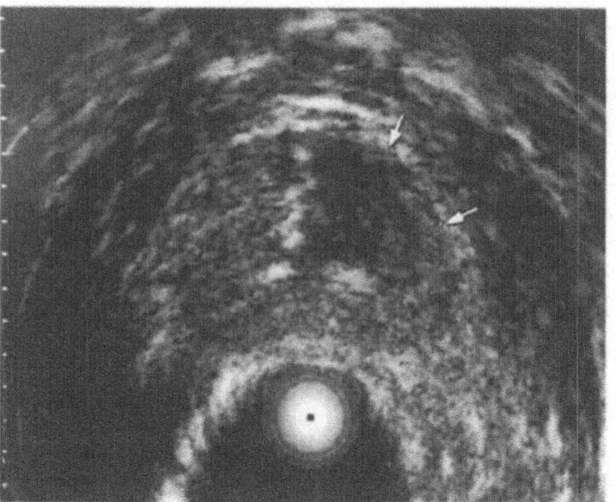

a

b

Abb. 8a, b. TPS eines 60jährigen Mannes: Bereits deutlich runde Form der Prostata. Ausgeprägte Corpora amylacea an der Grenze des beginnenden Adenoms zur Prostatakapsel. Die Corpora amylacea stören oft: Hier kann das distal davon gelegene Strukturmuster im linken Lappen (*Pfeile*) nicht mehr sicher beurteilt werden

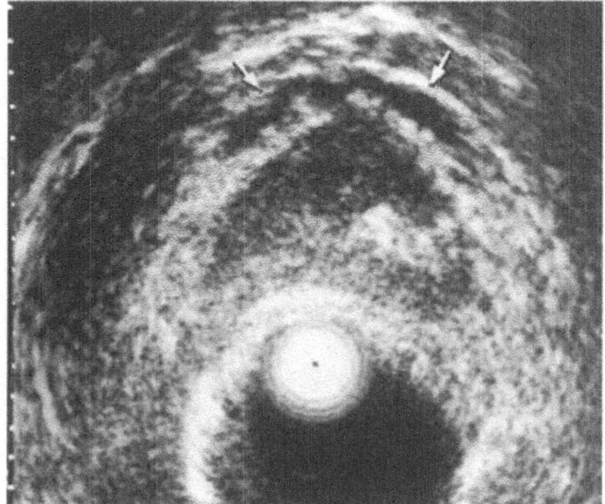
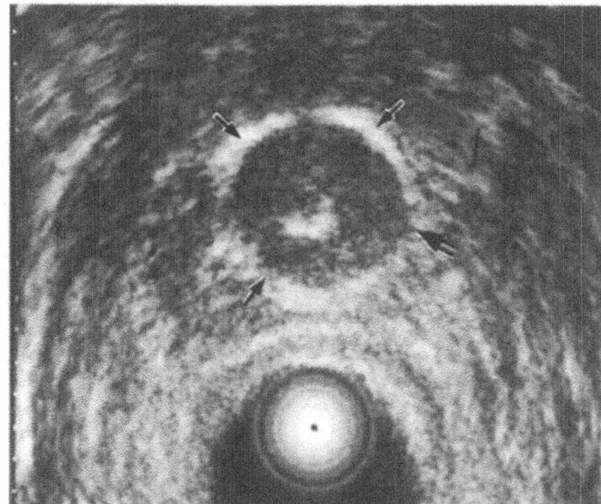

Abb. 9. Deutliche Abgrenzbarkeit der Innendrüse. An der Grenze im linken Lappen Corpora amylacea. Auffällig die in der anterioren Zirkumferenz sehr ausgeprägten Venenplexus (*Pfeile*)

Abb. 10. Die Prostatakalkulose kann gelegentlich sehr ausgeprägt sein und diese Ringform (*Pfeile*) annehmen; d. h., das Adenom ist im Bild rundherum abgegrenzt. Besonderen Krankheitswert kann man der Kalkulose nicht beimessen. Man findet sie schon ab 25 Jahren, mit zunehmendem Alter häufiger

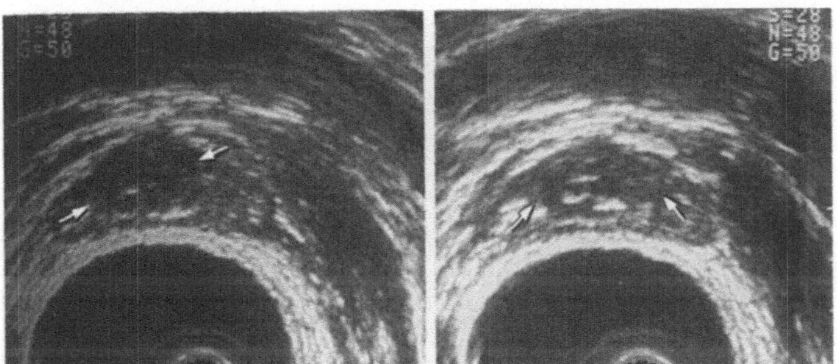

Abb. 11. 60jähriger Mann mit palpatorisch kleiner unverdächtiger Prostata bei erhöhter saurer Phosphatase. Kein Prostata-Ca., sondern lediglich etwas asymmetrisch wachsendes kleines Adenom (*Pfeile*)

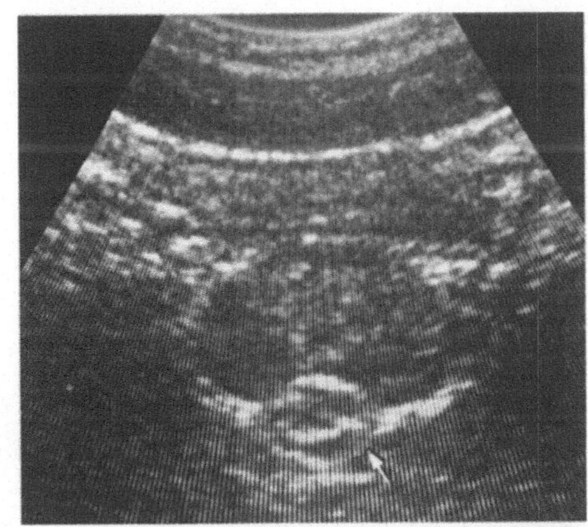

Abb. 12. SPS: Die Ringform an der posterioren Zirkumferenz (*Pfeil*) entspricht dem Anschnitt des Bulbus urethrae, den man bei tangentialem Einfall der Schallbündel gelegentlich anschneidet. Die übrige Prostata ist unauffällig

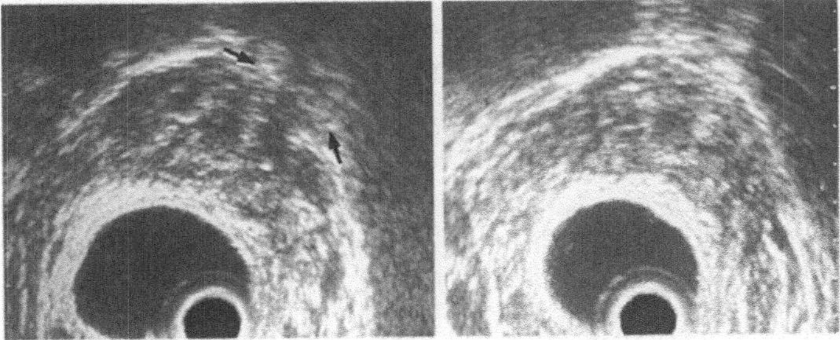

Abb. 13. 60jährige Frau: Man tastet rektal, im Zustand nach Sigmaresektion 4 Jahre zuvor, eine derbe, harte Platte im spatium rectum-vaginale. Die Schnitte durch diese Platte ähneln in der Form einer Prostata. Die unterbrochenen Konturen *li.* (*Pfeile*) und das inhomogene Strukturmuster, über das ganze Schnittfeld verteilt, sind typische Malignitätskriterien

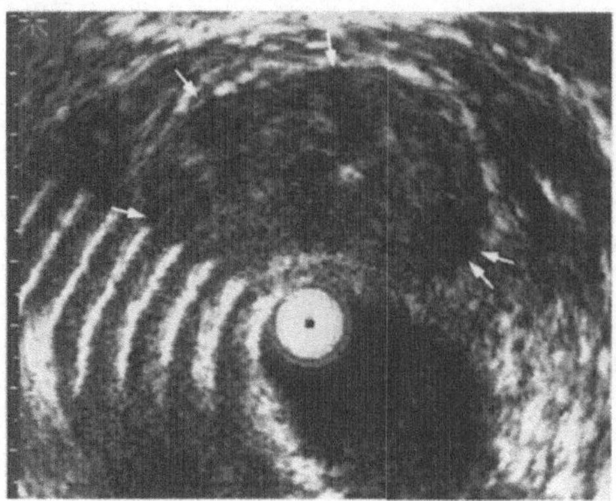

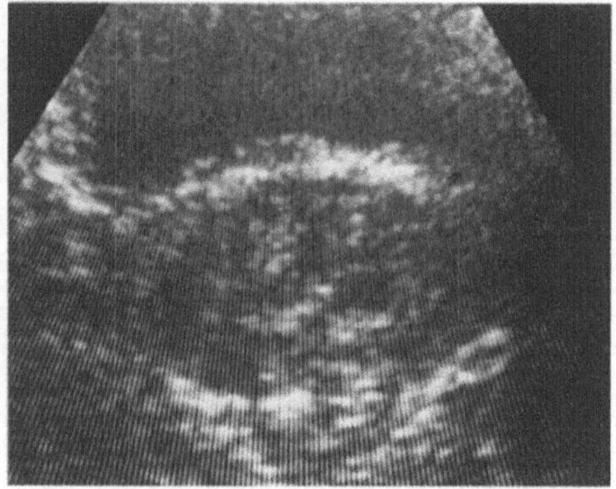

Abb. 14. TPS eines 35jährigen Mannes mit akuter Prostatitissymptomatik: Man erkennt viele große, rundliche, echoarme Aussparungen (*Pfeile*) als Zeichen konfluierender entzündlicher Prozesse einer im Strukturmuster sonst flauen, jedoch erheblich kongestionierten Prostata. An der rechten Prostataseite entsprechen die „Schwingungen" einem Artefakt durch schlechte Ankoppelung in diesem Bereich

Abb. 15. SPS: Neigung zu rezidivierenden Prostatitiden. Das echodichtere Schnittbild der Prostata zeigt unregelmäßige Aussparungen über das ganze Feld verteilt neben dichteren Strukturen bei zirkulär erhaltener Kapsel. Die erheblichen Veränderungen über das ganze Schnittbild sind zusammen mit der Klinik und dem Tastbefund Kriterien, die gegen ein Prostatakarzinom und für eine subakute bis chronische Prostatitis sprechen

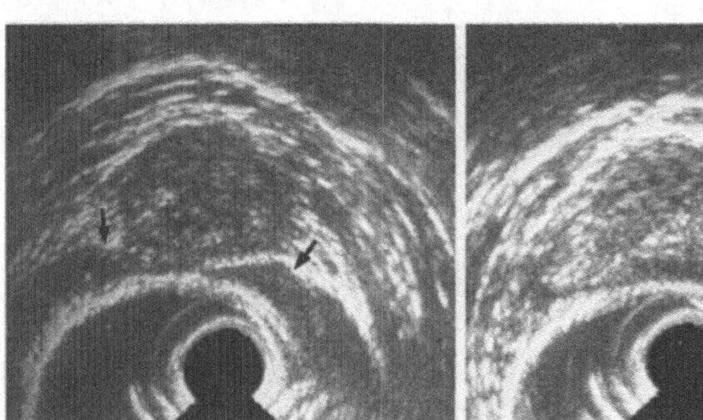

Abb. 16. TPS eines 40jährigen Mannes: *Li.* Anschnitt der Samenblasen (*Pfeile*), die beiderseits auffallend weit an die Prostata herangezogen sind. Inhomogenität des Strukturmusters der basisnahen wie auch der übrigen Prostata, insbesondere viele kleine Aussparungen im sonst sehr dichtem Echobesatz des ganzen Feldes. Form und Kapsel überall erhalten. Bild der chronischen Prostatitis

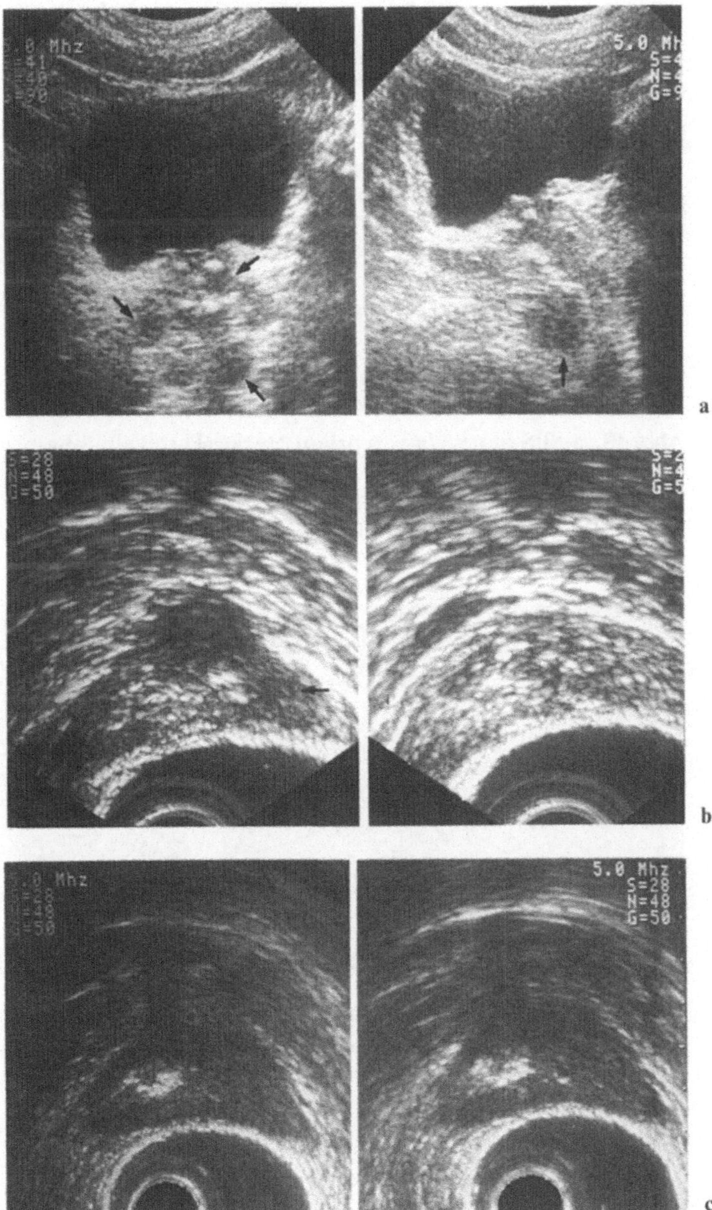

Abb. 17. a SPS (quer und längs), **b** TPS (Schnitte ganz kranial und etwas weiter apikal): Die SPS zeigt zahlreiche rundliche Aussparungen (*Pfeile*) neben Verdichtungszonen. Nur bei oberflächlicher Betrachtung differiert das TPS-Schnittbild. Typisches Bild der subakuten bis chronischen Prostatitis mit jederzeit möglicher akuter Exazerbation. **c** Lokalisierte, unregelmäßig-dichte Echoformation im rechten Lappen, etwa im Mittelteil, der Prostata. Kein Korrelat im Urethrogramm. DD kommt ein beginnend kalzifizierender Abszeß oder Hämatom in Betracht. Keine subjektive oder klinische Symptomatik. Leichte Induration bei der Palpation. Beachte das breite Auslöschungsphänomen

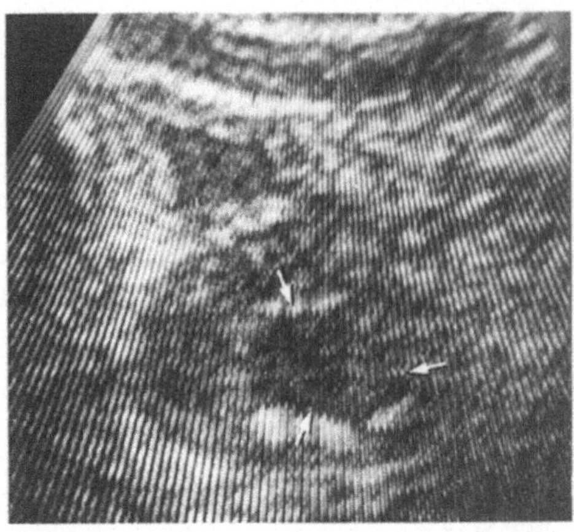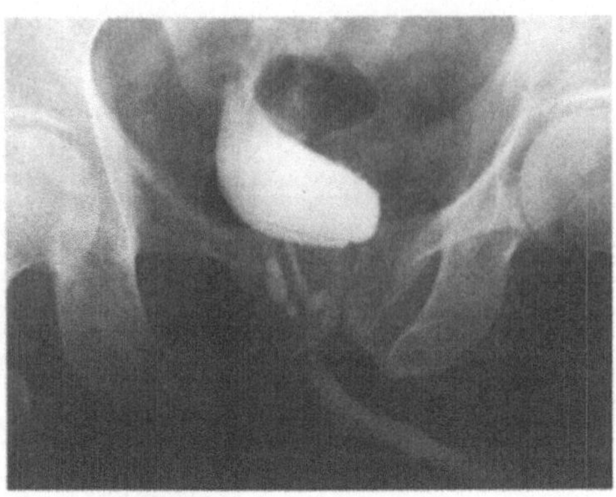

Abb. 18. a SPS ohne Wasservorlaufstrecke. Unregelmäßig begrenzte Aussparung (*Pfeile*) im Zentrum der Prostata mit Eintritts- und Austrittsechoeffekt als Zeichen „liquiden" Inhaltes. Es handelt sich um den Anschnitt einer Prostatakaverne. **b** Die nachfolgende Urethrographie bestätigt den sonographischen Verdacht

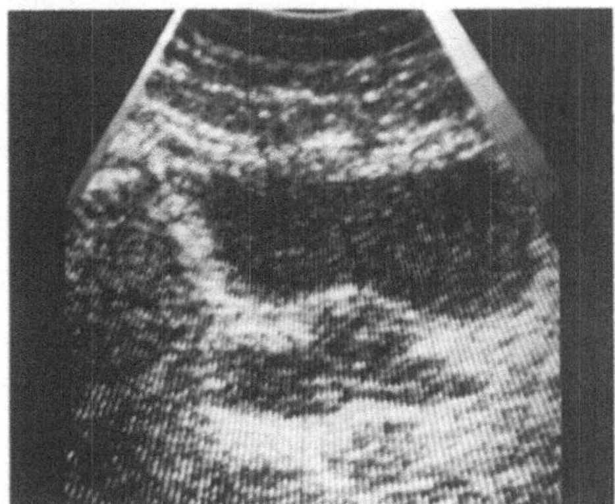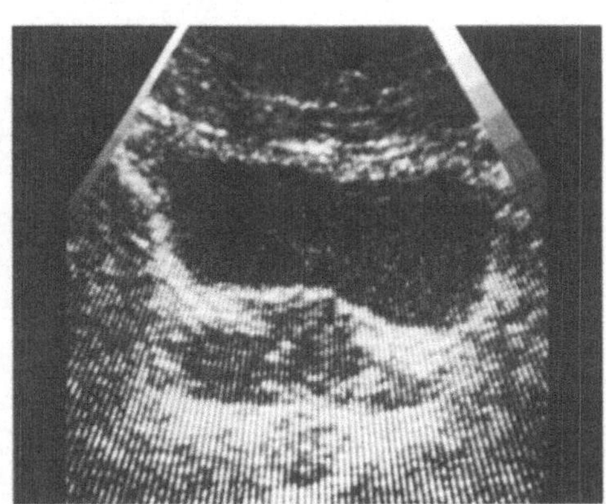

Abb. 19a, b. SPS eines 70jährigen Mannes: Völlige Aufhebung der Form der Prostata. Unregelmäßige Begrenzung, unregelmäßige Binnenstruktur. Es handelt sich um eine alte, kavernöse Destruktion der Prostata

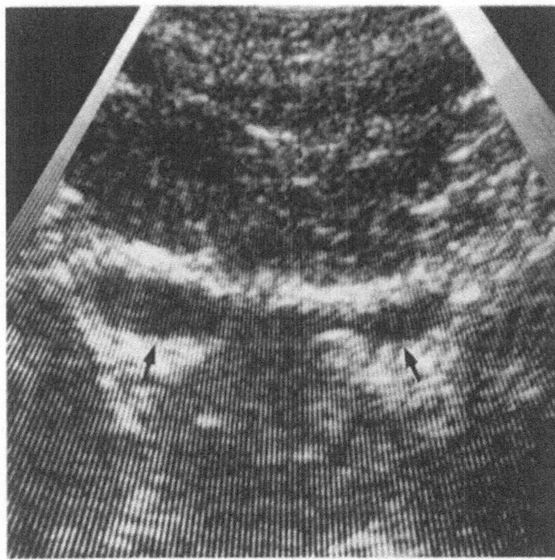

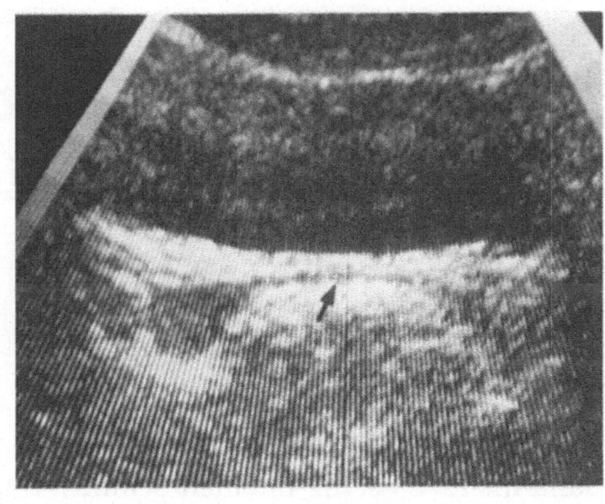

Abb. 20. Darstellung der Samenblasen bei suprapubischer Applikation gelingt nicht regelmäßig. Hier jedoch Querschnitt durch beiderseits unauffällige, mandelförmige Samenblasen (*Pfeile*). Die echodichte Berandung kann nicht interpretiert werden

Abb. 21. Längsschnitt einer rechten Samenblase bei suprapubischer Applikation. Man erkennt zusätzlich den kleinen Ausführungsgang (*Pfeil*)

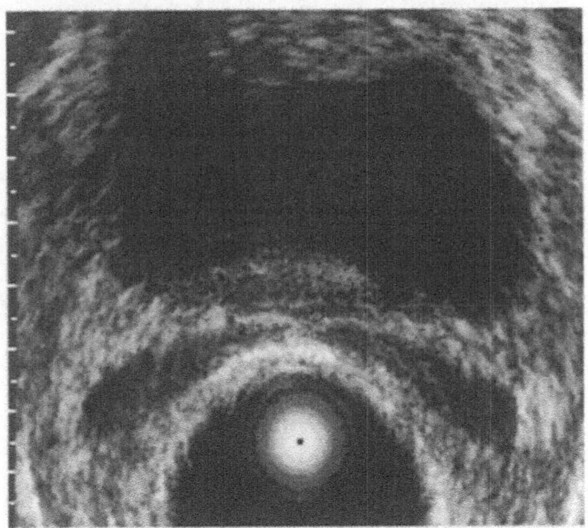

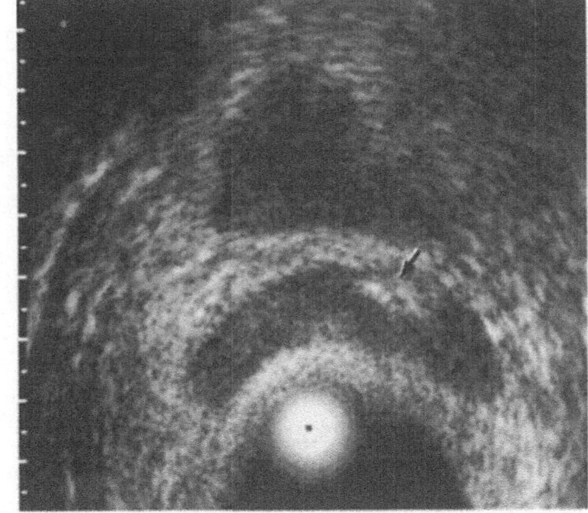

Abb. 22. Regelmäßig können die Samenblasen am Übergang Blasenauslaß/Prostatabasis bei der TPS zur Darstellung gebracht werden. Form und Größe sind sehr variabel. Hier eine häufige, sog. Schnurrbartform, kein Strukturmuster, glatte Abgrenzbarkeit, keine Pathologie

Abb. 23. Halbmondform der Samenblasen in einem prostatabasisnäheren Anschnitt ohne sichere Abgrenzbarkeit zwischen rechter und linker Drüse. Die sonomorphologische Echoformation (*Pfeil*) in der linken Samenblase kann keinem anatomisch-pathologischen Substrat zugeordnet werden

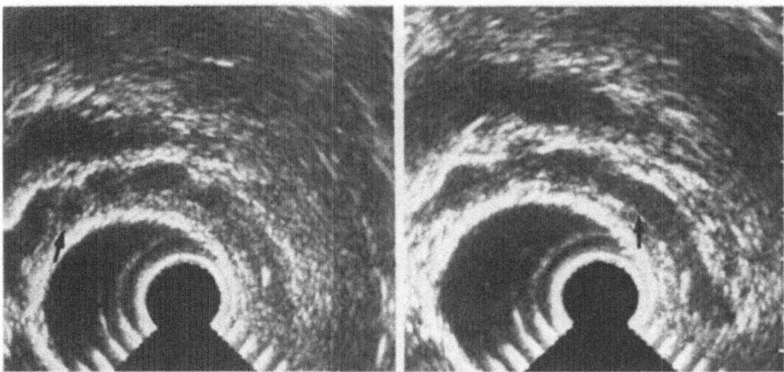

Abb. 24. Die Samenblasen können in verschiedenen Ebenen liegen und lassen sich dann nicht beidseitig in einen Schnitt bringen. Hier rechtsseitig Perlschnurform (*Pfeil*) der septierten Samenblase, linksseitig in einem etwas distaleren Schnitt, weniger septierte glatte Kontur (*Pfeil*). Keine zuverlässige Information der leicht strukturierten Samenblasen bei Hämospermie

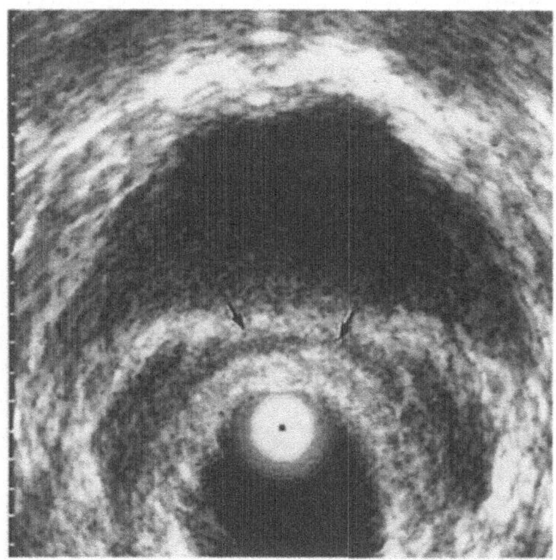

Abb. 25. Symptomatik der männlichen Adnexitis. Man erkennt verwaschene Konturen der etwas größer wirkenden Samenblasen mit inhomogener Strukturierung. Ausführungsgänge (*Pfeile*) beiderseits dargestellt. Im Zusammenhang mit der Klinik kann dieser Befund einer männlichen Adnexitis zugeordnet werden

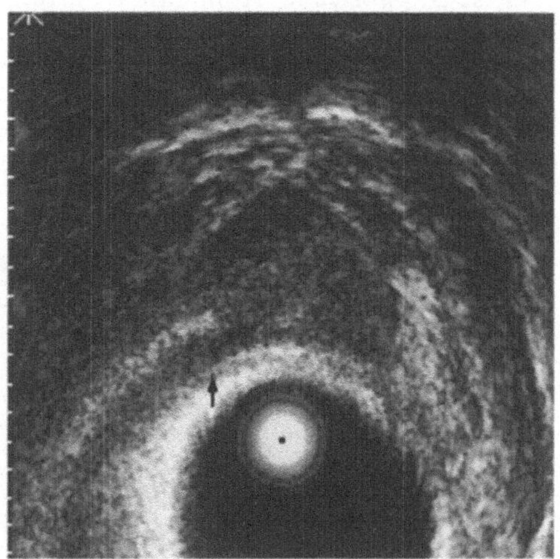

Abb. 26. Mögliches Zeichen einer männlichen Adnexitis: Die rechte Samenblase (*Pfeil*) ist stark an die Prostata herangezogen. Die Prostata selbst zeigt im Schnittbild, insbesondere im zentralen Anteil, das Strukturmuster der chronischen Prostatitis

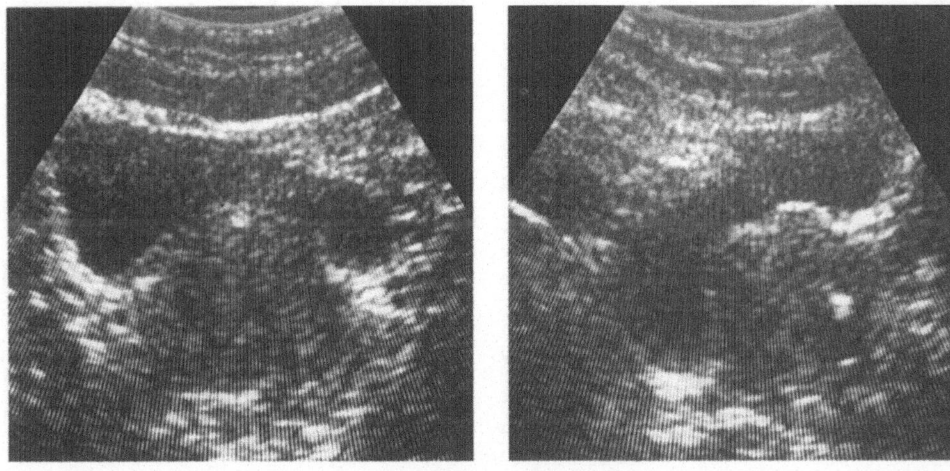

Abb. 27a, b. SPS. **a** Quer-, **b** Längsscan: 43jähriger Mann mit großem, auch nach endovesikal entwickeltem Adenom; nur angedeutet erkennbare Abgrenzung des Adenoms von der chirurgischen Kapsel. Kalzifikationen an mehreren Stellen

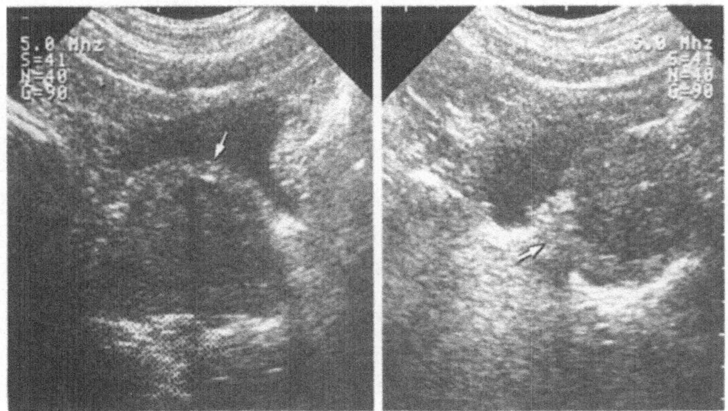

Abb. 28. SPS: Bessere Abgrenzbarkeit des Adenoms von der chirurgischen Kapsel (*Pfeile*), besonders im *re.* Längsbild. Das Adenom ist deutlich echoärmer als die chirurgische Kapsel als Zeichen einer mehr fibromuskulären Hyperplasie. Kalzifikation mit Auslöschungsphänomen an der Grenze zur chirurgischen Kapsel

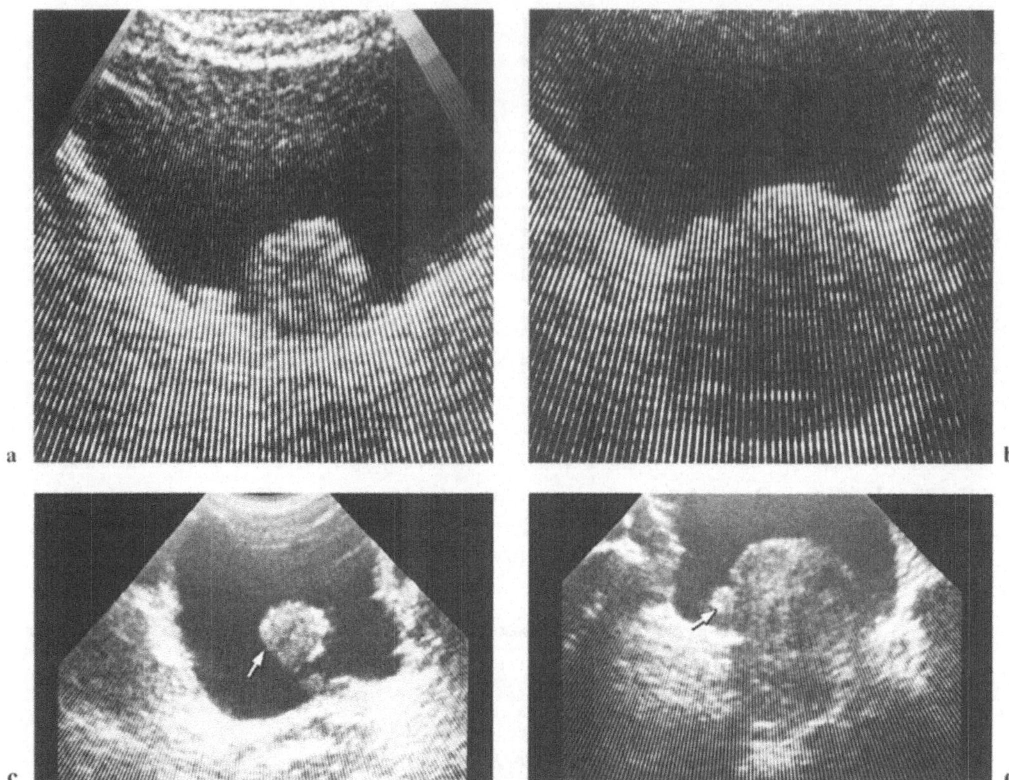

Abb. 29a–d. SPS. Bild **a** zeigt einen kranial angelegten Schnitt, der den Mittellappen im Blasenlumen darstellt. Verwechslungsmöglichkeit mit einem freien Körper in der Blase. **b** Distalerer Schnitt durch ein kugeliges Adenom, das keine schlüssige Differenzierung innerhalb des Strukturmusters zuläßt. **c** SPS. Der kraniale Schnitt zeigt die Spitze des Mittellappens, wohingegen der kaudale Schnitt (**d**) den Mittellappen und Teile der Seitenlappen miterfaßt. Der kleine Knoten kranial des Mittellappens (*Pfeil* in **c**) und ein seitlicher Knoten im unteren Schnittbereich der rechten Begrenzung (*Pfeil* in **d**) sprechen für ein multinoduläres Adenom

Abb. 30. SPS: Die Orientierung der Schnittebene fällt leichter durch Darstellung von Samenblasenanschnitten (*Pfeil*). Hier ragt ein Mittellappen etwa in dieser Ebene in das Blasenlumen hinein

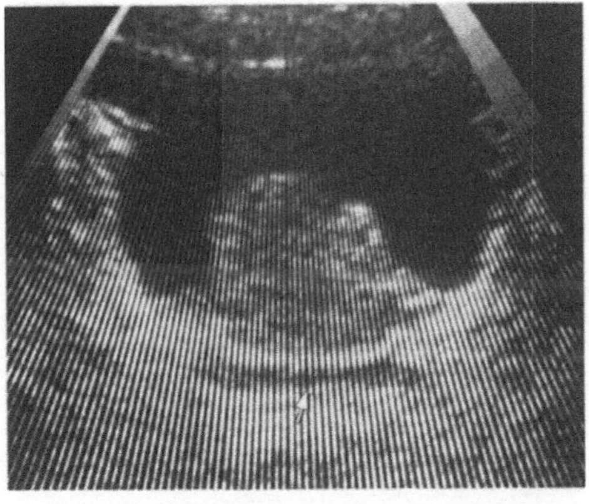

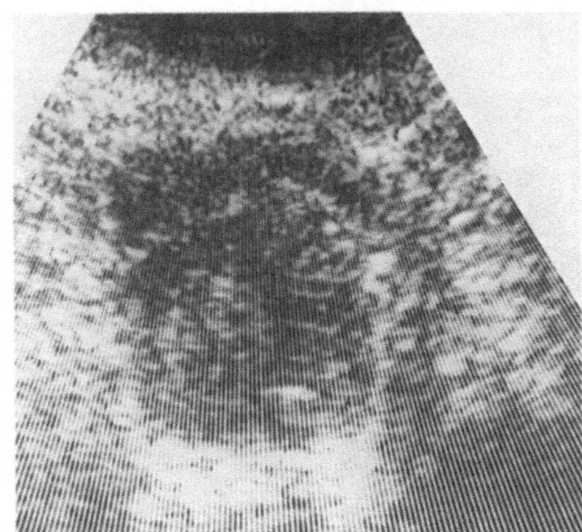

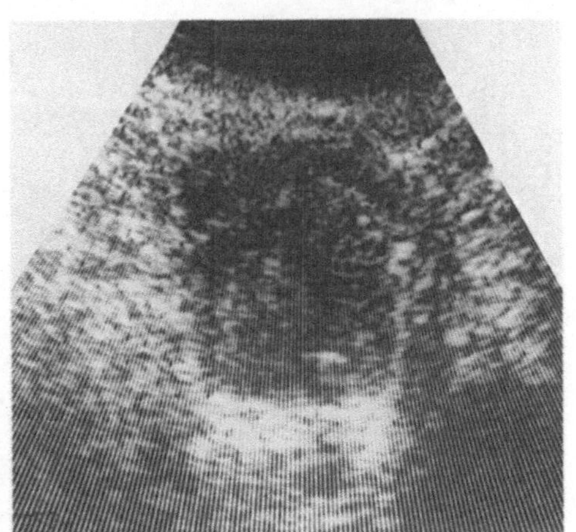

Abb. 31 a, b. SPS bei wenig gefüllter Blase: Rektal kann man lediglich eine glatte Kapsel im Zustand nach früherer Resektion palpieren. Sonographisch aber liegt ein nach intravesikal entwickeltes Regenerat vor mit auffälliger Knotenbildung im rechten Anteil. Die Palpation erreicht oft nicht die *ganze* dorsale Zirkumferenz der Prostata

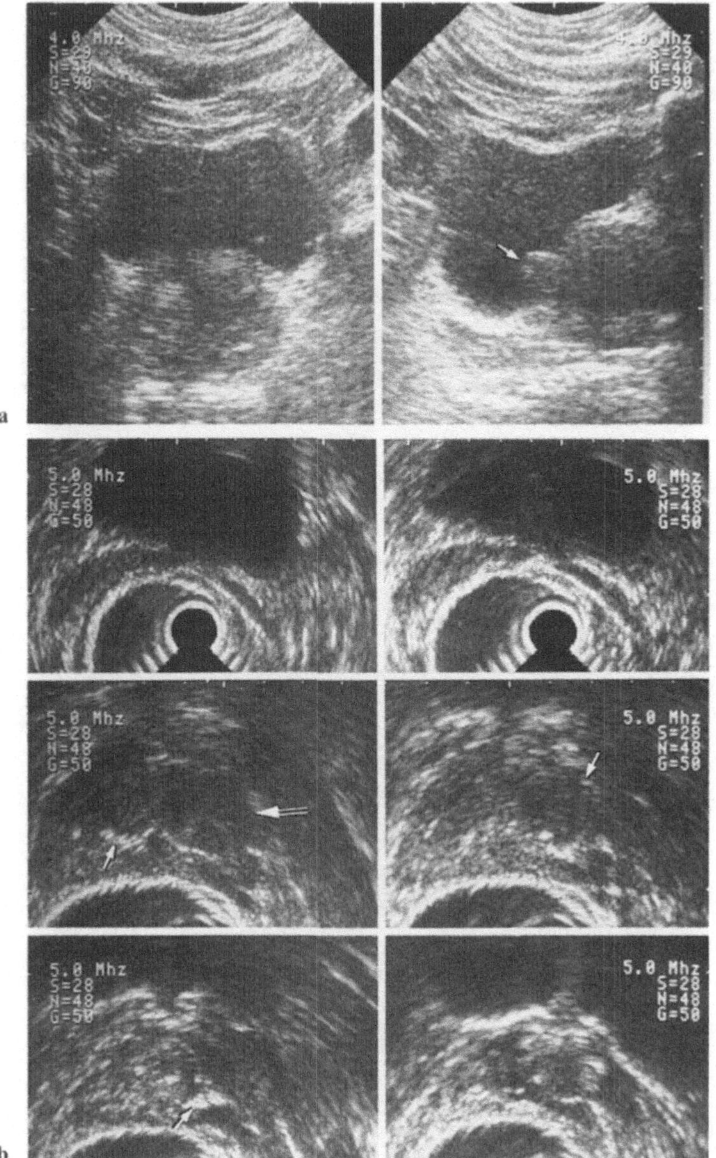

Abb. 32. Gegenüberstellung suprapubische Prostatasonographie (**a**) und transrektaler Prostatasonographie (**b**): **a** Kugeliges Adenom mit dichteren Bezirken innerhalb des zentralen Adenoms. Im Längsbild wird eine kleine Prominenz (*Pfeil*) nach kranial hin erkannt. Keine Samenblasendarstellung. **b** Die linke Samenblase ist in beiden Anschnitten (*obere Reihe*) deutlich kleiner als rechts, die eine normale Größe ausweist. *Mitte:* In beiden Lappen gut erkennbare Adenomknoten (*Pfeile*), jeweils mit Kalzifizierungen an der Grenze zur chirurgischen Kapsel. Die im *li. mittleren Bild* im linken Lappen erkennbare echoflaue Zone (*Pfeil*) ist durch ihre Lage, distal der Kalzifikation, bedingt. Die *untere Reihe* zeigt die apikalen Anteile der Prostata mit steinbedingter (*Pfeil*) unruhiger linksseitiger Kontur

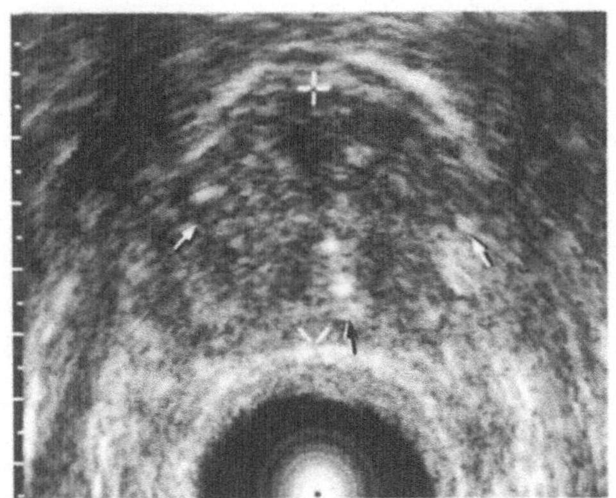

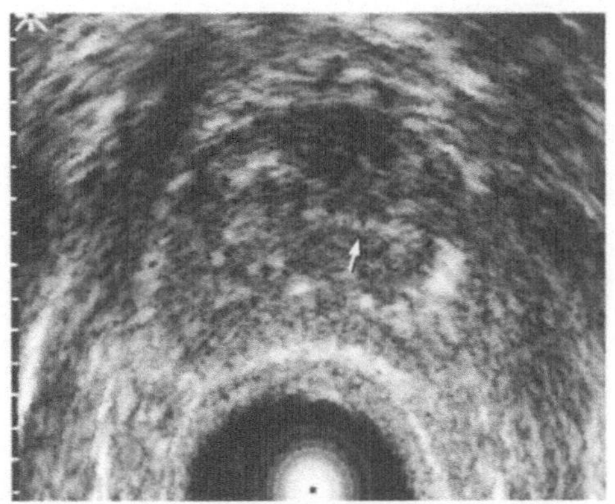

Abb. 33. TPS: **a** Die linke Kontur ist durch eine sehr dichte Echoformation nicht einheitlich glatt. Im übrigen erkennt man das in beiden Lappen knollige Adenom (*weiße Pfeile*) mit hier eher dichter Echostruktur. Die echo-arme Zone ganz anterior ist durch die proximal davon gelegenen Kalzifikationen (*schwarzer Pfeil*) bedingt. **b** Ähnlicher Schnitt, etwas weiter distal. Hier kommen die Adenomknoten nicht vergleichbar gut wie in **a** zur Darstellung

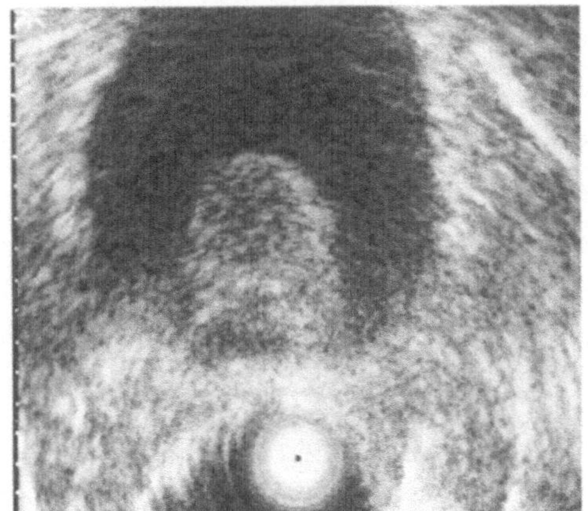

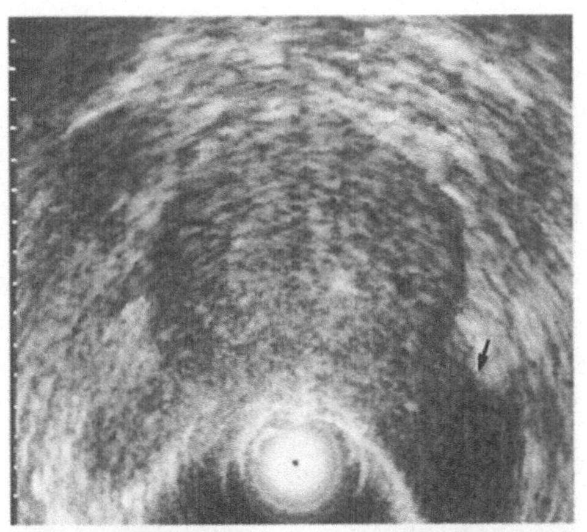

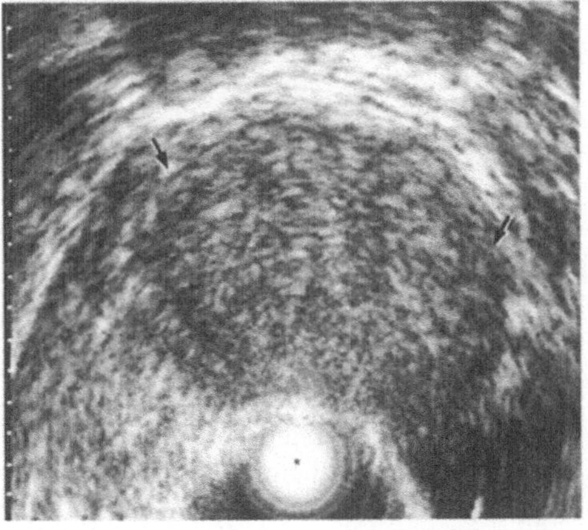

Abb. 34a–c. TPS: 3 Schnitte von kranial (**a**) nach kaudal (**c**). Großes, kugeliges Adenom mit Mittellappen (**a**) und linksseitigem Samenblasenstau **b**, (*Pfeil*). Angedeutet erkennbare chirurgische Kapsel, besonders in **c**. Trotz der zu großen Verstärkung ist das Echostrukturmuster des Adenoms dichter als das der stark komprimierten chirurgischen Kapsel (*Pfeile*)

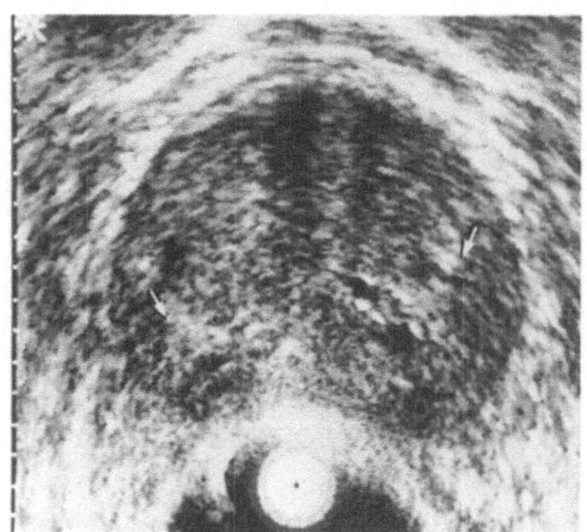
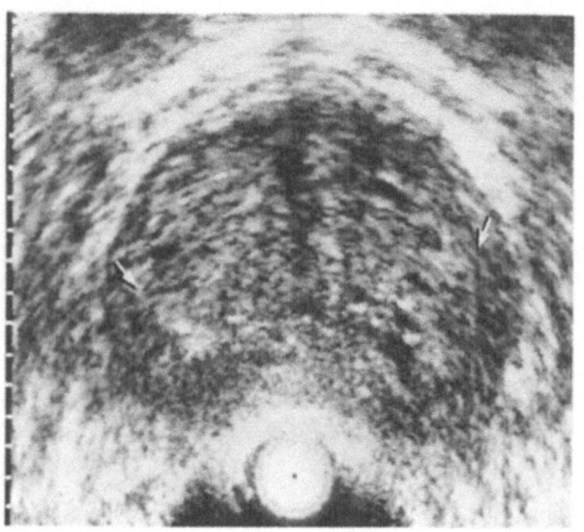

a

b

Abb. 35a, b. TPS: Ähnlich kugeliges Adenom wie Abb. 34a–c, jedoch sind hier die knolligen Adenomanteile in beiden Lappen besser abzugrenzen (*Pfeile*) und ebenfalls echodichter, als die prostatische Kapsel im Sinne einer mehr drüsigen Hyperplasie, wofür auch die zahlreichen kleineren und größeren Aussparungen im Adenom im Sinne von Drüsenretentionen sprechen

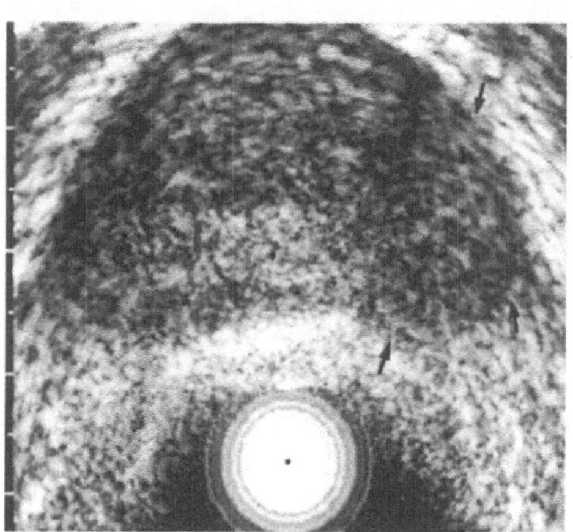

Abb. 36. TPS: Palpatorisch derber linker Lappen. Man sieht linksseitig eine beginnende Konturdeformierung (*Pfeile*), die zusammen mit dem Palpationsbefund die Indikation zur zytologischen Untersuchung ist. Im Gegensatz zu Abb. 34 u. 35 besteht zwischen *re.* und *li.* Seite des Schnittbildes ein auffälliger Unterschied. Diagnose: Prostata-Karzinom T_2G_2. Zeichen der „Kapselbezogenen Separierung"

Abb. 38. a 60jähriger Patient mit gut pointierter kleiner Innendrüse. Die so starke Echoreduktion ist jedoch durch die proximal davon gelegene Kalkulose bedingt. **b** Schon in der Form der Prostata gänzlich anderer Befund als in **a**, trotz ebenfalls durch Kalkulose bedingter ventraler Aussparung. Durch die Kalkulose ist auch die linke Seitenlappenkontur scheinbar unterbrochen und der ganze linke Lappen unregelmäßig und unruhig strukturiert. *Re.* ist Beckenboden-Muskulatur (*Pfeil*) weit tangential angeschnitten. Venenanschnitte (*Pfeil*) in der anterioren Zirkumferenz

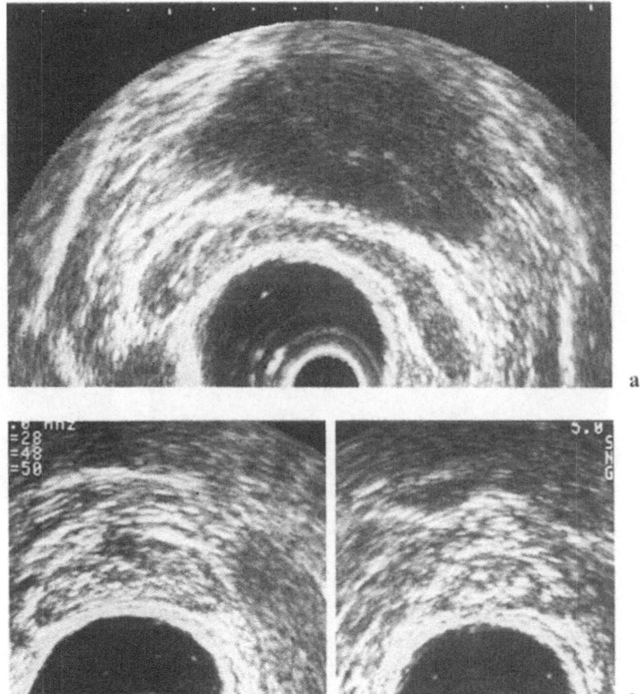

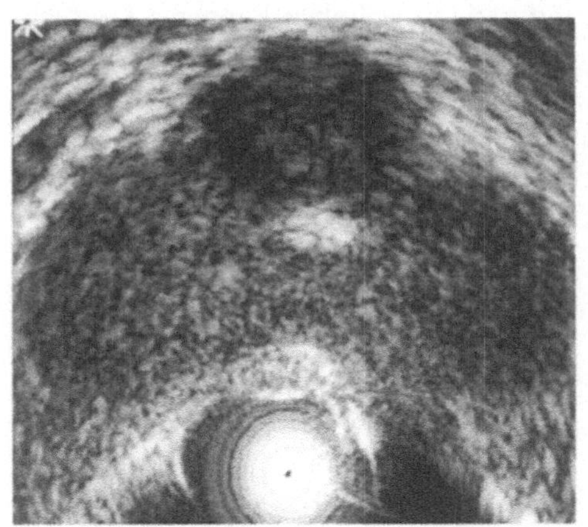

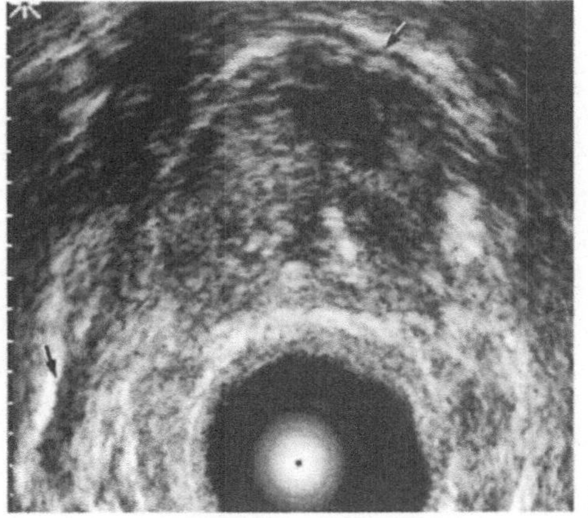

Abb. 37a, b. TPS: Zustand 5 Jahre nach Elektroresektion eines Blasenhalsadenoms. **a** Samenblasen von noch regelrechter Form. **b** Echodichte Prostatakapselformation mit regelrechter Konturierung. Kein Hinweis für ein Adenomregenerat. Diagnose bei Obstruktionssymptomatik: Narbige Blasenhalssklerose, die als solche sonographisch nicht nachgewiesen werden kann

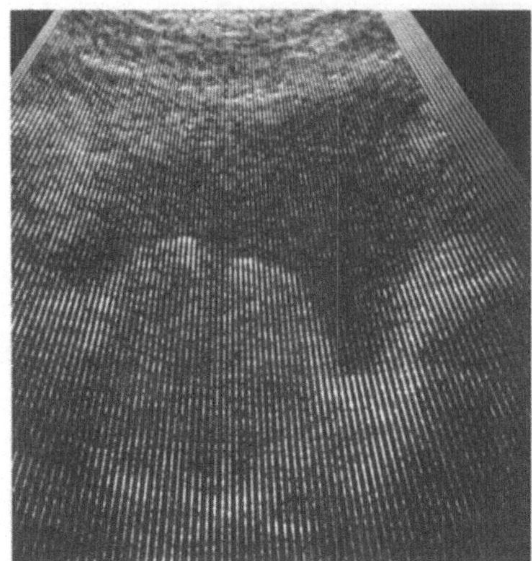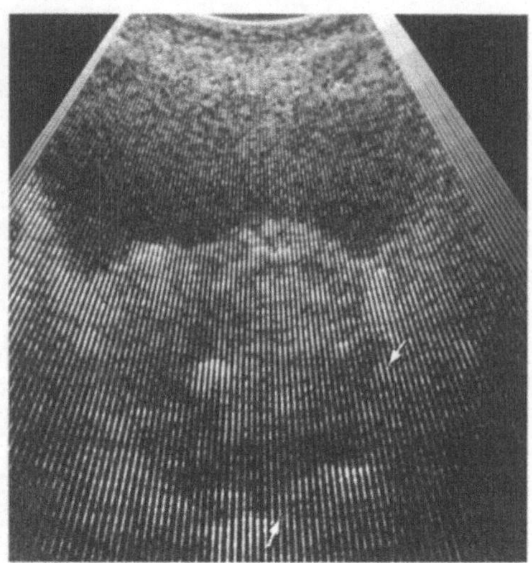

a   b

Abb. 39a, b. SPS: Gegenüberstellung von einem Prostataadenom (**a**) und einem Karzinom (**b**). Selbst bei so grober Musterung, wie hier in Zoombildern, läßt sich das mehr homogene Strukturmuster mit glatter Kontur im Bild des Adenoms deutlich von der Inhomogenität und insbesondere der linksseitigen Kapseldiskontinuität (*Pfeile*) abgrenzen. Beachte die kapselnahen echoarmen Areale, besonders in der dorsalen Zirkumferenz des Prostatakarzinoms

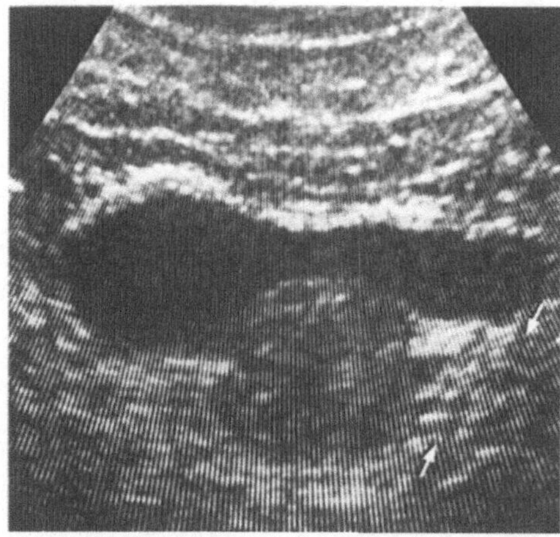

Abb. 40. SPS: Palpatorisch nachweisbare Induration des linken Lappens: Die rechte Kontur ist glatt, linksseitig in der Begrenzung erheblich vermehrte Echostrukturierung (*Pfeile*). Auch sonographisch hochverdächtiger Befund eines T_2-Karzinoms, der sich histologisch bestätigt

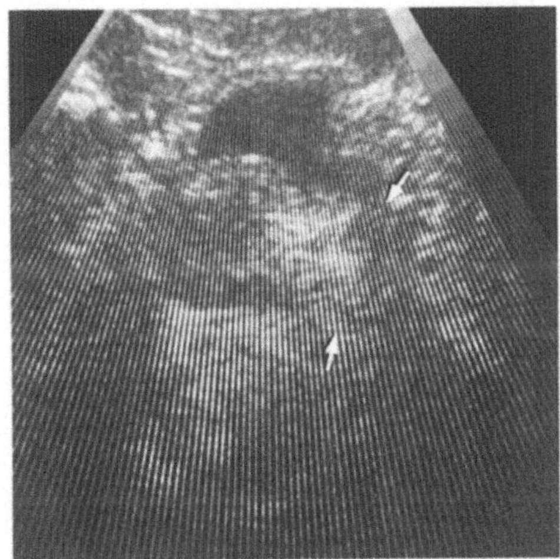

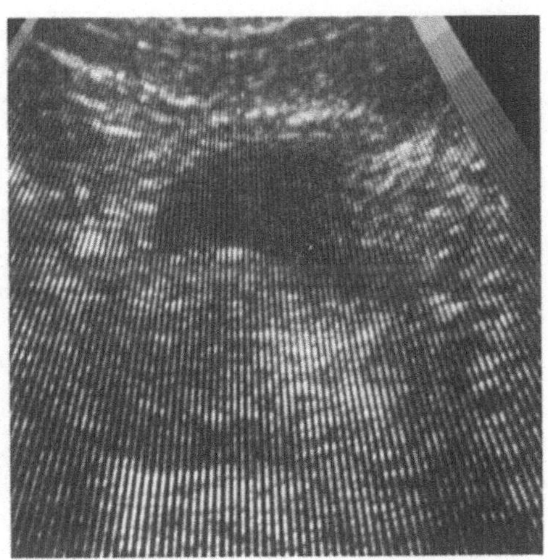

Abb. 41 a, b. SPS, verschiedene Vergrößerungen: Ausgeprägter als in Abb. 40 erkennt man die linksseitige kapselnahe Formation (*Pfeile*), die bei suprapubischer Applikation eindeutig echodichter ist als die Umgebung. Diagnose nach radikaler Prostatovesi-kulektomie: T_2-G_2-Karzinom der Prostata

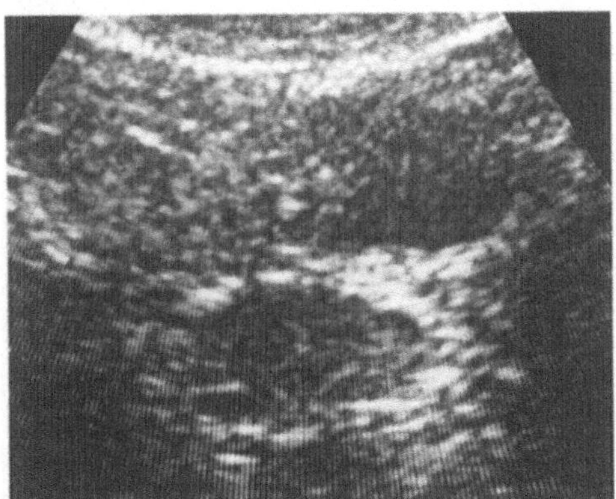

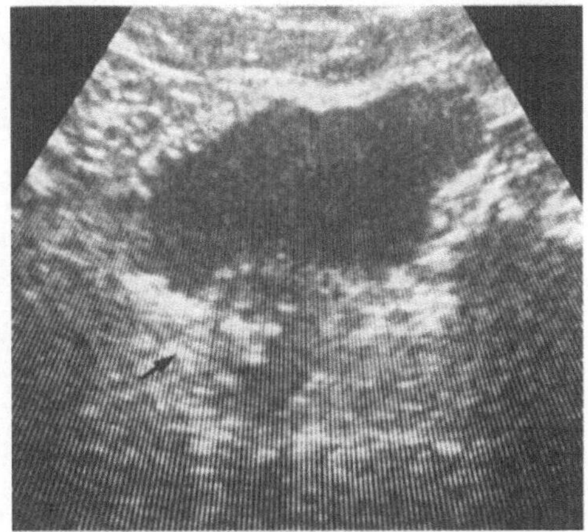

Abb. 42. SPS: Zu geringe Blasenfüllung. Dennoch wird auch hier ein später bestätigtes T_2G_1-Karzinom im Bereich des linken Anteils der Prostata zur Darstellung gebracht. Die sehr echodichten, angrenzenden Formationen sowohl in Abb. 40, 41 u. 42 können Reaktionen periprostatischen Gewebes entsprechen. Auch in Abb. 41 ist die Kapsel nicht durchbrochen, sondern lediglich aufgetrieben, deformiert. Zeichen der Konturprotuberation

Abb. 43. SPS: 78jähriger Patient mit derber Induartion des abgrenzbaren rechten Prostatalappens. Diese entspricht der dichten Echoformation (*Pfeil*) im rechten Lappen, histologisch: G_2-Karzinom der Prostata. Es gibt durchaus echo-reichere Prostatakarzinome im Vergleich zum umgebenden Prostatagewebe, auffallenderweise jedoch häufiger bei der suprapubischen Prostatasonographie

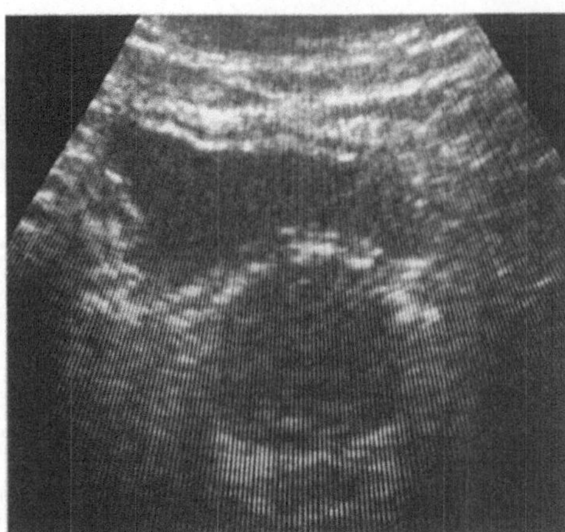

Abb. 44. SPS: Palpatorisch liegt eine große, eindeutig karzinomatös veränderte Prostata vor. Die suprapubische Prostatasonographie täuscht in diesem Anschnitt eine fast glatt konturierte Prostata mit echoflauem Strukturmuster und reichlichen Aussparungen, wie bei einer Prostatitis, vor (s. auch Text)

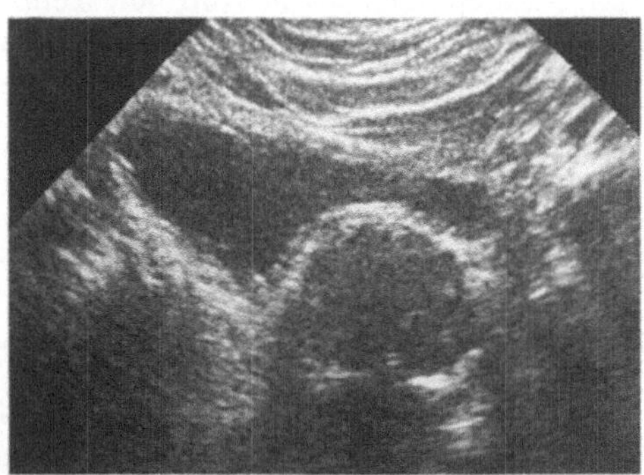

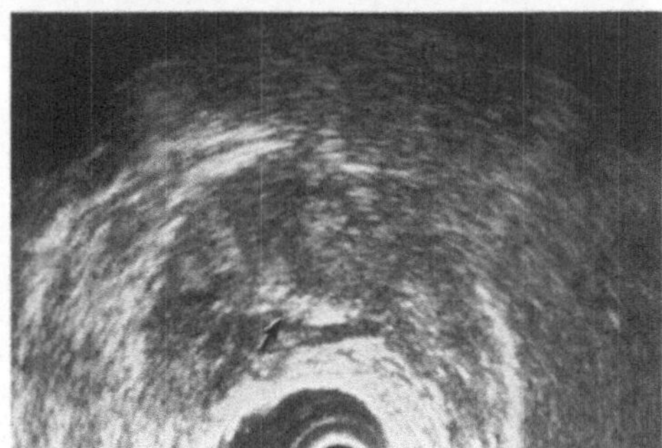

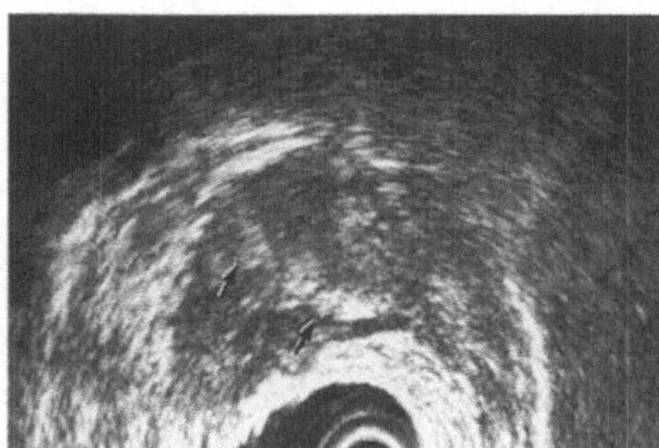

Abb. 45. Vergleich von SPS (**a**) und TPS (**b**): 70jähriger Patient mit palpatorisch hochsuspekter Prostata. Derbe Induration des kaum abgrenzbaren linken Anteils. **a** Die SPS täuscht auch in diesem Bild (s. auch Abb. 44) eine kaum veränderte, glatt konturierte Prostata vor. **b** TPS: Das typische Bild eines weit fortgeschrittenen Prostatakarzinoms, das linksseitig die Kapsel sprengt und in den periprostatischen Bereich hinein infiltriert ohne weitere sonographische Differenzierbarkeit. Innerhalb der Prostata grenzt sich das echoärmere Karzinom, überwiegend im mittleren Anteil und linken Lappen entwickelt, fast wie mit einer Kapsel (*Pfeile*) vom noch erhaltenen rechten Anteil der Prostata ab. Beachte das stark inhomogene Strukturmuster des Karzinomanteils

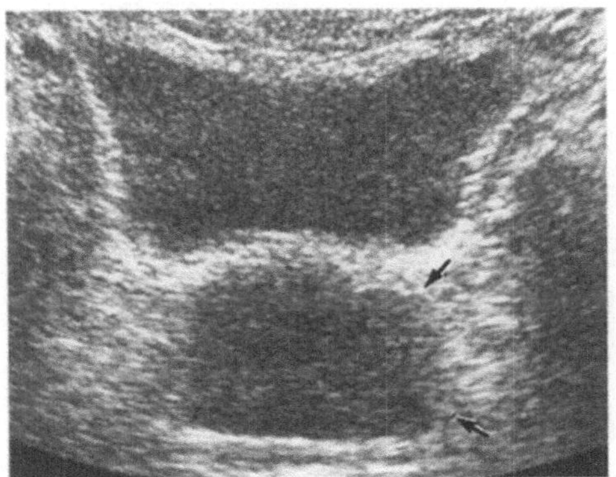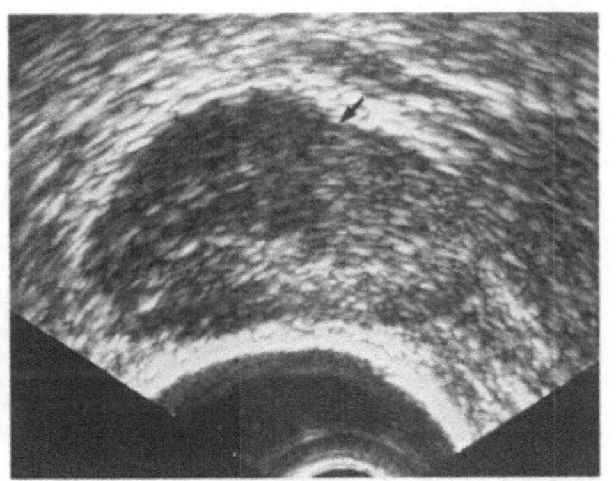

a   b

Abb. 46a, b. Gegenüberstellung SPS/TPS beim gleichen Patienten, 80 Jahre: Die SPS (**a**) zeigt eine geringe Kapselunschärfe (*Pfeile*) im Bereich des *linken* Anteils ein homogenes Strukturbild. Die TPS (**b**) läßt im Bereich des *rechten* Lappens eine protuberierende (*Pfeil*), die Kapsel verformende, echoärmere, inhomogene Strukturierung unschwer abgrenzen. Histologisch T_2G_2-Karzinom. Eine scheinbar normale suprapubische Prostatasonographie schließt ein Karzinom keineswegs aus, weil eine systematische, vollständige Untersuchung, abhängig von den anatomischen Voraussetzungen und mit zunehmendem Abstand Bauchdecke/Prostata nicht möglich ist

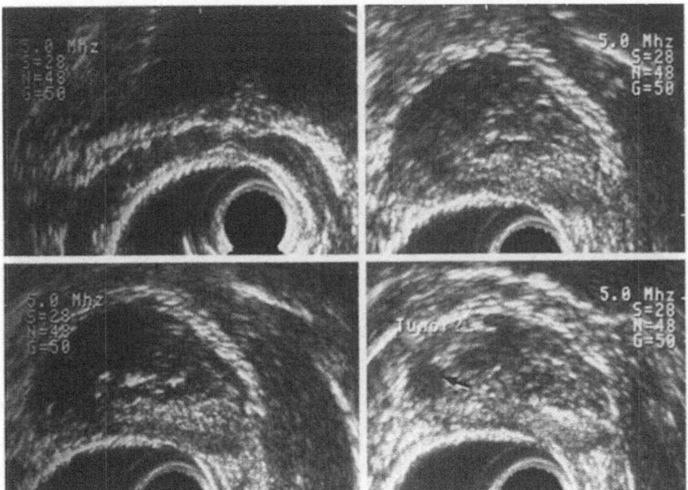

Abb. 47. TPS-Sequenz, 70jähriger Mann: Ganz leichte Induration im Bereich des rechten Lappens zu tasten. Die Samenblasen sind unauffällig, die linke in diesem Schnitt nicht vollständig abgebildet. *Re. oben* basisnaher Anteil: Erhaltene, allseitige Konturierung, beginnendes Adenom, erkennbar an den zentralen Verdichtungen ohne Bezug zur Kapsel. *Unten li.*, distal der Kalkulose und dadurch bedingter flauer Bereich *re. Re. unten:* Kapselnahe, im rechten Lappen etwas unregelmäßige, insgesamt aber rundliche Aussparung (*Pfeil*), die dem Tastbefund entsprechen kann. Gezielte Punktion: Regressiv veränderte Prostataepithelien, keine Karzinomzellen. Kontrolluntersuchung nach 8 Wochen erforderlich. Differentialdiagnostisch kommt auch eine größere „Retentionszyste" in Betracht

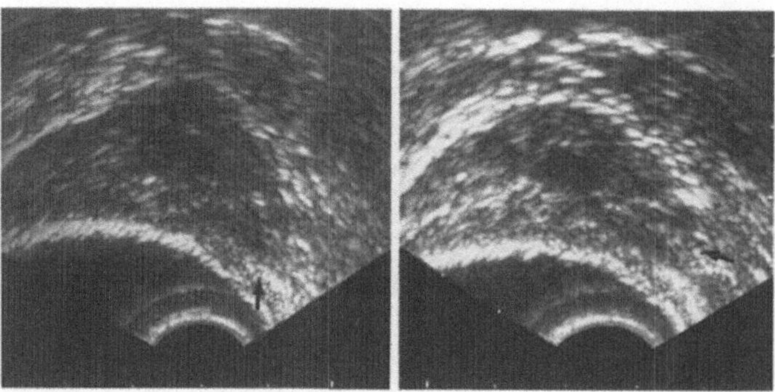

Abb. 48. TPS: Zustand nach Elektroresektion vor 3 Jahren. Palpatorisch: Induration des linken Kapselanteils. Dem entspricht der transrektale Prostatasonographiebefund: Der linke Lappen ist in zwei Anschnitten nicht scharf abgesetzt (*Pfeile*), echoinhomogen, eher flauer als die Umgebung. Histologische Diagnose: G_2-Karzinom der Prostata, palpatorisch und sonographisch einem T_2-Befund entsprechend

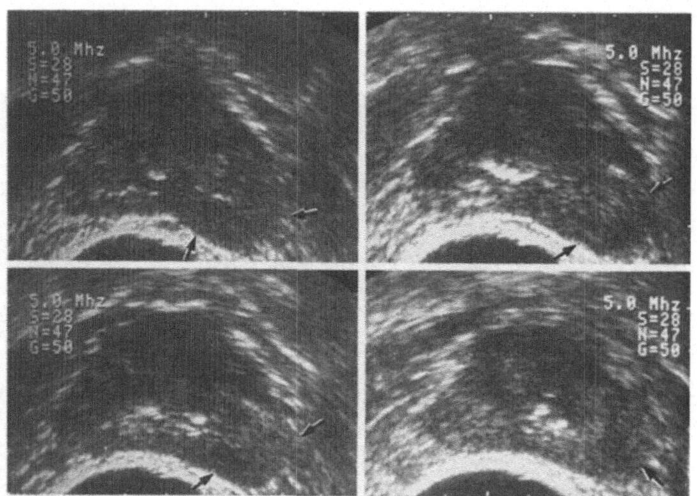

Abb. 49a. TPS: Derbe Induration des linken Lappens. Erste Biopsie: Keine Karzinomzellen. Die verschiedenen Schnitte von kranial nach kaudal durch die Prostata zeigen eine Auftreibung und Verformung der Kontur durch einen fast abgrenzbaren, kaum echoärmeren, inhomogen strukturierten Prozeß (*Pfeile*) im Vergleich zur rechtsseitigen chirurgischen Kapselformation. Sonomorphologisch gravierende Malignitätskriterien. Die wiederholte Histologie bestätigt den Befund eines G_2-Karzinoms, mindestens Stadium T_2

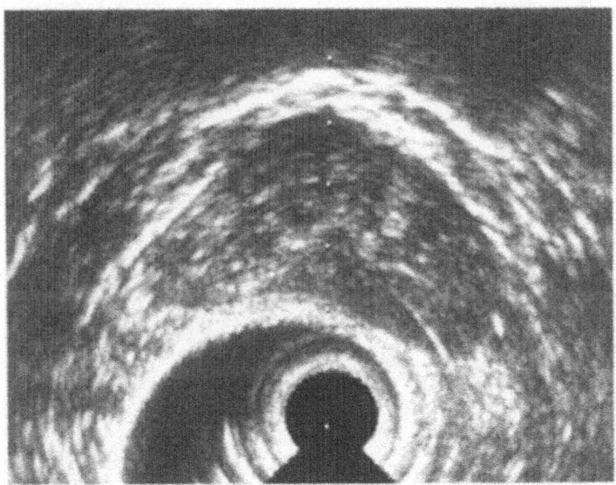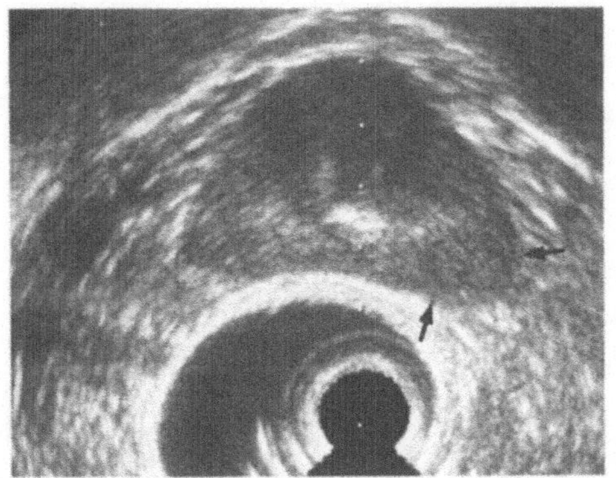

Abb. 49b. Der gleiche Patient. In diesen Schnitten fällt der Unterschied zwischen der rechten und der linken Prostatahälfte auf. Die linke Kontur ist plumper durch die Auftreibung und echoärmer (*Pfeile*). Die senkrechte Punktlinie muß zur gezielten Biopsie in den verdächtigen Bezirk hineingelegt werden; entlang dieser Linie erfolgt dann unter Sicht die Punktion ins Zielgebiet

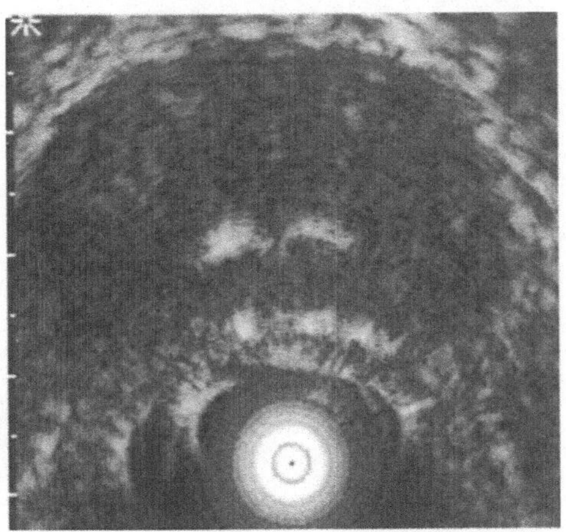

Abb. 50. TPS: Im Zoombild gut aufgelöste, allseits glatt berandete, homogene Prostata. Geringfügige Echoverdichtung im rechten Lappenanteil, kapselnahe. Palpatorisch geringe Konsistenzunterschiede. Keine typische Induration. Fächerförmige Zytologie: A_2-Karzinom der Prostata. Beste Indikation zur radikalen Prostatovesikulektomie bei noch nicht betroffenen Lymphknoten im operativen staging

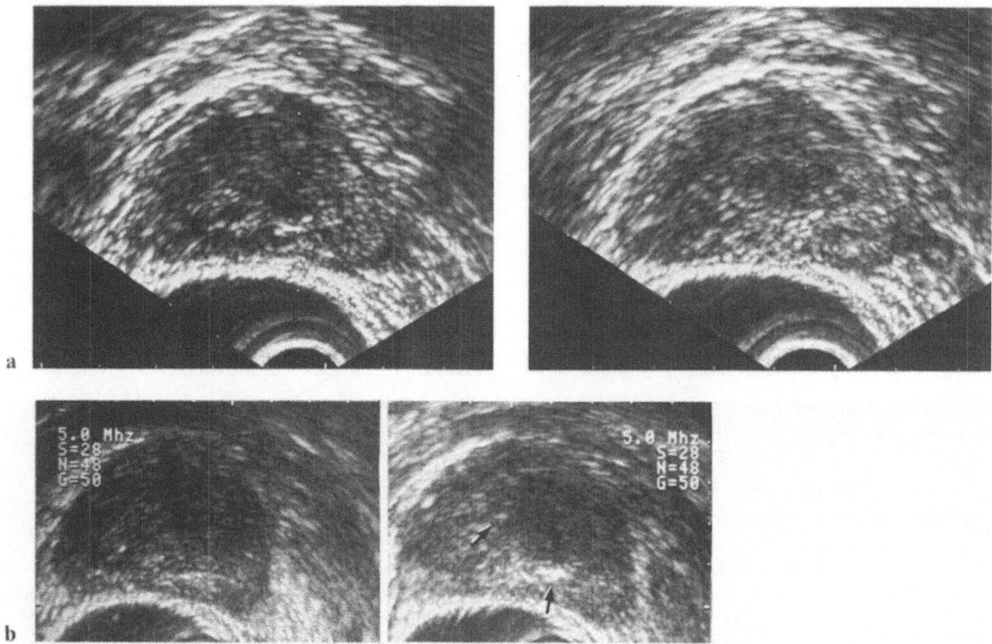

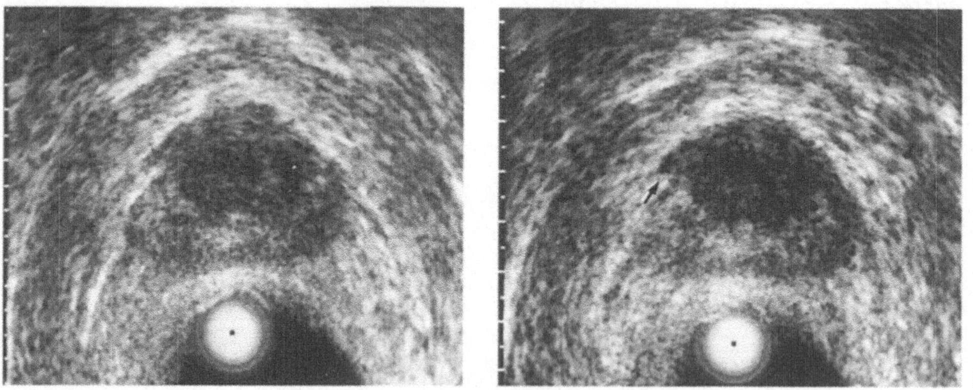

Abb. 51 a. TPS: Echoärmere, im Vergleich zur Umgebung dadurch abgrenzbare, die anteriore Kapsel leicht protuberierende Raumforderung im Mittelteil der Prostata. Prima vista-Diagnose eines sonographischen T_2-Karzinoms der Prostata. **b** TPS: Ähnliche echoarme Figurierung wie in **a**, jedoch ist der echoarme Bezirk durch die Kalkulose an der Grenze (*Pfeile*) zur chirurgischen Kapsel bedingt und zudem zu zentral für ein Karzinom gelegen, bei auch völlig erhaltener Kapselkontur

Abb. 52 a, b. TPS: Palpatorisch nicht suspekte Prostata. Sonomorphologisch eindeutige Malignitätskriterien. Trotz einer, wenn auch sehr leichten Kalkulose spricht der inhomogene, die anteriore Kapsel im rechten Anteil durchbrechende (*Pfeil*), echoflaue Bezirk für ein schlecht differenziertes, keineswegs mehr kleines Karzinom, das sich aber in einem ventralen Anteil der Prostata, der dem Finger nicht zugänglich ist, entwickelt hat. Es wurde zytologisch und später histologisch ein G_3-Karzinom bestätigt

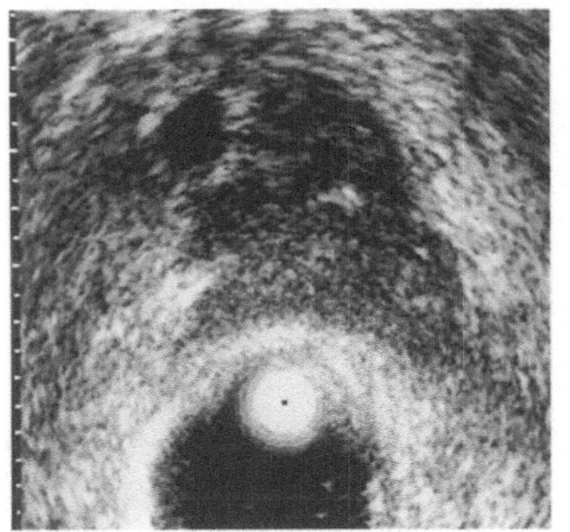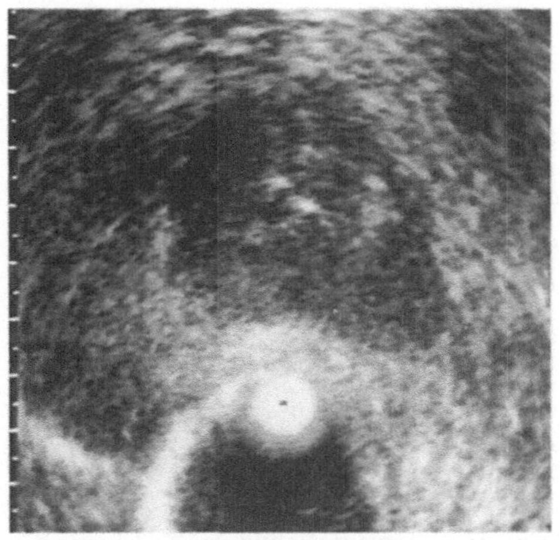

a　　　　　　　　　　　　　　　　　　　　　　　　　　　　　　b

Abb. 53a, b. TPS: Verschiedene Schnitte durch ein T_3-Karzinom der Prostata. Man erkennt eine stark inhomogene Strukturierung, die die Kapsel nach ventral und lateral hin durchbrochen hat. Auf dem ganzen Schnitt Aufhebung der sonstigen Prostataarchitektur. Eine Kapsel kann nur noch im unmittelbaren dorso-rektalen Bereich und *re.* ausgemacht werden. Palpatorisch liegt mindestens ein T_3-Karzinom vor, das als solches bestätigt wurde. CT-Untersuchungen können ab diesem Stadium Hinweise für das Ausmaß der Infiltration und Penetration in Nachbarorgane geben

Abb. 54a, b. Zustand nach Orchiektomie und antiandrogener Medikation bei ursprünglichem T_{3b}-Stadium: **a** TPS: Die palpatorisch empfundene, gute Regression wird sonomorphologisch bestätigt. Die karzinomtragende Prostata wirkt rund, nur linksseitig nicht völlig abgrenzbar, zahlreiche kleinere Aussparungen, ansonsten aber homogenisierte Strukturierung. **b** Ein fast gleicher Verlauf. Dargestellt im Quer- und Längs-Scan durch SPS

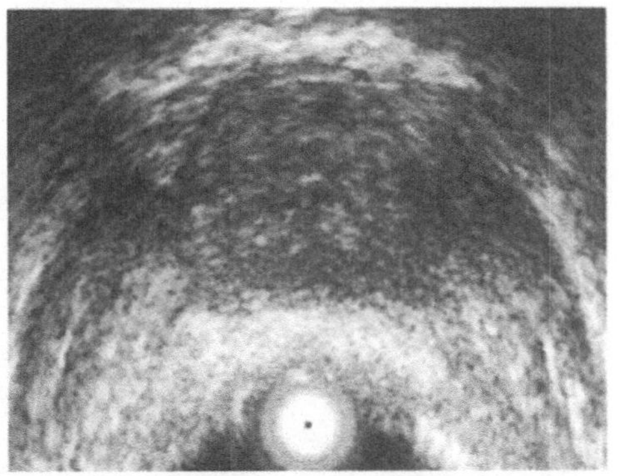

a

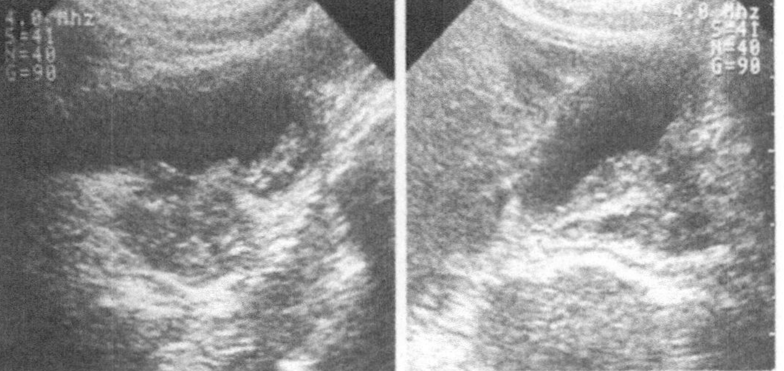

b

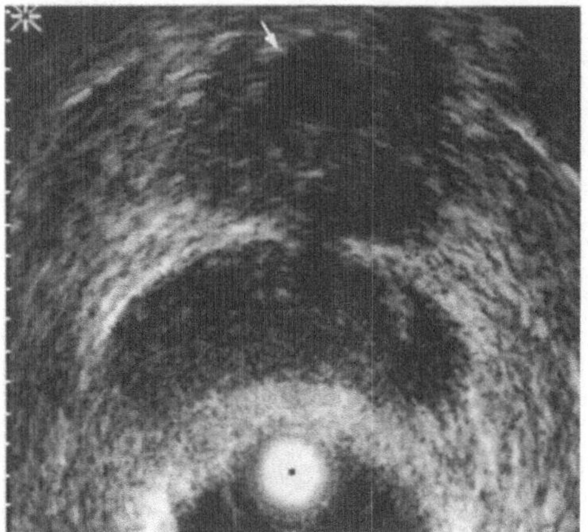 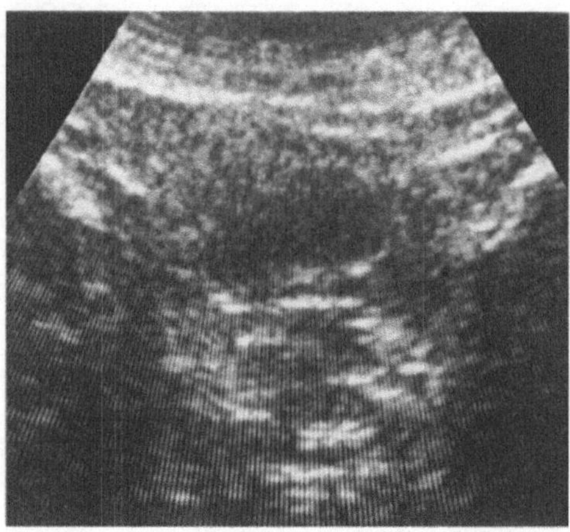

Abb. 55. Ursprüngliches T_4-Karzinom mit multiplen Knochenmetastasen. Primär-palpatorisch: Befund eines „Gebirges". 3 Monate nach Orchiektomie bei laufender antiandrogener Medikation: Empfinden, das „Gebirge sei weggeschmolzen". Dieser Befund wird sonographisch bestätigt. Es liegt ein Verweilkatheter (*Pfeil*) in der Blase. Die Prostata wirkt konturiert, klein, auffallend echoarm und eher inhomogen im Vergleich zur Abb. 54. Prostatasonographisch wird der palpatorische Eindruck objektiviert und dokumentiert

Abb. 56. SPS: Zustand nach Bestrahlung eines ursprünglichen T_{3b}-Karzinoms der Prostata. Starke Größenreduktion. Etwas verschwommene Konturen. Inhomogenes, z. T. sehr dichtes Strukturmuster. Insgesamt typischer Befund bei gutem Ansprechen des Karzinoms auf die Bestrahlungsbehandlung

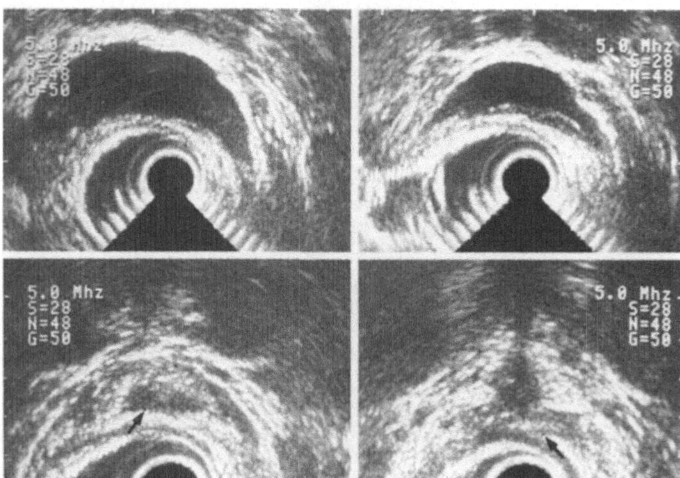

Abb. 57. TPS: Zustand nach radikaler Prostatovesikulektomie. *Oben li.:* Blasenauslaß. *Oben re.:* Geringfügig kranial des Anastomosenbereiches. *Unten li.:* Der Anastomosenbereich mit dem Corpus spongiosum urethrae (*Pfeil*); *unten re.* die Muskulatur des Diaphragma urogenitale (*Pfeil*)

Abb. 58. SPS: 2 Jahre nach radikaler Prostatektomie mit schon damals, allerdings erst im Paraffinschnitt nachgewiesenen Lymphknotenmetastasen. Jetzt: Derbe Induration des Rektums. Sonographisch dorsal der Blase: Kokardenfigur (*Pfeile*), entsprechend Luft im Rektum bei infiltrationsbedingter Wandstarre

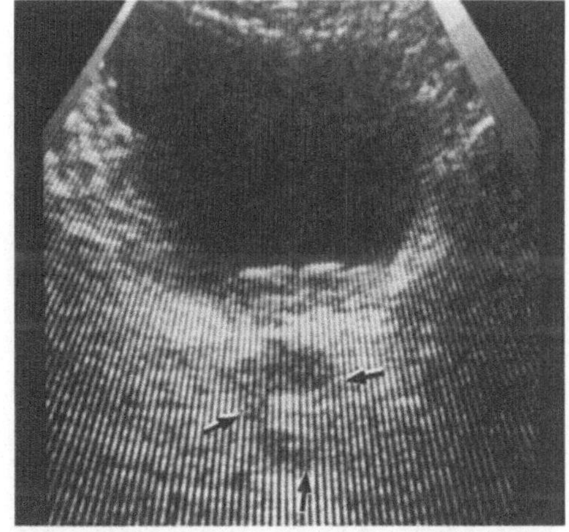

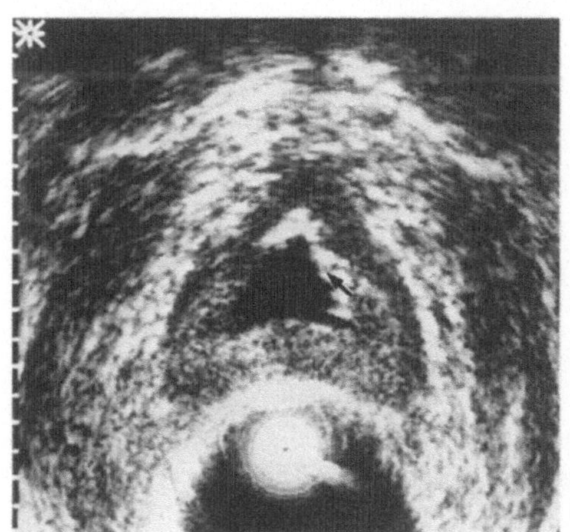

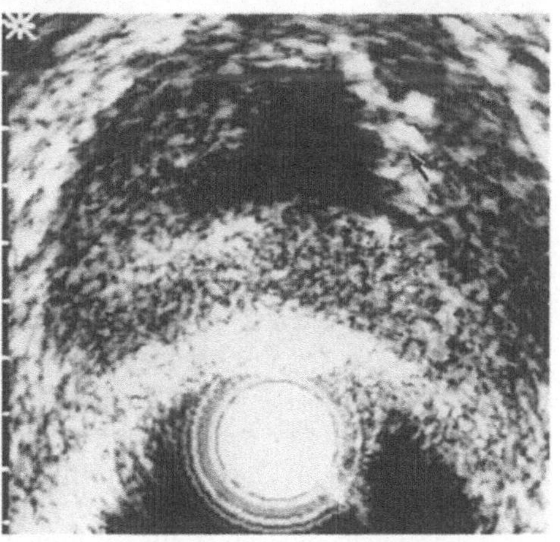

a

b

Abb. 59a, b. TPS: Zustand 10 Tage nach suprapubischer transvesikaler Adenomektomie: Man erkennt das Adenombett (**b:** im Zoom) mit noch nachweisbarem Wundflächenreflex (*Pfeile*). Ausgeprägte Dekompression der sog. chirurgischen Kapsel

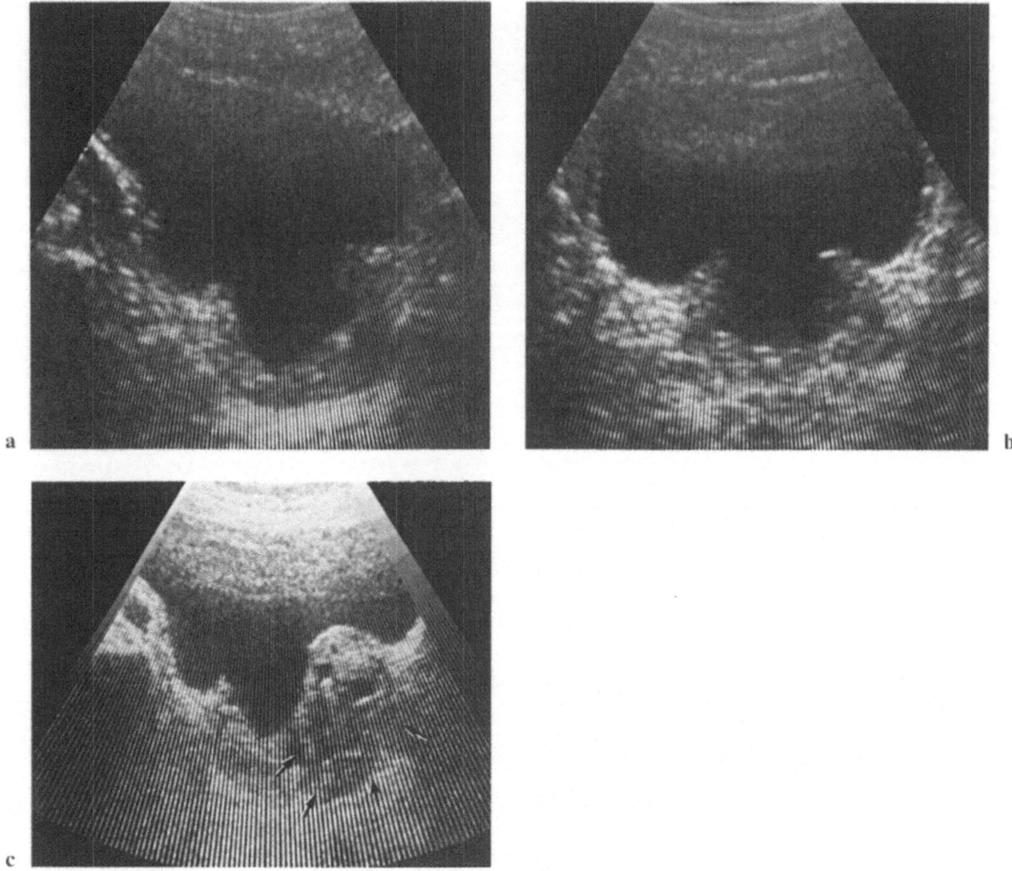

Abb. 60. a, b SPS im Zustand nach Elektroresektionen, jeweils 8 Tage zuvor: Gut nachweisbare chirurgische, inzwischen dekomprimierte Kapsel. Kein Resektionsflächenreflex mehr nachzuweisen. Gute Abgrenzbarkeit der Prostatakapsel vom periprostatischen Gewebe. **c** SPS: Bei schlechtem allgemeinem Zustand wurde nur der rechte Lappen reseziert. *Re.* dekomprimierter Kapselanteil. Der ganze linke Lappen (*Pfeile*) steht, ist aber nicht in den rechten Logenanteil hineingefallen. Wegen des schlechten Zustandes würde man nur bei fortbestehender Obstruktion auch den linken Lappen resezieren

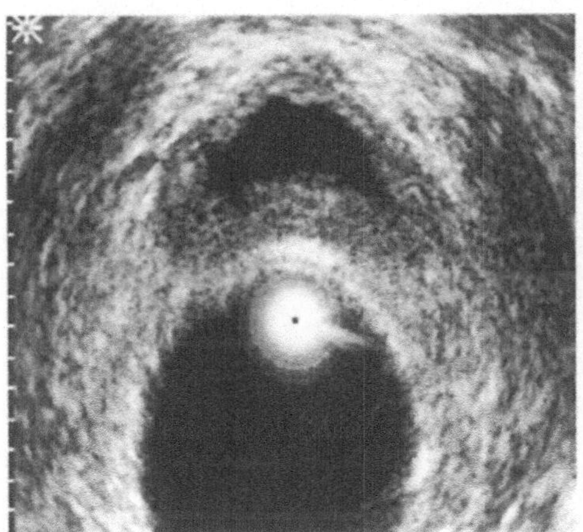 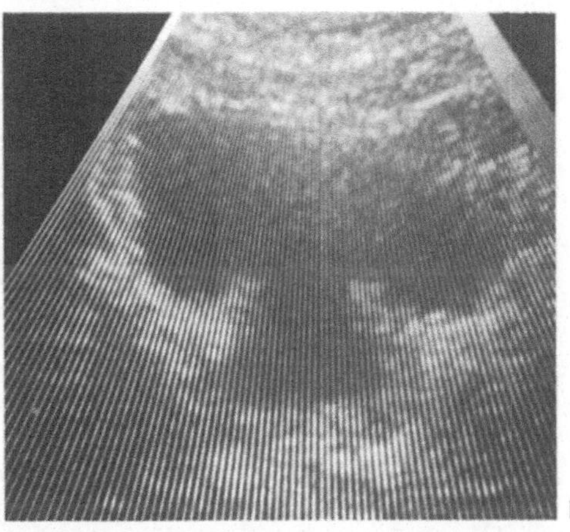

a
b

Abb. 61. Vergleich TPS (**a**), SPS (**b**). Die TPS (**a**) zeigt die chirurgische Prostatakapsel zirkulär. 8 Tage nach Elektroresektion kein Resektionsreflex mehr. Weite Loge. Die Information der SPS, die z. B. bei der abschließenden Restharnkontrolle durchgeführt werden kann, entspricht der der TPS. Projektionsbedingt kann der anteriore Anteil der Kapsel nicht dargestellt werden

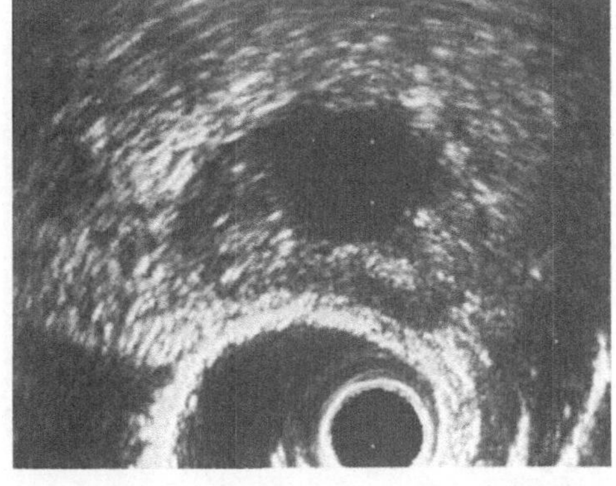

Abb. 62. TPS: Ausreseziertes Blasenhalsadenom. In dieser basisnahen Ebene keine Darstellung des anterioren Anteils der dekomprimierten chirurgischen Kapsel

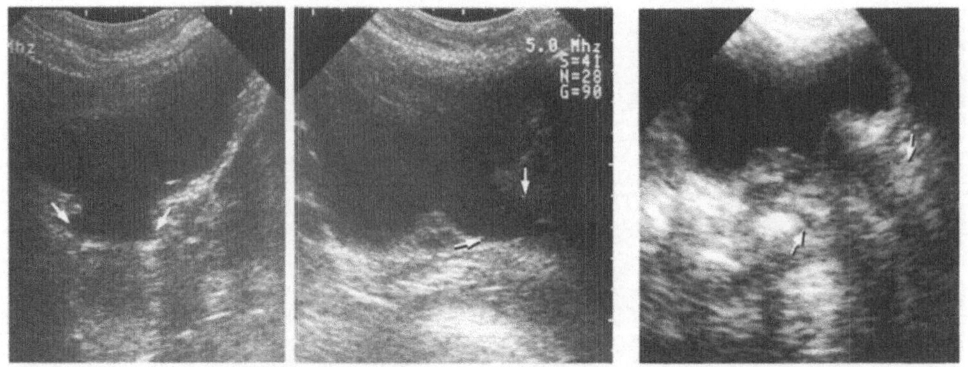

Abb. 63. a SPS, *li.* Querschnitt, *re.* Längsschnitt: Im Längsschnitt kann die starre, sehr weite, sich zum Sphincter externus hin verjüngende Prostataloge (*Pfeile*) gut dargestellt werden. 8 Tage nach Elektroresektion kein Resektionsreflex mehr. **b** Längsschnitt durch eine vorresezierte Prostataloge. Im Vergleich zu **a** sonographischer Verdacht einer kontrahierten Loge mit Adenomregeneraten (*Pfeile*). Keine gute Abgrenzbarkeit zur Umgebung

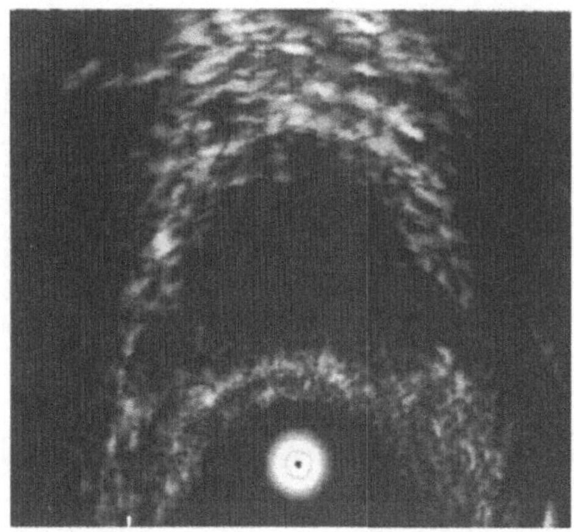

Abb. 64. TPS: Durch eine viel zu geringe Verstärkung entsteht der Eindruck einer ganz freien Loge ohne entkomprimierte Prostatakapsel. Artefizielle Wirkung

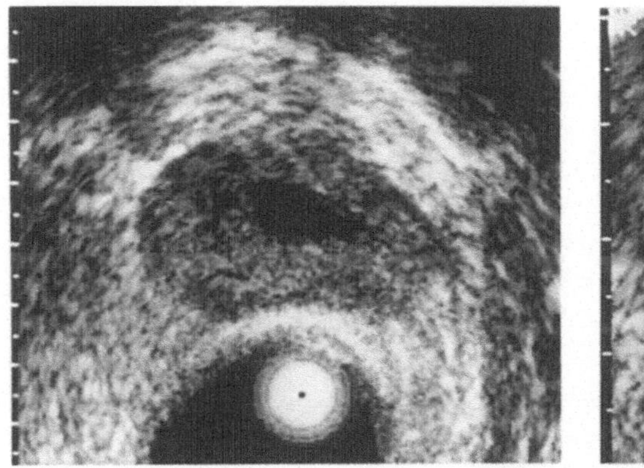 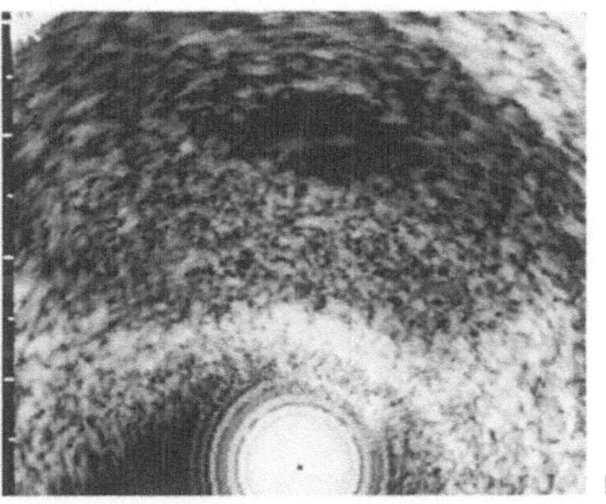

a b

Abb. 65. a TPS: Zustand 4 Wochen nach vollständiger Adenomresektion. Erkennbare Kontraktion der Loge bei offensichtlich schon abgeschlossener Urothelialisierung. Auffallend breite chirurgische Kapsel, überall gleich strukturiert. **b** Gleicher Befund im Zoom-Bild

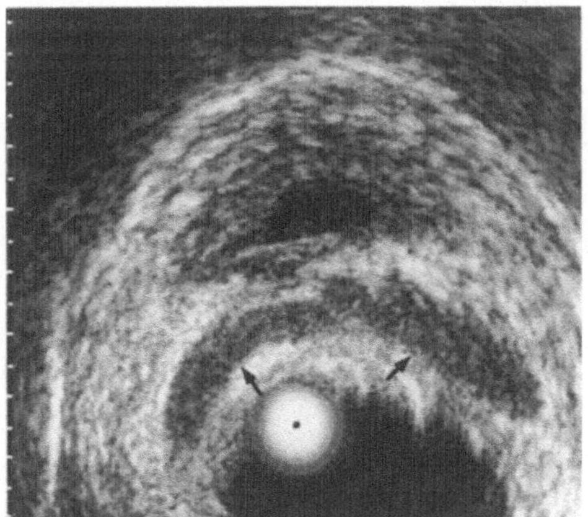 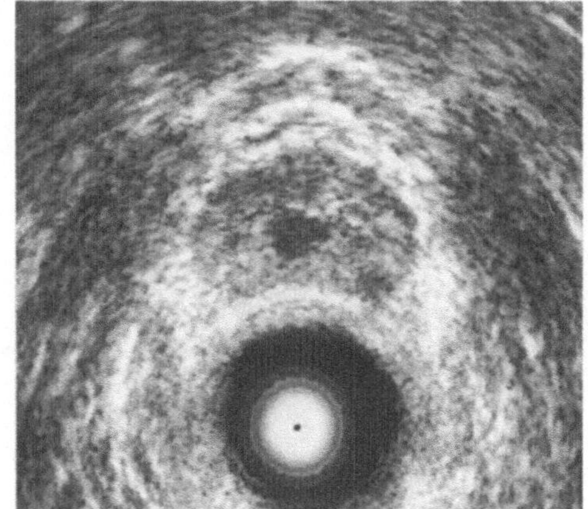

Abb. 66. TPS, 7 Jahre nach Elektroresektion eines Blasenhalsadenoms: Die auch im Längsdurchmesser sich kontrahierende Loge ist hier nur noch in Höhe der Samenblasenebene (*Pfeile*) darzustellen. Breite, homogene, unauffällige chirurgische Kapsel mit leicht verschwommenem Übergang zur periprostatischen Umgebung

Abb. 67. TPS: Zustand 15 Jahre nach Adenomektomie. Die Zentralröhre entspricht der starren Prostataloge. Breite, nur im linken Anteil etwas inhomogene chirurgische Prostatakapsel. Glatte Konturierung. Bei derart breiten Kapseln läßt sich die Entstehung eines Prostatakarzinoms gut erklären. Das Kapselkarzinom hat die gleichen Malignitätskriterien wie die nicht voroperierte Prostata

KAPITEL 9

Skrotalsonographie, Differenzierung von Befunden

9.1 Allgemeines

Auch bei der Exploration der Skrotalinhalte (SI) kann der Hauptvorteil der Sonographie genutzt werden, nämlich ein parenchymatöses Organ in seinen Grenzen, unabhängig von der Funktion, ohne Hilfsmittel und hier besonders wichtig, ohne ionisierende Strahlen darstellen zu können. Diese Möglichkeit hat sich als höchst sinnvoll und diagnostisch wertvoll erwiesen, obwohl doch die SI der Inspektion, der Palpation und auch für die Diaphanoskopie besonders günstig zugänglich sind.

Diese gute Zugänglichkeit kommt auch den physikalischen Eigenschaften des Ultraschalls entgegen. Die Skrotalhaut und Hodenhüllen stellen nur eine geringe Zwischenschicht dar, so daß man bei verhältnismäßig kleinem Untersuchungsobjekt nur eine geringe Eindringtiefe benötigt, im Vergleich zu allen anderen Organen. So ist es möglich, mit hohen Frequenzen zwischen 5 und 10 MHz und optimaler Fokussierung – gfls. unter Vorschaltung einer Wasser- oder Kunststoff (z. B. Proxon)-Vorlaufstrecke – eine sonographisch sehr gute Auflösung zu erreichen. Trotz einiger Widersprüche und dadurch bedingter Verunsicherungen haben intensive Untersuchungen bislang keinerlei Anhalt für biologische Effekte bei der Verwendung der gen. Schallenergien (um 10 mW/cm²) ergeben.

Für die Skrotalsonographie sind eine Reihe von Boxen, Wasserbädern und Schaumstoffkissen entwickelt worden mit dem Ziel, möglichst wenig bei der Untersuchung manipulieren zu müssen. Es hat sich jedoch als wichtig erwiesen, eine fragliche Struktur – z. B. eine Induration – während der Untersuchung palpieren zu können, um gezielt eine Darstellung gerade dieser Struktur zu ermöglichen.

Einen palpatorisch fast sicheren Hodentumor wird man weiterhin so wenig wie irgend möglich berühren, dagegen ist eine manuelle Abtastung einer kleineren, unklaren Struktur im Skrotalfach während der sonographischen Untersuchung oft unerläßlich notwendig.

Unter diesen Voraussetzungen können auch sehr kleine, solide von liquiden Veränderungen sicher unterschieden werden und, insbesondere, deren Lokalisation, d. h. extra- oder intratestikulär.

Zu den wichtigsten Möglichkeiten der Skrotalsonographie gehört auch der Ausschluß eines pathologischen Befundes, d. h. der dokumentierbare Nachweis eines objektiv normalen Skrotalinhaltes. Für diese Vergewisserung besteht ein großer Bedarf, besonders bei jüngeren Patienten, die durch Populärberichte oder Erkrankungen aus dem persönlichen Umfeld eine gewisse Karzinophobie leicht entwickeln können. Neben der Palpation und evtl. den Tumormarkern stellt die Sonographie für diese Fragestellung eine überzeugende Möglichkeit dar.

9.2 Der normale Hoden und Veränderungen ohne wesentlichen Krankheitswert

Gelegentlich werden vom Patienten selbst oder vom Arzt während einer Untersuchung kleine Indurationen im sonst normalen Skrotum getastet. Nicht immer können derartige Veränderungen kausal dem Hoden oder Nebenhoden zugeordnet werden, so daß der Ausschluß eines frühen Malignoms oder der Spitze eines in der Tiefe wachsenden Karzinoms palpatorisch nicht immer sicher möglich ist.

Sonographisch lassen sich derartige Veränderung schon durch ihre Lokalisation oft einfach demaskieren. Für den Hoden selbst kommen Verkalkungen oder Fibrome der Tunica albuginea, Hydatiden, Narben, eine Vielzahl von seltenen Manifestationen und natürlich auch Tumoren (s. dort) in Betracht.

Kalzifikationen in der Tunica albuginea sind recht häufig, vielleicht auch Folge lokal-entzündlicher Reaktionen, z. B. nach Epididymitiden. Sonographisch sind es umschriebene, balken-, strich- oder schwingenartige dichte Echokomplexe, die das distal davon gelegene Gewebe manchmal echoärmer – i. S. eines unvollständigen Auslöschungsphänomens – erscheinen lassen. Dieser Bereich darf nicht mit dem echoflaueren Areal eines parenchymatösen Hodentumors verwechselt werden.

Zystische intratestikuläre Veränderungen sind selten; wenn, zeigen sie die allgemeinen Zystenkriterien, nämlich echofreie, rundliche Aussparung mit glatter Kontur. Alle anderen meist selteneren Möglichkeiten der intratestikulären Hodenveränderungen sind in den Tabellen 1–3 mit Hinweisen aufgeführt.

Auch für den Bereich des Nebenhodens ist eine sichere Lokalisation von soliden, zytischen, palpablen oder nicht palpablen Veränderungen möglich. Pathogenetisch sind zystische Umwandlungen und postentzündliche Residuen am häufigsten. Nebenhoden-Zysten und Spermatozelen, die sich sonographisch nicht unterscheiden lassen, zeigen die typischen Zystenkriterien. Postentzündliche Veränderungen können mit zunehmender Narbenbildung echodichter als die Umgebung werden. Echodichte abgrenzbare Nebenhoden-Aussparungen können eine vielfältige Genese haben, sind jedoch selten und fast immer benigne. Die differentialdiagnostischen Möglichkeiten sind in den Tabellen 4–6 aufgeführt.

Die sichere Lokalisation und die eindeutige Unterscheidung zwischen solider und liquider Struktur einer Veränderung haben explorative operative Freilegungen sehr selten werden lassen.

9.3 Hydrozelen

Nicht gar so selten werden durch diaphanoskopisch leicht zu diagnostizierende Hydrozelen entzündliche und auch tumoröse Prozesse kaschiert. Hydrozelen zufolge entzündlicher Irritation können eine so derbe Induration der Hodenhüllen bedingen, daß man nur ein festes Konglomerat tastet, ohne jede weitere Differenzierbarkeit des Inhaltes. Diese Voraussetzungen sind geradezu eine Domäne der Sonographie, nämlich den Inhalt solcher Konglomerate schnell zu identifizieren. In einer Hydrozele bestehen ideale physikalische Voraussetzungen für die Sonographie, um den Hoden, Nebenhoden und gfls. die derben Hodenhüllen von der umgebenden Flüssigkeit abzugrenzen. Sonographisch entspricht die Hydrozele einer Zyste und bietet die entsprechenden Kriterien.

Manchmal kann überraschend ein ganz anderer Inhalt als erwartet nachweisbar sein, wie z. B. Netz im offenen Processus vaginalis testis (z. B. bei Kindern), oder Bauchinhalt bei einer Skrotalhernie. Die Möglichkeit, eine idiopathische von einer symptomatischen Hydrozele in so einfacher Weise unterscheiden zu können, sollte Veranlassung sein, jede

Hydrozele sonographisch zu untersuchen und zwar um so wichtiger, je jünger die Patienten sind und je schneller eine solche Veränderung entstanden ist.

9.4 Epididymitis und Epididymoorchitis

Die Epididymitis ist vom Klinischen her an sich ein gut definiertes Krankheitsbild mit allerdings nicht immer klärbarer Genese. Palpatorisch kann oft nur ein entzündlicher, schmerzhafter Konglomerattumor getastet werden, den man erst nach Abklingen der hochakuten Phase auch sonographisch untersuchen sollte: Man findet dann den stark entzündlich-hyperämisch angeschoppten Nebenhoden mit reichlichem Exsudat in den umgebenden Hüllen und oft mit einer Begleithydrozele. Das ganze entzündliche Substrat ist immer echoflauer als das dichtgeschichtet wirkende Hodenparenchym.

Mit zunehmender Resorption und Organisation nimmt die Echodichte zu und kann dann in vielfältiger echodichter Formation ohne wesentliche weitere Veränderungen langfristig nachweisbar bleiben. Die sonographischen Zeichen korrelieren gut mit der klinischen Rückbildung. Sonographisch früher als klinisch kann eine Einschmelzung und gfls. ein Übergreifen auf den Hoden selbst, bei weiterwirkender Noxe, nachgewiesen werden. Besonders bei älteren, resistenzschwachen Patienten kann das Bild einer Epididymoorchitis entstehen. Es kommt nach Auflösung der Nebenhodenstruktur auch zur Destruktion des vorher erhaltenen Hodens – beginnend mit einzelnen und schließlich zahlreichen, auch konfluierenden, echoflauen und echolosen Aussparungen. Reparative Vorgänge bedingen im Verlauf eine stark inhomogene Musterung. Klinisch ist meist vorher schon die Ablatio die einzige Möglichkeit, deren Zeitpunkt sonographisch gut festgelegt werden kann, nämlich beim Nachweis einschmelzender Herde, die konfluieren.

9.5 Die Orchitis

Die primäre Orchitis – meist viraler Genese – kann klinisch akut oder auch recht inapparent verlaufen. Im ersteren Falle werden echoärmere Herde über das ganze Hodenfeld verteilt beschrieben – aber streng innerhalb der Tunica albuginea, also auch unter Ausschluß des Nebenhodens. Mehr stumme Verläufe, die nur durch Schweregefühl bei Größenzunahme auffallen, können sonographisch problematisch und auch heute noch sicherheitshalber Indikation zur Freilegung sein. Sonographisch findet man keine Separationen und keine Strukturänderungen, sondern eben nur einen deutlichen Größenunterschied im Vergleich zur kontralateralen Seite.

Ebenso kann die sehr selten vorkommende unifokale Orchitis sonographisch nicht von den viel häufigeren Hodentumoren abgegrenzt werden, weil sie fokal eine ähnlich inhomogene Abnahme der Echogenität bedingt. Unabhängig davon gehört der Ausschluß bzw. Nachweis von Hodentumoren zu den wichtigsten Möglichkeiten der Skrotalsonographie.

9.6 Der solide Hodenprozeß

Abgesehen von ganz wenigen Ausnahmen sind tumoröse – auch ganz frühe – intratestikuläre Raumforderungen als deutlich echoärmere, unregelmäßig begrenzte Bezirke vom normalen Hodenparenchym abgesetzt. Ganz frühe Tumoren können geradezu wie ausgestanzt wirken, haben jedoch immer einen flauen Echobesatz. Dieser kann entsprechend dem geweblich homogenen Aufbau von Seminomen sehr diskret sein; die Echostruktur wird dann dichter, je länger und entdifferenzierter z. B. ein Teratokarzinom wächst, erreicht oder übersteigt – wie o. a. – aber nur höchst selten die Dichte des normalen Hodenparenchyms.

Mit Hilfe dieser Kriterien kann es auch gelingen, sog. okkulte Hodenkarzinome zu lokalisieren. Diese sind nicht palpabel, jedoch wird man bei evtl. endokrin-bedingten Veränderungen, wie z. B. bei der nichtmedikamentös induzierten Gynäkomastie oder bei der Pubertas praecox an solche Hodentumoren denken müssen. Die Aufdeckung nicht palpabler kleiner Tumoren durch die Sonographie mit Seitenlokalisation wird – wenn natürlich auch in kleiner Fallzahl – beschrieben (MEYER-SCHWICKERATH 1983). Diese Möglichkeit macht den Einsatz der Skrotalsonographie bei allen endokrinen Auffälligkeiten obligat vor anderen – fast immer aufwendigeren – diagnostischen Maßnahmen.

Ähnlich wichtig kann die skrotale Sonographie im Verlauf einer Epididymitis nicht nur jüngerer Patienten sein. Ein Hodentumor kann sich unter dem klinischen Bild einer symptomatischen Epididymitis, ebenso wie unter dem einer symptomatischen Hydrozele länger verborgen halten. Wegen der guten sonographischen Abgrenzbarkeit des Hodens innerhalb einer Hydrozele, wie auch bei einer Epididymitis, läßt sich eine evtl. ursächliche Hodenpathologie schnell ausschließen oder aber bestätigen.

Sehr weit fortgeschrittene Hodentumoren, die dann auch bei der Palpation fast schon sicher sind, ergeben sonographisch das Bild einer starken Destruktion des gesamten Hodenparenchyms, gelegentlich auch unter Einschluß des Nebenhodens. Das Schnittbild wirkt bunt, inhomogen, mit Aussparungen entsprechend Tumornekrosen und echodichteren Bereichen, vielleicht entsprechend vergeblichen Reparationsvorgängen.

Solche Bilder können nicht mehr unterschieden werden von leukämischen Manifestationen im Hoden (z. B. auch bei Kindern) und auch nicht von primären oder metastatischen Lymphomen. Letztere machen etwa 25 % aller Hodentumoren im Alter von über 50 Jahren aus, sind dagegen vorher selten. Der sonogra-

phisch mögliche Nachweis anderer Lymphknotenkonglomerate kann ein zusätzliches wichtiges Kriterium für die Diagnose des malignen Lymphoms sein.

Differentialdiagnostisch muß dabei auch an entzündliche Veränderungen, wie z. B. der einschmelzenden Epididymoorchitis, gedacht werden, die ein ähnlich buntes Bild der völligen Destruktion der Hodenarchitektur bedingen kann.

Bei all den aufgeführten Erkrankungen leistet die Skrotalsonographie einen wichtigen, oft sogar einen entscheidenden Beitrag zur Diagnosestellung. Ihr Einsatz sollte deswegen eher großzügig als zu restriktiv erfolgen. Beim Nachweis eines Hodentumors wird man als nächstes sonographisch nach retroperitonealen Lymphknotenpaketen suchen. Konglomerattumoren ab 2 cm, abhängig von den anatomischen Voraussetzungen, wird man bei subtiler Untersuchungstechnik und Erfahrung entlang der großen Gefäße und im Nierenhilusbereich finden können. Ein Ausschluß von Lymphknotenmetastasen ist jedoch sonographisch ebensowenig möglich wie lymphographisch.

9.7 Verlaufskontrollen nach Hodentumor-Behandlungen

Wichtige Bedeutung kommt der skrotalen Sonographie in der Verlaufskontrolle nach einer Hodentumorerkrankung und -behandlung zu. Bei retroperitonealen bulk-Tumormetastasen kann – sofern nicht durch die retroperitoneale Lymphknotenausräumung entfernt – der Zytostaseeffekt gut gemessen und verfolgt werden an der Größenregression und der Homogenisierung des Strukturmusters innerhalb der Metastase.

Auch im weiteren Verlauf solcher verständlicherweise häufig unsicheren Patienten hat die Sonographie besonderen Wert: Die Kontrolle des verbliebenen Hodens kann bei geringfügig erhöhter Gefährdung neben der subjektiven Palpation sonographisch objektiv erfolgen. Die Befunde sind durch die Bilddokumentation jederzeit vergleichbar.

Weiterhin wird man neben der Bestimmung der Marker auch sonographisch nach retroperitonealen und Lebermetastasen suchen; diese Maßnahme kommt dem Wunsch des Patienten nach weitestmöglicher Sicherheit entgegen.

9.8 Die Hodentorsion

Die Hodentorsion im sehr frühen Stadium wird dopplersonographisch sicher diagnostiziert, ebenso der Effekt manueller Detorsionsbemühungen.

Ältere Hodentorsionen aber, mit schon reaktiven Entzündungsvogängen und entsprechenden Gefäßgeräuschen, zeigen dopplersonographisch ein der akuten oder subakuten Epididymitis ähnliches Bild und sind nicht sicher davon zu unterscheiden. Die Sonographie des Skrotalinhaltes kann auf der betroffenen Seite evtl. schon bald eine Größenreduktion des atro-

phisierenden Hodens feststellen. Im Verlauf nimmt die Echodichte des hämorrhagisch infarzierten Hodens – oder bei extravaginaler Torsion des ganzen Konglomerates – zu, jeweils im Vergleich zur gesunden Seite. Das Wichtigste aber bei diesem anamnestisch oft unklaren Kranheitsbild ist jedoch der palpatorisch nie, aber sonographisch immer mögliche Ausschluß eines Hodentumors.

9.9 Traumatische Hodenkontusion

Traumatische Hodenkontusionen mit meist schweren, auch Skrotalhaut-Hämatomen lassen – wie bei Hämatozelen – intraskrotale Blutansammlungen in Form liquider Massen erkennen. Ebenso – und das ist wichtig – kann die Unversehrtheit des Hodens selbst nachgewiesen werden – oder aber auch die Ruptur der Tunica albuginea. Die sonographischen Untersuchungsbedingungen bei derartigen Verletzungen sind jedoch meist schwierig, so daß im Zweifelsfall das klinische Bild die Indikation zur operativen Intervention stellen wird.

Intraparenchymatöse Einblutungen, z. B. bei marcumarisierten Patienten oder durch Bagatelltraumen, zeigen sonographisch ein Bild der fokalen oder diffusen Orchitis, nämlich Vergrößerung mit, abhängig von der Menge und Schnelligkeit der Einblutung, mehr oder weniger zahlreichen echoflauen oder fokal auch echofreien Aussparungen. Mit einsetzender Resorption, sofern sie erfolgen kann, nimmt die Echodichte des Binnenstrukturmusters wieder zu, so daß ein inhomogenes Bild resultiert. Die Anamnese kann dann für die im Einzelfall schwierige Differentialdiagnose wichtig sein.

9.10 Beurteilung

Zusammengenommen ergibt sich ein breiter Anwendungsbereich für die Skrotalsonographie. Zu fast allen Erkrankungen der intraskrotalen Organe kann von der Sonographie ein wichtiger diagnostischer Beitrag erwartet werden.

Nicht weniger wichtig erscheint jedoch der ebenso mögliche Ausschluß einer Pathologie. Entsprechend großzügig, auch z. B. im Rahmen der Fertilitätssprechstunde, sollte deswegen die Indikation zur Skrotalsonographie gestellt werden.

Tabelle 1. Intratestikuläre echoreiche Areale. Hinweise

1. Lokale Kalzifikationen der Tunica albuginea („Schwingen", Balkenform, strichförmig)	Sehr häufig! Sonographisch leichte Differentialdiagnose im Vergleich zur palpatorischen Klärbarkeit
2. Tunica albuginea-Fibrome	Sehr eng der Tunica angelegen
3. Atrophisierendes Gewebe (z. B. nach älteren Torsionen)	Meist diffus
4. Verkalkendes Teratom, selten	Erst einmal sicher beschrieben
5. Fibrosierungen nach Einblutung	Zeichen des organisierten Hämatoms, Anamnese wichtig
6. Narbenbildungen	
7. Sarkome?	

Tabelle 2. Intratestikuläre hypo-echogene Areale. Hinweise

1. Maligne Tumoren Seminome, Terato-Karzinome, seltene andere Formen	Höchst selten verkalkend, nur dann echoreicher; sonst fast immer deutlich abgesetzt als echoflaueres Areal
2. Lymphom-Manifestationen, auch fokal als Primärherd, oder metastatisch, evtl. auch bilateral	Bei über 50jährigen: 25% aller Hodentumoren
3. Leukämische Manifestationen	Auch bei Kindern
4. Leydig-Zell-Tumoren	Oft nicht palpabel, Suche nach der Seitenlokalisation bei endokrinologischen Auffälligkeiten
5. Hypo-echogene Bereiche distal von Tunica albuginea-„Kalk-Schwingen"	Ohne Krankheitswert, aber wichtig in Differentialdiagnose zum Hodentumor bei möglicher Palpation
6. Entzündliche Einschmelzungen (Abszesse)	Oft diffus, z. B. bei Epididymoorchitiden
7. Fokale oder diffuse Orchitis	Differentialdiagnose zum Tumor wichtig. Meist aber diffus und nicht umschrieben, schmerzhaft
8. Einblutungen (traumatisch, Marcumar)	Differentialdiagnose zum Tumor: Anamnese, Schmerz!
9. Epidermoid-Zysten	Daran denken! Organerhaltende Operation möglich mit Schnellschnitt
10. Metastasen anderer Karzinome	
11. Raritäten (z. B. Rete testis-Tumoren)	Nicht zu oft daran denken

Tabelle 3. Intratestikuläre echo-freie Areale. Hinweise

1. Parenchym-Zysten	Selten
2. Gereinigte Abszesse	Meist doch ganz flauer Echobesatz
3. Fokale Einblutungen mit Separationen	Meist diffus und hypo-echogen
4. Fokale oder diffuse Orchitiden	In Form mehrerer Aussparungen innerhalb des sonst unveränderten Parenchyms

Tabelle 4. Extratestikuläre echo-reiche Areale. Hinweise

1. Adenomatoid-Tumor	Benigne, häufigster Nebenhoden-Tumor
2. Chronische Entzündungen, z. B. Tbc, postentzündliche Indurationen, Narben	Sehr häufig palpables Korrelat, oft keine sichere Anamnese
3. Übergreifend aus dem Hoden	z. B. nach Hämorrhagien
4. Organisiertes, fibrosiertes Gewebe	z. B. Hämatome, Narben
5. Langsam atrophisierendes Gewebe	z. B. ältere Torsionen
6. Fibrome	Selten
7. Hamartome	Selten
8. Leiomyome	Selten
9. Metastasen anderer Karzinome	(Sehr selten)
10. Skrotalhernien	Häufig, klinischer Befund!
11. Abdominalinhalt bei offenem Processus testis vaginalis	Oft akutes Ereignis, besonders im Klein- und Kindesalter
12. Sarkome	

Tabelle 5. Extratestikuläre hypo-echogene Areale. Hinweise

1. Akute Epididymitis diffus oder fokal	Sehr häufig, regelmäßig nachweisbar
2. Subakute und seltener auch chronische Epididymitiden	Viele Variationen, viele Schattierungen, je nach Reparationsvorgängen
3. Abszedierungen	Auf den Hoden übergreifend, z. B. bei Epididymoorchitiden
4. Torsionen, kürzer als 3 Tage	Doppler-Befund
5. Hämatozelen	Z. B. Nachblutung nach Hydrozelenpunktionen, sonst/traumatisch
6. Varikozelen	Viele kleinere u. größere Aussparungen
7. Zystadenome	Öfter bilateral, häufig bei Hippel-Lindauer'scher Erkrankung
8. Metastasen anderer Karzinome	(Selten)
9. Sarkome	

Tabelle 6. Extratestikuläre echo-freie Areale. Hinweise

1. Hydrozele testis et funiculi, auch mehrkammerig	Auch als Begleitsymptom anderer intraskrotaler Erkrankungen
2. Hämorrhagien, akute Hämatozele	Zu sehr frühen Zeitpunkten nach Blutungsbeginn
3. Nebenhoden-Zysten	Sehr häufig, auch multipel
4. Spermatozelen	Auch im Schwanzbereich, von Zysten nicht zu unterscheiden, milchiger Inhalt

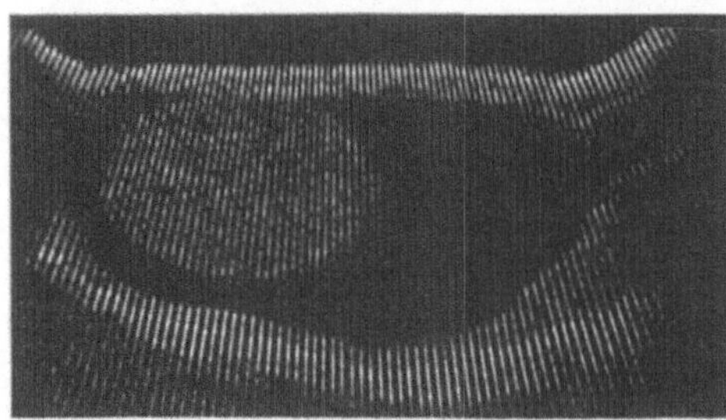

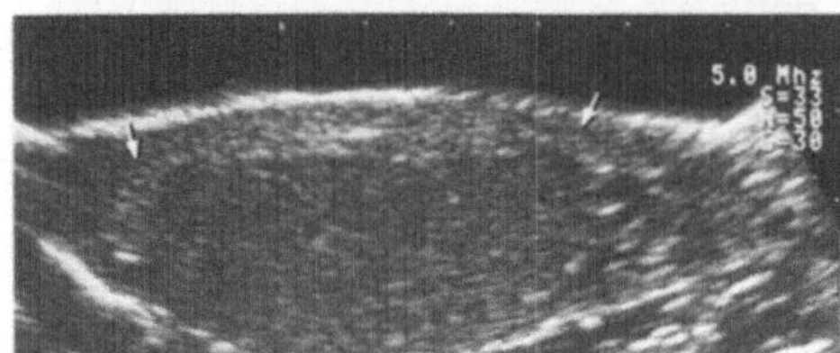

Abb. 1. Vergleich früherer Hodenschnitt-bilder (**a**) gegenüber 1986 (**b**). **a** Der Hoden liegt in einer Hydrozele, dadurch gute physikalische Voraussetzungen zur Sonographie. Er ist allseitig glatt konturiert. Die Zeilenbildung jedoch verhindert ein differenzierbares Binnenstrukturmuster, abgesehen von einzelnen kleineren Aussparungen. **b** Normaler Skrotalinhalt ohne Hydrozele. Allseitige gute Abgrenzbarkeit des Hodens. Der Nebenhoden (*Pfeile*) liegt auf der kranialen Zirkumferenz, *li.* caput, *re.* cauda epididymidis. Dichteres, homogenes Strukturmuster des Nebenhodens gegenüber dem ebenfalls homogenen, aber etwas flauerem Muster des Hodens

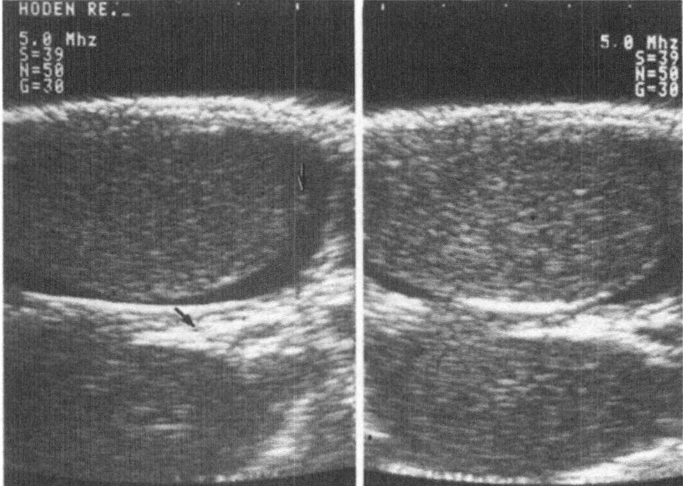

Abb. 2. Sequenz-Längsschnitte durch einen normalen Hoden mit jedoch ganz geringer Begleithydrozele *li. oben* und einer fraglichen Hydatide (*Pfeil*) *li. oben*. Die Kontur ist in allen Schnittebenen glatt, das Strukturmuster völlig homogen. *Li. unten,* ist der Nebenhodenschwanz (*Pfeil*) angeschnitten, der übrige Nebenhoden hier nicht dargestellt

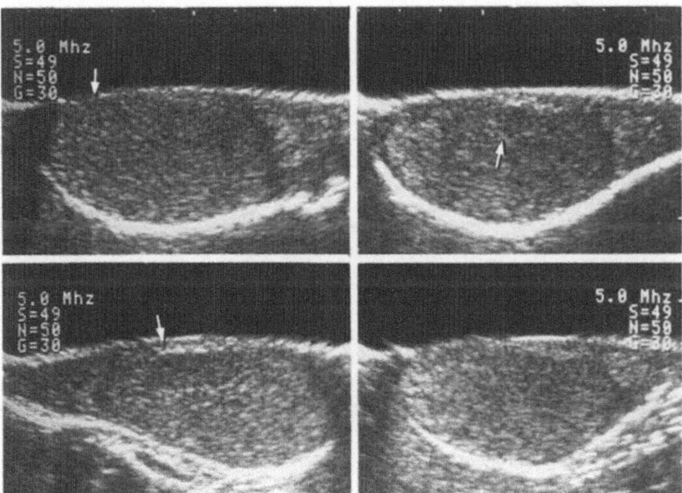

Abb. 3. Sequenz-Schnitte durch den linken Hoden (*oben*) und rechten Hoden (*unten*). Keine Hydrozelenbildung. Normale Konturierung. Der linke Hoden zeigt *oben li.* eine ganz geringfügige kleine Separation (*Pfeil*), ebenso wie in dem Schnitt etwas lateral davon (*re. oben, Pfeil*). Diese Veränderungen entsprechen kleinen Kalzifizierungen an der Innenseite der Tunica albuginea (s. auch die folgenden Abb.) und haben keinen primären Krankheitswert. Eine ähnliche Auffälligkeit findet man im rechten Hoden (*li. unten*) mit einer mehr breitflächigen, schwingenartigen Kalzifizierung (*Pfeil*). In allen Ebenen sind Nebenhodenanteile angeschnitten. Beachte deren dichteres Strukturmuster im Vergleich zum Hodenparenchym

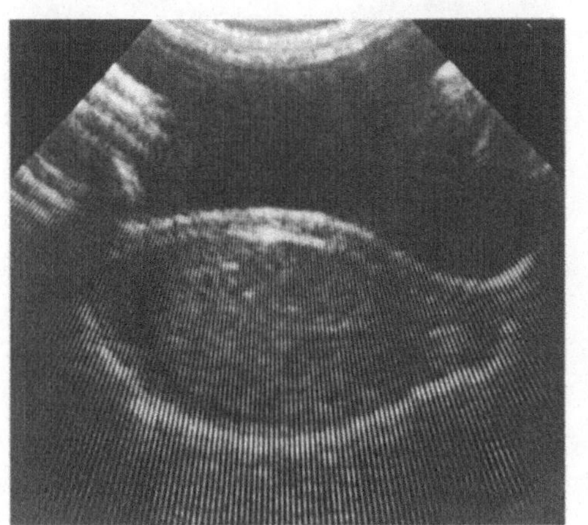
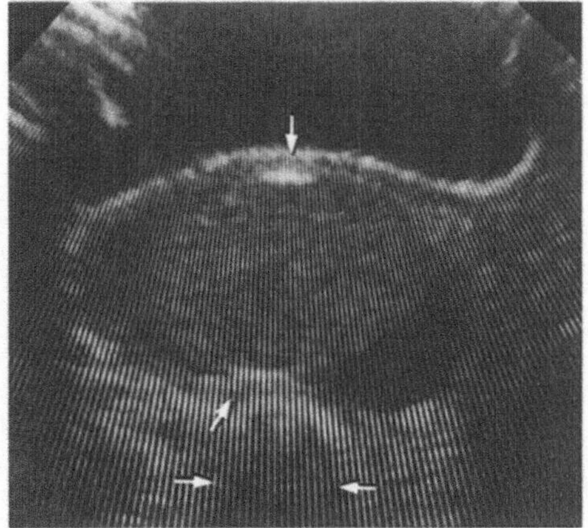

a   b

Abb. 4. a Längsschnitt, **b** Querschnitt durch einen rechten Skrotalinhalt: Erheblich verdickte Skrotalwand mit leichter Hydrozelenbildung zwischen Epi- und Periorchium. Beachte die Kalzifizierung, an der oberen Zirkumferenz im Längsbild und an der oberen (*Pfeil*) und unteren (*Pfeil*) Zirkumferenz, balkenartig, im Querschnitt nachweisbar. Das ganz leichte Auslöschungsphänomen ist nur diskret angedeutet. Die Aussparung unterhalb der unteren Zirkumferenz im Querschnitt ist durch den haltenden Finger (*Pfeile*) des Untersuchers bedingt

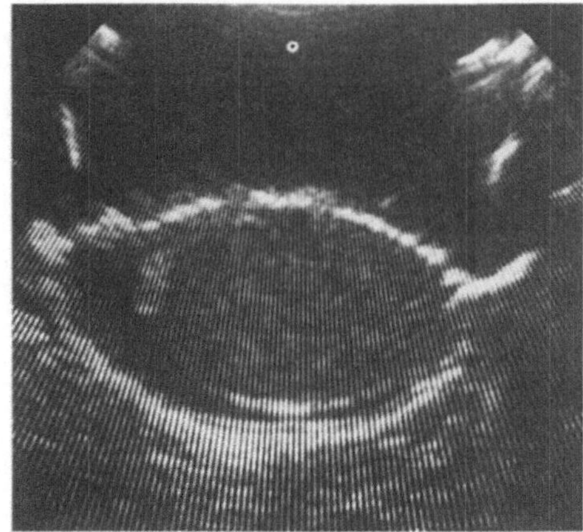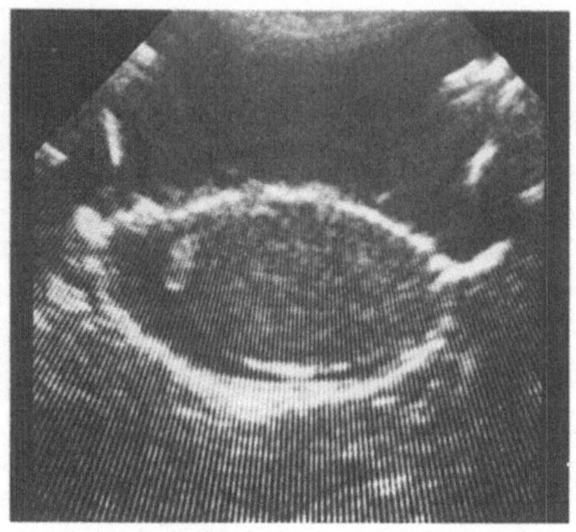

a

b

Abb. 5a, b. Verschiedene Längsschnitte durch einen rechten Hoden: Leicht verdickte Skrotalwand, leichte Hydrozelenbildung. Im Bereich des oberen Hodenpols und besonders an der unteren Zirkumferenz bandartige Kalzifizierungen, die aber aufgrund ihrer Lokalisation kein zartes Auslöschungsphänomen bedingen. Das Binnenstrukturmuster ist in beiden Schnitten unauffällig

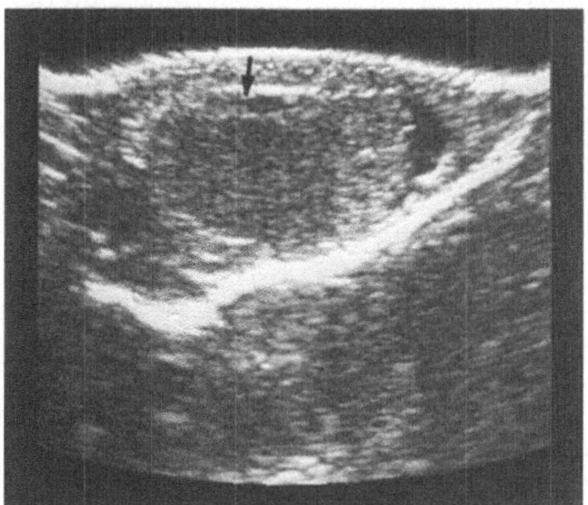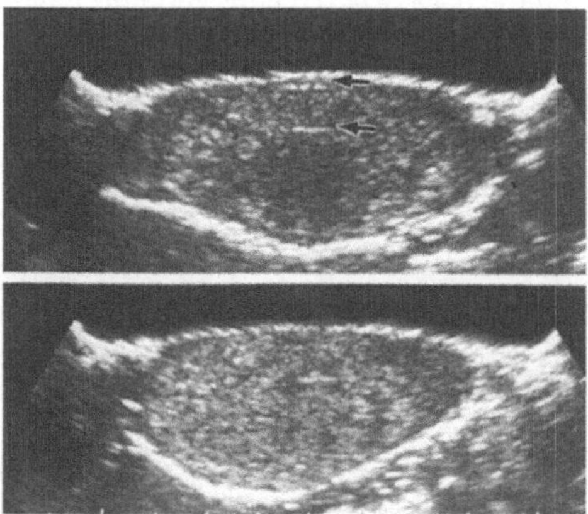

Abb. 6. Längsschnitt durch den linken Skrotalinhalt: Minimale Flüssigkeitsansammlung im Bereich des unteren Hodenpols. Nebenhoden, auf der oberen Zirkumferenz des Hodens, längs angeschnitten. Die schwingenartige Kalzifikation an der oberen Zirkumferenz der Tunica albuginea bedingt eine breite, deutliche Echoreduzierung (*Pfeil*) im distal davon gelegenen Anteil im Vergleich zum normalen Hodenparenchym im unteren Polbereich. Kein pathologischer Befund

Abb. 7. Längsschnitte durch den rechten Hoden *oben* und den linken Hoden *unten*. Die Doppelschwingungen (*Pfeile*) im rechten Hoden bedingen eine unregelmäßig begrenzte Hypoechogenität im distal davon gelegenen Parenchymanteil. Differentialdiagnostisch sind die Schwingen hier das entscheidende Kriterium gegen eine parenchymatöse Raumforderung. Angedeutete Kalzifizierungen auch im linken Hoden, jedoch noch ohne wesentliche Abschwächung der Echogenität im distal davon gelegenen Parenchym. Die Genese dieser Schwingen ist nicht sicher geklärt

Abb. 8. Palpatorisch unmögliche Zuordnung einer fast erbsgroßen, derben Induration im Bereich des unteren Hodenpols. Eindeutig liquide, sagittal verlaufende Aussparung (*Pfeil*) an der Grenze Hoden/ Nebenhoden. Kleine Nebenhodenschwanzzyste

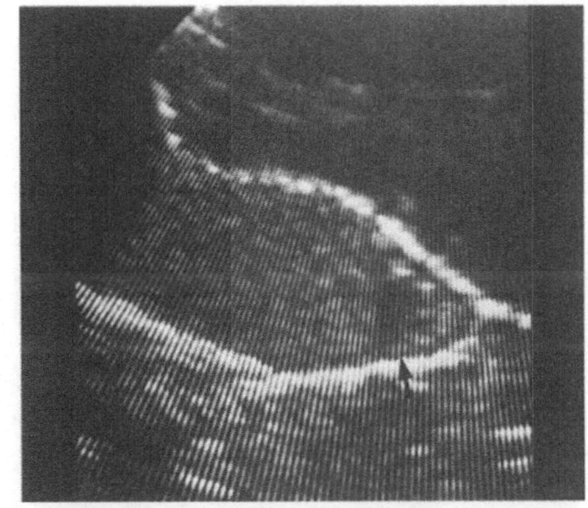

Abb. 9. Etwa gleiche Fragestellung wie bei der Palpation in Abb. 8. Hier nimmt die zystische, rundlich-echofreie Aussparung (*Doppelpfeil*) den gesamten Raum zwischen Wand und Tunica albuginea ein. Etwas größere Nebenhodenzyste. Zwischen einer Zyste und einer Spermatozele kann sonographisch nicht unterschieden werden. Die im *li.* Bildanteil gelegene, dreieckförmige Echoreduktion (*Pfeil*) des Hodenparenchyms entspricht einem zarten Auslöschungsphänomen

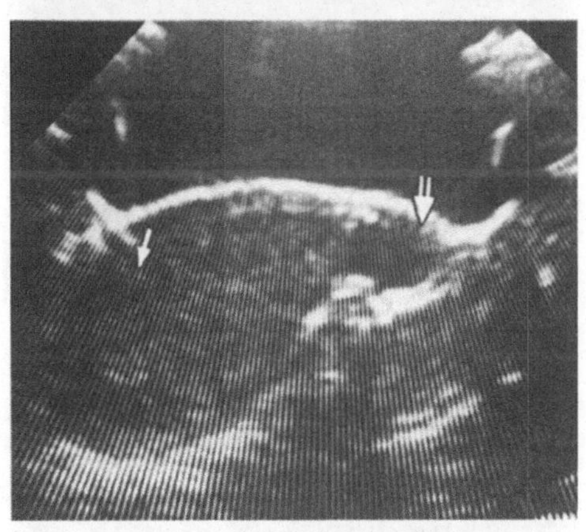

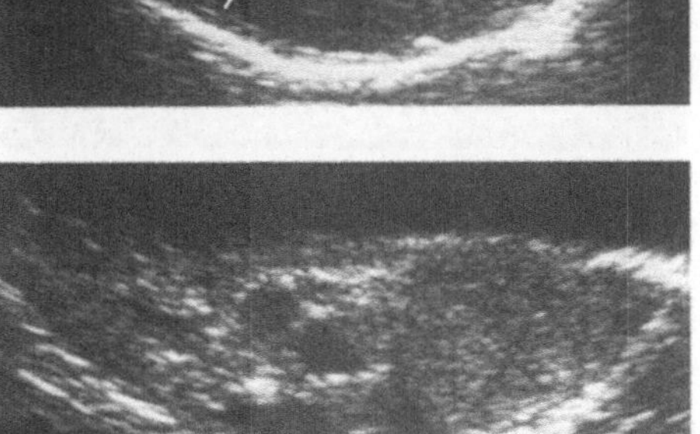

Abb. 10a, b. Verschiedene Schnitte durch einen rechten Skrotalinhalt. Anamnestisch ist eine frühere Epididymitis bekannt. Palpatorisch derbe Induration, am ehesten dem Nebenhodenkopf zugehörig. Sonographische Bestätigung: Plumpe, postentzündliche Auftreibung des Nebenhodenkopfes (*Pfeile*, **a**) mit zwei zystischen Aussparungen (**b**). Der Hoden selbst ist in der Begrenzung und im Binnenstrukturmuster unauffällig

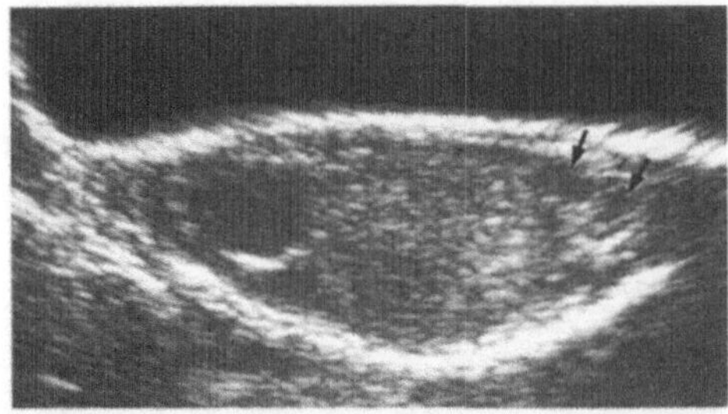

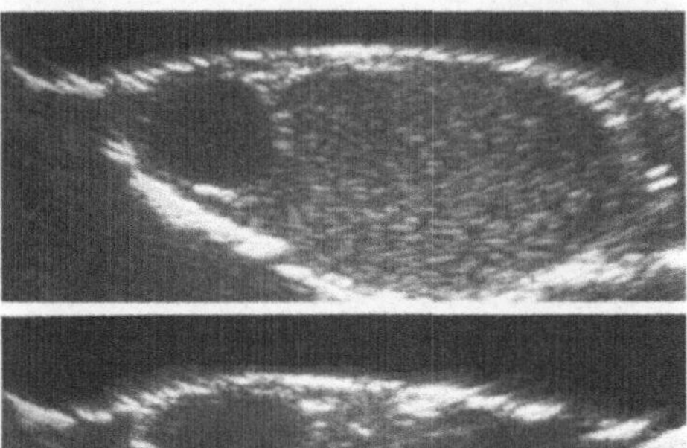

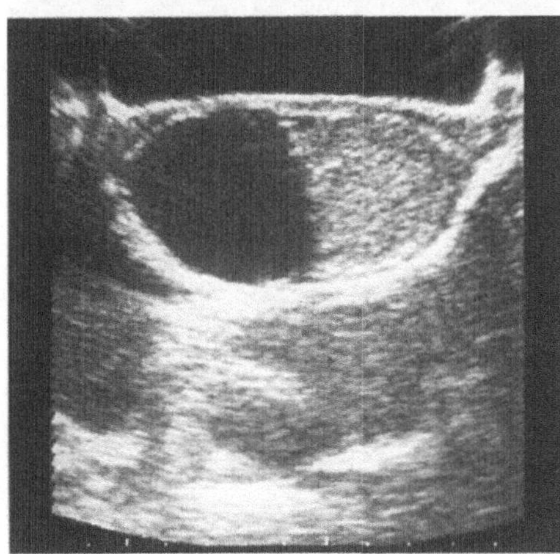

Abb. 11. a Anamnese unauffällig. Palpatorisch harte, runde Induration im Nebenhodenkopfbereich. Größere, zystisch wirkende Aussparung im Bereich des Nebenhodenkopfes, unabhängig vom Hoden selbst. Zusätzlich zwei kleinere, ebenfalls zystisch wirkende Aussparungen (*Pfeile*) im Bereich des Nebenhodenschwanzes am unteren Hodenpolbereich. **b** Fast identischer Befund im Nebenhodenkopf im Längs- und Querbild. *Nur* sonographisch vom Hoden sicher abgrenzbare zystische Raumforderung im Nebenhodenkopf

Abb. 12. Anamnese: Schwellung im rechten Skrotalfach, in letzter Zeit zunehmend. Palpatorisch prall-elastische, gut kirschgroße Raumforderung, dem oberen Hodenpol aufsitzend; nur durch die Projektion bedingt scheint der Hoden von der extratestikulären zystischen Raumforderung abgeplattet. Extratestikuläre Nebenhodenzyste oder Spermatozele

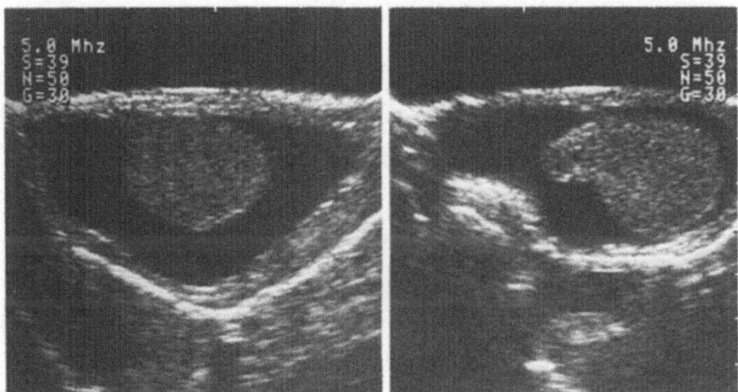

Abb. 13. Querschnitte durch den linken (*li.*) und rechten Skrotalinhalt (*re.*). Der linke Skrotalinhalt entspricht palpatorisch einer kleinhühnereigroßen, sehr derben Masse ohne Differenzierungsmöglichkeit des Inhaltes. Sonographisch starke Wandverdickung allseitig, am ehesten postentzündlich bedingt. Dadurch gfls. auch die ausgeprägte Hydrozelenbildung, in der ein unauffälliger Hoden „schwimmt". Rechtsseitig etwas geringere Verdickung der Skrotalwand. Ein Nebenhodenanteil ist angeschnitten, Binnenstrukturmuster unauffällig. Diagnose: Beiderseitige Hydrozelen mit postentzündlicher Wandverdickung, links stärker als rechts. Beiderseits unauffällige Hoden

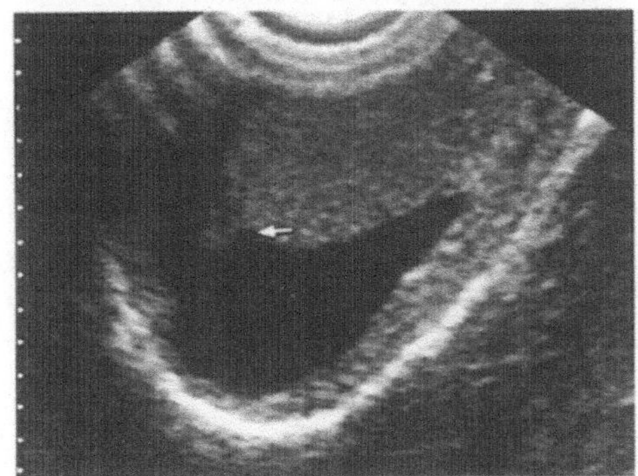
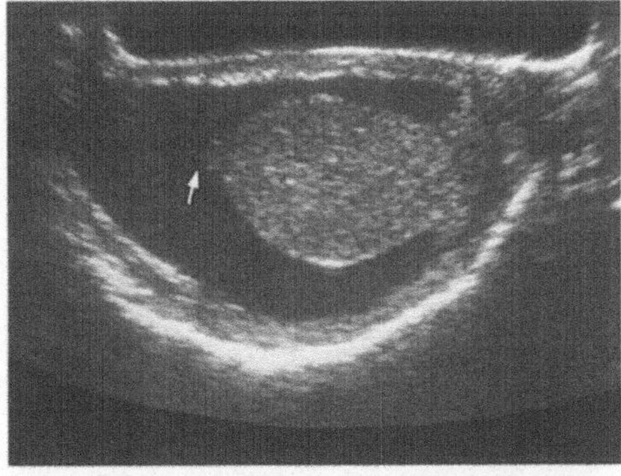

Abb. 14. a Querschnitt durch einen rechten Skrotalinhalt. Starke Wandverdickung, ausgeprägte Hydrozele. Hydatidenbildung (*Pfeil*), normales Binnenstrukturmuster des unauffälligen Hodens. Bei derart entzündungsveränderten Hodenhüllen ist *nur* sonographisch eine Differenzierung des Inhaltes möglich. **b** Identischer Befund mit Hydatide (*Pfeil*) am oberen Pol in anderer Aufnahmetechnik

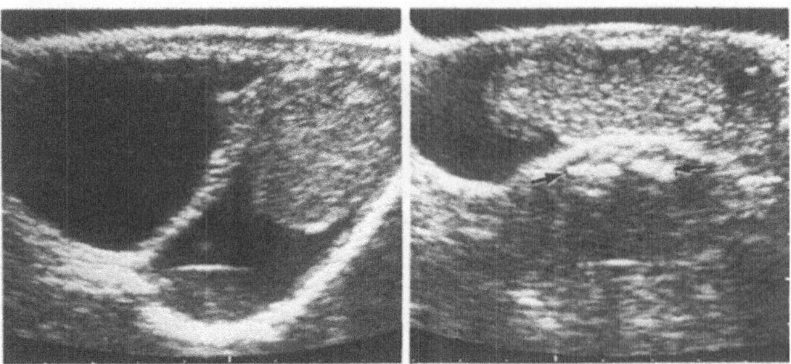

Abb. 15. Quer- und Längsschnitt durch einen linken Skrotalinhalt. Der Querschnitt kann einer Hydrozele testis et funiculi entsprechen, jedoch ist auch eine gekammerte Hydrozele möglich. Keine andere sonographische Differenzierbarkeit; der Hoden und das Binnenstrukturmuster sind unauffällig. Keine zusätzliche Information aus dem Längsschnitt *re.* Die Impression der Skrotalwand an der unteren Zirkumferenz ist durch den Finger (*Pfeile*) des Untersuchers bedingt

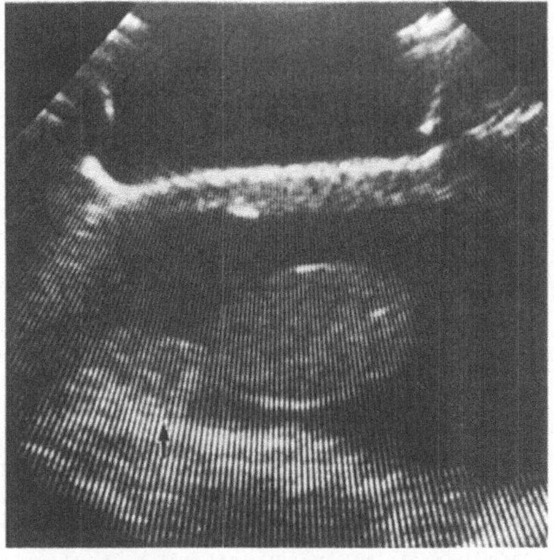

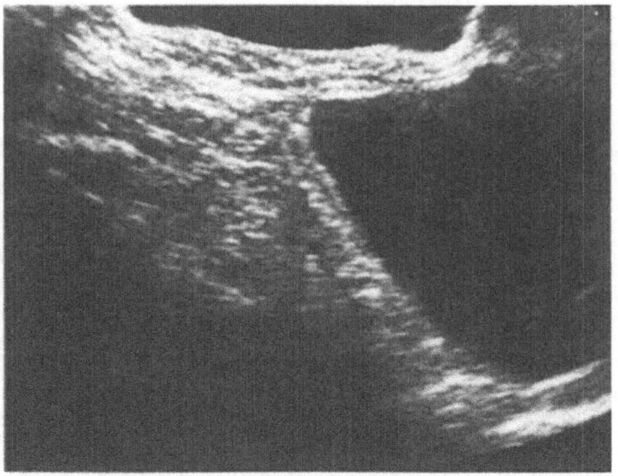

Abb. 16. Ebenfalls grob verdickte, derbe Hodenhüllen. Ausgeprägte Kalkschwingen der Tunica albuginea bei sonst unauffälligem Hoden. Chronisch entzündlich veränderter Nebenhodenanteil (*Pfeil*). Große prallelastische Hydrozele

Abb. 17. Große Hydrozele mit entsprechender Diaphanoskopie. Sonographisch wird die Hydrozele bestätigt, gleichzeitig aber findet sich oberhalb der Hydrozele Abdominalinhalt im Leistenkanal; an Peristaltik leicht erkennbar. Diagnose: Unabhängig von der Hydrozele bestehender Leistenbruch

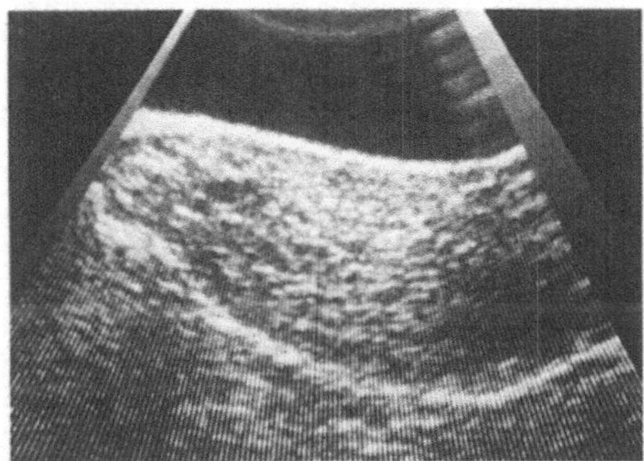
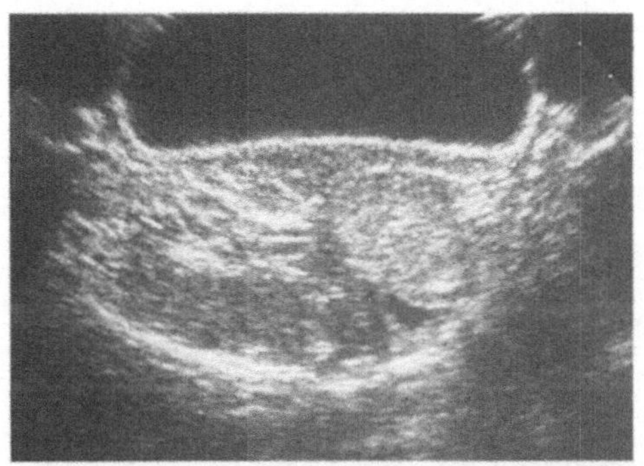

a b

Abb. 18. a Derbe Masse in einem rechten Skrotalfach. Sonographisch entspricht dieses Bild im Zusammenhang mit der Klinik einer Skrotalhernie. **b** Der pathologische Inhalt des Skrotalfaches „erdrückt" geradezu den Hoden (*re.*). Darm im Skrotum kann natürlich auch durch Auskultation bewiesen werden

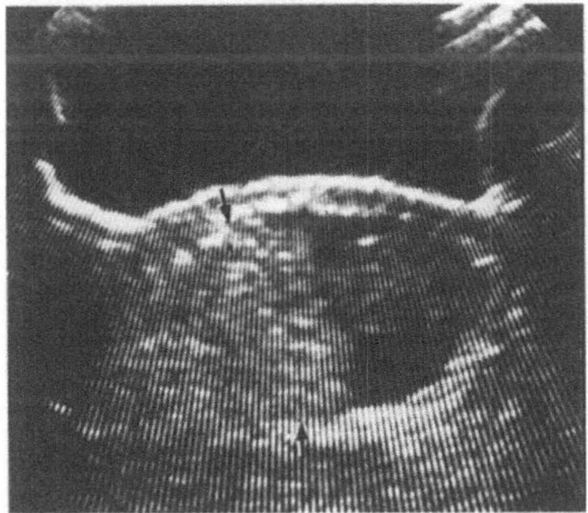
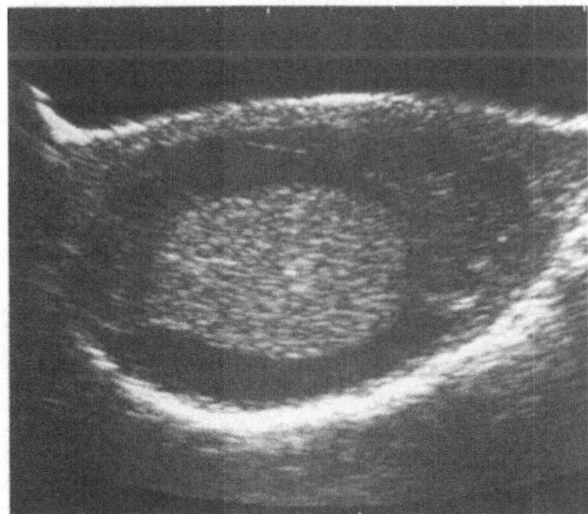

Abb. 19. 12jähriger Junge mit akuter Schmerzsymptomatik im Bereich des rechten Skrotalfaches: Flüssigkeitsansammlung zwischen Epi- und Periorchium, dazu Abdominalinhalt (*Pfeile*). Es handelt sich um sulzig verändertes Netz bei offenem processus testis vaginalis. Beachte die „Kalzifizierung" an der oberen Zirkumferenz der Tunica bereits bei einem 12jährigen Jungen

Abb. 20. Akute Epididymitis, klinisch eindeutiger Befund. Die entzündliche Anschoppung des gesamten Nebenhodens bedingt die Auflockerung und Hypoechogenität durch reichliches entzündliches Exsudat. Verdickte Hodenhüllen. Normales Binnenstrukturmuster des Hodens

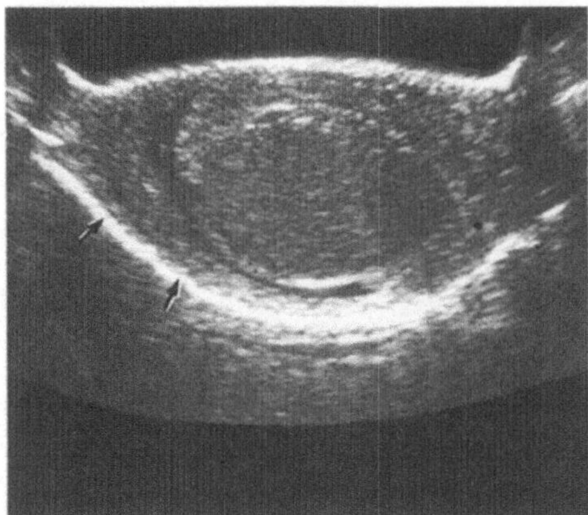

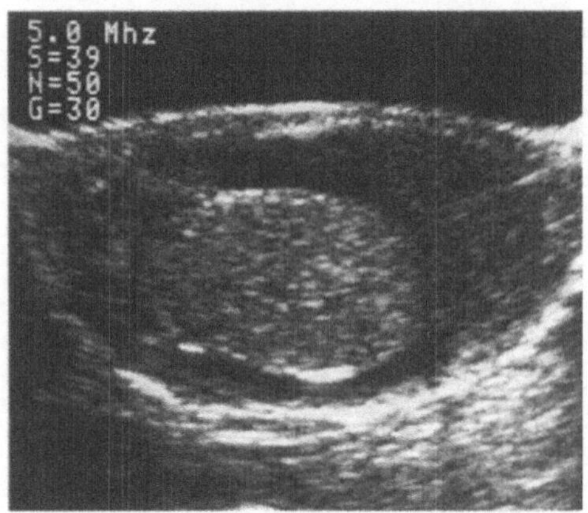

Abb. 21. 5 Tage „alte" Epididymitis. Die starke Anschoppung des Nebenhodens ist erheblich zurückgegangen, jedoch zunehmende entzündliche Verdickung der Skrotalhaut (*Pfeile*). Kaum Exsudat nachzuweisen. Der Hoden selbst ist unbeeinträchtigt von der Entzündung

Abb. 22. Große schmerzlose Masse im rechten Skrotalfach ohne jede palpatorisch mögliche Differenzierbarkeit. Sonographisch: Völlige Aufhebung der Nebenhodenmorphologie. Echoflaue inhomogene Masse, z. T. mit Einschmelzungen, um den unauffälligen Hoden. Die kaum noch verdickte Skrotalwand spricht für einen schon längeren Verlauf des Nebenhodenprozesses

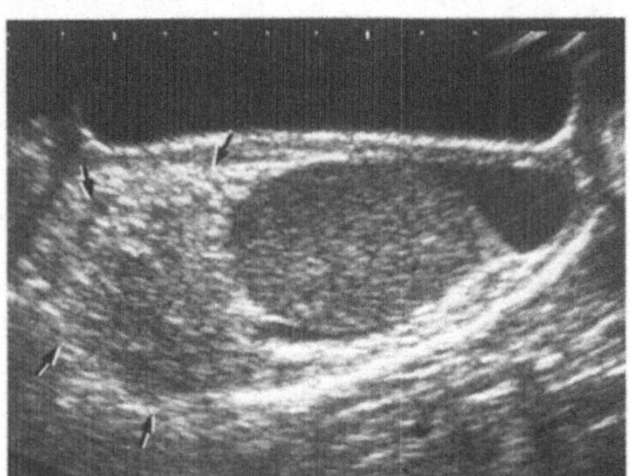

a

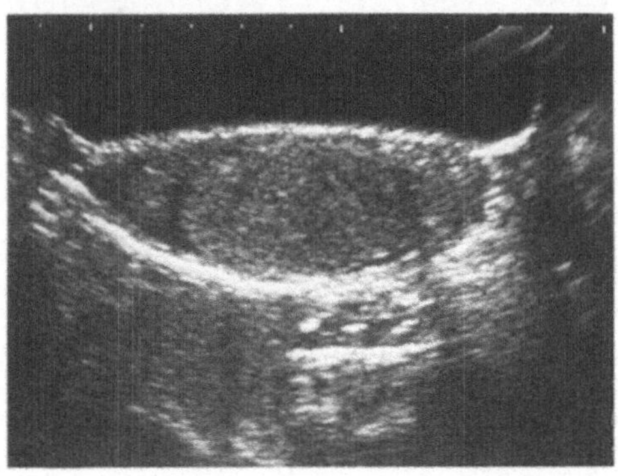

b

Abb. 23. Palpatorisch kaum schmerzhafte Masse im linken Skrotalfach (**a**), unauffälliger Palpationsbefund rechts (**b**). Linksseitig sehr dichte Echoformation (*Pfeile*), beschränkt auf die Verlängerung des unauffälligen oberen Hodenpols. Leichte Flüssigkeitsansammlung im Bereich des unteren Hodenpols. Typisches sonographisches Bild einer chronischen Epididymitis. Das Schnittbild des rechten Hodens ist unauffällig. Die chronische Epididymitis verursacht meistens ein echodichteres Strukturmuster im Vergleich zum Hodenparenchym

Abb. 24. Daumenartige derbe Induration, längsverlaufend, über dem Hoden, keine sichere Abgrenzbarkeit möglich. Sonographisch: Stark verbreiteter, im Kopfbereich dichter (*Pfeil*), sonst inhomogen strukturierter Nebenhoden; leichte Flüssigkeitsansammlung oberhalb des Nebenhodenkopfes, auch im Schwanzbereich und unterhalb des unauffällig strukturierten, abgrenzbaren Hodens. Fast knollig wirkende chronische Epididymitis

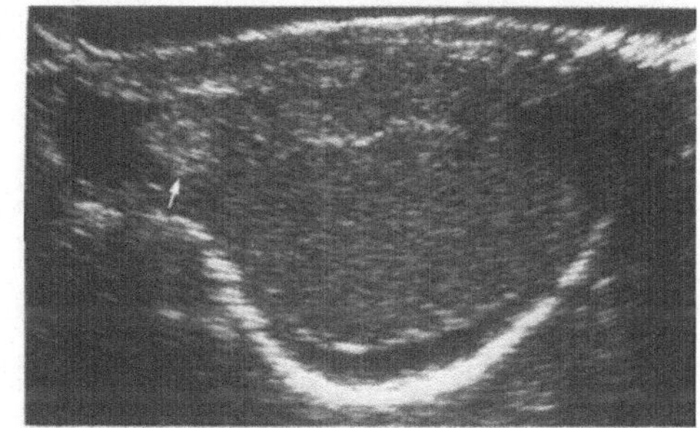

Abb. 25a. Längsschnitte durch einen linken Hoden: Vergrößerter Nebenhodenkopf mit in beiden Schnittbildern deutlich vermehrter Echostruktur im Vergleich zum normalen Hodenparenchym, mäßige Flüssigkeitsanreicherung im Bereich des oberen und unteren Hodenpols. Diagnose: Chronische Epididymitis mit Reizhydrozele, unauffälliger Hoden. **b** Längsscan durch den rechten Skrotalinhalt: Seit 4 Wochen unverändert bestehende, nur leicht schmerzhafte Schwellung bei 25jährigem Mann. Palpatorisch: Rundlich-glattes, wenig schmerzhaftes Konglomerat. Sonographischer Befund: Stark indurierende Schwellung des ganzen Nebenhodens – wie bei längerfristig schwelender – nicht exacerbierter Epididymitis. Der Hoden selbst ist unbeeinträchtigt

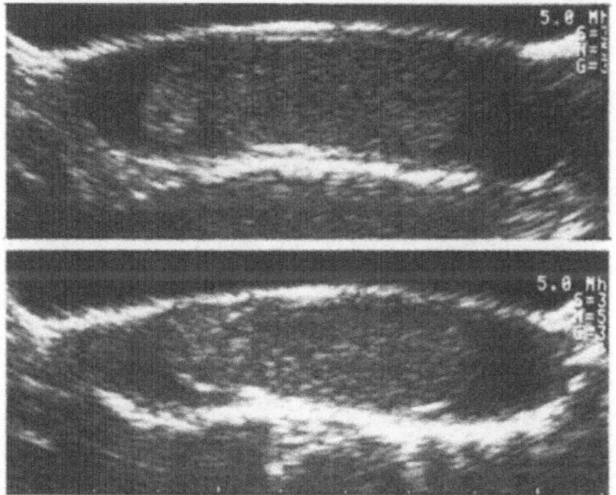
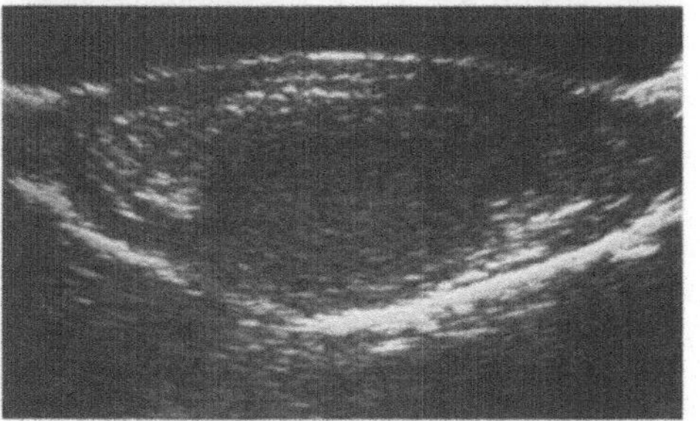
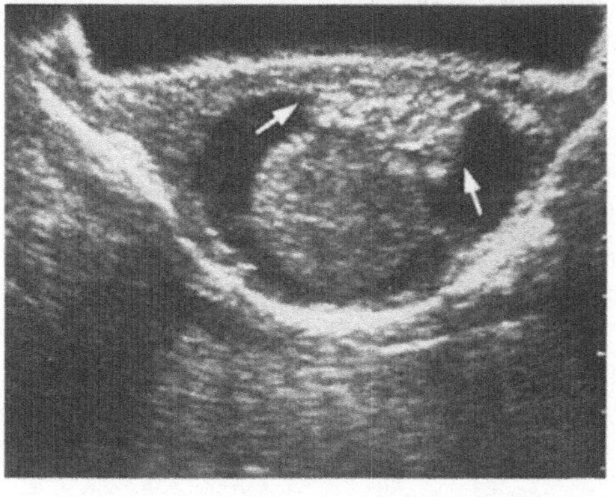

Abb. 26. Vielfach rezidivierte Epididymitis. Derb verdickte Skrotalwand. Mäßige Flüssigkeitsansammlung unterhalb des Periorchiums. Die Induration (*Pfeile*) des getroffenen, abgeplattet wirkenden Nebenhodenanteils ist so ausgeprägt, daß dadurch eine deutliche Echoreduktion im distal davon gelegenen Hodenparenchym bewirkt wird. Das Hodenstrukturmuster ist regelrecht. Vergl. Abb. 16

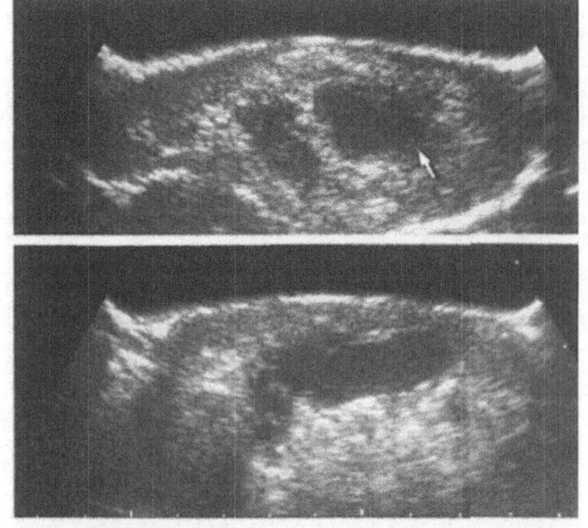
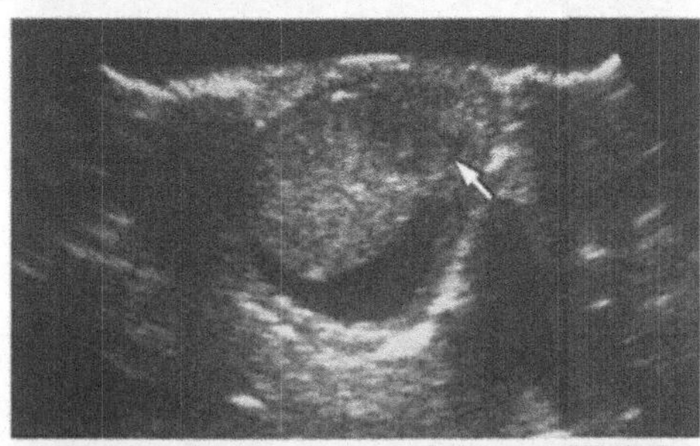
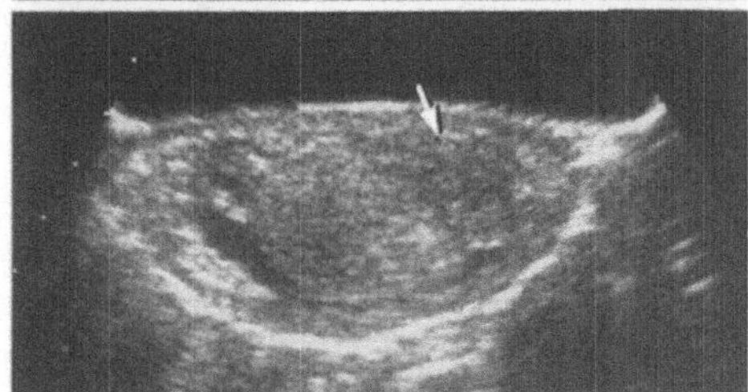
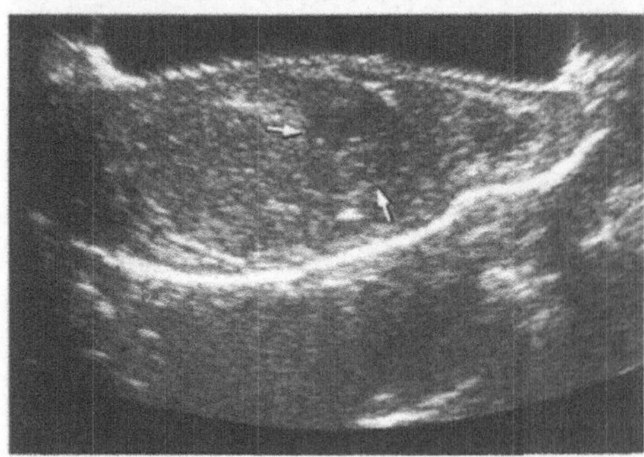
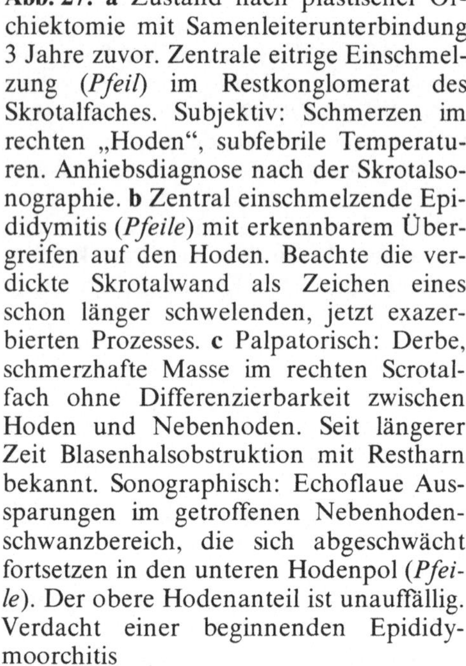

Abb. 27. a Zustand nach plastischer Orchiektomie mit Samenleiterunterbindung 3 Jahre zuvor. Zentrale eitrige Einschmelzung (*Pfeil*) im Restkonglomerat des Skrotalfaches. Subjektiv: Schmerzen im rechten „Hoden", subfebrile Temperaturen. Anhiebsdiagnose nach der Skrotalsonographie. **b** Zentral einschmelzende Epididymitis (*Pfeile*) mit erkennbarem Übergreifen auf den Hoden. Beachte die verdickte Skrotalwand als Zeichen eines schon länger schwelenden, jetzt exazerbierten Prozesses. **c** Palpatorisch: Derbe, schmerzhafte Masse im rechten Scrotalfach ohne Differenzierbarkeit zwischen Hoden und Nebenhoden. Seit längerer Zeit Blasenhalsobstruktion mit Restharn bekannt. Sonographisch: Echoflaue Aussparungen im getroffenen Nebenhodenschwanzbereich, die sich abgeschwächt fortsetzen in den unteren Hodenpol (*Pfeile*). Der obere Hodenanteil ist unauffällig. Verdacht einer beginnenden Epididymoorchitis

Abb. 28. Längs- und Querschnitt durch einen schmerzhaften, fast hühnereigroßen linken Skrotalinhalt. Im Längsschnitt ist das Hodenparenchym ganz an die Peripherie gedrängt (*Pfeile*), durch zentrale, z. T. abgekapselt wirkende, z. T. konfluierende, größere, echoarme bis echofreie Aussparungen. Ausgeprägte zentrale Einschmelzung mit etwas breiterem Parenchymrest im Querschnitt (*Pfeile*). Foudroyant verlaufende einschmelzende Epididymoorchitis

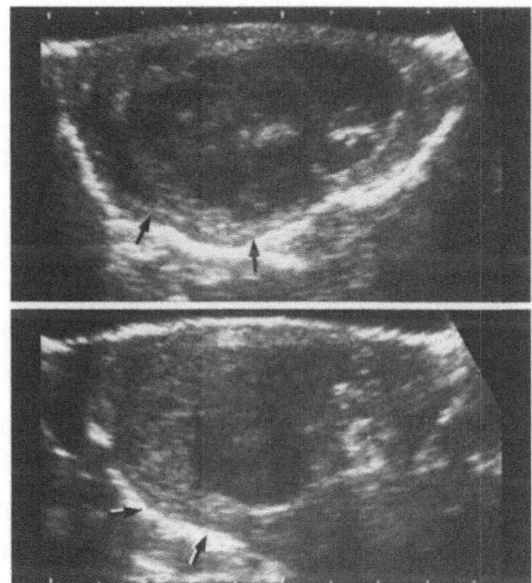

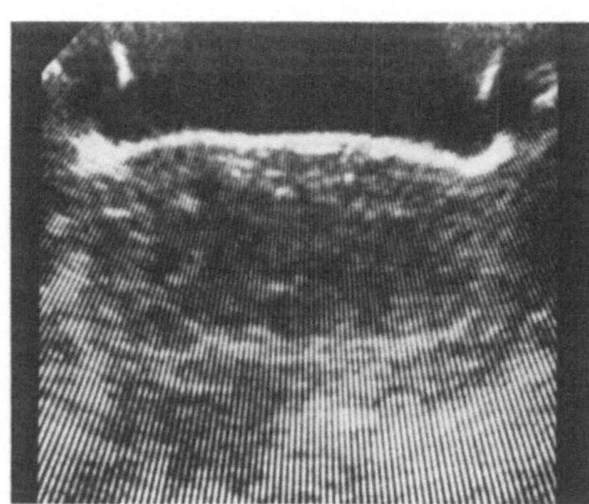

a

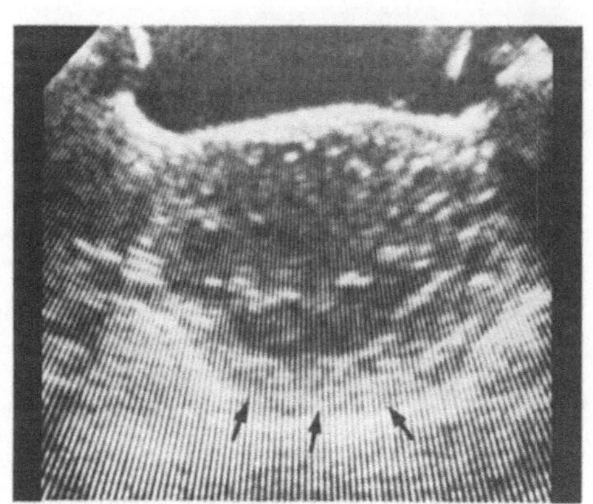

b

Abb. 29 a, b. Längs- und Querschnitt durch einen rechtsseitigen, seit längerer Zeit mäßig geschwollenen, schmerzhaften Skrotalinhalt. Im Längsschnitt (**a**) und, besser im Querschnitt (**b**) erkennbar, wird Resthodenparenchym (*Pfeile*) in die Peripherie gedrängt, von einer offensichtlich zentral langsamer als in Abb. 28 einschmelzenden Masse. Diagnose: Weniger foudroyant verlaufende Epididymoorchitis. Allein vom sonographischen Bild her käme auch ein malignes Lymphom in Betracht

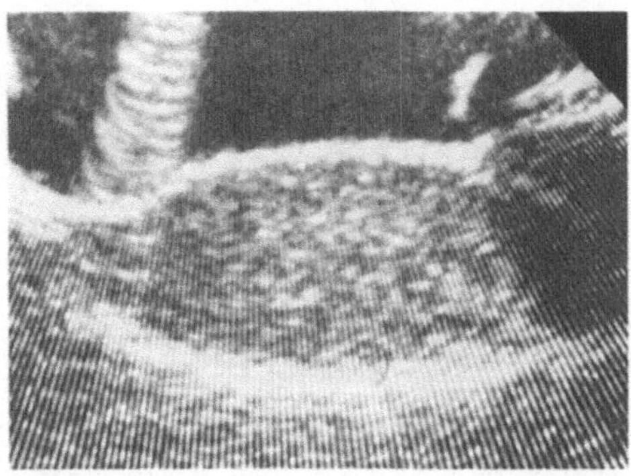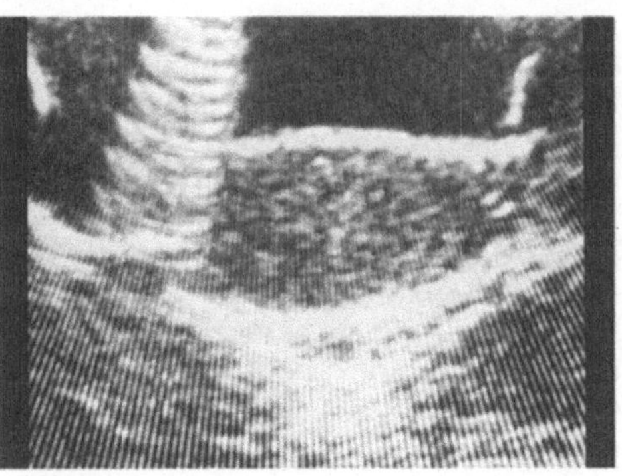

a / b

Abb. 30. 25jähriger Patient mit, seit 6 Wochen bemerkter, kontinuierlicher Größenzunahme des rechten Hodens (**a**). Im Vergleich zum linken (**b**) ist der rechte Hoden stark vergrößert, zeigt jedoch nur ein etwas hyperechogenes Strukturmuster. Keine auffälligen Aussparungen, keine Separation, keine Inhomogenität. Histologische Diagnose: Blande, lymphozytenreiche Orchitis. Im weiteren Verlauf Normalisierung des Hodenvolumens

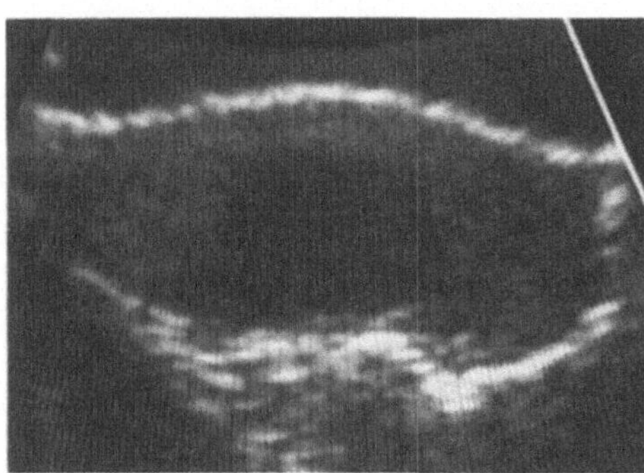

Abb. 31. 25jähriger Patient. Seit einigen Wochen „Schweregefühl im rechten Hoden". Artifiziell schlechtes Längsschnittbild, dennoch, zentral ausgeprägte Raumforderung mit sehr flauem Echobesatz, nachweisbar. Palpatorisch typischer Befund eines Hodentumors. Histologisch: Seminom

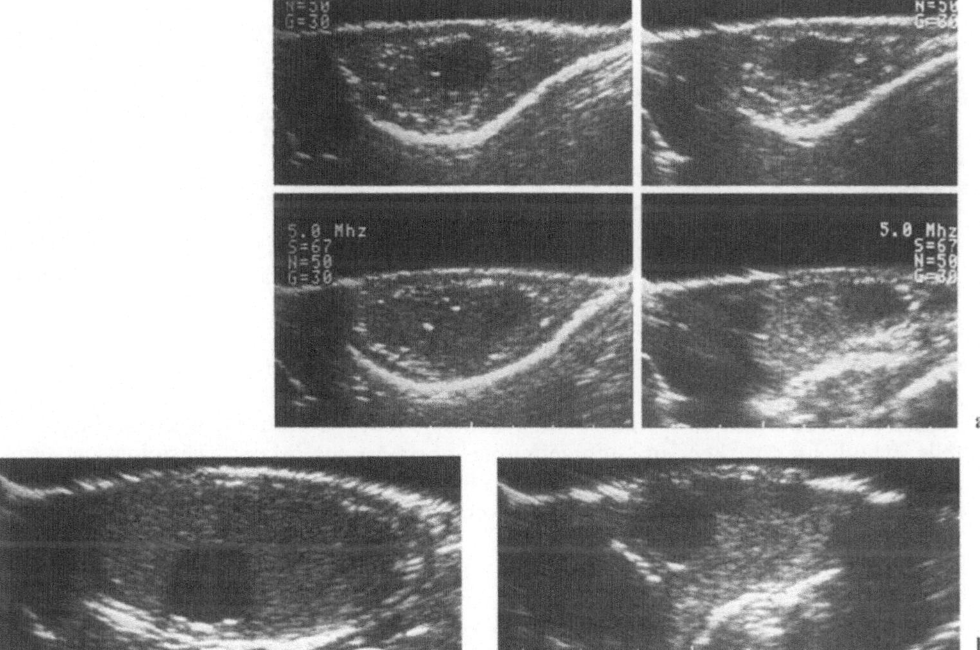

Abb. 32. a Sequenzschnitte durch einen rechten Hoden: Kleine Induration, kurz zuvor vom Patienten selbst palpiert. Sonographisch wie ausgestanzt wirkende Aussparung mit ganz flauem Echobesatz im Vergleich zum umgebenden Hodenparenchym. Protuberation der Tunica albuginea durch die Raumforderung. Unmittelbare Abtragung des Hodens. Histologie: Seminom. **b** Im Vergleich dazu eine (selten vorkommende) Hodenparenchymzyste. Kein Strukturmuster, angedeuteter echoplus-Effekt, bessere Abgrenzbarkeit im Vergleich zum Seminom. 2 kleinere Zysten im Querschnitt (*rechts*) zusätzlich

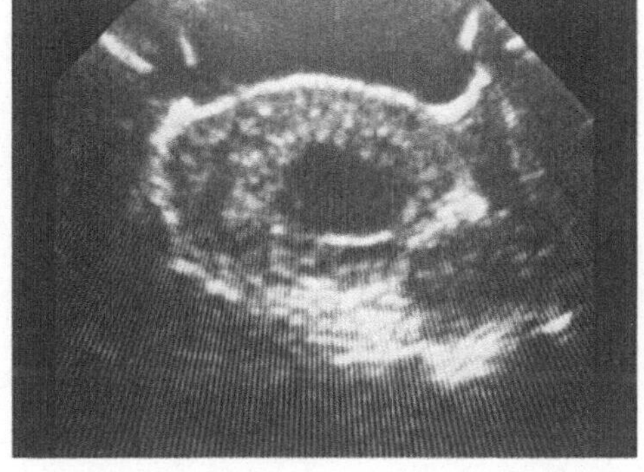

Abb. 33. 22jähriger Patient. Schweregefühl im linken Hoden seit 3 Wochen. Palpatorisch leichte Verhärtung, etwa im Mittelanteil des Hodens. Sonographisch ausgeprägte zentrale Hypoechogenität in einem kleinen Hoden. Das Parenchym zirkulär zeigt einen Kompressionseffekt durch die intraparenchymale Verdrängung. Histologische Diagnose: Adultes, malignes Teratom

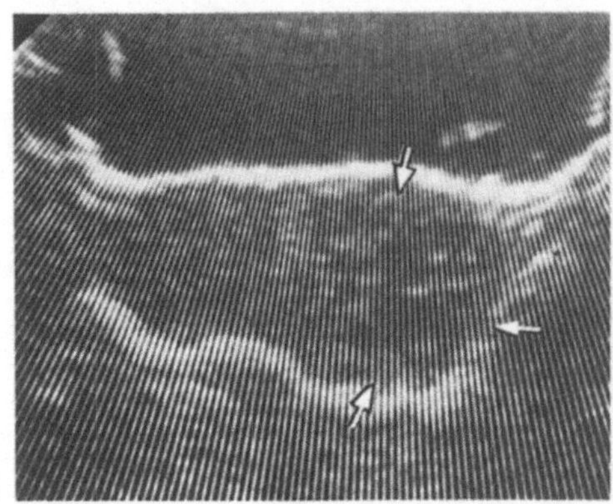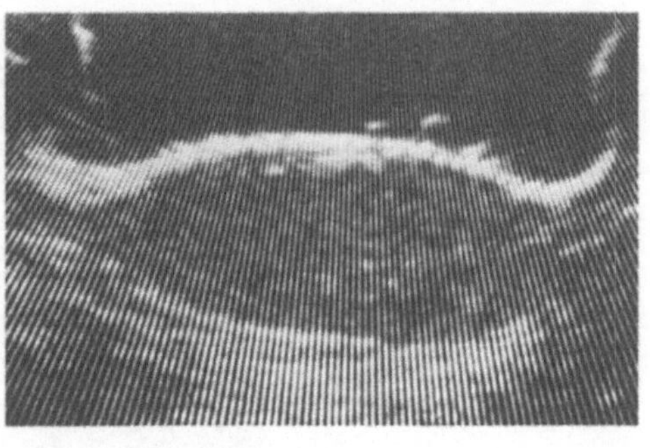

Abb. 34a, b. 20jähriger Patient. Vor etwa 4 Wochen bemerkte „Derbheit" im linken Hoden (**a**). Der untere Pol links ist aufgetrieben (*Pfeile*) von einer teils hypoechogenen, teils echodichter wirkenden, unregelmäßig-inhomogenen Masse. Histologisch: Embryonales Teratokarzinom. **b** Der rechte Hoden zeigt einzelne Aussparungen, die Anlaß zu regelmäßigen Kontrollen (Selbstpalpation, Sonographie) sein sollten

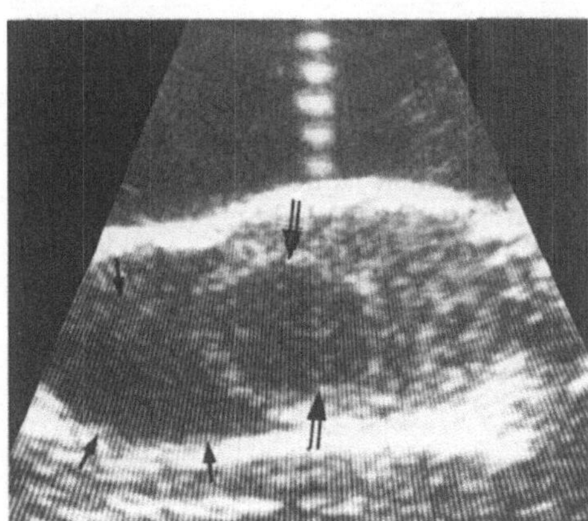

Abb. 35. Seit 4 Wochen persistierende, rechtsseitige Epididymitis bei einem 24jährigen Patienten. Palpatorisch: Konglomerattumor im Skrotalfach ohne jede Differenzierungsmöglichkeit. Sonographisch: Echoärmere, strukturlose Masse (*Pfeile*) entsprechend einer subchronischen Epididymitis. Der obere Hodenpol wird von einer unregelmäßig begrenzten Formation (*Doppelpfeile*) eingenommen, die sich gut gegen das normale Hodenparenchym absetzt und inhomogen-weich strukturiert ist. Diagnose: Hodentumor (histologisch: Teratokarzinom), kaschiert von einer symptomatischen Epididymitis

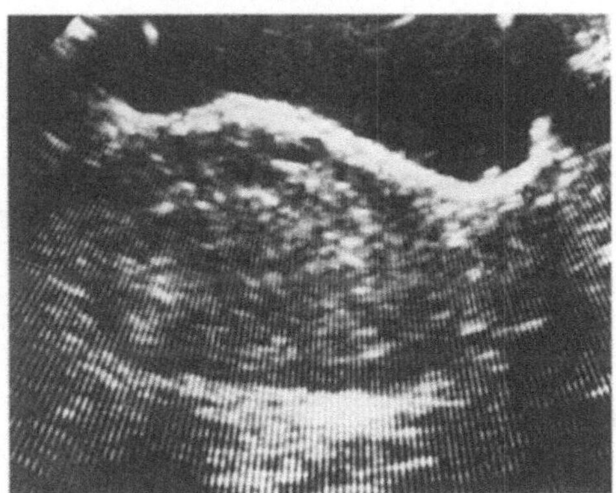

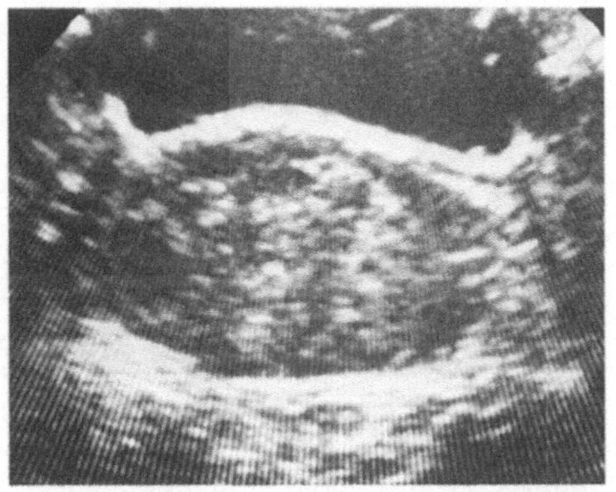

Abb. 36a, b. 31jähriger Patient mit schmerzloser, teigiger Schwellung seit etwa 6 Monaten. Sonographisch: Aufhebung des normalen Parenchymmusters zugunsten einer unterschiedlich dichten, gänzlich inhomogenen, unregelmäßig strukturierten Masse. Kein erkennbares Restparenchym. Histologische Diagnose: Destruierendes adultes Teratokarzinom. Differentialdiagnostisch kann ein malignes Lymphom, metastatisch oder als Primärsitz im Hoden, das gleiche sonographische Bild mit völliger Destruktion des normalen Gewebes bedingen (s. auch Text)

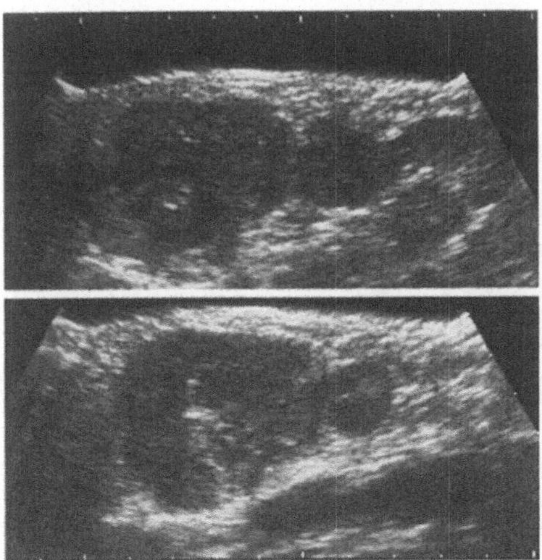

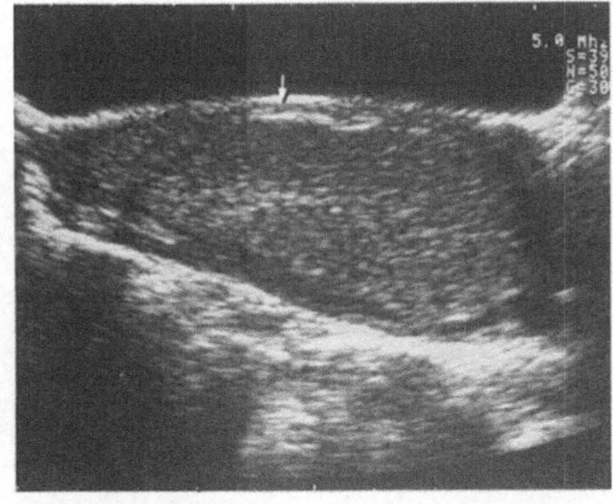

Abb. 37. Die Diagnose „malignes Lymphom des Hodens" wird leichter zu stellen sein, wenn auch andernorts Lymphknoten, z. B. als Konglomerattumor in der Leiste, wie hier, nachzuweisen sind. Im Querschnitt *oben* und im Längsschnitt *unten* sieht man disseminierte, metastatische Lymphknotenkonglomerattumoren mit Malignitätskriterien (echoflaue Aussparungen zufolge zentraler Nekrosen, unregelmäßige Begrenzung, Dissemination)

Abb. 38. Bei jüngeren Patienten kommt es zur kompensatorischen Hypertrophie des kontralateralen Hodens nach einseitiger Ablatio. Die fortlaufende Kontrolle dieses Hodens bei etwas höherer Tumorgefährdung ist durch die Sonographie objektivierbar und durch die Dokumentation im Verlauf vergleichbar möglich geworden. Normales Hoden-Strukturmuster. Leichte Tunikakalkschwinge (*Pfeil*). Normaler Nebenhodenkopf

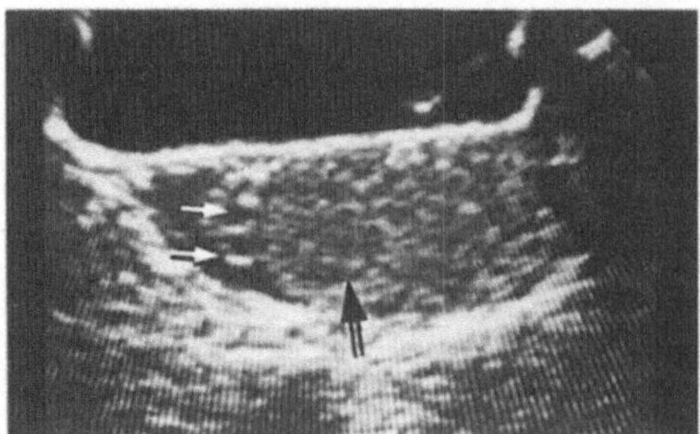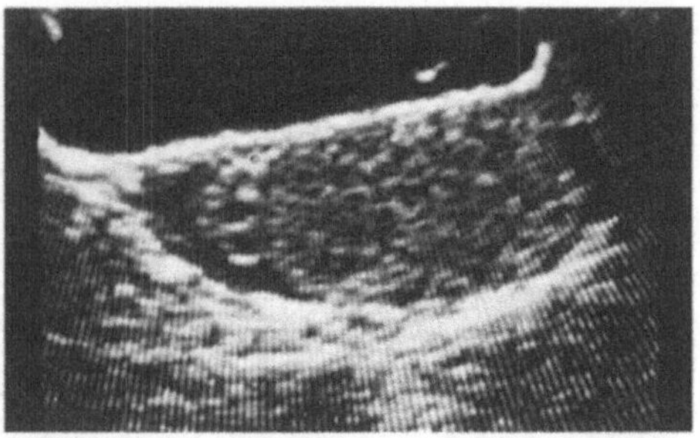

a　　　　　　　　　　　　　　　　　　　　　　　　　　　　　　b

Abb. 39a, b. Rechter Resthoden bei einem 53jährigen Patienten im Zustand nach Ablatio testis links, ein Jahr zuvor wegen eines Teratokarzinoms. Bei der Selbstpalpation: Induration im oberen Hodenpol, seit 4 Wochen unverändert bestehend, aufgefallen. Sonographisch keine kompensatorische Hypertrophie des Hodens, evtl. wegen des Alters. Zwei zystische Aussparungen (*Pfeil*) im Nebenhodenkopf, leichte Flüssigkeitsansammlung. Der obere Hodenpol scheint eingenommen von einer ganz leicht echoflaueren, rundlichen Struktur (*Doppelpfeil*), die sich gegen das übrige Hodenparenchym im unteren Anteil etwas absetzt. Der ganze Hoden wirkt in drei Teile geradezu septiert. Die palpable Induration wird durch die kleinen zystischen Nebenhodenkopfveränderungen erklärt. Nach 6 Wochen gleicher Befund (**b**). Kein Hinweis für eine intratestikuläre Raumforderung, jedoch kurzfristige Kontrollen weiter erforderlich

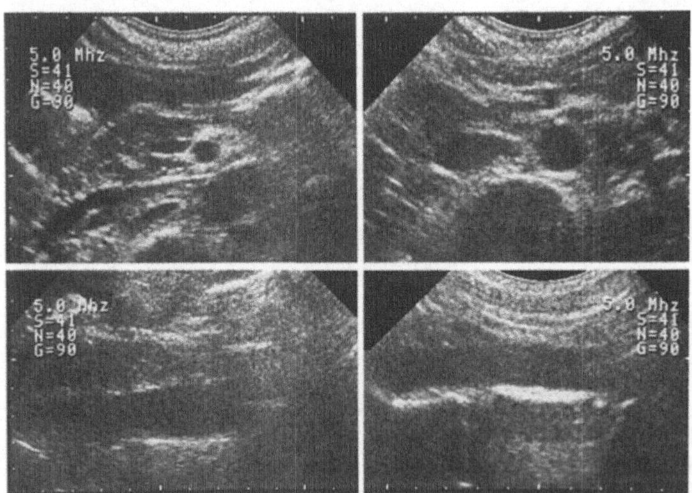

Abb. 40. Regelmäßig werden im Verlauf nach Behandlung von Hodentumoren die Bereiche entlang der großen Gefäße und des Nierenstiels sowie die Leber sonographiert als zusätzliche Sicherheitsmaßnahme für den Patienten, neben der Bestimmung der Tumormarker. Querschnitt in Höhe der Leberpforte (*oben li.*) und ein etwas caudaler liegender Querschnitt (*oben re.*) mit der Aorta und der V. cava inferior. Die V. cava inferior im Längsverlauf ohne jede Kompression (*unten li.*), ebenso die Aorta (*unten re.*). Keine Hinweise für pathologische Lymphknotenkonglomerate im Bereich der Nierenstiele und im Verlauf der großen Gefäße.

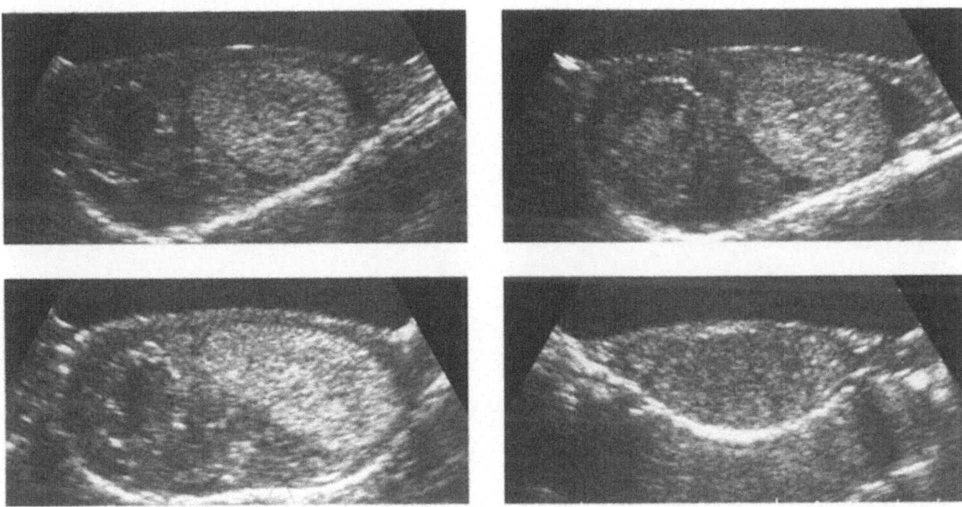

Abb. 41. 23jähriger Patient mit schmerzhafter Schwellung des rechten Skrotalinhaltes vor 1 Woche. Kurz danach Beschwerdefreiheit. Jetzt, 7 Tage später, neuerlich leichte Schmerzen und Schweregefühl im rechten Skrotalfach. Das Schnittbild *unten re.* entspricht dem normalen linken Hoden. Die Anschnitte durch das rechte Skrotalfach zeigen einen etwas kleineren, echodichter strukturierten, normal konturierten Hoden. Das übrige Skrotalfach wird von einer großen, stark inhomogenen, nicht differenzierbaren Masse eingenommen, deutlich echoärmer als das Hodenparenchym. Im Schnittbild *oben li.* fällt eine rundliche, fast strukturlose Aussparung auf. Dopplersonographisch fast gleiche arterielle und venöse Strömungsgeräusche wie linksseitig. Intraoperative Diagnose: Extravaginale Hodentorsion mit hämorrhagischer Infarzierung von Hoden und Nebenhoden. Histologisch: Hämorrhagische Infarzierung mit stärkeren reaktiven Entzündungsvorgängen

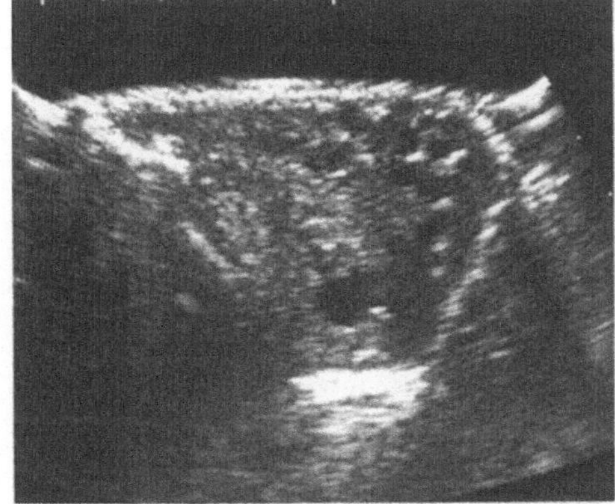

Abb. 42. Linksseitige Varicocele. Zahlreiche kleinere und auch etwas größere, extratestikuläre Aussparungen innerhalb des Skrotalfaches sind für Anschnitte erweiterter Venen des Plexus pampiniformis pathognomonisch; dieser Befund kann bei nicht ganz eindeutigem Tast- und dopplersonographischen Befund ein wichtiges Kriterium für die Diagnose einer Varicocele sein

KAPITEL 10

Urosonographische Befunde im Säuglings- und Kindesalter

10.1 Allgemeines

Die Säuglings- und Kinder-Urosonographie hat inzwischen die lange erwartete Verbreitung in Klinik und Praxis auch der Pädiater gefunden. Die Urologie profitiert davon erheblich, weil früher als zuvor kausal therapiefähige Anomalien, die ja oft nur uncharakteristische Symptome verursachen, aufgedeckt werden. Dadurch kann der Operationszeitpunkt z. B. kongenitaler Harnleiterabgangsstenosen, primär obstruktiver Megaureter oder auch von Harnröhrenklappen viel früher erfolgen mit entsprechend günstigerer Prognose für den Verlauf.

10.2 Fetale Urosonographie

In gar nicht seltenen Fällen sind überwiegend obstruktive und zystische Uropathien schon intrauterin erkennbar oder auch auszuschließen. Zwischen der 16. und 20. Schwangerschaftswoche kann der Geburtshelfer die Nieren des Feten im Parallelschnitt zur fetalen Wirbelsäule oder im Oberbauchquerschnitt darstellen und ebenso durch leichtes Kippen des Schallkopfes die gefüllte Harnblase. Die Hauptgrößenzunahme der Nieren erfolgt erst zwischen der 20. und 30. Woche, so daß man Vermutungen über eventuelle pathologische Veränderungen nicht zu früh äußern, sondern lieber abwarten sollte.

Zu dieser Zeit kann eine Oligohydramnie ein wichtiges Hinweiszeichen für eine Nierenpathologie sein, weil die fetale Urinproduktion durchaus mitverantwortlich für die Fruchtwassermenge ist. Im wesentlichen sind atypische liquide Massen und Aussparungen innerhalb des Harntraktes auffällig. Dazu gehören:

1. Einseitige, unterschiedlich stark ausgeprägte Ektasien des ZRB, oft als Folge von Harnleiterabgangsstenosen oder primär obstruktiven Megaureteren.
2. Beiderseitige Harnstauungsnieren, z. B. beim prune belly-Syndrom.
3. Massive Dilatation des gesamten Harntraktes zufolge infravesikaler Obstruktion, z. B. durch eine Harnröhrenklappe.
4. Polyzystische Nierendegeneration vom fetalen oder infantilen Typ mit immer auffallend großen Nieren.
5. Multizystische Dysplasien (meist einseitig, seltener doppelseitig = Potter II-Syndrom).

6. Beiderseitige Nieren-Agenesien mit der Unmöglichkeit einer Blasenauffüllung nach Diuretika-Gabe = Potter I-Syndrom.

Bedeutung bekommt diese intrauterine urosonographische Diagnostik für folgende Fragen:

1. Ist die vorliegende Nierenpathologie mit dem Leben vereinbar oder gibt es, z. B. beim sicheren Potter I- und II-Syndrom eine Indikation zum Schwangerschaftsabbruch?

2. Kann eine u. U. folgenreiche Entwicklungsstörung verhindert oder gebessert werden durch fetalchirurgische Maßnahmen, z. B. Bildung eines vesiko-amnialen Shuntes mit einem double J?

3. Kann eine schwere Entwicklungsstörung in ihrem Ausmaß begrenzt bleiben durch vorzeitige Entbindung und sofortige uro-chirurgische Intervention oder reicht eine Therapieplanung unmittelbar nach zeitgerechter Entbindung aus?

4. Gibt es eine Indikation zur genauen urosonographischen Kontrolle nach der Entbindung?

Ad 1: Zur Beantwortung dieser Frage muß die fetale urosonographische Diagnose völlig gesichert und möglichst vor der 24. Woche gestellt sein. Es ist eine Entscheidung, die Geburtshelfer, Pädiater und natürlich die Schwangere treffen müssen. Bei völliger Eindeutigkeit kann durch einen Abbruch der Mutter zusätzliche Enttäuschung und der Perinatologie großer Aufwand erspart bleiben.

Ad 2: Fetal-chirurgische Eingriffe mögen spektakulär sein, jedoch muß die Indikation sorgfältig bedacht wer-

den. Bei einseitiger Pathologie (z. B. massive Hydronephrose zufolge Harnleiterabgangsstenose) und normaler kontralateraler Niere gibt es wohl keine Indikation zum nephro-amnialen Shunt, nicht einmal wohl zur wiederholten Punktion. Auch beim prune belly-Syndrom nützt die Entlastung der Harnblase wohl nur wenig.

Eine wirkliche Indikation könnte bestehen, wenn – wie beschrieben (MAURER 1985) – eine grobe, großzystische Raumforderung der einen Niere eine mechanische Kompression und damit eine verfolgbare, schwere Beeinträchtigung der kontralateralen Niere bewirkt.

Ad 3: Die Indikation zur vorzeitigen Entbindung wird man vom Ausmaß der Pathologie abhängig machen. Eine Harnröhrenklappe, die einen massiven Aufstau des gesamten proximal davon gelegenen Harntraktes bedingt, könnte u. U. ein Grund für eine Schnittentbindung sein. Eine Harnleiterabgangsstenose bei normaler kontralateraler Niere dagegen wohl nur in Ausnahmefällen oder wenn andere Gründe hinzukommen.

In jedem Fall wird eine sehr enge Zusammenarbeit von Geburtshelfern, Pädiatern und Kinder-Urologen erforderlich sein, um das Optimale für das Kind zu erreichen.

Ad 4: Ganz sicher wird jede präpartale urosonographische Auffälligkeit die Indikation zur postpartalen sorgfältigen Verlaufskontrolle sein. Manche scheinbare fetale Abflußbehinderung soll (ALTWEIN 1983) durch temporäre muskuläre Unreife der Harnleiter bedingt sein mit zunehmender Normalisierung postpartal. Für diese Annahme spricht die oft gefundene leichte Distension des ZRB von Neugeborenen und jungen Säuglingen.

Weiterhin ist eine zeitliche Vorverlagerung des Operationszeitpunktes für plastische Korrekturen, insbesondere von Harnleiterabgangsstenosen, durch die fetale Urosonographie möglich geworden mit entsprechend günstigen Auswirkungen auf die weitere Entwicklung solcher Organe und solcher Kinder.

Der Geburtshelfer hat die wichtige Aufgabe des sonographischen Screenings in der Schwangerschaft. Neben vielen anderen Fehlbildungen – im wesentlichen Konturabweichungen des Fetus, z. B. durch Anenzephalus, Hydrozephalus, fehlende oder pathologische Neuralrohrschlüsse sowie Steißbeinteratome u. a. – wird er auch ein Augenmerk auf den Urogenitaltrakt haben, dessen Fehlbildungsrate bekannterweise besonders hoch liegt.

Die Sonographie wird sich auch für diesen neuen Bereich als nützlich und sinnvoll erweisen können, sei es durch Kontrolle und frühe Korrektur therapiefähiger Anomalien oder durch eindeutige frühe Klärung von Fehlbildungen, die mit dem Leben nicht vereinbar sind. Anzustreben ist eine enge Zusammenarbeit von Zentren für fetale Sonographie mit Perinatologen, Pädiatern und natürlich Kinder-Urologen.

10.3 Das normale Urosonogramm von Säuglingen und Kindern

Der Ausschluß einer Pathologie durch Nachweis eines normalen urosonographischen Befundes kann für die Säuglings- und Kinderheilkunde ein noch wichtigerer Aspekt als im Erwachsenenalter sein. Im Vergleich zum Erwachsenen fehlen in diesem Alter oft verwertbare subjektive Angaben. Weiterhin ist eine saubere Uringewinnung viel aufwendiger und ebenso natürlich Röntgenuntersuchungen. Für Säuglinge besteht zudem eine höhere Kontrastmitteltoxizität als im späteren Alter (WEITZEL 1984). Wie wertvoll kann unter diesen Umständen der Nachweis eines normalen Urosonogramms sein!

Abgesehen von einer eher reichlicheren Flüssigkeitszufuhr erfordert die urosonographische Untersuchung keine weiteren Vorbereitungen des Kindes.

Die Normvariationen des Nephrosonogramms entsprechen bei Kindern der Vielfältigkeit von Erwachsenen-Nieren. Im Gegensatz dazu aber korreliert das Nierenvolumen recht gut mit dem Körpergewicht. Das Nierenvolumen wird errechnet nach der Ellipsoid-Formel:

Größte Länge × größte Breite × Mittelwert aus größter Tiefe des Längs- und Querschnittes × 0,523.

Dieser Wert wird in Relation gesetzt zum Mittelwert der entsprechenden Körpergewichtsklasse (WEITZEL 1984) und dann relatives Nierenvolumen genannt.

$$\text{Rel. NV} = \frac{\text{NV} \times 100}{\text{Mittelwert d. NV d. KGK}}$$

Der Normbereich des NV liegt weit auseinander zwischen 70 bis 130%, stellt aber dennoch einen wesentlich besseren und einfacheren Parameter dar als Messungen nach dem Urogramm. Die Nierenvolumina der rechten und linken Niere können auch normalerweise differieren. Relevante Größenunterschiede zwischen Jungen und Mädchen gibt es dagegen nicht.

Eine leichte Distension des ZRB ist bei Säuglingen noch physiologisch und ebenso ein dichteres Strukturmuster des Parenchymsaumes. Markkegel können eher deutlicher abgegrenzt sein als später und dürfen aufgrund ihrer Hypoechogenität nicht mit Zystchen verwechselt werden. Auffallend häufiger als im späteren Alter findet man bei Kindern, der ventralen Nierenfläche anliegend, gefüllte Darmanteile im Längs- wie im Koronar- und Querschnitt. Dies mag besonders durch die stärkere Kompression des Bauchinhaltes in Bauchlage bedingt sein. Schwierigkeiten bei der Identifikation gibt es jedoch selten, weil fast immer der Nachweis von Peristaltik, noch während der gleichen Untersuchung, möglich ist.

Die kindliche Blasenform ist wie im Erwachsenenalter höchst variabel und individuell. In der Regel bildet sich im Querscan die prall-volle Blase rund, die mäßig bis gut gefüllte viereckig bei mehr horizontaler Schallkopfapplikation und mehr dreieckig bei nach kaudal tangential gerichteter

Einstellung ab. Die Wanddicke korreliert nicht sicher mit der Füllungsmenge, sondern ist abhängig von der Dicke der Schleimhaut und der Muskulatur. Im Normalfall ist die Innenfläche fast glatt konturiert.

10.4 Pathologische Veränderungen

Naturgemäß unterscheiden sich Erkrankungen des Urogenitaltraktes (UGT) im Kindesalter ganz wesentlich von denen des Erwachsenen. Solide Raumforderungen, Steine, große solitäre Zysten, Urothelprozesse etc. sind eher seltener, kongenitale Anomalien und entzündliche Erkrankungen mit ihren Folgen eher häufiger.

Zu folgenden Erkrankungen kann die Urosonographie einen wichtigen diagnostischen Beitrag leisten:

1. Anlagefehlbildungen.
2. Zystische Degenerationen.
3. Harntransportstörungen.
4. Traumatische Läsionen des UGT.
5. Entzündungen der unteren und aszendierend in die oberen Harnwege.
6. Veränderungen des Genitales.

10.4.1 Anlagefehlbildungen

Beiderseitige Agenesien der Nieren (Potter I) sind Fehlbildungen, die mit dem Leben nicht vereinbar sind. Sie können schon präpartal vermutet werden (s. dort). Einseitige Agenesie wird man annehmen, wenn orthotop und dystop kein Nierenblastem nachweisbar ist und sich die kontralaterale Niere erheblich kompensatorisch hypertrophiert darstellt. Ein endoskopisch erkennbares Ostium mit Ureterknospe kann durchaus angelegt sein.

Beiderseitige multizystische Dysplasien der Nieren (Potter II) stellen ebenfalls nicht lebensfähige Fehlbildungen dar, sind jedoch ebenfalls äußerst selten. Etwas häufiger ist die einseitige multizystisch-dysplastische Veränderung des Nierenblastems, oft mit atretischem Ureter. Sie kann intrauterin mit einer Harnstauungsniere mit zahlreichen ektatischen Kelchen und kaum noch erkennbarem Parenchymsaum verwechselt werden. Später wird die Differentialdiagnose leichter, weil ektasierte Kelche die Kontur nicht protuberieren und eine persistierende fetale Renkulierung nie so ausgeprägt ist wie die unregelmäßige Verteilung der oft auch größeren Zysten dieser Dysplasie.

Nach Lageanomalien wird man immer suchen, wenn an typischer Stelle paralumbal keine Nierenanlage gefunden wird. In der Regel ist eine dystope Niere im Becken, in der Sakralregion oder, gekreuzt, auf der kontralateralen Seite einfach zu finden. An die Möglichkeit der Verschmelzung in jedweder Form ist zu denken. Abflußbehinderungen aus dystopen Nieren können sehr wohl möglich sein. Gefäßanomalien sind die Regel – ebenso natürlich bei Hufeisennieren mit sonographisch meist gut nachweisbarer Parenchymbrücke ventral der großen Gefäße.

10.4.2 Zystische Degenerationen

Zystische Degenerationen können in allen Altersstufen leicht nachgewiesen werden. Man unterscheidet fetale Formen von infantilen, juvenilen und schließlich adulten Formen. Allen gemeinsam ist die, wenn auch unterschiedlich starke, beiderseitige Betroffenheit der immer erheblich vergrößerten Organe. Die fetale und infantile Form muß gegenüber der multizystischen Dysplasie abgegrenzt werden, die jedoch fast stets nur einseitig ausgebildet ist, oft mit atretischem Ureter (BARTELS 1981).

Für die infantile polyzystische Nierendegeneration ist das über das ganze Nierenfeld verteilte Pfeffer- und Salz- (WERNECKE 1984) oder Schwarz-Weiß-Muster fast pathognomonisch. Dieses Bild wird verursacht durch Darstellbarkeit kleiner und kleinster Zystchen ab 2 mm. Erst das gute Auflösungsvermögen der modernen Ultraschallgeräte läßt dieses Bild regelmäßig nachweisen.

Die juvenile Form der zystischen Nierendegeneration ist kein fest definiertes eigenes Krankheitsbild, sondern stellt eine besonders früh nachweisbare Manifestation der adulten zystischen Nierendegeneration dar. Diese wird sonst häufig erst im dritten Jahrzehnt eindeutig erkennbar. Den wichtigsten Hinweis auf derartige, fast immer beidseitige zystische Nierendegenerationen gibt die Anamnese. Die Zysten entstehen im Parenchymsaum und heben mit zunehmender Entwicklung die sonographische Nierenarchitektur und Kontur auf.

10.4.3 Harntransportstörungen (HTST)

Den entscheidenden Hinweis auf das Vorliegen einer HTST aus den oberen Harnwegen gibt auch im Kindesalter der Nachweis einer Distension des ZRB der Nieren (s. Tabelle 1). Steine und Tumoren als häufigste Ursache bei Erwachsenen spielen im Kindesalter eine geringere Rolle.

Im Säuglingsalter sind geringe Distensionen, evtl. zufolge noch nicht völlig abgeschlossener Reife der Harntraktmuskulatur, physiologisch. Gleiche Distensionen im Zusammenhang mit reichlicher Flüssigkeitszufuhr und/oder auch bei ampullären Nierenbecken sind ebenfalls ohne Krankheitswert. Auch eine volle Blase bremst den Harntransport in die Blase, so daß ebenfalls Distensionen resultieren können, die nach der Miktion nicht mehr nachweisbar sind.

Stärkere Distensionen und Spreizungen, unabhängig von der Flüssigkeitszufuhr und der Miktion, sind dagegen immer pathologisch. Für grenzwertige Befunde kann – aber muß keineswegs obligat und so im Gegensatz zu Erwachsenen (s. dort) – der Diuretika-Belastungstest eine Entscheidungshilfe geben. Die Kompensationsfähigkeit des kindlichen Hohlsystems für die Aufnahme relativ großer Flüssigkeitsmengen erscheint noch besser als im Erwachsenenalter.

Jede größere Flüssigkeitszufuhr im Kindesalter kann eine z. T. erhebliche, aber in der Regel asymptomatische Dilatation des ZRB machen.

Tabelle 1. Differentialdiagnose der Distensionen des ZRB der Niere im Kindesalter

Mögliche Ursachen	Klärung des Verdachtes
1. Sog. ampulläres Nierenbecken	Nephrosonographische Kontrolle. Nur diskrete Distension
2. Unmittelbar nach sehr reichlicher Flüssigkeitsaufnahme oder auch nach i.v.-Kontrastmittelgabe zur Urographie	Anamnese, Kontrolle
3. Volle Harnblase als Bremse des Harntransportes in die Blase	Blasenentleerung, Kontrolle
4. Echte Obstruktionen oder Kompressionen im Verlauf der distaleren Anteile des Hohlsystems	Diuresebelastungsnephrosonogramm, Urogramm
5. Zystorenaler Reflux > Parkulainen II	Kontrolle der übrigen Hinweiszeichen, ggf. MCU
6. Rest-Dilatation im Verlauf plastisch-operativer Korrekturen (z. B. nach Harnleiterabgangsplastiken, Antirefluxplastiken etc.)	Anamnese, Verlaufskontrollen
7. Entzündlich bedingte Hypotonie des NBKS durch bindegewebig-narbigen Ersatz muskulärer Wandanteile	Anamnese, andere Zeichen der chron. Uretero-Pyelonephritis

Dennoch muß bei dem Symptom „Bauchschmerzen" in Zusammenhang mit reichlichem Trinken auch an eine Harnleiterabgangsstenose gedacht werden und das Symptom nicht unbedingt auf eine zu „schnelle Magenfüllung" oder „zu kalte" Flüssigkeit zurückgeführt werden.

Schon im frühesten Kindesalter und neuerdings intrauterin stellt die Harnleiterabgangsstenose eine dankbare sonographische Nachweismöglichkeit dar.

Ebenso dankbar kann nach frühzeitiger, nur operativ möglicher Korrektur der Nachweis der langsamen, aber kontinuierlichen Retonisierung des Hohlsystems sein mit im Verlauf normaler Entwicklung des Parenchyms.

Auch wenn die Urosonographie meist nichts über die Ursache der Abgangseinengung auszusagen vermag, so kann dennoch der frühzeitige Nachweis Organerhaltung bedeuten. Wegen der erstaunlichen Erholungsfähigkeit kindlicher Nieren wird man allerdings in jedem Falle mit einer primären Nephrektomie, auch später noch, sehr zurückhaltend sein können.

Für eine häufige, meist kongenitaler Erkrankung schickt sich die Urosonographie an, den direkten Nachweis zu erbringen, nämlich für den zystorenalen Reflux. Wegen der Strahlenbelastung der Gonaden, zumal bei Mädchen, bestehen zunehmend mehr Vorbehalte gegen das an sich wertvolle Miktions-Cyst-Urethrogramm (MCU); das gilt besonders für die Regeluntersuchung bei der kausalen Klärung rezidivierender Harnwegsinfekte. Manchmal sind zudem Wiederholungsuntersuchungen angezeigt, weil der Reflux nicht bei *jeder* Miktion erfolgen muß, oder auch eine Maturation dokumentiert sein will, z. B. um eine Medikation endgültig abzusetzen.

Das Radionuklid-MCU hat zwar eine viel geringere Strahlenbelastung, etwa um den Faktor 100 für die Gonaden, ist jedoch apparativ aufwendig, erfordert Kooperation und ist in der Detailaussage schlecht.

BEYER (1985) berichtet von der erkennbaren Distension des ZRB unter Ultraschallkontrolle durch Blaseninhaltaszension beim Auffüllen der Harnblase über einen Katheter (low pressure Reflux) bzw. bei der spontanen Entleerung der Blase nach Katheterentfernung (high-pressure-Reflux). Mit Erfahrung sollen so 95 % der Refluxerkrankungen Grad II nach Parkulainen und alle höhergradigen Refluxe nachzuweisen sein.

Die zumindest kurzfristige Nachweisbarkeit von Luft oder CO_2 in der Harnblase nach Insufflation wurde beschrieben (Blasenkontrastsonographie, SCHNEIDER 1986), hat aber noch keine Verbreitung gefunden. Den Durchbruch zugunsten der Urosonographie für den Refluxnachweis könnte ein Ultraschallkontrastmittel aus saccharidstabilisierten Luftbläschen bringen, das in der Echokardiographie bewährt ist. Dieses Kontrastmittel, über die Blase eingebracht, ergibt im Tierversuch bei bestehendem Reflux hellere Reflexe im ZRB und zwar ohne Überstrahlung der übrigen Strukturen (MEYER-SCHWICKERATH 1986).

Tabelle 2. Urosonographische Hinweiszeichen: Zysto-renaler Reflux

1. Größendifferenz beider Nieren. Bei beiderseitigem Reflux ist eine Seite immer stärker geschädigt.
2. Durch Hypotonie bedingte Längs- und Querdistension innerhalb des ZRB mit eventuell
   a) Zunahme unter der Miktion
   b) Abnahme kurz nach der Miktion
3. Restharn durch Pendelurin
4. Eventuell retrovesikale Darstellbarkeit eines dilatierten Ureteranteils

Bislang kann die Urosonographie nur Hinweiszeichen für einen Reflux geben (s. Tabelle 2).

Auf die sonographisch ebenfalls besonders aussagefähigen Verlaufskontrollen sowohl bei konservativer als auch nach operativer Refluxbehandlung soll besonders hingewiesen werden. Physiologische Volumenvermehrung der Nieren entsprechend der Gewichtsklasse, Retonisierung des ZRB und evtl. des oder der Ureter und Ausschluß von Pendelurin-Restharn sind die wichtigsten Kriterien, natürlich nach den klinischen und urin-analytischen Befunden.

Harnleiterdilatationen, aus welchen Gründen auch immer, können ebenfalls dargestellt werden. Mit Kenntnis der sonographischen Befunde der Nieren und der Blase kann die Information über den Harnleiter sehr wichtig für die Diagnosestellung sein. Der Verdacht auf eine kongenitale Harnröhrenklappe bei monströser Dilatation des gesamten proximal davon gelegenen Harntraktes kann schon früh bei der fetalen Sonographie geäußert werden.

Eine nachweisbare Ureterozele kann einen mechanisch bedingten Megaureter verursachen, dagegen ist der sonstige kausale Nachweis primär obstruktiver Megaureter selten möglich. Ein teils zystisch, teils solid wirkendes paravesikales oder paralumbales Konvolut, oft verbunden mit stärkerer Ektasie des ZRB, stellt jedoch ein untrügerisches Zeichen für einen Megaureter dar, das alle weiteren diagnostischen Maßnahmen zur Klärung verlangt.

10.4.4 Traumatische Läsionen des UGT von Kindern

Stumpfe Bauchtraumen sind im Kindesalter häufig, besonders durch Unfälle bedingt. In vielen Fällen kann die Urosonographie eine ernste Mitbeteiligung des UGT ausschließen, was für die weitere Behandlung besonders wichtig sein kann. Makrohämaturien sind jedoch eindeutige Zeichen einer Schädigung von Nieren oder Blase. Im Prinzip gelten bei Kindern die gleichen sonographischen Kriterien wie bei Erwachsenen (s. dort). Man kann mit früher obligaten urographischen Untersuchungen und besonders mit der operativen Exploration zurückhaltend sein, wenn der urosonographische Befund eindeutig ist und im kurzfristigen Verlauf auch bleibt und Konsolidierung zeigt.

Vorbestehende Hydronephrosen, z. B. zufolge einer Abgangsstenose, können manchmal, auch durch ein inadäquates Trauma, erstmals bemerkt und aufgedeckt werden. Diese

Tatsache kann versicherungsmedizinische Bedeutung haben.

Auch für traumatische Veränderungen der unteren Harnwege und des äußeren Genitales gelten die Kriterien des Erwachsenen (s. dort).

10.4.5 Entzündungen: Ursache und sonographisch nachweisbare Auswirkungen

Ausgangsort für Entzündungen der kindlichen Harnwege ist bevorzugt die Blase. Einen bahnenden Faktor für solche Infekte stellt Restharn dar, der folgende Ursachen haben kann:

1. Schlechtes Miktionsverhalten.
2. Pendelurin bei zystorenalem Reflux.
3. Neurogene Blasenentleerungsstörungen.
4. Subvesikale Obstruktion.

Die so einfache semiquantitative Restharnprüfung ist eine wichtige Domäne der Kinder-Sonographie. Unbewußt entleeren viele Kinder ihre Blase unvollständig, besonders unter „Streß"-Bedingungen. Der nachgewiesene Restharn kann meist bei der zweiten Miktion vollständig entleert werden. Diese Möglichkeit schließt eine neurogene oder stärkere mechanische Entleerungsstörung aus.

Die bewußt regelmäßige Miktion in ruhigem Umfeld, das die Schule allerdings meistens nicht bieten kann, und, von älteren Kindern, das Führen eines Miktionsprotokolls kann als wichtige Infektionsprophylaxe gelten und einen günstigen Einfluß auf eine eventuell bestehende Enuresis haben.

Zur konservativen Refluxbehandlung gehört das sog. double-voiding, um das Pendelurinvolumen möglichst gering zu halten. Auch diese Maßnahme dient im wesentlichen der Infektionsprophylaxe.

Für neurogene ebenso wie für mechanisch bedingte Entleerungsstörungen liegt der Wert der Sonographie in der primären Aufdeckung und, im Verlauf, in der Therapiekontrolle. Zur Klärung der Genese der obstruktiven infravesikalen Störung kann die Sonographie nur in seltenen Fällen beitragen, etwa bei Blasensteinen und Fremdkörpern in Blase oder Harnröhre oder durch Nachweis von Blasendivertikeln.

Eine Detrusorhypertrophie entsteht im Gefolge einer subvesikalen Obstruktion. Sie ist auch wichtiges sonographisches Zeichen, z. B. bei der als Krankheitsbild umstrittenen distalen Harnröhrenstenose von Mädchen. Die dicht strukturierte und, trotz großer Streubreite, deutlich verdickte homogene Blasenwand, der fast regelmäßige, unterschiedlich hohe Restharn und die dadurch bedingte Infektneigung sind neben der engkalibrigen distalen Harnröhre untrügerische Zeichen dieser Pathologie. Bei richtiger Indikationsstellung kann nach Normalisierung des Kalibers die Blase ohne Rest und subjektiv schneller und objektiv in besserem flow entleert werden. Die Detrusorhypertrophie geht nur ganz allmählich zurück.

Die Wandverdickung durch Detrusorhypertrophie muß von der entzündlich bedingten Schleimhautveränderung der Harnblase unterschieden werden, wie man sie bei der schweren akuten Uro-Zystitis findet. Dabei wirkt die Schleimhaut wie abgehoben von der Muskulatur und eher echoflauer als die Unterlage. Nach der Miktion wirkt die Blase zufolge der Schleimhautschwellung wie ein rundliches, flau-echogenes Konglomerat und entspricht dadurch nicht dem typischen queren kapillären Spalt der leeren Blase.

Entsteht aus der akuten Zystitis durch Aszension eine akute Pyelonephritis, so kommt es nach WEITZEL (1984) zu einer nachweisbaren und in 60% der Fälle über 140% hinausgehenden Volumenvermehrung der Nieren. Dieses zuverlässige sonogra-

Tabelle 3. Urosonographische Zeichen: Chronische destruierende Pyelonephritis

1. Deutliche Reduktion des Nierenvolumens in Längs- und/oder Quer- und/oder Tiefenschnitt
2. Unregelmäßige Kontur, bedingt durch
   a) narbige, kelchwärts gerichtete Einziehungen des Parenchyms,
   b) asymmetrische kompensatorische Hypertrophie als Regenerationsversuch mit der Wirkung einer Protuberation oder eines Pseudotumors
3. Entzündliche Hypotonie des Hohlsystems bei narbigem Ersatz muskulärer Wandelemente
4. Schlechte Impedanz der Nierenkontur durch Übergreifen der Entzündung auf den perirenalen Bereich
5. Zunahme des Strukturmusters des Parenchyms („iso- oder hyperhepatisch", TRAPPE 1986)
6. Verwaschene oder kaum abgrenzbare Markpyramiden
7. Reduktion des Parenchyms im Verhältnis zum ZRB

phische Zeichen kann neben der Klinik (Schmerzen, hohe Temperaturen, Zylinder im Urinsediment) von wichtiger Bedeutung sein für das Behandlungskonzept und für die Verlaufsbeobachtung, weil eine völlige Ausheilung, möglichst kausal, angestrebt werden muß.

Die sonographischen Kriterien der chronischen Pyelonephritis, welcher Genese auch immer sie sein mag, sind in Tabelle 3 aufgelistet. Sie sind im Grunde die gleichen wie im Erwachsenenalter. Die Änderung des Strukturmusters darf nicht als zuverlässiges Zeichen gelten, weil die gleiche Hydratation des Patienten und vor allem die Standardisierung der Geräteeinstellung nicht sicher zu gewährleisten ist.

10.4.6 Veränderungen des Genitales

Trotz der kleinen Verhältnisse können die Hoden bei männlichen Kindern am besten durch Schallkopfapplikation mit Vorlaufstrecke von unten, vom Damm her, dargestellt werden. Es gilt besonders Hydrozelen zu sichern und abzugrenzen gegen Hämatozelen nach möglichen Traumen und gegenüber soliden Neubildungen. Wichtig ist die schnelle Klärung und Dokumentation von „plötzlich entstandenen Schwellungen" des Skrotalfaches kleiner Jungen, wobei es sich meistens um einen offenen processus testis vaginalis handelt, in den aber auch Netz hineingezogen sein kann (s. Abb. 19 im Kap. 9 Skrotalsonographie). In gleicher Weise können auch direkte Leistenbrüche gesichert werden.

Im Verlauf des Samenstranges sind Funikulozelen ebenfalls schnell von soliden Veränderungen abzugrenzen.

Bei Mädchen kann bei gefüllter Blase der noch recht kleine Uterus in einer Größenordnung von 1,5 bis 4 cm Längsachse je nach Alter retrovesikal dargestellt werden; die daneben gelegenen Ovarien dagegen wohl nur bei zystischen Vergrößerungen. Häufiger fällt bei querer Schallkopfapplikation, schräg tangential von kranial zur Darstellung des Blasenauslasses, direkt hinter der dorsalen Blasenwand gelegen, eine komplexe dichte Echoformation mit Auslöschung auf. Sie kann Luft in der Scheide entsprechen und darf nicht mit einem Stein in einem Harnröhrendivertikel oder Fremdkörpern in der Scheide verwechselt werden.

Die stark verbesserte Auflösung und das zeilenlose, flackerfreie Bild haben besonders auch Vorteile für die Kinder-Urosonographie gebracht. Allein schon der sichere Ausschluß einer Pathologie stellt eine so dankbare Möglichkeit dar, die mit geringem Zeitaufwand erbracht werden kann. Im nicht so seltenen Zweifelsfall und bei Nachweis einer Pathologie bewährt sich eine enge Zusammenarbeit von Pädiater und Kinder-Urologen nachhaltig zugunsten des Kindes.

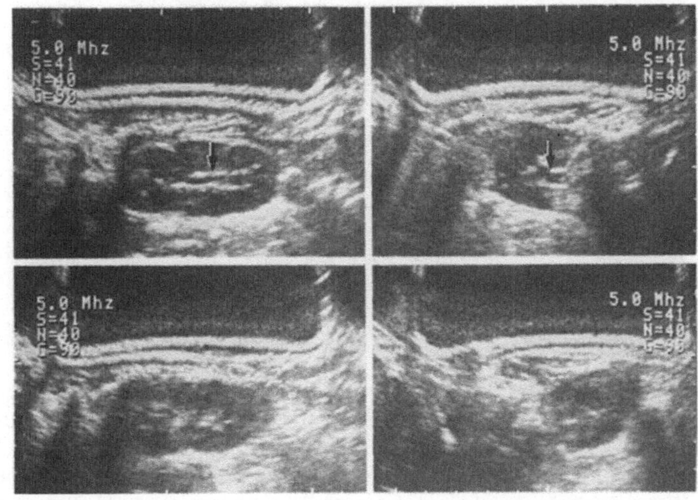

Abb. 1. Normales Nephrosonogramm eines 4monatigen Säuglings: *Oben* Linke Niere, längs und quer. *Unten* Rechte Niere, längs und quer. Die leichte Spreizung des ZRB (*Pfeile*), hier besonders der linken Niere im Quer- und Längsscan, ist als physiologisch anzusehen

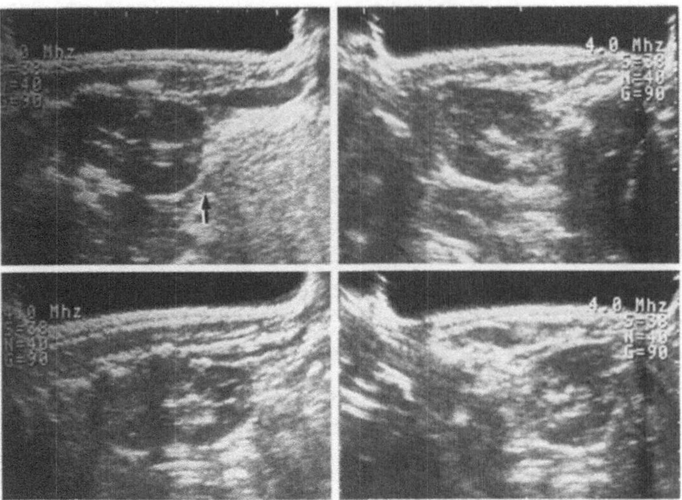

Abb. 2. Normales Nephrosonogramm eines 6monatigen Säuglings: *Oben* Linke Niere, längs und quer. *Unten* Rechte Niere, längs und quer. Durch gefüllten Darm (*Pfeil*) erscheint der untere Pol der linken Niere abgeplattet. Der kraniale Anteil der rechten Niere wird von 2 Rippen überlagert. Auch hier noch die leichte Splittung des zentralen Bandes beider Nieren

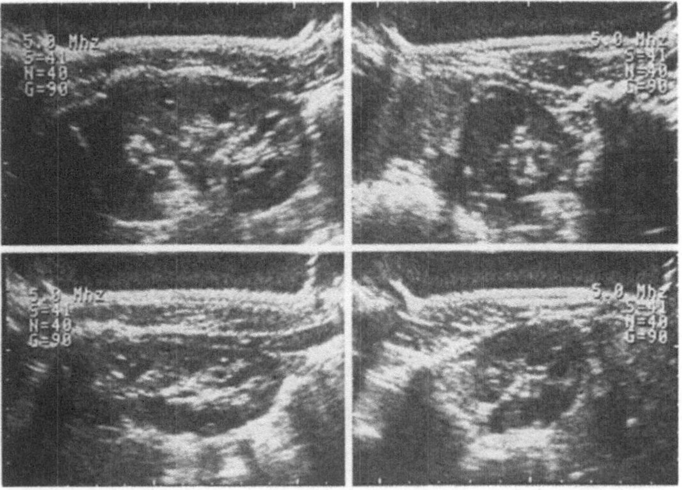

Abb. 3. 5jähriges Mädchen mit Enuresis-Symptomatik. *Oben* Linke Niere, längs und quer. *Unten* Rechte Niere, längs und quer. Der Grund für die starke „Seitendifferenz" beider Nieren liegt in der unterschiedlichen sagittalen Längsachse beider Nieren, wodurch hier die linke Niere bei dorsaler Applikation mehr tangential getroffen wird. Keine Pathologie, denn im Querbild ist keine Seitendifferenz mehr nachzuweisen. Beachte die ausgeprägten Markpyramiden in allen Schnitten

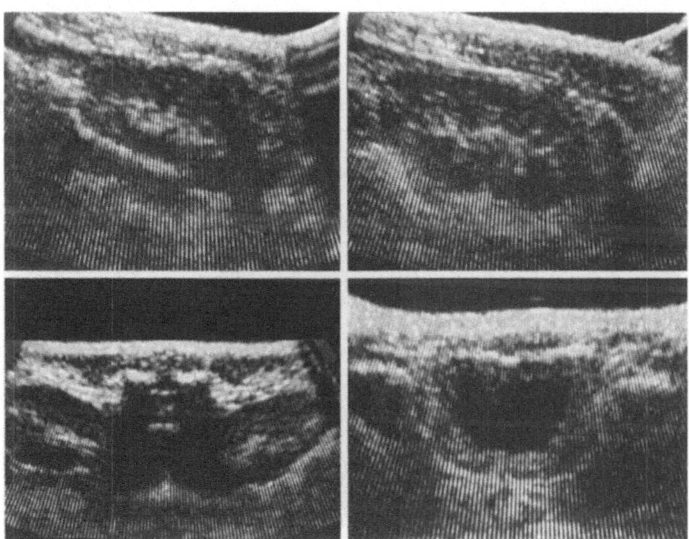

Abb. 4. 5jähriges Mädchen mit Enuresis-Symptomatik: Normale obere Harnwege (Längsschnitte *li.* und *re. oben,* Querschnitte durch beide Nieren *li. unten*). *Re. unten* Nach mehrfach wiederholter Miktion verbleibt dennoch ein Rest in der offensichtlich wandverdickten Blase

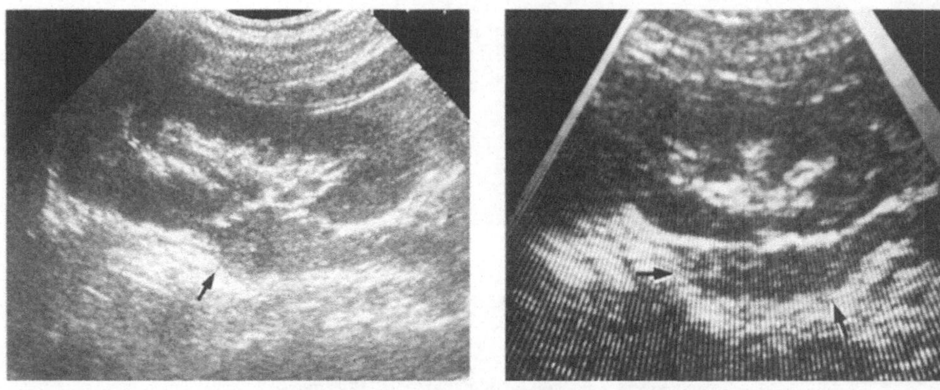

Abb. 5. a Bei Kindern findet man häufiger noch als bei Erwachsenen an die ventrale Nierenfläche herangezogenen Darm (*Pfeil*). Die erkennbare Peristaltik erweist sich ebenfalls als ein zuverlässiges Kriterium zur Identifikation. **b** Auch im Koronarscan kann eine solche „Darmadhärenz" (*Pfeile*) an der medio-ventralen Fläche der Niere beobachtet werden. Beachte hier die Kolumnen zwischen den Kelchen. Normale kindliche Niere

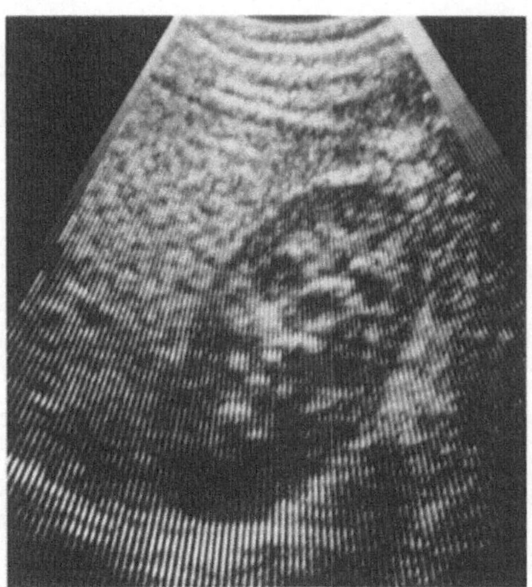

Abb. 6. Juvenile Form von Zystennieren. 12jähriger Junge, rechte Niere im Längsscan von ventral. Die zystischen Aussparungen im kaudalen und etwas diskreter, jedoch ebenfalls eindeutig, im kranialen Anteil dieser Niere sind unverkennbar. Es besteht eine typische Familienanamnese (s. Text)

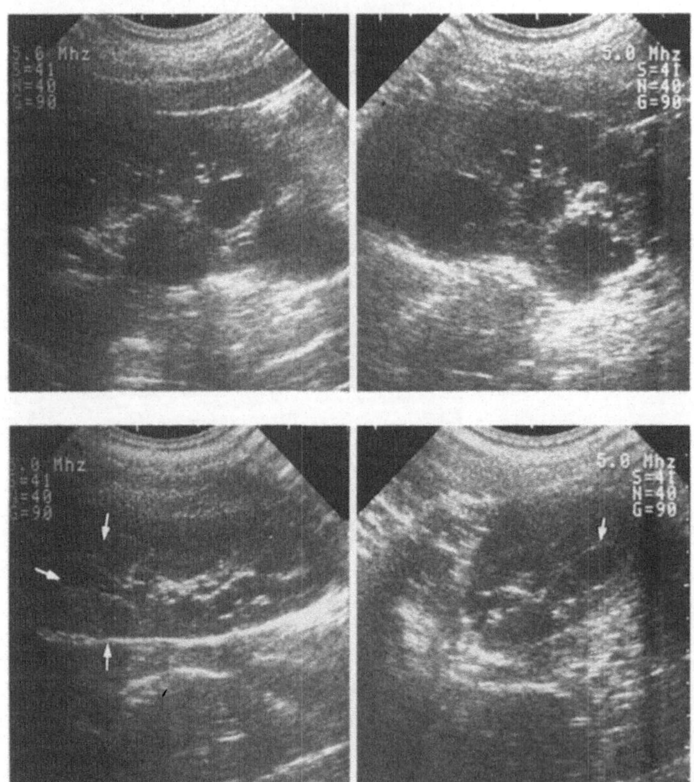

Abb. 7a, b. Zystennieren vom juvenilen Typ: **a** Linke Niere in zwei verschiedenen Längsschnitten; sie ist schon deutlich stärker verändert als die rechte Niere (**b**), bei der die zystischen Aussparungen besonders in der kranialen Hälfte (*Pfeile*) und im Querscan in Höhe des NB auffallen

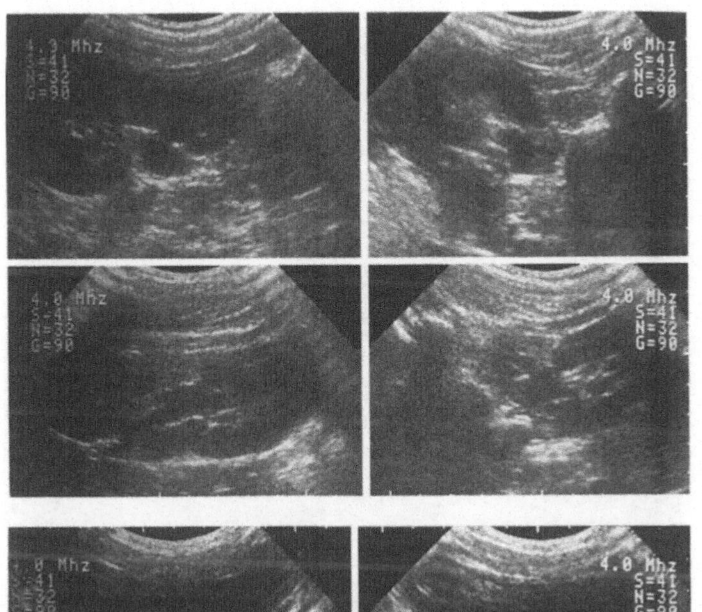

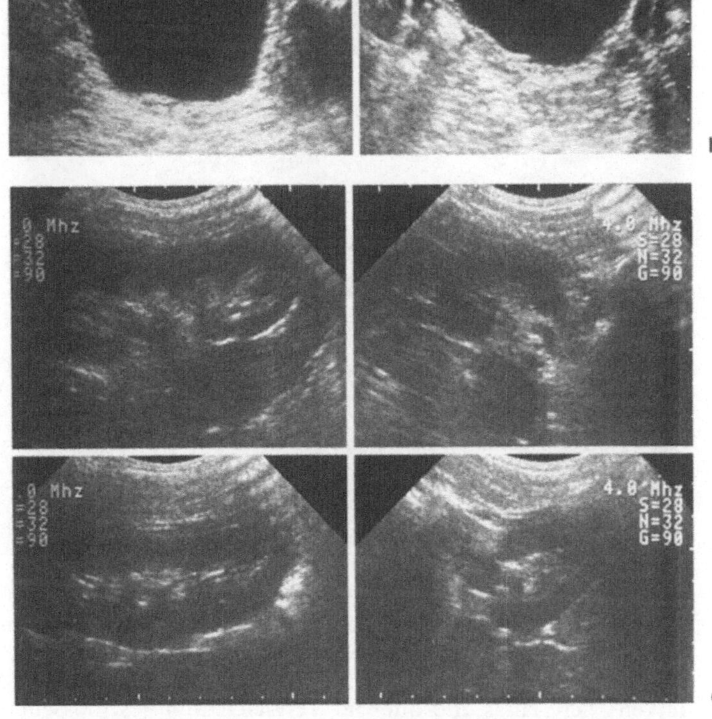

Abb. 8a–c. 10jähriges Mädchen mit chronisch-rezidivierenden Harnwegsinfekten.
a Vor der Miktion. Bei beiden Nieren fällt im Längs- wie im Querscan die leichte Dilatation des ZRB auf. Sie entspricht einer Weitstellung des NBKS. **b** Die volle Blase (*li.* bei mehr senkrechter, *re.* bei mehr tangentialer Schallkopfapplikation) kann ohne Rest entleert werden.
c Nach der Miktion keine Distension der ZRB mehr, weder im Längs- noch im Querscan. Grund für diese inzwischen eingetretene „Normalisierung" ist die vollständig entleerte Blase. Eine stark gefüllte Blase bremst den Harntransport aus dem Hohlsystem in die Blase. Das ZRB der linken Niere (*oben*) wirkt im Längs- und Querschnitt etwas plumper als das der rechten Niere (*unten*). Grund dafür kann eine Achsenabweichung der linken Niere sein

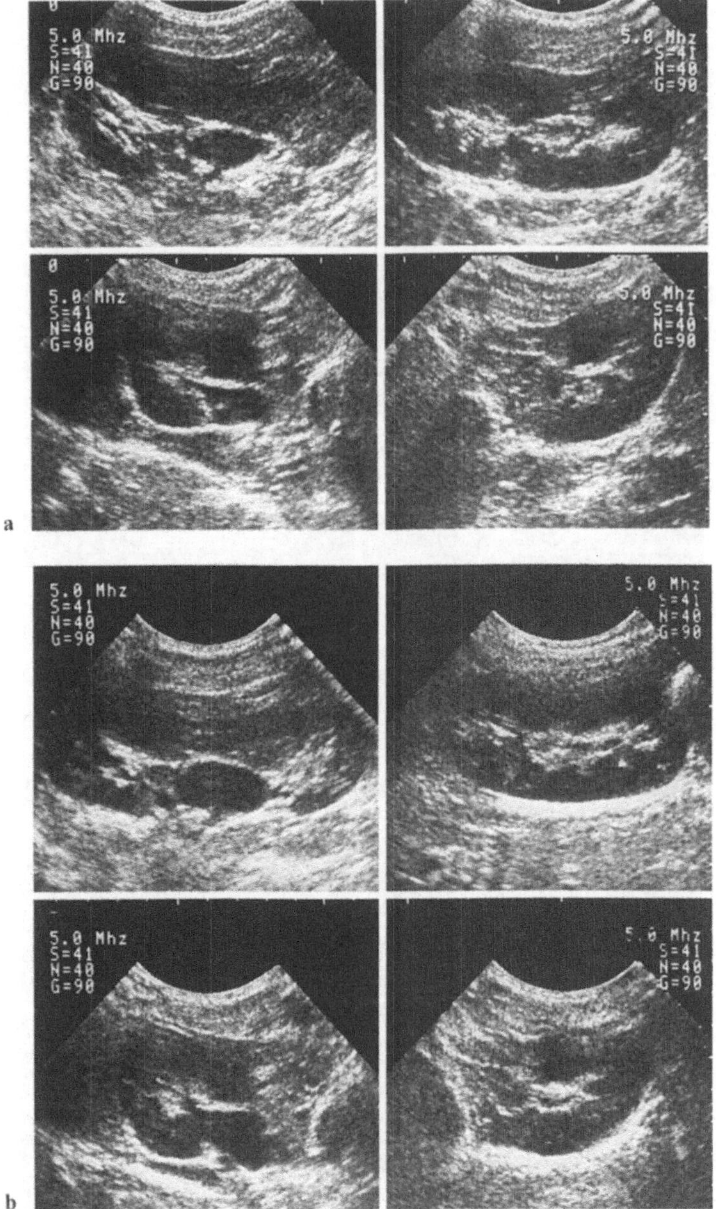

Abb. 9a–e. Diurese-Belastungs-Sonogramm. Die linke Niere im Längsscan ist jeweils *li.* der rechten gegenübergestellt (*re.*) in der oberen Folge und die jeweiligen Querschnitte, links gegenüber rechts, in der *unteren* Bildfolge
a Vor Injektion von 0,5 mg Lasix pro kg KG deutliche ovale Aufsplittung des ZRB der linken Niere längs und quer im Vergleich zum geschlossenen ZRB der rechten Niere. Die linke Niere wirkt länger im Längsschnitt als *re.* **b** 5 min nach Injektion von Lasix: Die linksseitige Aufballonierung nimmt zu (beachte den Querschnitt der linken Niere). Auch das rechte ZRB jedoch splittet sich ganz leicht

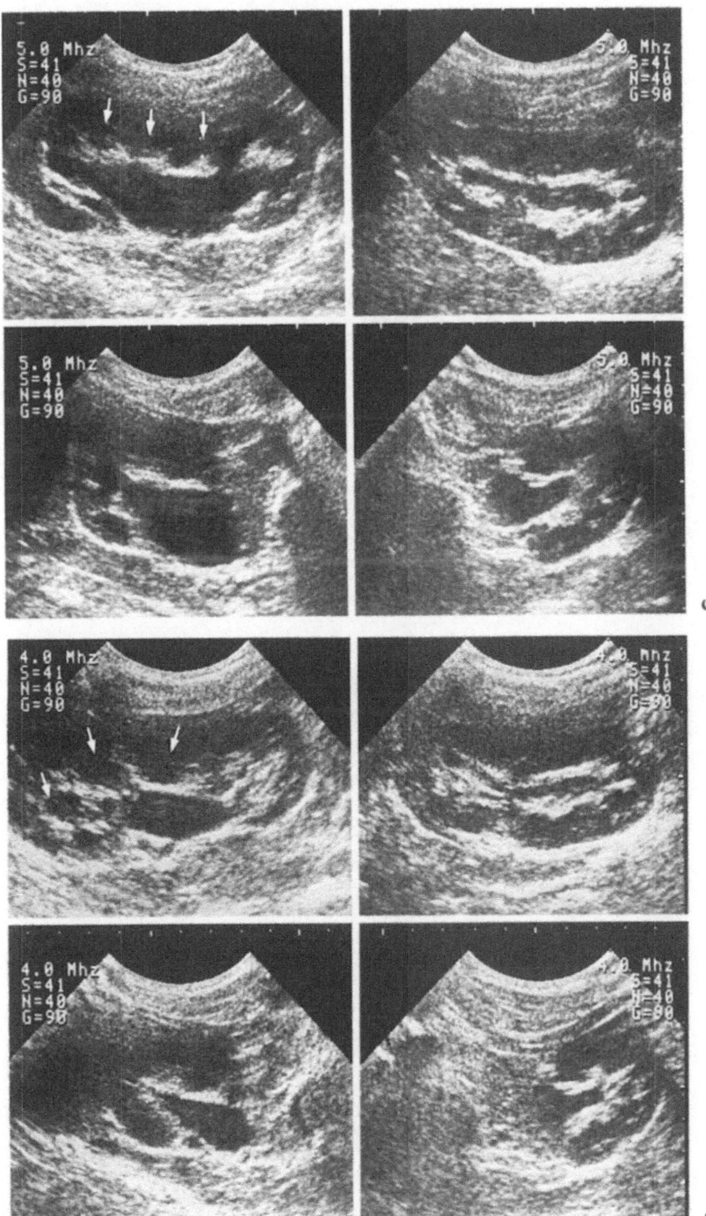

c 40 min nach Injektion und nach zwischenzeitlicher Miktion: Sehr starke Erweiterung links [beachte die Fortleitung in die Kelche (*Pfeile*); deutliche Distension jedoch auch der rechten Niere. **d** 80 min nach der Injektion und nach Miktion: *Li.* nur noch etwas stärkere Weitstellung im Vergleich zu **a**, *re.* ebenfalls noch leichte Distension, eher etwas stärker als zum Zeitpunkt **a**. Der 10jährige Junge gibt nach der Diuretika-Injektion keinerlei Beschwerden an. Die starken Bauchschmerzen, die Veranlassung auch zur urosonographischen Untersuchung waren, können mit reichlicher Flüssigkeitszufuhr und dem Diuretikum nicht provoziert werden. Dennoch ist besonders in **c** und **d** die Miteinbeziehung der Kelche in die Ektasie des Hohlsystems ein wichtiges Zeichen

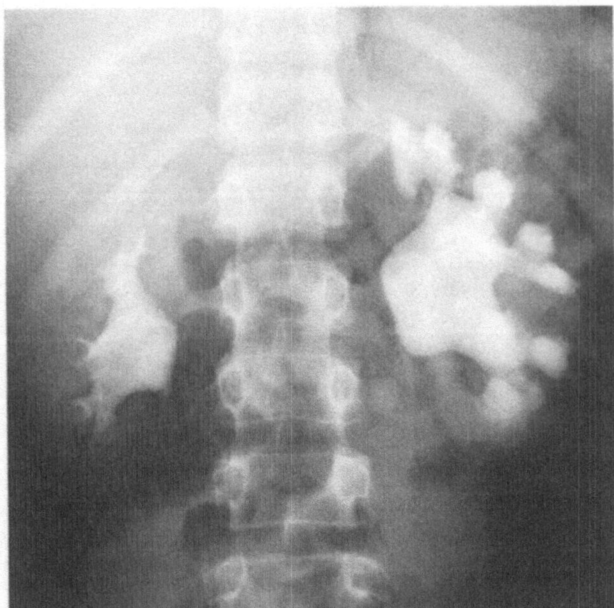

Abb. 9e. Dieses wird viel besser unterstrichen im Urogrammbild, bei dem das Ausmaß der Pathologie links gegenüber rechts eindeutig herauskommt. Erst nach dem Urogramm ist die Operationsindikation eindeutig zu stellen. Die auch sonographisch nachweisbaren Kelchektasien sind eindeutig pathologisch und zeigen die Dekompensation der Windkesselfunktion des NB an

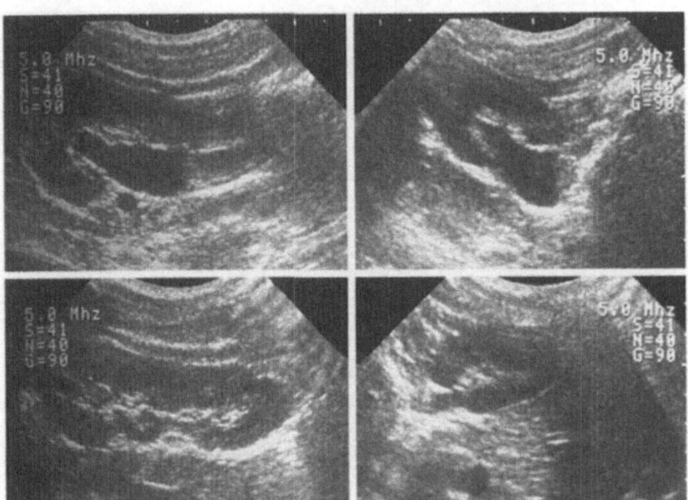

Abb. 10a, b. 9jähriger Junge ohne Beschwerden, Zufallsbefund: Sehr viel besser als im Belastungs-Sonogramm (Abb. 9) korreliert hier die Ektasie des linksseitigen NS (**a,** *oben*) mit dem Urogramm (**b**). Urosonographische Kriterien für eine Pathologie sind erst ganz sicher, wenn die Windkesselfunktion des Hohlsystems ausgeschöpft ist und der Parenchymsaum schmaler zu werden beginnt

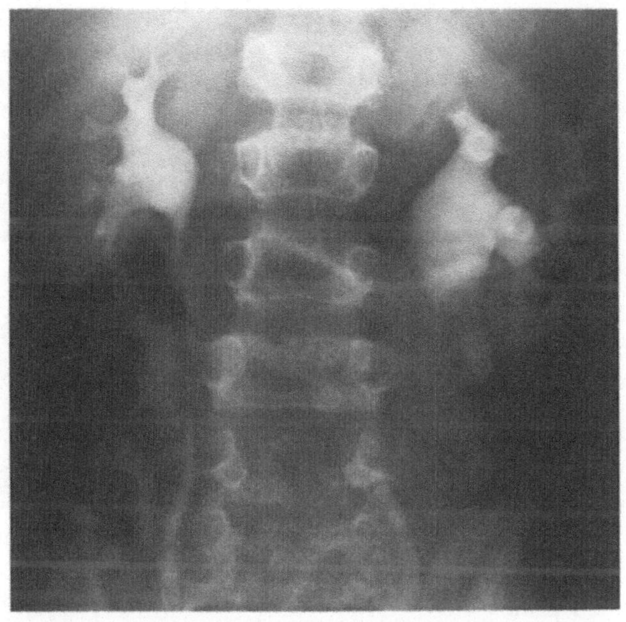

b

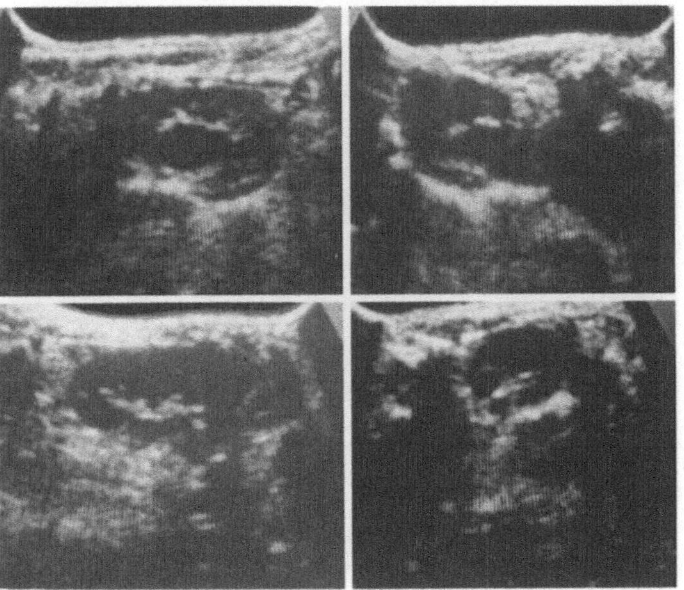

Abb. 11. Kleinkind, 14 Monate: *Oben* linke Niere, längs und quer, *unten* rechte Niere, längs und quer. Im Alter von 8 Monaten war wegen monströser beidseitiger Hydronephrosen bei mechanisch bedingten Megaureteren die beidseitige Reimplantation nach Stripping der Harnleiter erfolgt. Gute Entwicklung der schwerst vorgeschädigten Nieren bereits nach 6 Monaten, trotz noch deutlicher Resthypotonie des linken Hohlsystems (*oben*). Die rechte Niere (*unten*) ist von einer normalen Niere nicht mehr zu unterscheiden

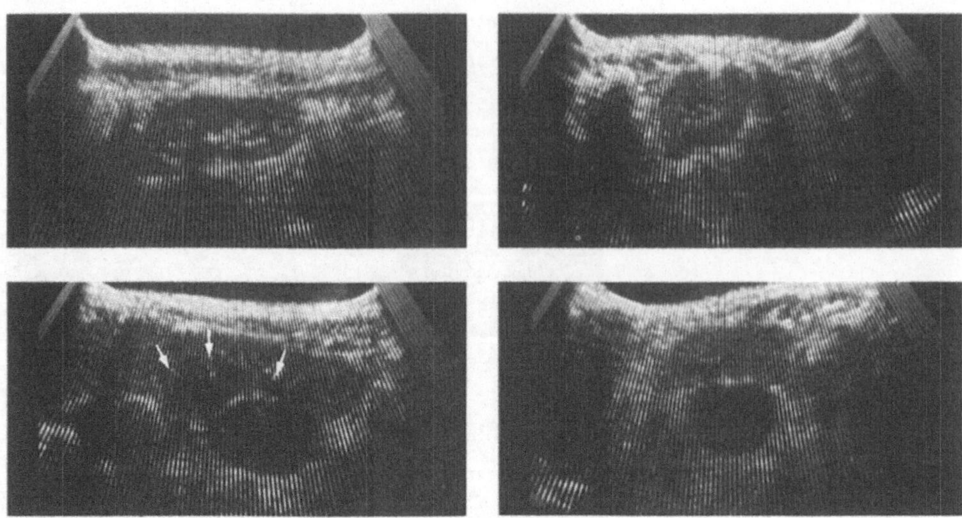

Abb. 12. Nieren eines 2jährigen Kindes. *Oben* Unauffällige rechte Niere im Längs- und Querscan. *Unten* Erheblich vergrößerte Niere infolge Ektasie des NBKS durch Harnleiterabgangsstenose. Man erkennt das stark gefüllte NB mit Fortleitung in die Kelche (*Pfeile*)

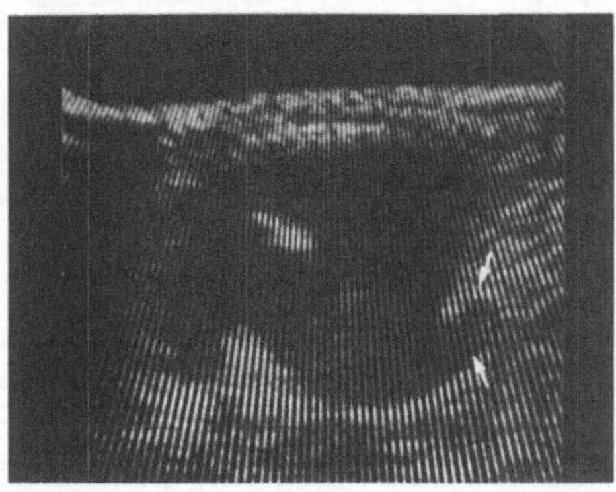

Abb. 13. 4jähriger Junge, „Bauchschmerzen". Anhiebsdiagnose im Koronarschnitt: Hydronephrotische Sackniere zufolge subpelviner Gefäßkreuzung. Beachte den kurzen Anteil des dargestellten subpelvinen Harnleiters (*Pfeile*)

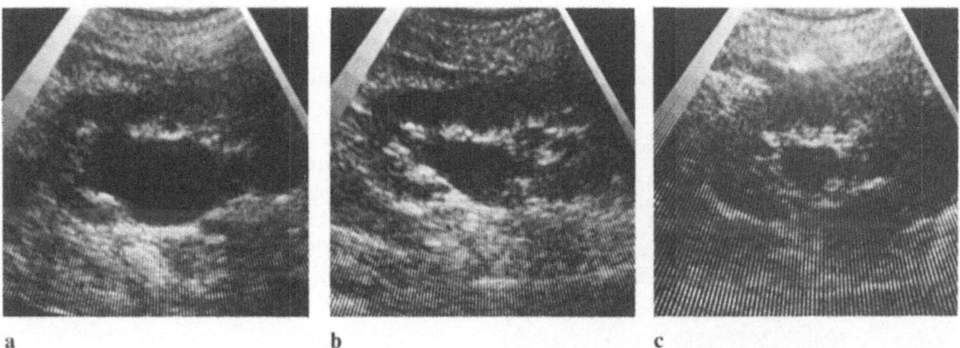

a   b   c

Abb. 14a–c. Die Tonisierung des NBKS nach Beseitigung der Obstruktion (z. B. Resektion eines engen pyelo-ureteralen Segmentes mit etwa Zweidrittel-Resektion des NB) kann schnell und langsam verlaufen; sie ist abhängig vom Ausmaß der Vorschädigung. **a** Zeitpunkt der Entlassung (14. postop. Tag), **b** 4 Wochen später, **c** 9 Wochen später

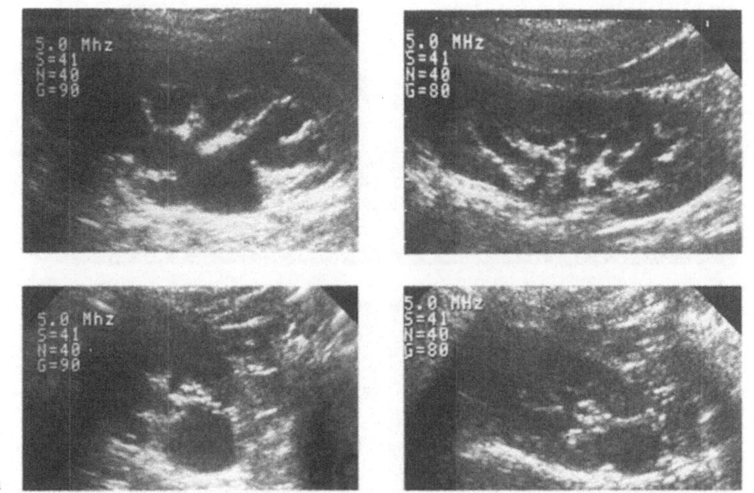

a   b

Abb. 15a, b. Sonographische Verlaufskontrolle nach operativer Korrektur (Anderson-Hynes) einer HL-Abgangsstenose bei 11jährigem Mädchen. **a** Am Entlassungstag (11 Tage nach Op.) *oben* Koronar-Scan, *unten* Quer-Scan. **b** 5 Monate später, *oben* angedeuteter Koronar-Scan, *unten* Querschnitt. Gute zwischenzeitliche Tonisierung des ganzen Hohlsystems

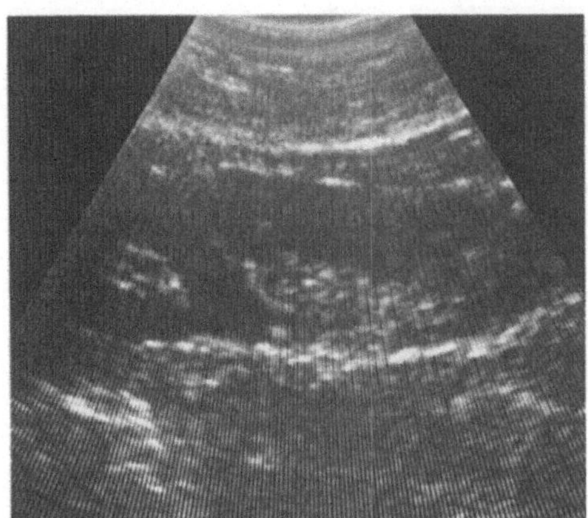

Abb. 16a, b. 12jähriger Junge. Doppelanlage einer li. Niere mit Ping-Pong-Reflux zwischen beiden Hohlsystemanteilen. **a** Vor der OP., **b** 2 Monate nach der OP (Verbindung beider Hohlsystemanteile) noch deutliche Ektasie beider ZRB-Anteile (*Pfeile*), die sich im Verlauf normalisieren werden. Leichte Rotation des Hohlsystems mit entsprechend breitem dorsalen und sehr geringem ventralen Parenchymsaum

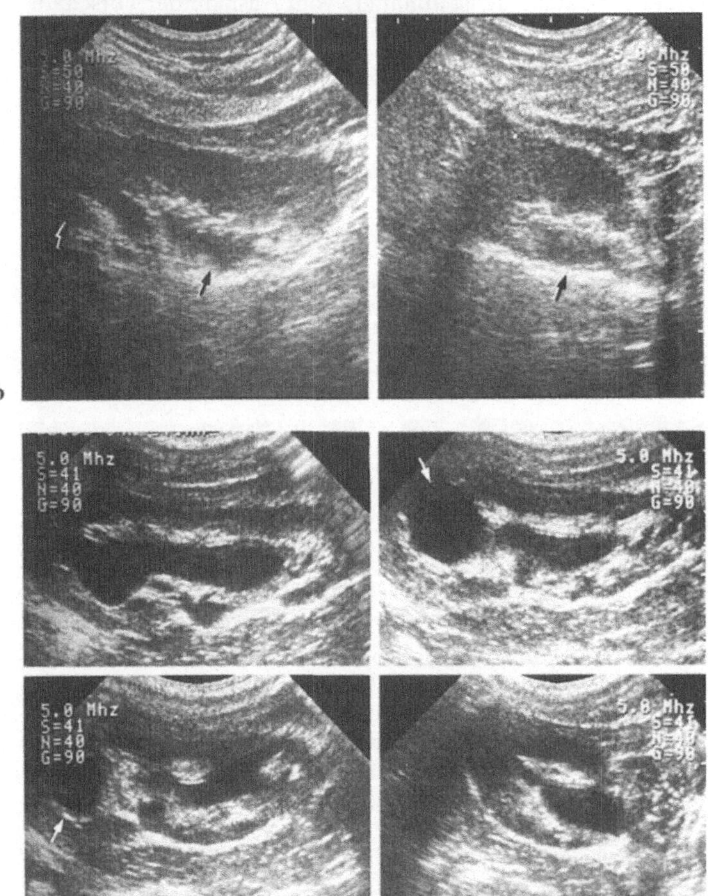

Abb. 17a. 12jähriger Junge mit kongenitaler Harnleiterabgangsstenose. **a** Längsschnittbilder von medial (*oben li.*) nach lateral (*oben re.* und *unten li.*) sowie Querbild unten *re.* Beachte den großen Hydrokalix (*Pfeile*), latero-kranial des stark ektasierten NB gelegen. Wenig Parenchym über dem Hydroxykalix

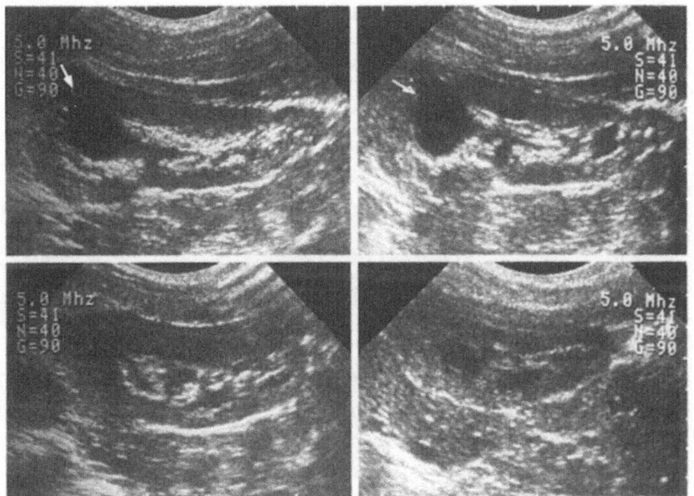

Abb. 17b. Postoperativ (Verlagerung des Harnleiterabgangs nach ventral von einem aberrierenden Gefäß) fast 4 Monate später: Nur noch geringe Restektasie des NB. Der Hydrokalix (*Pfeile*) verbleibt jedoch unverändert. In den ganz lateralen Längsschnitten (*unten*) entsprechen die unregelmäßigen Aussparungen Restektasien von Kelchen

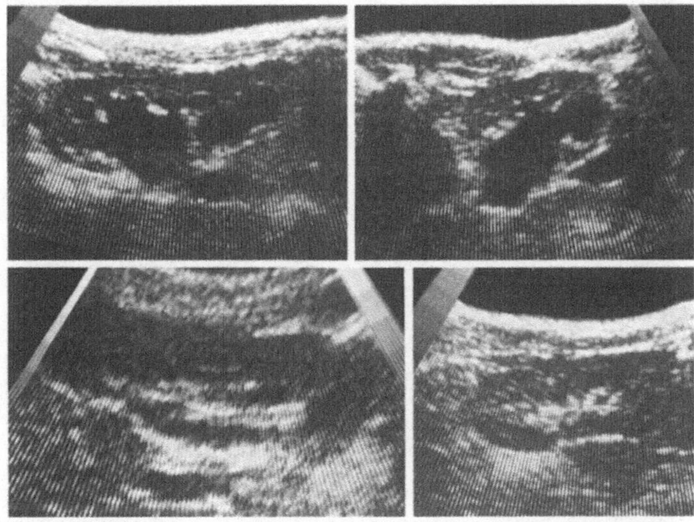

Abb. 18. 6jähriger Junge. Linksseitige Harnleiterabgangsstenose. Form und Ausmaß der meist kongenitalen Harnleiterabgangsstenosen sind vielfältig. Die linke Niere (*oben*) erscheint durch bizarr begrenzte Aussparungen fast destruiert. Ein Jahr nach Anderson-Hynes-OP. (*unten li.*) projiziert sich das kaum noch distendierte ZRB in die ventrale Nierenkontur zufolge einer leichten Rotationsdystopie. Insgesamt gute Erholung der Niere nach Normalisierung der Abflußverhältnisse. *Unten re.* Nicht gezoomte normale rechte Niere

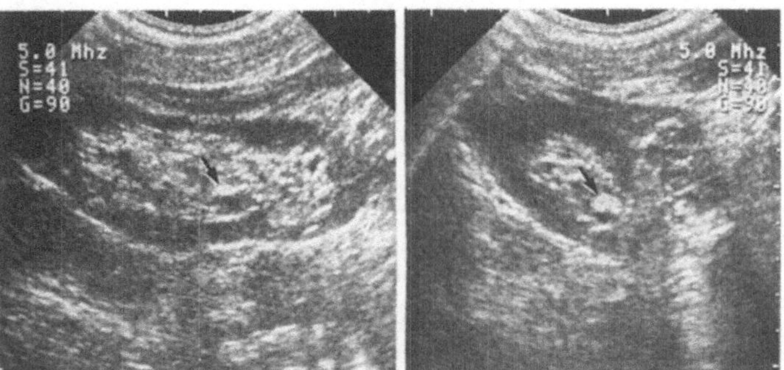

Abb. 19. Linke Niere bei jetzt 14jährigem Jungen im Zustand nach Anderson-Hynes-OP 6 Jahre zuvor, bei vorbestehend monströser Ektasie des Hohlsystems und starker Parenchymreduktion. Die Niere hat sich gut entwickelt. Auffällig weiterhin der schmale Parenchymsaum bei breitem ZRB. Beachte das kräftige Arterienecho (*Pfeil*) im Längs- und Querschnitt

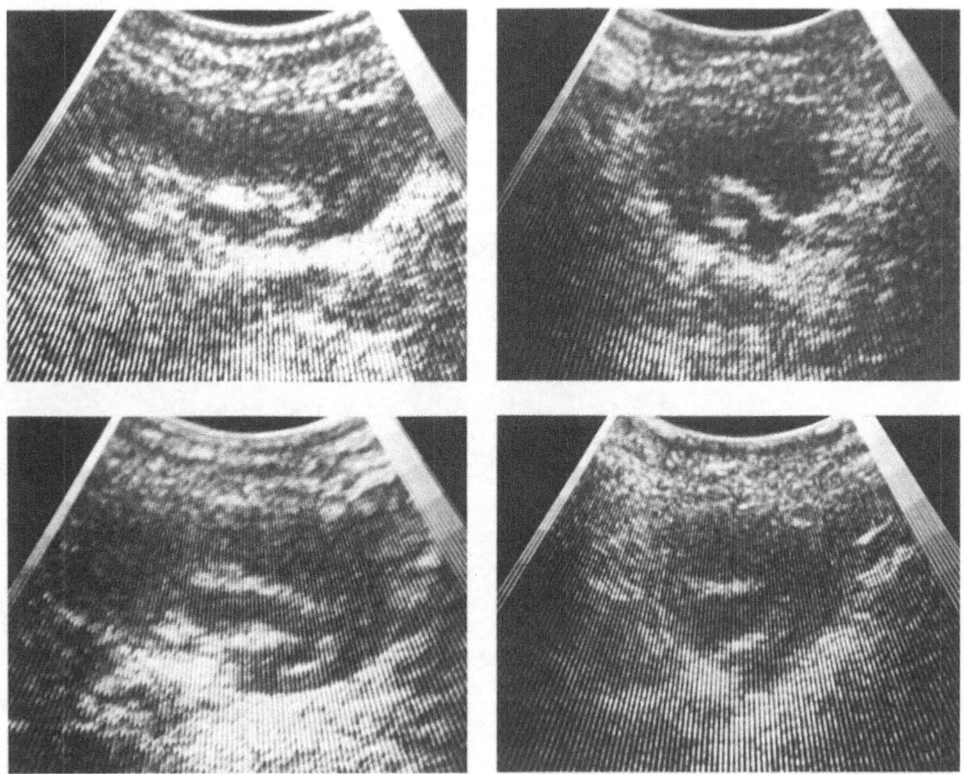

Abb. 20. 6jähriger Junge, chronisch rezidivierende Harnwegsinfekte. Deutliche Spreizung des ZRB in Längs- und Querschnitten. Solche Distensionen sind wichtige Hinweiszeichen für das Bestehen eines höhergradigen zystorenalen Refluxes. Dazu kommen häufiger Größendifferenzen zwischen *re.* und *li.*, abhängig von der unterschiedlich starken refluxnephropathischen Vorschädigung. Nachweisbarer Restharn durch Pendelurin ist ein weiteres wichtiges Hinweiszeichen (s. Text)

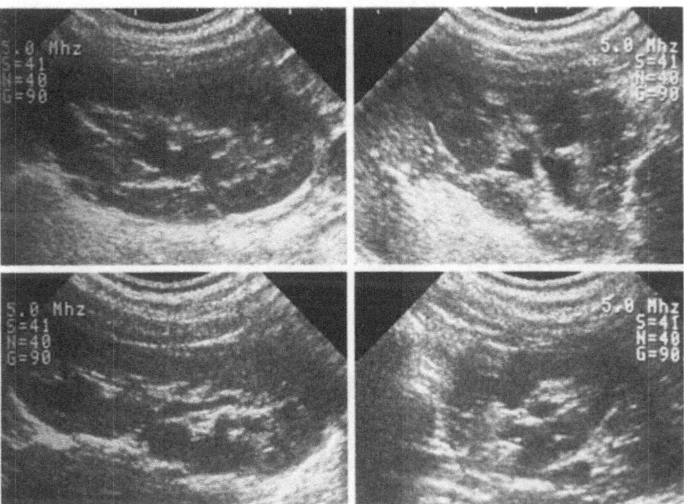

Abb. 21. 7jähriges Mädchen: 8 Tage nach Cohen-Antirefluxplastik. Solche Distensionen des ZRB bei bekannter Anamnese und klinischem Befund sind normal und bedürfen keiner zusätzlichen Diagnostik oder Behandlung. Die engmaschige, unkomplizierte postoperative Kontrolle gehört zu den überragenden Vorteilen der US. *Oben* linke Niere, *unten* rechte Niere, jeweils längs und quer

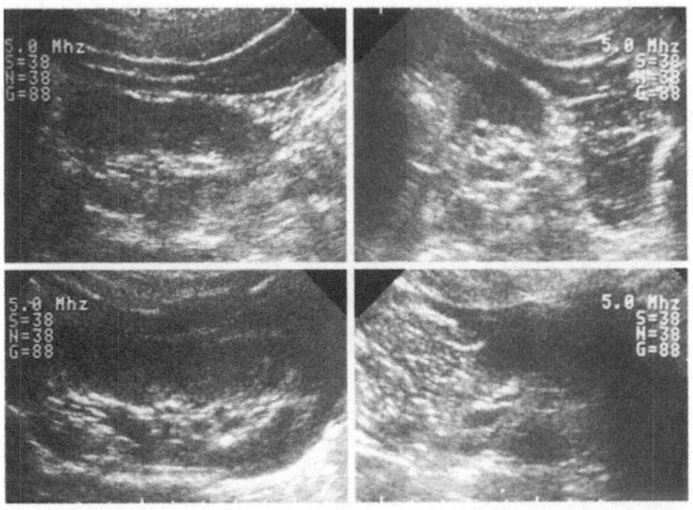

Abb. 22. 16 Monate nach beidseitiger Antirefluxplastik: Die stärker vorgeschädigte linke Niere (*oben*) erholt sich wesentlich schlechter im Vergleich zur größeren rechten Niere (*unten*), die noch eine geringfügige Hypotonie des NBKS nachweisen läßt

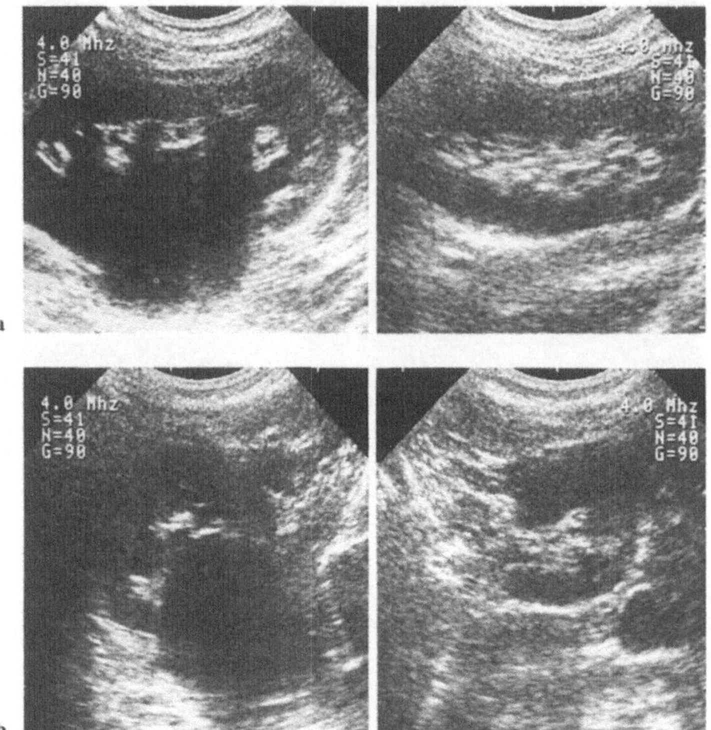

Abb. 23 a, b. 20jährige Frau, 8 Wochen post partum. **a** *Li.* Linke Niere längs, *re.* rechte Niere längs. **b** *Li.* Linke Niere quer, *re.* rechte Niere quer. Bei der US von Säuglingen sollte auch an die Mutter gedacht werden. Derartige Ektasien, wie hier des Hohlsystems der linken Niere bei maximaler Ausnutzung der Windkesselfunktion des NB sind 8 Wochen post partum pathologisch; die Veränderung wurde in der Schwangerschaft entdeckt und zunächst graviditätsbedingt gedeutet. Bei primär regelrechten Abflußverhältnissen muß die „restitutio" 6 Wochen post partum erfolgt sein

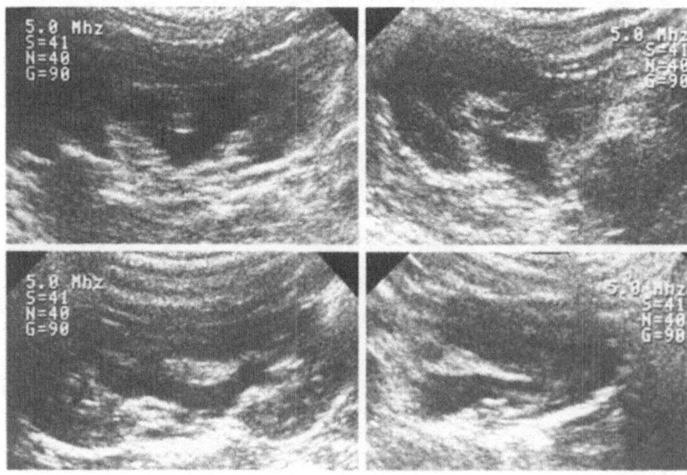

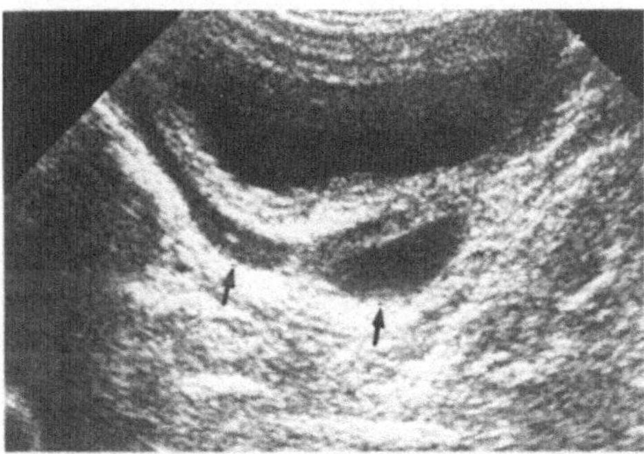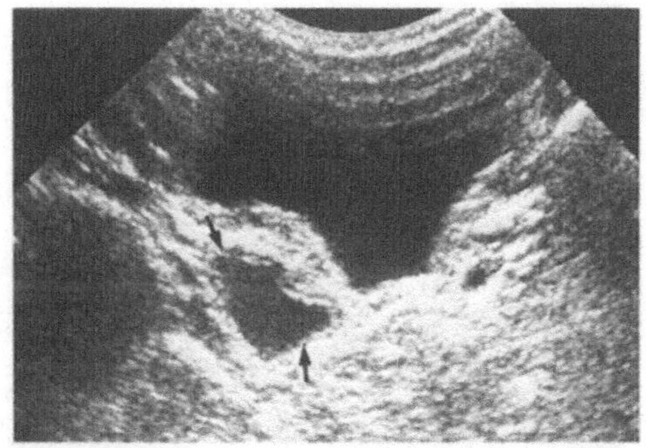

b

Abb. 24. a (S. 268 unten) Jetzt 6jähriger Junge, bei dem im Alter von 14 Tagen bei monströser Ektasie des gesamten Harntraktes eine hintere Harnröhrenklappe gespalten worden war, wonach sich der schwerstkranke Säugling rasch erholte und „normal" entwickelte. Erstmalige Wiedervorstellung im Alter von 6 Jahren: Noch erhebliche Ektasie der oberen Harnwege [*oben:* linke Niere, *unten:* rechte Niere, jeweils längs (*li.*) und quer (*re.*)]. **b** Der paramediane Längsschnitt durch die Blase zeigt den ebenfalls stark ektasierten rechten Harnleiter retrovesikal (*Pfeile*), der sich unmittelbar intramural (Querschnitt *re.*) noch stärker aufweitet (*Pfeile*)

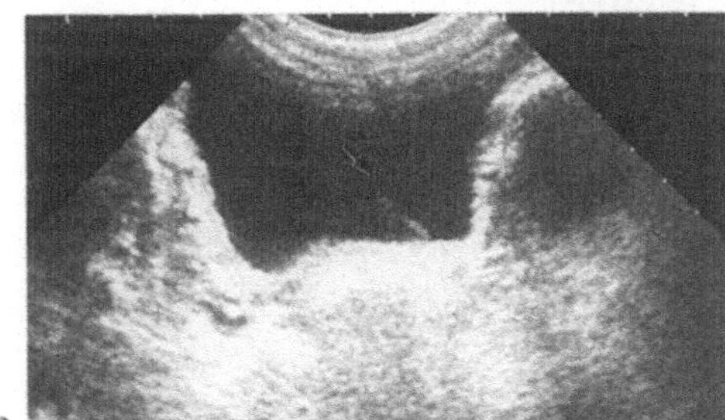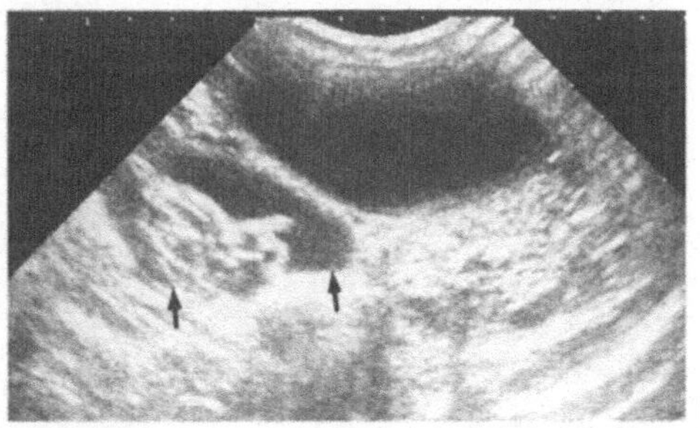

a

b

Abb. 25a, b. 6jähriger Junge, gelegentlich Bauchschmerzen. **a** Blasenquerschnitt in Höhe der Ostienebene [das linke Ostium (*Pfeil*) ejakuliert]. Die Ursache der flachen Exkavation der hinteren Blasenkontur zeigt der paramediane Längsschnitt durch die Blase. **b** Dorsal der Blase liegt ein teils solides, teils liquides Konvolut, das einem stark geschlängelten Megaureteren-Anteil (*Pfeile*) entspricht. Beachte die gefüllte ampulla recti dorso-kaudal der Blase

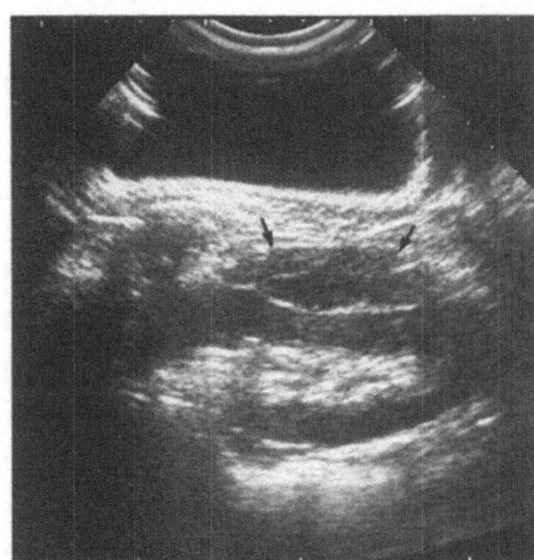

a

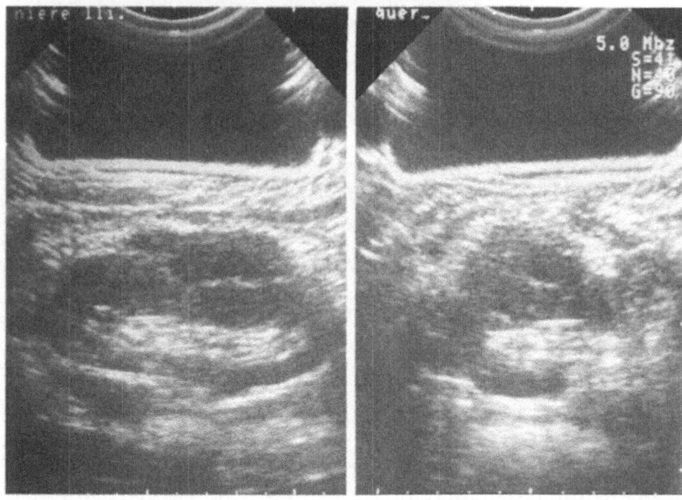

b

Abb. 26 a, b. 6jähriges Mädchen, Schmerzen in der Flanke nach Fahrradsturz. **a** Subkapsuläres, nach dorsal hin entwickeltes, Hämatom (*Pfeile*). Der Verlauf, Zunahme oder Konsolidierung des Hämatoms, kann zuverlässig ohne Urogramm oder gar operative Exploration kontrolliert werden. **b** 3 Tage später bereits deutliche Rückbildung der lokalisierten Läsion. Keine Hämaturie – entsprechend einer fehlenden Mitbeteiligung des ZRB

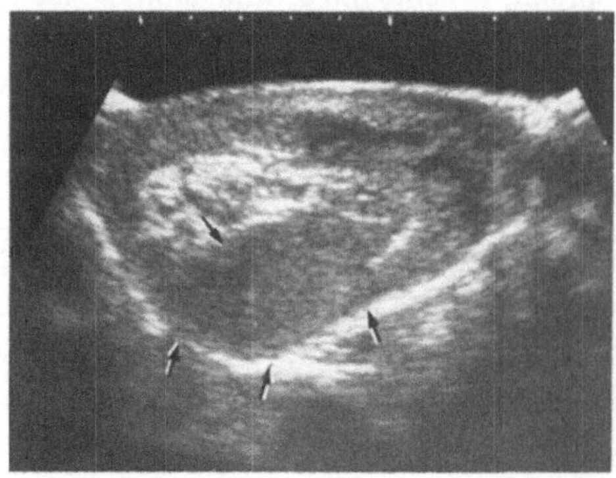

Abb. 27. 13jähriger Junge, faustgroße, schmerzlose Schwellung des linken Skrotalfaches nach Kontusion 24 Std zuvor. Der Hoden (*Pfeil*) erscheint unbeteiligt; unterschiedlich dicht, innerhalb der Hodenhüllen gelagertes intraskrotales Hämatom

Abb. 28. 6jähriges Mädchen; nach voll- ▶
ständiger Entleerung kann die Blase einem kapillären Spalt entsprechen. Beachte die Luft (*Pfeile*) in der Scheide

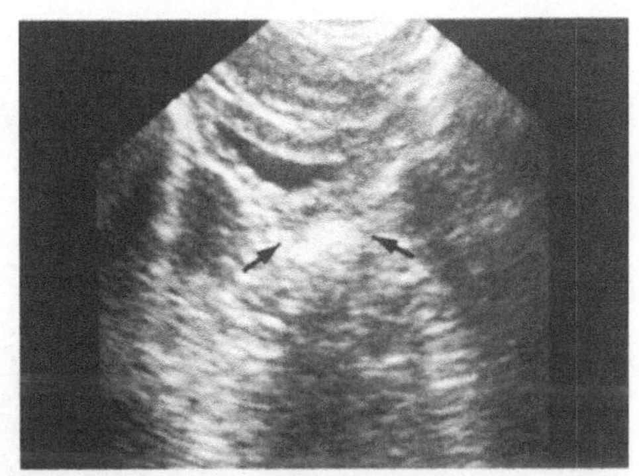

Abb. 29. 4jähriger Junge, *li.* vor und *re.*
nach normaler und vollständiger Blasen-
entleerung bei jedoch leicht ödematöser
Schleimhaut ▼

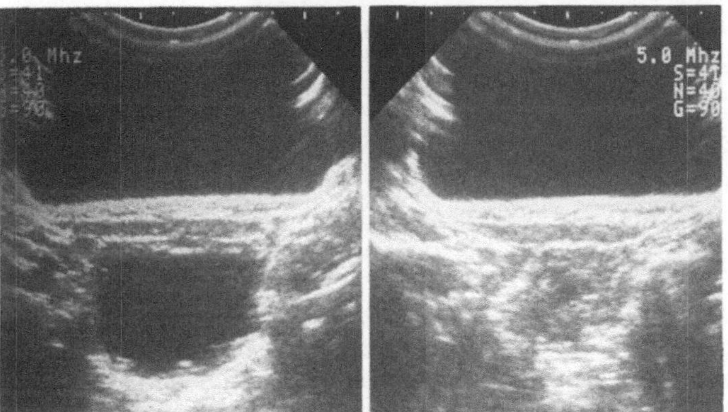

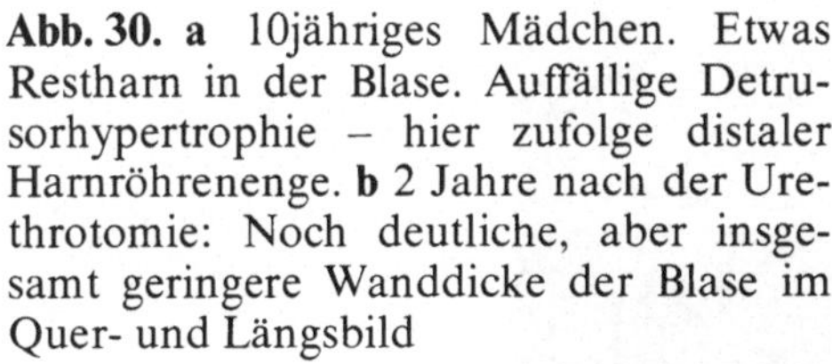

Abb. 30. a 10jähriges Mädchen. Etwas
Restharn in der Blase. Auffällige Detrusorhypertrophie – hier zufolge distaler
Harnröhrenenge. **b** 2 Jahre nach der Ure-
throtomie: Noch deutliche, aber insgesamt geringere Wanddicke der Blase im
Quer- und Längsbild

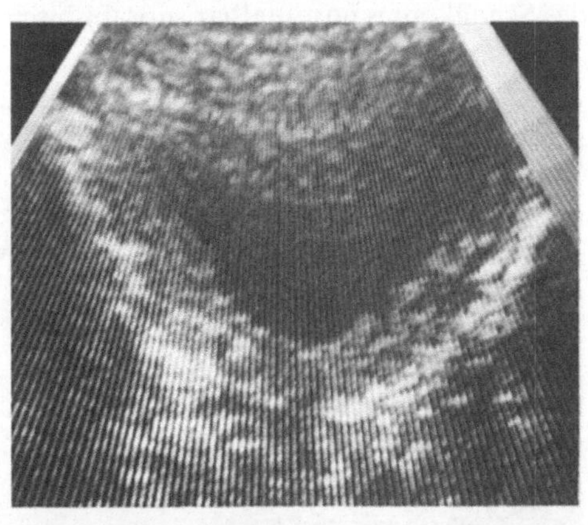

a

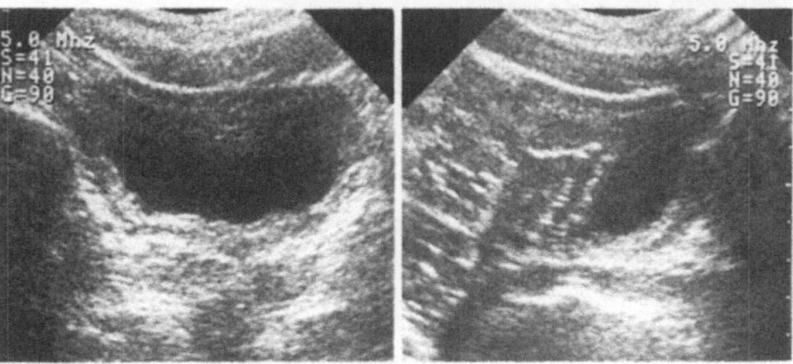

b

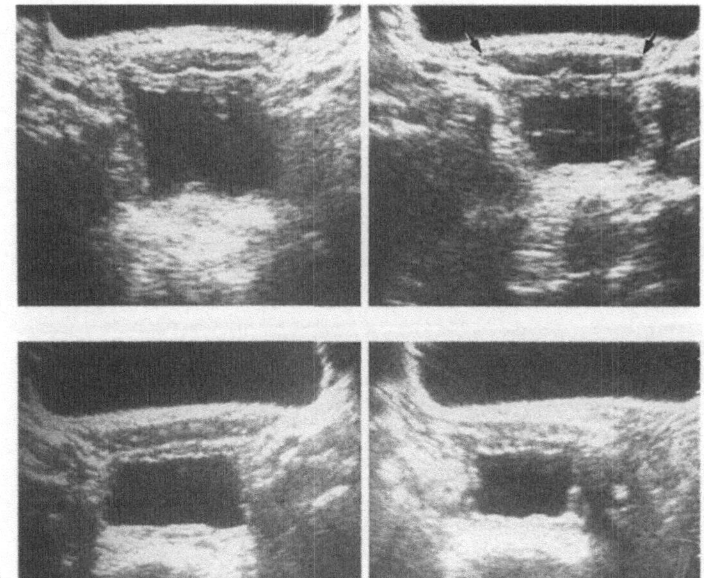

Abb. 31 a, b. Bei mehr senkrechtem Aufsetzen des Schallkopfes kann auch bei Kindern die Blasenform viereckig erscheinen, jeweils abhängig vom Anspannen der Rektusmuskulatur. **a** 4jähriger Junge. Unmittelbar nach der Miktion deutlich Rest in der Blase. Beachte den breiteren Rektusmuskel (*re., Pfeile*). **b** 5jähriges Mädchen, unmittelbar nach der Miktion: Ebenfalls kastenartige Form der Blase bei senkrechtem Aufsetzen des Schallkopfes unmittelbar suprapubisch

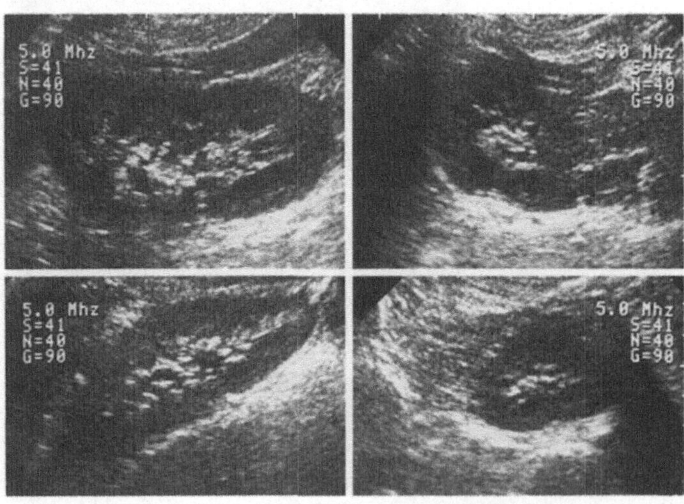

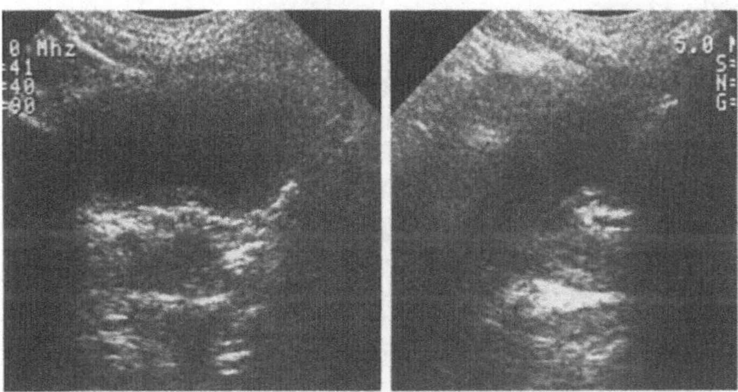

Abb. 32a, b. 16jähriger Patient. Terminale Algurie und Makrohämaturie. **a** (S. 272 unten) Nieren und obere Harnwege (*oben* linke Niere, *unten* rechte Niere). Bei erschwerter Darstellbarkeit der re. Niere kein sonographischer Hinweis für eine Blutungsquelle. **b** Blase unmittelbar nach der Entleerung: Die nach außen und auch zum Inhalt hin schlecht impedante Blasenwand kann pathognomonisch für eine ödematöse Schleimhaut sprechen. Bei dazugehöriger Klinik und Urin-Analyse kann auf ein Urogramm und eine Endoskopie zur Klärung der Blutungsquelle zunächst sicher verzichtet werden

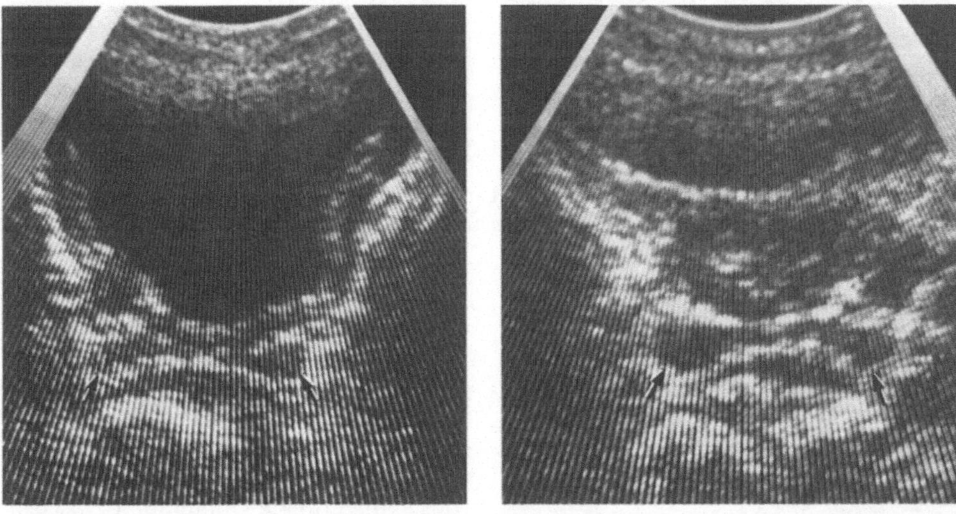

Abb. 33a, b. 10jähriger Junge. Typische Symptomatik einer schweren hämorrhagischen Urozystitis. Die Blasenschleimhaut vor der Miktion (**a**) wirkt wie „abgehoben" von der Unterlage. Dieses Zeichen entspricht einer akuten Schleimhautschwellung. Dorsal der Blase auffallend große Samenblasen (*Pfeile*). Nach der Miktion stellt sich die leere Blase nicht wie ein kapillärer Spalt dar, sondern entsprechend der Schleimhautschwellung als ein rundliches Konglomerat. Zu diesem Zeitpunkt der Erkrankung keine Indikation zur endoskopischen Untersuchung. Beachte die auffallend großen Samenblasen (*Pfeile*) für einen 10jährigen Jungen

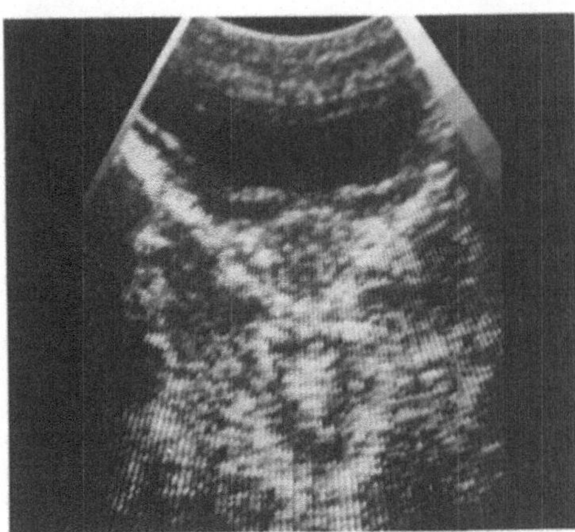

Abb. 34. 11jähriger Junge, Zystitis-Symptomatik. Tangentialer suprapubischer Querschnitt der Harnblase. Die Doppelkontur der Blasenwand entspricht der „sulzigen" Schleimhaut. Beachte die dorsal davon gelegene rundliche Prostata und die dahintergelegene luftgefüllte ampulla recti

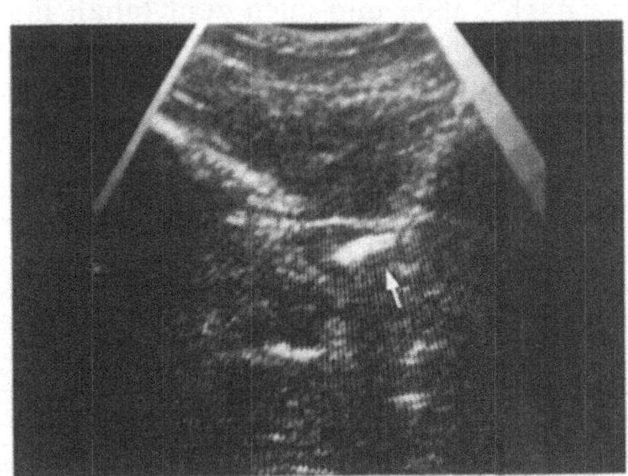

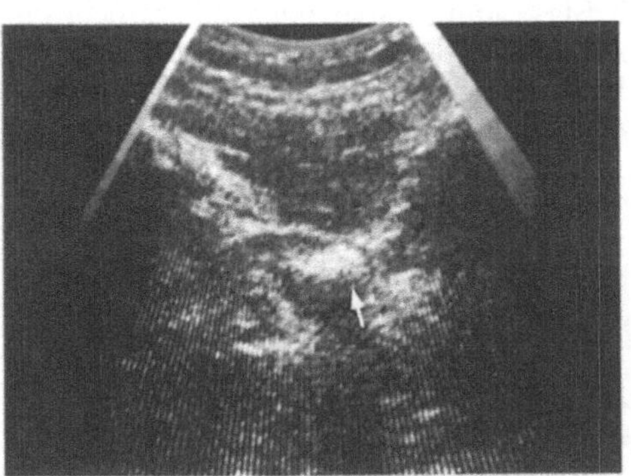

a   b

Abb. 35 a, b. Bei fast entleerter Blase findet man dorsal der hinteren Blasenwand nicht selten eine sehr dichte Echoformation. Sie entspricht Luft in der Scheide (*Pfeile*) und nicht etwa einem corpus alienum

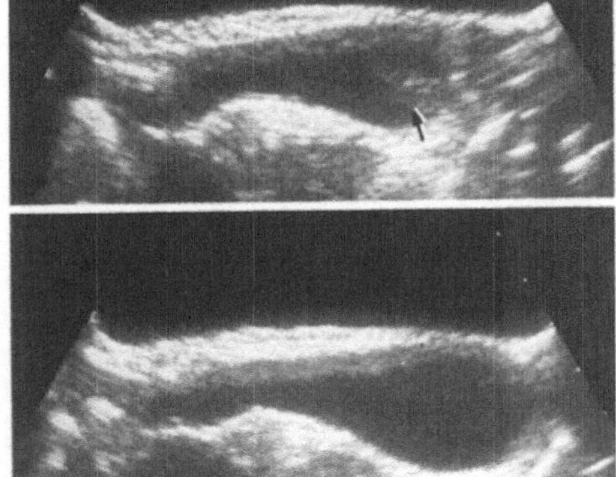

Abb. 36. 2monatiger Säugling. Zum Schrecken der Eltern ganz plötzliche monströse Schwellung des li. Skrotalinhaltes. Durch Druckerhöhung im Bauchraum (Pressen, Schreien) kann eine nicht vollständig erfolgte Obliteration zwischen Bauchraum und dem processus testis vaginalis wiedereröffnet werden, i. S. eines indirekten Leistenbruches. Die Applikation des Schallkopfes im Samenstrangverlauf kann die ganze Kommunikation nachweisen. Keine Einklemmung von Netz oder Darm. Dopplersonographisch ist die Torsion auszuschließen. Beachte den kleinen Hoden (*Pfeil*) in der großen Flüssigkeitsmenge

Abb. 37 a, b. 4monatiger Säugling. Schmerzlose, bläulich-rötliche plötzliche Schwellung des linken Skrotalfaches. **a** Längsschnitt: Große liquide Masse, abgegrenzt vom Hoden (*Pfeile*). **b** Querschnitt des Skrotums: Der rechte Hoden (*Pfeil re.*) ist unauffällig, der linke (*Pfeil li.*) wird von der liquiden Masse komprimiert. Bild der akuten Hydrocele funiculi. Das Strukturmuster beider Hoden – knapp 1 cm groß – seitengleich, unauffällig. Dopplersonographisch ist eine dabei mögliche Torsion leicht auszuschließen

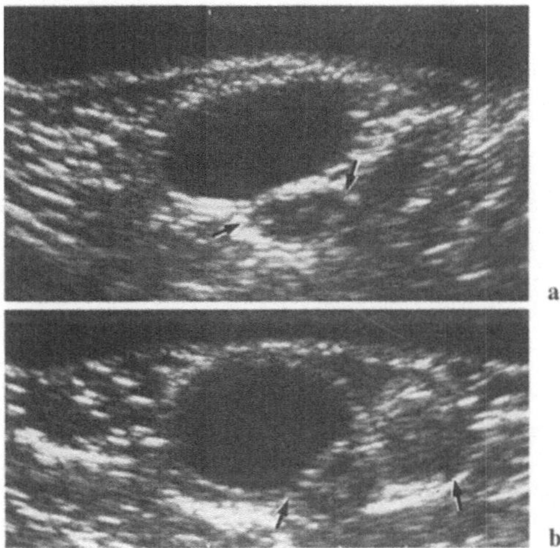

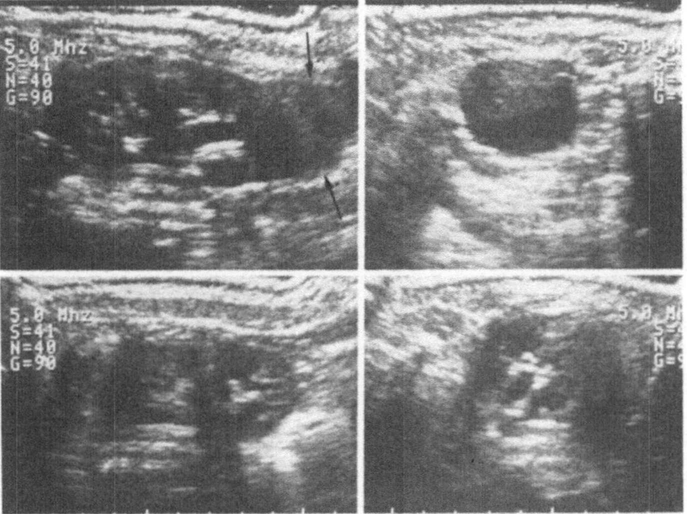

Abb. 38 (s. auch Abb. 6). 2½jähriger Junge. Hämaturie. *Oben* Linke Niere (längs und quer), *unten* rechte Niere (längs von 2 Rippen überlagert und quer). Dem unteren Pol der linken Niere liegt eine strukturhaltige rundliche Masse (*Pfeile*) auf. *Re. oben* Die Masse im Querschnitt. Es handelt sich um eine solitäre Nierenzyste. Das Strukturmuster und der fehlende Echo-plus-Effekt sind durch eine sehr kräftige Fettkapsel bedingt. Ganz unabhängig von der Zyste wurde die Hämaturie durch einen Coli-Harnwegsinfekt bedingt!

Literatur

Kapitel 1–5

Alken P, Hutschenreiter G, Günther R, Marberger M (1981) Percutaneous stone manipulation. J Urol 125:463–466

Bartels H (1977) Differentialdiagnose raumfordernder Prozesse der Nieren. International Conference "Tumour Ultrasound", Vortrag, London

Bartels H (1980) Ultraschallgezielte perkutane antegrade Pyelographie und Nephrostomie. Ultraschall 1:41–49

Bartels H (1981) Urosonographie. Springer, Berlin Heidelberg New York

Bartels H (1983) Die ultraschallgezielte Nephrostomie. Erfahrungsbericht Nieren- und Hochdruckkrankheiten 12:439–442

Bartels H, Eckel H (1985) Die sog. policystische Degeneration des Nierensinus. In: Otto R, Schnaars P (Hrsg) Ultraschalldiagnostik 85, 31. Thieme, Stuttgart New York

Bartels H, Textor F (1983) Replacing x-ray diagnostic procedures by ultrasonography. Vortrag: Fifth World Congress of Ultrasound in Medicine and Biology 26–30 July 1982 Brighton, England. In: Lerski RA, Morley P (eds) Ultrasound 82. Pergamon Press, Oxford

Bartels H, Glaser F, Textor F (1983) Zur Differentialdiagnose von Veränderungen des zentralen Reflexbandes der Niere. In: Otto R, Jann FX (Hrsg) Ultraschalldiagnostik 82. Thieme, Stuttgart New York, S 262–263

Bauer HW, Dimaschkie O, Basting R (1984) Das Lasixsonogramm – eine Möglichkeit zur Abklärung funktionell wirksamer subpelviner Harnleiterstenosen. Akt Urol 15:9–12

Behan M, Wixson D, Pitts WR jr, Kazan E (1980) Sonographic evaluation of renal masses: Correlations with angiography. Urol Radiol 1:137–145

Bliemeister H, Seppelt U (1985) Das Karzinom der Nierencystenwand. Z Urol Nephrol 78:289–291

Börner N, Beger HG (1985) Das akute Abdomen in der Schwangerschaft. Med Klin 80:530–533

Braun B, Günther R, Schwerk WB (1983) Ultraschalldiagnostik. Ecomed Verlagsgesellschaft mbH

Cisternino JSt, Malave SR, Neiman HL (1981) Congenital renal arteriovenous malformation: Ultrasonic appearence. J Urol 126:238–239

Colemann BG (1985) Ultrasonography of the upper genitourinary tract. In: The Urologic Clinics of North America, vol 12, No 4, p 633–643

Cronan JJ, Zemass KR, Rosenfield AT (1982) Comparison of computerized tomography, ultrasound and angiography in staging renal all carcinoma. J Urol 127:712–714

Curatola G, Mazzitelli R, Monzani G, Cozzupoli P, Maggiore Q (1983) The value of ultrasound as a screening procedure for urological disorders in renal failure. J Urol 130:8–10

Dalla-Palma L, Bazzocchi M, Pozzi-Mucelli RS, Stacal F, Rossi M, Agostini R (1983) Ultrasonography in the diagnosis of hydronephrosis in patients with normal renal functions. Urol Radiol 5:221–226

Dana A, Musset D, Ody B, Rethers C, Lepage T, Moreau J-F, Michel J-R (1983) Abnormal renal sinus: Sonographic patterns of multilocular parapelvic cysts. Urol Radiol 5:227–231

Demos TC, Schiffer M, Love L, Waters WB, Moncada R (1985) Normal excretory urography in patients with primary kidney neoplasms. Urol Radiol 7:75–79

Egender G, Gaßner I, Helweg G (1983) Sonographische Differentialdiagnose zystischer Veränderungen im Mittel- und Unterbauch. In: Otto R, Jann FX (Hrsg) Ultraschalldiagnostik 82. Thieme, Stuttgart New York, S 496–502

Eickenberg H-U (1984) Perkutane Operation von Nierencysten. Urologe [A] 23:298–301

Eickenberg H-U, Heckemann R (1983) Diagnostischer Ultraschall für Urologen, Teil I. Urologe [Ausg B] 23:3–26

Eickenberg H-U, Heckemann R (1983) Diagnostischer Ultraschall für Urologen, Teil II. Urologe [Ausg B] 23:57–79

Fiegler W, Szekessy T, Köhler D, Claussen C, Felix R (1985) Darstellung raumfordernder Nierenprozesse im Kernspintomogramm, Sonogramm und in der Computertomographie. In: Judmaier G, Frommhold H, Kratochwil A (Hrsg) Ultraschalldiagnostik 84. Thieme, Stuttgart New York, S 132–133

Gerlach D, Miller K (1983) Sonographische Differentialdiagnose zystischer Raumforderungen der Niere. In: Otto R, Jann FX (Hrsg) Ultraschalldiagnostik 82. Thieme, Stuttgart New York, S 264–266

Gerlach D, Miller K (1983) Ultraschallbefunde bei Nierenadenomen. In: Otto R, Jann FX (Hrsg) Ultraschalldiagnostik 82. Thieme, Stuttgart New York, S 267–269

Giese K, Funck Th, Harder D, Eggers F (1984) Die Schallintensität von diagnostischen Ultraschallgeräten. Med Physik. In: Schmidt Th (Hrsg) Referateband 15. Wissenschaftliche Tagung der DGMP, Nürnberg, S 533–536

Glazer GM, Callen PW, Filly RA (1982) Medullary nephrocalcinosis: Sonographic evaluation. Am J Roentgen 138:55–57

Goldberg BB (ed) (1977) Abdominal gray scale ultrasonography. Wiley and Sons, New York London Sydney Toronto

Götz R, Schafferhans K, Heidbreder E, Heidland A (1985) Sonographische Darstellung zystischer Nierenveränderungen bei Haemodialysepatienten und ihre klinischen Komplikationen. In: Judmaier G, Frommhold H, Kratochwil A (Hrsg) Ultraschalldiagnostik 84. Thieme, Stuttgart New York, S 122–123

Haller JO, Friedman AP, Lebensart PD (1980) Pseudoduplication: A scanning artifact of renal sonography. Urol Radiol 1:187

Hartung R, Meyer-Schwickerath M, Kröpfl D (1984) Sonographische Nierensteinlokalisation mit Minischallköpfen. Akt Urol 15:138–142

Harzmann R (1985) Neues Instrumentarium für die urologische Biopsie. Urologe [Ausg B] 25:76–78

Hassani N (1976) Ultrasonography of the abdomen. Springer, Berlin Heidelberg New York

Heckemann R, Heimann H, Löhr E (1985) Renale Tumordiagnostik mit Ultraschall und Computertomographie. Urologe [Ausg A] 24:243–252

Hill CR, McCready VR, Cosgrove DO (ed) (1978) Ultrasound in tumour diagnosis. Pitman Medical, Kent

Holm HH, Kristensen JK, Rasmussen SN, Pedersen IF, Hancke S (1976) Abdominal ultrasound. Munksgaard, Copenhagen

Holm HH, Kristensen JK, Rasmussen SN, Hancke S, Jensen F, Gammelgaard I, Smith EH (1983) Abdominale Ultraschalldiagnostik. Steinkopff, Darmstadt

Hust W, Bundschu HD (1983) Sonographisch faßbare Veränderungen im Verlauf der chronischen Glomerulonephritis. Nieren- und Hochdruckkrankheiten 12, 11, 457–462

Jenett M, Fuchs G, Longin F, Koch W (1985) Zur Differentialdiagnose liquider Veränderungen des Nierenmittelreflexes. (Vergleich der Aussagekraft von

Ultraschall, Urographie und Computertomogramm). In: Otto R, Schnaars P (Hrsg) Abstrakt: Ultraschalldiagnostik 85. Thieme, Stuttgart New York, S 256

Keller HW, Müller JM, Gerlich W (1985) Milzcysten sieht auch der Chirurg selten. Med Klin 80:218–219

Koff SA, Shore RM (1983) Diuretic radionuclide urography. Urol Radiol 5:189–195

Koritke JG, Sick H (1982) Atlas anatomischer Schnittbilder des Menschen. 2. Band: Bauch, Becken. Urban und Schwarzenberg, München Wien Baltimore

Korth K (1984) Perkutane Nierensteinchirurgie. Springer, Berlin Heidelberg New York Tokyo

Kremer H (1983) Ultraschalldiagnostik des Abdomens als Früherkennungsmaßnahme. Habil-Schrift. Ludwig-Maximilians-Universität, München

Kumar R, Weiner MA, Schreiber MH (1982) Modified excretory urography in prehysterectomy patients. Urol Radiol 4:191–192

Leibinger H (1980) Thesen zur Entwicklung der Ultraschall-Diagnostik unter Betrachtung der technologischen Entwicklungsperspektiven. Vortrag, Deutsche Klinik für Diagnostik, Wiesbaden 26.09.1980

Lutz H, Mendt R (1981) Urogenitalsystem In: Ultraschallfibel. Springer, Berlin Heidelberg New York

Majdandzic J, Braun B, Börner N, Reuß J, Schweden F (1984) Diagnostik der Angiomyolipome. In: Judmaier G, Frommhold H, Kratochwil A (Hrsg) Ultraschalldiagnostik Thieme, Stuttgart New York

McClellan DS, Brasch I, Rifkus H (1981) Large retroperitoneal cysts in children and adolescents. J Urol 26:815–816

Meyer-Schwickerath M, Seidel KJ (1986) Entwicklung einer Reflex-verstärkten Nadel zur sonographischen Punktion. In: Otto R, Schnaars P (Hrsg) Ultraschalldiagnostik 85, 36. Thieme, Stuttgart New York; Dto (1986) Urologe [Ausg B] 26:30–33

Morag B, Rubinstein ZJ, Itzchak Y (1983) Computerized tomography in the evaluation of localized renal cortical hypertrophy. J Urol 130:438–439

Norfray JF, Chan PK, Failma R, Cross RR (1981) Carcinoma in a renal cyst: Computed tomography diagnosis. J Urol 125:102–104

Pirschel J (1984) Zur Differentialdiagnose der kleinen echodichten Nierentumoren. In: Lutz H, Reichel L (Hrsg) Ultraschalldiagnostik 83. Thieme, Stuttgart New York, S 143–144

Pott W, Seitz K (1982) Benignes zystisches Lymphangiom der Niere. In: Otto R, Jann FX (Hrsg) Ultraschalldiagnostik 82. Thieme, Stuttgart New York, S 281–283

Resnick ML, Sanders RC (1979) Ultrasound in urology. Williams and Wilkins, Baltimore

Rosenfield AT (1982) Ultrasound evaluation of renal parenchymal disease and hydronephrosis. Urol Radiol 4:125–133

Rubin JM, Bagley DH, Lyon ES, Huffmann JF, Schoenberg HW (1983) Intraoperative real time ultrasonic scanning for locating and recovering renal calculi. J Urol 130:434–437

Rückel E, Braun B, Weber M, Köhler H (1982) Sonographische Befunde bei Analgetikanieren. In: Otto R, Jann FX (Hrsg) Ultraschalldiagnostik 82. Thieme, Stuttgart New York, S 276–277

Schön K, Zehner J (1985) Fibrolipomatose der Nieren. medwelt 36:269–271

Schüller J, Walther V, Schmeller N, Chaussy Ch (1984) Neues perkutanes Nephrostomie-Set zur ultraschallgeführten Punktion. Akt Urol 15:143–147

Schwaighofer B, Frühwald F, Kovarik J (1986) Sonographisch nachweisbare Veränderungen nach perkutaner Nierenbiopsie. Ultraschall 7:44–47

Schwerk WB, Schwerk WN, Rodeck G (1982) Real time Sonographie von Vena cava inferior und Vena renalis bei Nierentumoren. In: Otto R, Jann FX (Hrsg) Ultraschalldiagnostik 82. Thieme, Stuttgart New York, S 278–280

Sommer FG, Filly RA, Minton MI (1979) Acoustic shadowing due to refractive and reflective effects. AJR 132:973–977

Staehler G, Ernst G (1985) Organerhaltene operative Therapie bei Nierentumoren. Urologe [Ausg A] 24:330–333

Subramanyam BR, Megibow AJ, Raghavendra BN, Bosniak MA (1982) Diffuse xanthogranulomatous pyelonephritis: Analysis by computed tomography and sonography. Urol Radiol 4:5–9

Talner LB, Scheible W, Ellenbogen PH, Beck ClH jr (1981) How accurate is ultrasonography in detecting hydronephrosis in azotemic patients? Urol Radiol 3:1–6

Umek H, Dünser E, Schramek P, Haschek H (1984) Kavaveränderungen bei Nierentumoren: Sonographie oder Kavographie? Ultraschall 5:33–38

Vela-Navarrete R, Garcia Robledo A (1982) Polycystic disease of the renal sinus: Structural characteristics. J Urol 129:700–703

Warnecke MU, Bartels H (1986) Die Bedeutung der Nephrosonographie zur Früherkennung von Nierentumoren. Ultraschall 7:3–6

Weill FS, Bihr E, Rohmer P, Zeltner F (1981) Renal Sonography. Springer, Berlin Heidelberg New York

Weiner SN, Weiss R, Gauthier B, Levitt S, Kogan S, Gross J, Bernstein RC (1985) Intrarenal haemangiomas in the Klippel-Trenaunay-Syndrome. Urol Radiol 7:48–50

Weiss H, Weiss A (1983) Ultraschall-Atlas. edition medizin Weinheim, Deerfield Beach (Florida) Basel

Weiss H, Ludwig G, Weiss A, Keller W, Rethel R, Sommer W, Büsing CM (1983) Zur Häufigkeit des Nierencystenwandkarzinoms. Ergebnisse von 22 000 Ultraschalluntersuchungen. Ultraschall 4:24–30

Well PNT (ed) (1977) Ultrasonics in clinical diagnosis. Churchill, Livingstone Edinburgh London New York

Whitaker RH (1981) Percutaneous upper urinary tract dynamics in equivocal obstruction. Urol Radiol 2:187–189

Will H, Gmelin B, Gessler U (1983) Sonographische Befunde bei akuter und chronischer Pyelonephritis. Nieren- und Hochdruckkrankheiten 12:449–456

Wills JS (1983) Cystic adenocarcinoma of the kidney mimicking multilocular renal cyst. Urol Radiol 5:51–53

Witten DM, Myers GH jr, Utz DC (1977) Emmet's (ed.) Clinical Urography vol. I. Saunders Company, Philadelphia London Toronto

Yeh EL, Chiang L-Ch, Meade RC (1981) Ultrasound and radionuclide studies of urinary extravasation with hydronephrosis. J Urol 125:728–730

Yeh HC, Mitty HA, Wolf BS (1977) Ultrasonography of renal sinus lipomatosis. Radiology 124:799–801

Yeh HC, Mitty HA, Rose J, Wolf BS, Gabrilore JL (1978) Ultrasonography of adrenal masses: usual features. Radiology 127:467–474

Yeh HC, Mitty HA, Rose I, Wolf BS, Gabrilore IL (1978) Ultrasonography of adrenal masses: unusual manifestations. Radiology 127:475–483

Kapitel 6

Barrientos A, Leiva O, Diaz-Gonzales R, Polo G, Ruilope LM, Alcazar IM, Rodicio JL, Borobia V, Navas J (1981) The value of ultrasonic scanning in the differentiation of acute post-transplant renal failure. J Urol 126:308–312

Hricak H, Toledo Pereyra LH, Eyler WR, Madrazo BL, Zammit M (1979) The Role of ultrasound in the diagnosis of kidney allograft rejection. Radiology 132:667–672

Hust W, Wreksoatmodjo B, Mann H, Preim D, Stallkamp E, Bundschu HD (1984) Nierenzysten bei Dialyse-Patienten. In: Lutz H, Reichel L (Hrsg) Ultraschalldiagnostik 83. Thieme, Stuttgart New York, S 145–147

Kathrein H, König P, Butschek R, Schmid T, Margreiter R, Judmaier G (1985) Histologisch kontrollierte Ultraschallbefunde der Transplantatniere. Ultraschall 6:316–319

Keller W, Weiss H (1984) Gibt es einen aktiven Flüssigkeitstransport im dilatierten Nierenbeckenkelchsystem von Transplantatnieren? In: Lutz H, Reichel L (Hrsg) Ultraschalldiagnostik 83. Thieme, Stuttgart New York, S 150–152

Keller W, Keller E, Weiss H, Gretz N (1983) Transplantat-Abstoßung – Wertigkeit der Sonographiekriterien im Vergleich zu klinischen Parametern. In: Otto R, Jann FX (Hrsg) Ultraschalldiagnostik 82. Thieme, Stuttgart New York, S 273–275

Rahatzad M, Henderson SC, Boren GS (1981) Ultrasound appearence of spontaneous rupture of renal transplant. J Urol 126:535–536

Schwerk WB (1983) In: Braun B, Günther R, Schwerk WB (Hrsg) Ultraschalldiagnostik Nieren. Spezielle Diagnostik. Ecomed Verlagsgesellschaft mbH, S 22–25

Tuma J, Delmore G, Reuter FW (1983) Sonographische Überwachung von Transplantatnieren. In: Otto R, Jann FX (Hrsg) Ultraschalldiagnostik 82. Thieme, Stuttgart New York, S 270–273

Kapitel 7

Bandelier R, Zannbauer W, Haertel M (1982) Zur Röntgendiagnostik der Bekkenlipomatose. Urologe [Ausg A] 21:49–51

Bliesner JA (1984) Die Sonographie kindlicher Harnblasenveränderungen. Vortrag: Ultraschalldiagnostik 84. Innsbruck 08.12.1984

Bree RL, Silver TM (1982) Nongynecologic bladder and perivesical ultrasound. Urol Radiol 4:135–145

Denkhaus H, Crone-Münzebrock W, Huland H (1985) Noninvasive Ultrasound in Detecting and Staging Bladder Carcinoma. Urol Radiol 7:121–131

Gelbard M, Garti D, Kaufmann II (1981) Ultrasound imaging of Peyronie plaques. J Urol 125:44–46

Hamm B, Friedrich M, Kelami A (1985) Sonographie des Penis bei induratio penis plastica. In: Judmaier G, Frommhold H, Kratochwil A (Hrsg) Ultraschalldiagnostik 84. Thieme, Stuttgart New York, S 155

Jaeger N, Radeke H-W, Adolphs HD (1983) T-Klassifizierung des Harnblasen-Karzinoms durch transurethrale Sonographie. In: Otto R, Jann FX (Hrsg) Ultraschalldiagnostik 82. Thieme, Stuttgart New York, S 455–457

Jaeger N, Adolphs HD, Radeke HW (1985) Abschlußbericht der TNM-Studie für Blasentumoren. Evaluierung der transurethralen Ultraschalltechnik für die Verbesserung der Tumorklassifizierung beim Blasenkarzinom. Projektstudie: Gefördert vom BMFT. Skript Bonn

Jaeger N, Vogel J, Radeke H-W, Vahlensieck W (1985) Vergleichende Untersuchungen zur Echo- und Histomorphologie des Harnblasen-Karzinoms. In: Judmaier G, Frommhold H, Kratochwil A (Hrsg) Ultraschalldiagnostik 84. Thieme, Stuttgart New York, S 138–139

Morley P (1978) Clinical staging of epithelial bladder tumours by echo-tomography. In: Hill CR, McCready VR, Cosgrove DO (eds) Ultrasound in tumour diagnosis. Pitman Medical, Kent, S 145–161

Newhouse JH, Rhea JT, Murphy RX, Pfister RC (1982) Yield of screening urography in young women with urinary tract infection. Urol Radiol 4:187–190

Ouimette MV, Bree RL (1984) Sonography of pelvoabdominal cystic masses in children and adolescents. J Ultrasound Med 3:149–153

Popp LW (1985) Endosonographische Methoden in Geburtshilfe und Gynäkologie mit der zugehörigen Schnittbildanatomie des kleinen Beckens. Sicherheitsaspekte. Vortrag. 1. Arbeitstagung Gynäkologische Endosonographie. Hamburg, April 1985

Rageth JC, Langer K, Vontobel HP (1983) Sonographische Restharnbestimmung. In: Otto R, Jann FX (Hrsg) Ultraschalldiagnostik 82. Thieme, Stuttgart New York, S 289–293

Rifkin MD (1985) Diagnostic imaging of the lower genitourinary tract. Raven Press, New York

Rosenfield AT (ed) (1979) Genitourinary ultrasonography. Churchill Livingstone, New York Edinburgh London

Salo JO, Kirisaari L, Lehtonen T (1985) CT in determining the depths of infiltration of bladder tumours. Urol Radiol 7:88–93

Sauter Th (1985) Transvaginalsonographie. Der informierte Arzt 13:15–22

Schüller J, Walther V, Staehler G, Bauer H-W (1981) Beurteilung von Blasenwandveränderungen mit der intravesicalen Ultraschalltomographie. Urologe [Ausg A] 20:204–210

Umek H, Dünser E, Schmidtbauer CP, Schramek P (1985) Transabdominale versus intravesikale Sonographie bei Blasentumoren. Screening und staging in einem Untersuchungsgang? In: Judmaier G, Frommhold H, Kratochwil A (Hrsg) Ultraschalldiagnostik 84. Thieme, Stuttgart New York, S 136–137

Vick CW, Viscomi GN, Mannes E, Taylor KJW (1983) Pitfalls related to the urinary bladder in pelvic sonography: A review. Urol Radiol 5:253–259

Watanabe H, Mishina T, Ohe H (1983) Staging of bladder tumours by transrectal ultrasonotomography and U.I. Octoson. Urol Radiol 5:11–16

Widmann T, Fischer P (1985) Sonographie des Penisschaftes. Z Urol Nephrol 78:475–479

Zingg EJ (1985) Maligne Tumoren der Harnblase. In: Hohenfellner R, Zingg EJ (Hrsg): Urologie in Klinik und Praxis. Thieme, Stuttgart New York, Bd. I, S 520–565

Kapitel 8

Bartels H (1984) Suprapubische transvesicale versus transrectale Prostatasonographie. In: Lutz H, Reichel L (Hrsg) Ultraschalldiagnostik 83. Thieme, Stuttgart New York, S 104–105

Bertermann H, Drakopoulos A, Frentzel-Beyme B, Hopp P (1985) Verlaufskontrolle des Prostatakarzinoms durch transrektale Sonographie. In: Judmaier G, Frommhold H, Kratochwil A (Hrsg) Ultraschalldiagnostik 84. Thieme, Stuttgart New York, S 142–143

Denkhaus H, Dierkopf W, Grabbe E, Donn F (1983) Comparative study of suprapubic sonography and computed tomography for staging of prostatic carcinoma. Urol Radiol 5:1–9

Dolz M, Drakopoulos A, Aurich B, Frentzel-Beyme B (1985) Transrektale Prostatasonographie: Verlaufskontrollen während der Prostatakarzinomtherapie. Z Urol Nephrol 78:465–474

Frentzel-Beyme B (1984) Auswertung einer zweieinhalbjährigen Pilotstudie über die transrektale Prostatasonographie. In: Lutz H, Reichel L (Hrsg) Ultraschalldiagnostik 83. Thieme, Stuttgart New York, S 109–111

Frentzel-Beyme B, Ledwa D (1986) Die Echomorphologie der Prostata. Ultraschall 7:7–16

Frentzel-Beyme B, Weise I, Schwarz J (1983) Das sonographische Bild des Prostatakarzinoms. In: Bertermann H, Frentzel-Beyme B (Hrsg) Prostatasonographie. B. u. K., Kopenhagen

Hastak SM, Gammelgaard J, Holm HH (1982) Transrectal ultrasonic volume determination of the prostate – a preoperative and postoperative study. J Urol 127:1115–1118

Hastak SM, Gammelgaard J, Holm HH (1982) Ultrasonically guided transperineal biopsy in the diagnosis of prostatic carcinoma. J Urol 128:69–71

Holm HH (1981) Ultrasonically guided puncture – central canal transducer. In: Watanabe H, Holmes JH, Holm HH, Goldberg BB (eds) Diagnostic Ultrasound in Urology and Nephrology. Igaku-Shoin, Tokyo New York

Holm HH, Gammelgaard J (1994) Ultrasonically guided precise needle placement in the prostate and the seminal vesicles. J Urol 125:385–387

Jaeger N, Radeke HW, Weißbach L (1983) Transrektale Sonographie nach transurethraler Resektion der Prostata. In: Bertermann H, Frentzel-Beyme B (Hrsg) Prostatasonographie. B. u. K., Kopenhagen

Nauth P, Loch E-G, Seelen W v (1984) Computergestützte Auswertung von Ultraschallbildern der Prostata. Ultraschall 5:6–10

Penkert A (1986) Ultraschallgesteuerte Biopsieverfahren der Prostata. Ultraschall 7:21–24

Penkert A, Ristau U (1986) Vergleich von Prostatasonogrammen und den dazugehörigen histologischen Großflächenschnitten. Ultraschall 7:17–20

Reindl P (1984) Die transrektale transversale Sonographie der Prostata. Springer, Berlin Heidelberg New York Tokyo

Riccabona M, Schorn A (1985) Derzeitiger Stellenwert der transvesicalen Sonographie beim Prostatakarzinom. In: Judmaier G, Frommhold H, Kratochwil A (Hrsg) Ultraschalldiagnostik 84. Thieme, Stuttgart New York, S 144–145

Rifkin MD (1985) Diagnostic imaging of the lower genitourinary tract. Raven Press, New York

Schüller J, Walther V (1983) Transrektale Ultraschalltomographie mit einem elektronischen Linearscanner. Ultraschall 4:7–12

Watanabe H (1979) Prostatic ultrasound. In: Rosenfield AT (ed) Genitourinary Ultrasonography. Churchill Livingstone, New York Edinburgh London

Kapitel 9

Anderson KA, McAnich JW, Brooke Jeffrey R, Laing FC (1983) Ultrasonography for the diagnosis and staging of blunt scrotal trauma. J Urol 130:933–935

Dershaw DD (1985) Sonography of epididymal Cystadenoma. Urol Radiol 7:119–120

Friedmann SG, Rose JG, Winston MA (1981) Ultrasound and nuclear medicine evaluation in acute testicular trauma. J Urol 125:748–749

Goodman JD, Carr L, Ostrovsky PD, Sunshine R, Yeh H-C, Cohen EL (1985) Testicular lymphoma – Sonographic findings. Urol Radiol 7:25–27

Hamm B, Fobbe F, Felsenberg D (1985) Varicocelendiagnostik: Sonographie versus Thermographie. In: Otto R, Schnaars P (Hrsg) Ultraschalldiagnostik 85. Thieme, Stuttgart New York, S 155

Hamm B, Kramer W, Fobbe F (1985) Wertigkeit der Scrotalsonographie: Eine Analyse von 500 Untersuchungen. In: Otto R, Schnaars P (Hrsg) Ultraschalldiagnostik 85. Thieme, Stuttgart New York, S 90

Kuhn F-P, Engelmann U, Chintes W, Walz P (1984) 10 MHz-B-Scan sonographische Differenzierung maligner und benigner testiculärer und paratesticulärer Prozesse. In: Lutz H, Reichel L (Hrsg) Ultraschalldiagnostik 83. Thieme, Stuttgart New York, S 127–129

Lupetin AR, King W, Rich Ph, Lederman RB (1983) Ultrasound diagnosis of testicular leukemia. Radiology 146:171–172

Meyer-Schwickerath M, Kropp W (1984) Ultraschalluntersuchung bei nichtpalpablen Hodentumoren. In: Lutz H, Reichel L (Hrsg) Ultraschalldiagnostik 83. Thieme, Stuttgart New York, S 130–131

Nathan M (1984) Die Diagnose der Hodentumoren im Ultraschall. In: Lutz H, Reichel L (Hrsg) Ultraschalldiagnostik 83. Thieme, Stuttgart New York, S 135–137

Rifkin MD, Kurtz AB, Pasto ME, Rubinstein JB, Cole-Beuglet C, Baltarowich O, Goldberg BB (1984) The sonographic diagnosis of focal and diffuse infiltrating intrascrotal lesions. Urol Radiol 6:20–26

Rosenthal JT, Taylor RJ, Valdiserri RO, Hakala TR (1981) Gynekomastia in a young man. J Urol 126:226–229

Schaffer RM (1985) Ultrasonography of Scrotal Trauma. Urol Radiol 7:245–249

Kapitel 10

Altwein JE, Jonatha WD, Hein K, Basting R (1984) Therapeutische Probleme beim pränatalen Nachweis von Harntraktmißbildungen. VerhBerDtsch Ges Urol 35. Tag., 1983. Springer, Berlin Heidelberg New York Tokyo, S 415–420

Avni EF, Brion LE (1983) Ultrasound of the neonatal urinary tract. Urol Radiol 5:177–183

Bartels H (1979) Blasensonographie bei enuretischen Kindern. Verh Ber Dtsch Ges Urol 256 (1978). Springer, Berlin Heidelberg New York

Bartels H (1981) Urosonographie. Springer, Berlin Heidelberg New York

Beyer HJ, Hofmann V, Brettschneider D (1985) Das Miktionssonourogramm: Eine neue Möglichkeit der Erfassung des vesikorenalen Refluxes im Kindesalter. Ultraschall Med 6:182–188

Dinkel E, Dittrich M, Peters H, Alzen G, Walz P, Ney C, Schulte-Wissermann H, Weitzel D (1985) Sonographic biometry in obstruktive uropathy of children: Preoperative diagnosis and postoperative monitoring. Urol Radiol 7:1–7

Hansmann M (1981) Nachweis und Ausschluß fetaler Entwicklungsstörungen mittels Ultraschallscreening und gezielter Untersuchung – ein Mehrstufenkonzept. Ultraschall Med 2:206–220

Hansmann M, Hackeloer BJ, Staudach A (1985) Ultraschalldiagnostik in Geburtshilfe und Gynäkologie. Springer, Berlin Heidelberg New York Tokyo

Lebowitz RL, Teele RL (1983) Fetal and neonatal hydronephrosis. Urol Radiol 5:185–188

Maurer G, Winter R, Hofmann H, Müller WD (1985) Diagnostik und Therapie fetaler Nieren- und Harnwegsfehlbildungen. Ultraschall Med 6:173–181

Meyer-Schwickerath M, Fritsch Th (1986) Sonographische Darstellung des Nierenhohlsystems mit einem Ultraschallkontrastmittel. Ultraschall Med 7:34–36

Peters H, Weitzel D, Humburg Ch, Dinkel E, Blum B (1986) Sonographische Bestimmung des normalen Nierenvolumens bei Neugeborenen und Säuglingen. Ultraschall Med 7:25–29

Stapleton FB, Magill HL, Kelly DR (1983) Infantile polycystic kidney disease: An imaging dilemma. Urol Radiol 5:89–94

Staudach A, Schmoller HJ, Lassmann R, Joos H (1984) Sonographisch diagnostizierte Veränderungen am Urogenital-Trakt – Urologische Konsequenzen. In: Lutz H, Reichel L (Hrsg) Ultraschalldiagnostik 83. Thieme, Stuttgart New York, S 499–501

Trappe BO, v Roden L, Kleinhans F, Handel H, Knittel B, Köditz H (1986) Die Nierensonographie im Kindesalter bei chronisch rezidivierender Pyelonephritis ohne Harntransportstörung. Z Urol Nephrol 79:1–4

Weitzel D (1978) Untersuchungen zur sonographischen Organometrie im Kindesalter. Habil.-Schrift. Johannes Gutenberg Universität Mainz

Weitzel D, Peters H (1984) Ultraschall-Diagnostik bei Neugeborenen. Dtsch Ärztebl 81:2721–2730

Weitzel D, Dinkel E, Dittrich M, Peters H (1984) Pädiatrische Ultraschalldiagnostik. Springer, Berlin Heidelberg New York Tokyo

Wernecke K, Heckemann R, Bachmann H, Peters PE (1985) Sonography of infantile polycystic kidney disease. Urol Radiol 7:138–145

Sachverzeichnis

Kursive Seitenzahlen beziehen sich auf Abbildungen

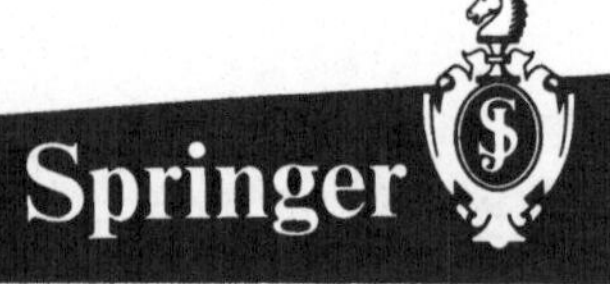
Springer